中国科学院教材建设专家委员会规划教材
全国高等院校医学实验教学规划教材

医学机能实验学

主　编　朱启文

副主编　李亘松　赵润英　滕伟禹　朱　刚　孙慧哲　潘秀丹

编　委　（按姓氏拼音排序）

王俊平	沈阳医学院基础医学院药理教研室	张丽艳	沈阳医学院基础医学院病理生理教研室
王振华	中国医科大学基础医学院生理教研室	张　辉	中国医科大学附属盛京医院康复科
王　睿	沈阳医学院附属奉天医院检验科	张　蕾	辽宁医学院基础医学院生化与分子生物
田　坚	沈阳医学院附属奉天医院内分泌科		教研室
朱　刚	中国医科大学附属第一临床医院心理科	陈丽萍	沈阳医学院附属沈洲医院呼吸内科
朱启文	沈阳医学院基础医学院生理教研室	金　戈	沈阳医学院基础医学院药理教研室
刘　凡	沈阳医学院附属奉天医院消化内科	赵润英	沈阳医学院基础医学院药理教研室
孙　艺	沈阳医学院附属奉天医院肾内科	姚　阳	沈阳医学院基础医学院生理教研室
孙冪燕	沈阳医学院附属奉天医院循环内科室	姚丽萱	中国医科大学医学美术教研室
孙慧哲	沈阳医学院基础医学院解剖教研室	柴纪严	辽宁中医药大学教学实验中心
杨　军	中国医科大学附属第一临床医院神经内科	倪月秋	沈阳医学院基础医学院生理教研室
李玉芳	沈阳医学院基础医学院生理教研室	徐万鹏	中国医科大学附属第一临床医院神经
李亘松	中国医科大学基础医学院机能实验中心		内科
李晓明	辽宁医学院基础医学院组胚教研室	徐　军	沈阳医学院基础医学院中心实验室
吴敏范	沈阳医学院基础医学院生理教研室	崔　巍	沈阳药科大学生命科学与生物制药学院
邹卫东	中国医科大学医学美术教研室		生理教研室
邹　丹	沈阳医学院基础医学院病理生理教研室	隋　璐	沈阳医学院基础医学院病理生理教研室
沈静雪	沈阳医学院附属奉天医院内分泌科	黎明新	沈阳医学院附属奉天医院检验科
宋　岩	沈阳医学院附属奉天医院ICU	滕伟禹	中国医科大学附属第一临床医院神经内科
张日辉	沈阳体育学院运动人体科学学院运动生	潘秀丹	沈阳医学院公共卫生学院统计教研室
	理生化教研室	薛维爽	中国医科大学附属第一临床医院神经内科

科学出版社

北　京

内 容 简 介

本教材以实验现象为起点,在紧密结合临床实践的真实案例基础上,全面系统地叙述基本能力训练、经典实验、虚拟实验、人类疾病动物模型复制、人体机能学实验、综合实验、病例讨论、探索性实验、实验结果统计学处理。新增中医病症与治法的动物病理模型、运动生理学、康复医学、心理疾病、ICU病例讨论,体现了转化医学对机能实验学教学的要求。

本书适于医学院校各专业本科生使用,也可供其他层次相关专业选用。

图书在版编目(CIP)数据

医学机能实验学 / 朱启文主编 . —北京:科学出版社,2012.6

中国科学院教材建设专家委员会规划教材·全国高等院校医学实验教学规划教材

ISBN 978-7-03-034694-0

Ⅰ. 医… Ⅱ. 朱… Ⅲ. 实验医学-医学院校-教材 Ⅳ. R-33

中国版本图书馆 CIP 数据核字(2012)第 121715 号

责任编辑:李 植 周万灏 / 责任校对:张怡君
责任印制: 赵 博 / 封面设计: 范璧合

科学出版社 出版

北京东黄城根北街 16 号
邮政编码: 100717
http://www.sciencep.com

三河市宏图印务有限公司 印刷
科学出版社发行 各地新华书店经销

*

2012 年 6 月第 一 版 开本:787 × 1092 1/16
2017 年 1 月第六次印刷 印张:21 1/2
字数: 514 000

定价: **45.00 元**
(如有印装质量问题,我社负责调换)

前　　言

　　本教材是将机能实验教学按照转化医学要求的实验教学模式，借鉴国内外同类教材的编写模式编写而成，我们力求做到体系创新、理念创新及编写精美。需要指出，本教材是在2009版《机能实验学》的基础上，结合"全球医学教育最低基本要求"和"本科医学教育国际标准"两个国际医学教育标准的要求，进行了大幅度的改写而成，本版教材更加注重转化医学的理念在全教材的贯穿。旨在建立以学习兴趣、能力培养为主线，多模块、多层次、相互衔接的实验教学体系，与理论教学既联系又相对独立，实现基础与临床、经典与现代的有机结合是我们编写本教材的初衷。

　　本版有些篇章的内容虽然有了改变，但教材的基本内容仍是以第1版为基础的。所以，第2版教材编写工作能够顺利完成，也包含了第1版编者的贡献。在这里，我们向他们表示由衷地感谢。

　　为了编写好本教材，我们吸取了兄弟院校的诸多经验，尤其是将近一半编委是来自于临床第一线的老师。值得提出的是本书编写过程中选择编委时充分考虑到章节专业特殊性，都由专业人员完成相应的工作，如第十三章实验结果的统计学处理部分，依据机能实验学的特点，我们略去了大样本资料的计算方法，结合实例阐述了实验结果数据的统计学分析过程。插图编审由中国医科大学医学美术教研室邹卫东老师完成，突出图文并茂的特点，方便"教"与"学"也便于对实验内容的理解和应用，赋予了本教材新的特色，在此深表谢意。

　　在实验内容上，进一步加大了不同课程间的融合和渗透，案例和相关知识窗贯穿于各系统实验中。本教材专门介绍了与机能实验学密切相关的康复医学、运动生理、心理疾病、ICU、中医机能实验学内容，使理论和实践无缝连接。我们在编写病例讨论时，力求突出结合典型案例，把相关的生理学、病理生理学和药理学的知识贯通起来。

　　参加本书的编者，都是有多年教学经验的教师。编委会后，大家都参阅了国内外较新的参考书和教材。但由于经验不足，不妥之处在所难免，欢迎大家给予指正。

　　感谢各位编者的认真、细致的工作，感谢隋璐老师作为编写组的秘书所做的大量工作。

朱启文

2011年9月

目　录

第一篇　机能学实验基本知识、技术和方法

第二篇　机能学实验项目

第三篇　科研基础知识

第一篇 机能学实验基本知识、技术和方法

第一章 绪 论

第一节 机能实验学的教学内容和教学目标

认识生命、认识人体自身,是医学研究的根本。人体是多细胞构成的独特组织体系,其从生到死的过程同样也是独特的。人体能以恰当的活动,尤其是以运动的方式对外界的影响(刺激)做出反应,以适应其赖以生存的环境。借助各种科学方法观察和分析人体,可以从不同的层次(细胞、器官、系统等),不同的侧面(形态、功能、环境等)来进行观察和分析。机能实验学正是从人体功能方面探讨正常或疾病状态下以及在药物干预下,人体(或动物体)机能活动、代谢变化的机制和规律的科学。

机能实验学是医学及医学相关专业医学生的必修课,其基本理论和基本实验方法与技术源于生理学、病理生理学和药理学等医学基础课程,此外课程知识还涉及统计学、动物学、计算机等学科的理论及相关的实验方法、实验研究和实验技术,是一门跨学科的、需要学生动手实践的综合性课程。

(一)机能实验学课程教学内容

1. 机能实验学基本理论 机能实验学基本理论包括实验动物基本知识,常用仪器的原理和使用方法,机能实验学基本方法和技术,实验数据的采集和统计处理,机能实验学研究的基本步骤,实验报告写作的要求和格式。这部分内容通过课堂教学与自学相结合的形式进行。

2. 基础性和综合性实验内容 基础性和综合性实验内容涉及离体组织、器官实验,整体动物实验。基础实验主要安排一些单一因素、单一观察指标的实验,教学重点是学习和训练机能实验学动物实验的基本方法、技能、仪器使用,学习实验数据的记录、统计和实验报告的撰写方法。综合性实验主要安排多因素、多观察指标的实验,教学重点是强化实验操作、掌握实验方法、实验结果的统计分析和规范的实验报告写作。

3. 探索性或设计性实验内容 探索性或设计性实验内容是在完成基础性和综合性实验教学、学生已具备了机能实验学的基本能力之后,由老师指定或学生自选课题方向,并在老师的指导下,学生完成查阅资料、实验设计、实验准备、实验、实验数据的统计分析及实验论文的撰写。

(二)机能实验学课程教学目标

机能实验学的教学目标,主要是掌握基本的实验技能、获得探索未知的能力,其次是验证和巩固所学的理论知识。理论教学和实践教学是高等教育的两个基本手段。虽说理论是知识的结晶,但理论终究也只是二手知识,而通过实践得到的是一手知识。经过大学本科的学习,尤其是医学生,倘若只有二手知识,没有通过实验得到的一手知识的能力,永远跟在别人后面,学的再好,也只能是仅掌握二手知识的人才。所以,实验课的目的绝不单纯是验证理论,而是要传授真知和探索未知的能力。

(1)在掌握基本理论、基本知识、基本技能的基础上,培养学生理论联系实际的能力,通过实验初步掌握常用仪器的使用,学会观察、记录、分析实验结果及书写实验报告的基本方法,了解获得知识的科学方法和手段。

（2）通过基础、综合实验教学，融会贯通多学科知识和技能，培养学生的动手能力和观察、分析、解决问题的综合能力，尤其是要培养学生开拓创新和团结协作的精神。

（3）通过探索性或设计性实验教学，使学生了解机能实验学研究从文献检索、实验设计、科学实验、实验数据的统计分析到论文撰写的基本程序，为学生今后接触临床和从事科学研究奠定坚实的理论和实践基础。

第二节　机能学实验的学习要求

在实验教学中，教师要特别注意要求学生实事求是、严格地进行实验，要以严谨的科学态度和严密的逻辑思维方法观察和分析实验现象和实验结果。学生应具有严谨的工作作风和团结协作的合作精神。

实验室是进行机能实验学教学的重要场所，为保障完成机能实验学教学目标，学生必须熟知实验室各项管理规定和规章制度，并严格遵守。此外还必须遵守并做到以下的要求。

（一）实验课前要求

机能实验学所用实验仪器设备操作比较复杂，实验动物的手术、标本制备技术难度较高，实验时间较长，处理因素多，干扰因素常会影响实验结果。课前充分的准备工作是实验顺利进行和获得良好实验结果的重要保证。课前的准备工作要求如下：

1. 实验方面的准备　要上好机能实验学实验课，必须有备而来、有足够的求知欲望。应该仔细阅读实验教材，了解本次实验的目的和要求，理解实验原理，熟悉实验步骤、操作程序、记录项目和注意事项。注意和估计实验中可能发生的误差，并制订防止误差的措施。预备出本次实验的原始记录和结果数据的记录准备。

附：原始记录项目

原始记录项目①实验名称、实验日期、时间、环境温度、实验成员。②受试对象动物种类、品系、编号、性别、体重、健康状况、离体器官名称。③实验仪器主要仪器名称、规格型号、生产厂商。④实验药物或试剂名称，来源（厂商、剂型、规格、含量和批号）。⑤实验方法分组，动物处理（麻醉、手术、刺激、给药途径、剂量、时间和间隔）。⑥实验观察指标指标名称、单位、指标测量方法、数据形式，记录曲线的标注。⑦实验结果原始数据记录表格、统计数据表格、坐标图、直方图等。⑧处理实验数据的表示方法，统计方法与结果判定标准。

特别要提醒的是，要达到某种目的可能有众多方法，如何选择就是能力的体现。比如要了解心脏的功能，就实验方法而言，可以应用在体或离体模型、可以是急性或慢性实验，这就要根据你的目的和条件来取舍，这就是能力自我提高的过程。因此，充分理解实验原理和为什么要选择相应的实验方法与步骤，尤为重要。

2. 理论方面的准备

（1）按照课程进度，预习或复习相关理论知识，通过查阅有关文献和书籍，预测该实验各项步骤可能得到的结果，对预期的实验结果做出合理的解释，对可能出现的意外有相应的对策，并写出预习报告。

（2）在进行探索性或设计性实验前，要预先根据实验目的和设计要求认真写出设计的实验方案。

（二）实验课中要求

1. 严格遵守实验室的所有规章制度　必须按规定的时间参加实验课。进入实验室需穿好工作服。实验组成员应明确分工、密切配合。严格按仪器设备的操作规程和步骤进行实验。不得随意动用与本次实验无关的仪器设备。不得进行任何与实验无关的或非法的活动。严禁在计算机上玩游戏、做个人文件、随意启动其他程序。注意安全，严防触电、火灾、被动物咬伤及中毒事故的发生。

2. 重视掌握本次实验方法和技能 实验课上重点在于掌握本次实验方法和技能的适用性及其目的与效果的判断。要认真听取老师的讲解,比较自己的准备差异;注意观察示教操作,特别注意老师指出的实验注意事项。

3. 认真仔细的观察实验中出现的现象 仔细耐心地观察实验中出现的现象,要做到随时如实、准确、正确地记录实验结果并联系理论加以分析和思考,不可单凭记忆,以免发生错误或遗漏,严禁篡改实验数据和结果。实验中出现问题尽量独立解决,不要过分依赖老师;出现非预期结果,要及时分析其原因,条件许可时应该验证之。

4. 其他 实验时要尊重实验动物生命,善待实验动物,严禁无麻醉下进行各种手术操作。实验时不得随意浪费动物标本、器材、药品和试剂。能重复利用的器材,如纱布、缝合针、试管、导管和针头等,应洗净再用。

(三)实验课后要求

(1)实验完毕后,应及时切断电源,关闭水、气、门、窗。将所用仪器设备、实验手术器械等进行清理、摆好和如数归还。如有损坏或缺少应立即报告指导教师。

(2)按规定妥善处理实验后的动物和标本,放至指定的地点,不得随地乱丢。实验废物不得乱倒、乱扔,尤其是强酸、强碱试剂或具有放射性的液体或污物,动物皮毛、组织器官、纸屑等不得倒入水槽内,应统一放置在指定容器和地点。

(3)实验结束,各实验组将实验桌、手术台等清理干净;值日生轮流负责实验室的清洁卫生工作,以保证实验室环境的整洁卫生,经指导教师检查验收后,方可离开。

(4)按实验课要求整理实验记录,独立分析实验结果,认真讨论和撰写实验报告并及时交老师批阅。不得抄袭他人实验结果和实验报告。

第三节 机能学实验结果的观察、记录与处理

为了了解生命的某些规律,必须设计特定的实验,按照随机、均衡的原则选取符合条件的动物或标本(实验对象);通过改变作用于实验对象的某些实验条件(实验因素),观察实验对象的某些生命活动的变化(实验效应或指标)来分析总结并做出正确的判断。以上三者即为实验的三个基本要素。施加的实验因素引起了什么现象?这当然就是看实验指标的变化(请思考,实验指标能够包含所有实验现象吗?)。首先要确定为什么加这样的因素?预计应该得到什么样的结果;其次要注意控制哪些实验条件,在实验过程中,这些实验条件应始终保持一致,这体现的是实验的对照原则。通过对实验现象的分析和思考以及查找并学习相关知识,深入认识生命现象,窥探出现象的内在规律,这是从现象到本质的思辨过程,也许就有新的知识点(你自己的!)。

(一)实验的原始资料

通过实验得到的原始记录和结果数据统称为原始资料,是实验证据和实验结论的依据。一般包括数据资料及图形资料两大类。计量资料是以数值大小来表示某事物变化的程度,例如心率、血压值、血流量、呼吸频率、尿量、血糖浓度、神经冲动频率等。这类资料可用测量仪器获得,也可通过测量实验描记的曲线而得到。计数资料是清点数目所得到的结果,例如动物存活或死亡的数目、阳性反应或阴性反应的数目等。非单次实验的原始资料,尤其要注意的是原始记录和结果数据的相互对应,避免混淆。

(二)实验数据的处理与实验结果表达

蕴涵在原始资料中的实验结果有时并不是能够直接为人所认识的,需要对实验的原始资料进行适当的整理加工,必要时应该进行统计学分析,才能够揭示其本质内容。对原始资料的表示主要有图示法、表格法和文字描述法。图示法和表格法要有题目、序号和说明。

（1）图示表示实验结果包括实验的照片、绘图和仪器描绘曲线。如果是坐标图,应在纵轴和横轴上列出数值表示,标明单位。一般以纵轴表示反应强度,横轴表示时间或药物剂量,并在图的下方注明实验条件。非连续性的变化,也可用柱形图表示。对较长的曲线,可选取出现典型变化的段落,进行剪贴。

（2）用表格表示实验结果时,应事先制出完善的表格。一般将观察项目列在表内左侧,自上而下逐项填写,表内右侧可按时间或数量变化的顺序或不同的观察指标,由左至右逐格写入相应的结果数据。

（3）实验结果以文字描述时,要注意时间概念和顺序上的先后层次,文字要精炼规范。

(三) 实验数据的统计分析与判断

重复是防止偶然性掩盖必然性的措施。如果我们以人体作为实验对象,那么所有的人即为实验的总体,而我们仅能够对有限的若干人进行实验,这些人就成为实验样本。要使实验结果和结论能够可靠地适用所有人,则必须按有关方法估计实验所需样本含量,这就是实验的重复原则,即不能以单次实验来以偏概全。必须在取得一定数量样本的原始资料后,进行统计学处理后,实验数据才成为实验结果,才具有一定的可靠性,才在一定条件下有意义。机能实验学所开展的实验多为前人所完成的实验,具备一定的科学性,因此学生实验时大多只做一次。但要注意前人所完成的实验也不一定就是真理,要有创造性思维,善于观察和发现,多思考、多质疑。要知道,即便是极为经典的实验,也是在极其严格的实验条件下进行的,目前还没有什么实验能够达到单一因素的地步,还不能精确到使隐藏在现象后面本质暴露出来的精度,都有可能出现当前理论不能解释的结果。

(四) 实验结果的分析

实验结束后必须及时对实验中所得到的结果进行科学的整理分析,不论是预期结果还是非预期结果,均应以客观的态度实事求是地整理表达,分析其产生的原因或机制,得出正确的解释和结论。

第四节　机能学实验报告的写作

(一) 撰写实验报告的意义

撰写实验报告是机能实验学课程的一项基本训练。通过实验报告的写作,可以熟悉撰写科学论文的基本格式和方法,通过应用学过的有关理论知识或查阅的有关文献资料,对实验结果进行分析和解释,从而得出实验的结论,使学生应用知识,独立思考,分析、综合和概括问题的能力以及书写能力得到提高,为今后撰写科学论文打下良好的基础。

(二) 实验报告的格式

实验报告封面:

机能实验学实验报告

实验题目:

年级、班级、组别:

组员、主要操作者、执笔人:

指导教师:

实验日期:

实验地点:

(有条件的实验室还应该标明室温、湿度和气压。)

实验报告正文：

```
实验题目：
年级、班级、组别：
组员、主要操作者、执笔人：
实验目的：
实验原理：
实验材料：
实验方法：
实验结果：
讨    论：
结    论：
参考文献：
评    语：
成    绩：                                        教师签字（日期）
```

（三）实验报告的内容及撰写要求

1. 实验报告的标识项 实验报告的标识项基本上位于实验报告的封面，主要是告知此份报告的基本属性。实验题目一般采用教材上的题目。主要操作者是指标本制作和仪器操作的主要完成人，执笔人为撰写本报告的人。

2. 实验目的 实验目的大致包括用什么方法、什么动物、什么实验技术进行动物模型的复制，确定的主要观察指标或项目。例如，在进行"高钾血症实验"时，其实验目的：学习掌握家兔高钾血症实验模型复制的方法，观察高钾血症动物心电图、血钾浓度的改变特征，观察葡萄糖胰岛素治疗家兔高钾血症的效果。

3. 实验原理、材料方法 这些项目如与教材相同，可以仅注明出处，如果有改进则必须详尽书写。实验材料改进时应该包括仪器和器材、实验对象、药品和试剂等。实验方法改进时需要写明实验方法、实验技术，详细说明实验技术路线（即实验步骤）、观察指标的内容和实验数据的采集方法。对这一问题的交代要简明、扼要、清晰（详见上节）。

4. 实验结果 根据实验目的，对原始记录进行系统化、条理化的整理、归类和统计学处理。其表达方式一般有三种：叙述式、表格式和简图式。

5. 讨论 讨论是运用所掌握的理论知识，通过分析推理，对实验中出现的实验现象和实验结果进行科学解释的过程。讨论一般要用实验结果来回答实验的目的是否已经达到，实验结果提示了哪些非预期的新问题，并分析其产生的可能原因。讨论要有根据，实事求是，符合逻辑。另外要注意的是，讨论要有明确的目的性，不必面面俱到。

6. 结论 结论是在讨论的基础上从实验归纳出的科学性、概括性的判断，也就是对实验所能验证的概念、原则或理论的简要总结。结论和实验目的是相互呼应的；未能充分验证的内容不能写入结论。概括、总结实验结果的论点或推论同时应注意简短，并符合逻辑。

7. 参考文献 标明参考文献是尊重他人劳动，表明了科学的严肃性和言之有据，也体现着自我劳动的艰辛：作为学生，你究竟掌握了多少相关的知识。

（中国医科大学 李亘松）

第二章 机能学实验常用仪器及器件

第一节 生物信号采集与处理系统

生物信号可反映生物体的生命活动状态,因此,生物信号的采集与处理是生物科学研究的重要手段之一。

生物信号的表现形式具有多样性,如既有物理的声、光、电、力等类的变化;又有化学的浓度、气体分压、pH等的变化,其特点是信号微弱、非线性、高内阻、干扰因素多等。这些特征对于生物信号的采集与处理的研究及运用十分重要。

传统的生物信号采集与处理系统是由功能不同的电子仪器及手工测量工具组合而成,如由前置放大器、示波器、记录仪、分割规、尺、计算器等构成。由于近年计算机工业的飞速发展,特别是微型计算机的广泛应用,以及计算机生物信号采集和处理软件的开发,使得经过放大的生物电信号输入计算机进行观察、测量、处理和储存成为可能,而且更为方便、精确。因此,生物信号采集与处理系统逐渐变为以计算机和相应软件为采集处理核心的数字化系统。

数字化生物信号采集、处理系统与传统的生物信号采集系统相比,生物信号的记录和分析的准确性、实时性、可靠性有了很大的提高。而且更多的参数可以灵活设置,并随时方便地改变,使采集的数据能够共享和进行复杂的多维处理,从而大大提高了系统的性能和实验质量,简化了实验过程。

一个完整的生物信号采集与处理系统一般包括生物信号的引导与换能、生物信号的调理与放大、生物信号的数字化与采集、生物信号的记录与处理四部分(图2-1)。

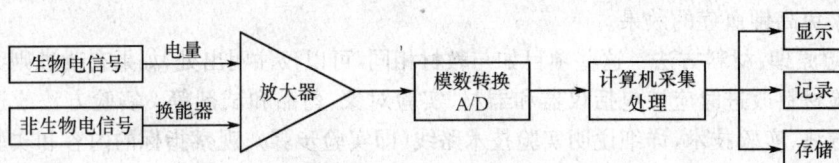

图 2-1 生物信号采集与处理系统

生物电信号通过电极、非电生物信号通过传感器的引导与换能,输入到前置放大器,经过调理与放大的生物信号通过 A/D 转换数字化后采集至计算机,通过计算机的处理、显示、分析、记录并存储所获得的生物信号。

本节主要介绍国内应用较为广泛的 BL-420F 生物机能实验系统(图2-2)和 PowerLab 生物信号采集与处理系统(图2-3)的操作。

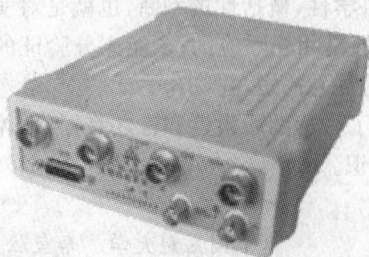

图 2-2 BL-420F 生物机能实验系统

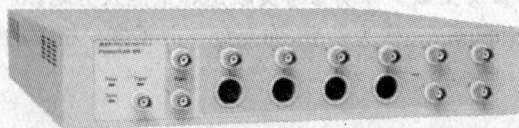

图 2-3 PowerLab 生物信号采集与处理系统

一、BL-420F 生物机能实验系统

BL-420F 生物机能实验系统是一种智能化的具有多路生物信号采集、显示、记录与处理功能的机能实验系统。该系统由计算机、BL-420F 系统硬件和 BL-NewCentury 系统软件三部分组成。它具有记录仪＋示波器＋放大器＋刺激器＋心电图仪等传统的机能实验常用仪器的全部功能，并且具有传统仪器所无法实现的数据自动分析、参数预置、操作提示等许多功能。具有血压，呼吸，张力，生物电（心电、肌电、脑电等）等多种生，物信号的采集，显示，记录，处理等能力，是机能实验教学的主要仪器设备。

（一）操作步骤

1. 开机　当计算机各接口连线连接好后，打开计算机电源。

2. 启动软件　进入 Windows 操作系统桌面，双击 BL-420F 系统快捷启动图标，即进入 BL-NewCentury 系统软件主界面。

（1）主界面及主要功能简介：主界面从上到下依次分为标题条、菜单条、工具条、波形显示窗口、数据滚动条（含反演按钮区）、状态条等 6 个部分；从左到右主要分为标尺调节区、波形显示窗口和分时复用区 3 个部分（图 2-4）。

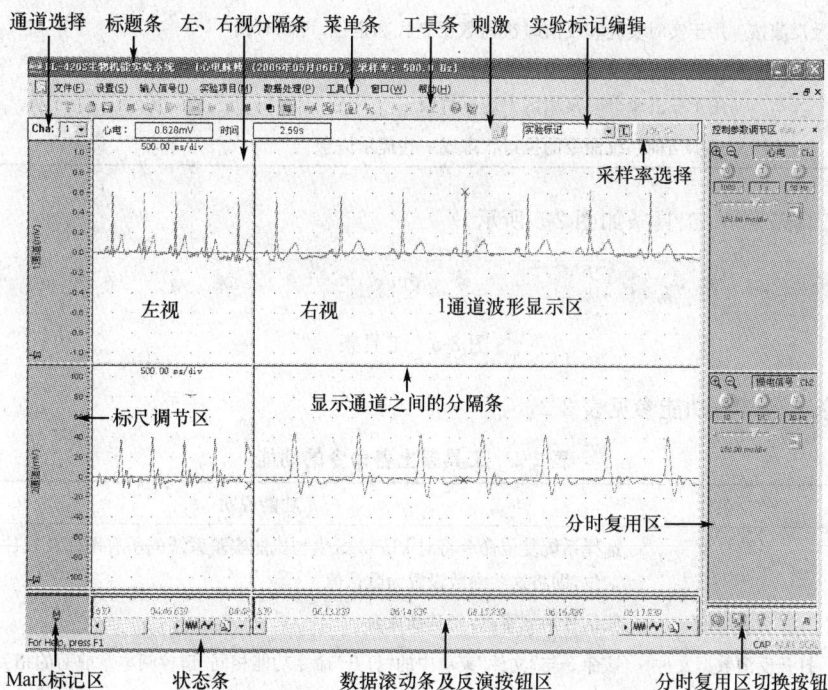

图 2-4　BL-420F 生物机能实验系统主界面

BL-420F 生物机能实验系统主界面上各部分功能参见表 2-1。

表 2-1　BL-420F 生物机能实验系统主界面上各部分功能一览表

名称	功能	备注
标题条	显示 TM_WAVE 软件的名称及实验相关信息	软件标志
菜单条	显示所有的顶层菜单项，您可以选择其中的某一菜单项以弹出其子菜单。最底层的菜单项代表一条命令	菜单条中一共有 8 个顶层菜单项

续表

名称	功能	备注
工具条	一些最常用命令的图形表示集合，它们使常用命令的使用变得方便与直观	共有 22 个工具条命令
左、右视分隔条	用于分隔左、右视，也是调节左、右视大小的调节器	左、右视面积之和相等
特殊实验标记编辑	用于编辑特殊实验标记，选择特殊实验标记，然后将选择的特殊实验标记添加到波形曲线旁边	包括特殊标记选择列表和打开特殊标记编辑对话框按钮
标尺调节区	选择标尺单位及调节标尺基线位置	
波形显示窗口	显示生物信号的原始波形或数据处理后的波形，每一个显示窗口对应一个实验采样通道	
显示通道之间的分隔条	用于分隔不同的波形显示通道，也是调节波形显示通道高度的调节器	4/8 个显示通道的面积之和相等
分时复用区	包含硬件参数调节区、显示参数调节区、通用信息区、专用信息区和刺激参数调节区五个分时复用区域	这些区域占据屏幕右边相同的区域
Mark 标记区	用于存放 Mark 标记和选择 Mark 标记	Mark 标记在光标测量时使用
时间显示窗口	显示记录数据的时间	在数据记录和反演时显示
数据滚动条及反演按钮区	用于实时实验和反演时快速数据查找和定位，可同时调节四个通道的扫描速度	
切换按钮	用于在五个分时复用区中进行切换	
状态条	显示当前系统命令的执行状态或一些提示信息	

（2）工具条简介：工具条如图 2-5 所示。

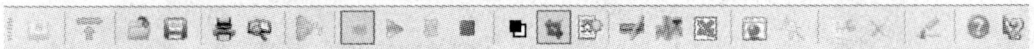

图 2-5　工具条

工具条上各部分功能参见表 2-2。

表 2-2　工具条上各命令的功能

图标	命令名称	功能说明
	系统复位	选择系统复位命令将对 BL-420S 生物机能实验系统的所有硬件及软件参数进行复位，即将这些参数设置为默认值
	拾取零值	使信号回到零点，与基线重合
	打开反演数据文件	该命令与"文件"菜单中的"打开"命令功能相同，请参阅本章前面的相关章节
	另存为	该命令与"文件"菜单中的"另存为"命令功能相同，请参阅本章前面的相关章节
	打印	该命令与"文件"菜单中的"打印"命令功能相同，请参阅本章前面的相关章节
	打印预览	该命令与"文件"菜单中的"打印预览"命令功能相同，请参阅本章前面的相关章节
	打开上一次实验设置	该命令与"文件"菜单中的"打开上一次实验设置"命令功能相同，请参阅本章前面的相关章节
	记录	"记录"命令是一个双态命令，当记录命令按钮的红色实心圆标记处于蓝色背景框内时，说明系统现在正处于记录状态，否则系统仅处于观察状态而不进行观察数据的记录

续表

图标	命令名称	功能说明
	启动	选择该命令,将启动数据采集,并将采集到的实验数据显示在计算机屏幕上;如果数据采集处于暂停状态,选择该命令,将继续启动波形显示
	暂停	选择该命令后,将暂停数据采集与波形动态显示
	停止实验	选择该命令,将结束当前实验,同时发出"系统参数复位"命令,使整个系统处于开机时的默认状态
	切换背景颜色	选择该命令,显示通道的背景颜色将在黑色和白色这两种颜色中进行切换
	格线显示	这是一个双态命令,当波形显示背景没有标尺格线时,单击此按钮可以添加背景标尺格线;当波形显示背景有标尺格线时,单击此按钮可以删除背景标尺格线
	同步扫描	这是一个双态命令,当这个按钮按下时,所有通道的扫描速度同步调节,这时,只有第一通道的扫描速度调节杆起作用;当不选择同步扫描时,各个显示通道的扫描速度独立可调
	区间测量	该命令用于测量任意通道波形中选择波形段的时间差、频率、最大值、最小值、平均值、峰峰值、面积、最大上升速度(d_{max}/d_t)及最大下降速度(d_{min}/d_t)等参数,测量的结果显示在通用信息显示区中
	心功能参数测量	该命令用于手动测量一个心电波形上的各种参数,包括:心率、R 波幅度、ST 时段等 13 个参数。这是一个开关命令,只有在命令打开状态下方可测量
	打开 Excel	选择该命令,将打开 Excel 电子表格。使用这个命令打开 Excel 电子表格后,Excel 电子表格就和 TM_WAVE 软件之间建立了一种联系,以后的区间测量,心肌细胞动作电位测量和血流动力学测量的结果将会自动被写入到 Excel 电子表格中
	X-Y 输入窗口	X-Y 向量图不仅可以做出心电向量环,还可以完成压力-变化率环(P-dp/dt),压力-速度环(P-dp/dt/p)等分析血压与血压变化速率关系的 X-Y 曲线
	选择波形放大	查看某一段波形的细节,可以使用这个命令。具体的操作方法:先从波形显示通道中选择您想放大的波形段,当您使用区域选择功能选择波形段后,这个命令变得可用,用鼠标单击此命令,将弹出波形放大对话框
	数据剪辑	从原始数据文件中选取有用数据,然后将有用数据另存为一个与原始数据格式相同的其他文件。数据剪辑利用选取的波形构成一个新的数据文件,是在大量的原始数据中选择少量的有用数据
	数据删除	数据删除则是将选取的波形全部从原始文件中剔除,用剩余的原始数据构成一个新的数据文件,适用于从原始数据文件中剔除少量的无用数据
	添加通用标记	在实时实验过程中,单击该命令,将在波形显示窗口的顶部添加一个通用实验标记,其形状为向下的箭头,箭头前面是该标记的数值编号,编号从 1 开始顺序进行,如 20↓,箭头后面则显示添加该标记的时间
	关于	该命令用于打开软件的关于对话框,与"帮助"菜单中的"关于 TM_WAVE"命令功能相同,请参阅相关章节
	及时帮助	该工具条按钮的功能是提供及时帮助,选择该工具条命令后,鼠标指示将变成一个带问号的箭头,此时您用鼠标指向屏幕的不同部分,然后按下鼠标左键,将弹出关于指定部分的帮助信息

3. 设置实验方法

（1）根据实验题目在"实验项目"菜单项内直接选择该实验模块,系统将自动设置该实验的基本参数（包括通道、采样率、系统放大倍数等）并启动实验。如果在进入某实验模块时出现有参数调节的对话框,则输入相关参数,然后按"确定"按钮即可。在 BL-420F 系统中共设置了九大类共计 52 个实验模块,涵盖了生理、药理和病理生理学的绝大部分实验内容。

（2）如所要选择的实验在"实验项目"菜单项内没有，则用鼠标单击菜单条上的"输入信号"菜单项，弹出下拉式菜单，移动鼠标，在相应的实验通道中选择输入信号类型，如需选择多通道输入，则重复以上步骤。各通道参数则根据您选择的实验内容自动设置完成。选择好各个通道的信号后，单击工具条上的"启动实验"命令开始实验。该方法适用于科研实验。

实验过程中，如需对该实验设置的各项参数进行保留，只需选择"文件"→"保存配置"命令项，在弹出的"另存为"对话框中输入配置文件名，下一次您可以使用"文件"→"打开配置"命令打开原来保存的配置文件，则系统自动按配置文件的内容设置参数并启动实验。

在实验过程中，如要以全屏方式显示某通道信号，只需用鼠标双击该通道任意部位，即完成单通道的全屏显示。同时也可以通过拖动各通道之间的分隔条任意调节各通道显示区的大小。如要恢复原通道显示大小，用鼠标双击显示区的任意部位即可。

4. 参数调节　在实验过程中，可根据被观察信号的大小及波形特点，调节各通道增益、时间常数、滤波以及扫描速度。

（1）增益调节：增益调节旋钮在控制参数调节区中。每一个通道均有一个增益调节旋钮，用于实现调节系统增益大小（增益即是指放大器的放大倍数）。

（2）时间常数、滤波：滤波和时间常数实质上都是滤波，其中滤波是指高频滤波（低通滤波），它的作用是衰减生物信号中夹杂的高频噪声；时间常数是指低频滤波（高通滤波），它的作用是衰减生物信号中混入的低频噪声。50Hz滤波是专指对电网所带来50Hz的干扰进行的滤波（当记录的信号中含有大量的50Hz成分时，50Hz滤波会造成图形的严重失真！如心电信号禁用50Hz滤波）。通过上述参数的调节，选择一个较好的通频带，是我们实验成功的基本条件。一般而言，生物信号的类型不同，实验条件不同，所选择的通频带也不相同。

（3）扫描速度调节：扫描速度调节的功能是改变通道显示波形的扫描速度。如果要改变哪个通道的扫描速度，需将鼠标指示器指在该通道的扫描速度调节器的绿色三角形上，按下鼠标左键，然后用鼠标左右拖动这个绿色的三角形即可。当向右移动绿色三角形时，扫描速度将增大，反之则减小。

5. 定标　定标是为了确定引入传感器的生物非电信号和该信号通过传感器后转换得到的电压信号之间的一个比值，通过该比值计算机就可以方便计算出传感器引入的生物非电信号的真实大小。比如，为了测定血压，我们用标准水银血压计作为压力标准对血压传感器进行定标。假设我们从标准水银血压计读出的值为100mmHg（13.3kPa），通过血压传感器的转换从生物机能实验系统读出的值为10mV，那么这个比值就是100mmHg（13.3kPa）/10mV＝10mmHg（1.33kPa）/mV。有了这个比值，以后我们就可以方便地根据从传感器得到的电压值计算实际血压值了。所以，为了对生物非电信号进行定量分析，必须在分析前对所使用的传感器进行定标。

6. 记录存盘　用鼠标单击工具条上的"记录"按钮，此时记录按钮将呈现为按下的状态，计算机开始记录存盘。启动实验时系统的默认状态为记录状态。

7. 测量数据结果显示　在实验过程中，我们要不断观察生物信号测量的数据。这时只需用鼠标单击分时复用区中的通用数据显示区、专用数据显示区按钮即可。通用信息显示区显示各个通道信号的通用测量值，如频率、最大值、最小值、平均值等，专用信号测量则针对一些特殊的实验模块。

8. 暂停观察　如要仔细观察正在显示的某段图形，单击工具条上的暂停按钮，此时该段图形将被冻结在屏幕上。如需继续观察扫描图形，单击启动键即可。

9. 刺激器的使用　刺激器的参数调节按钮在主界面左边标尺调节区的上方。需要调节刺激器时，用鼠标单击刺激器按钮，此时将弹出设置刺激器参数对话框。可以根据实验需要调节刺激器的各项参数,包括刺激方式、波宽、幅度等。某参数项右边的两个上、下箭头表示对参数粗调,下边两个箭头表示对参数细调。当需要给标本刺激时,使用鼠标单击刺激参数调节区中的启动刺激按钮。

如果你选择的刺激方式为连续刺激方式,那么启动刺激后该按钮变为凹下状态,如要停止连续刺激,则使用鼠标再次单击该按钮即可。

10. 实验标记　实验过程中对发生的事件要做标记(如用药、刺激等)。该系统中有两种方式的标记。

(1) 特殊实验标记:标记内容在工具条上进行编辑。标记内容是实验模块本身预先设置的或自编辑的文字。当我们用鼠标在特殊实验标记列表框中选定标记内容后,移动鼠标到显示区任意位置,单击鼠标左键即可在通道显示窗口中添加特殊实验标记。

(2) 通用实验标记:其标注按钮在工具条上,当我们需要标记时,点击工具条上的通用实验标记按钮,此时在每个显示通道的顶部将自动生成一个数字标记,该数字标记与波形一起移动,通用标记从 1 开始顺序进行编号,并且不可人为改变,通用标记只有在实时实验过程中才能起作用。

11. 心电记录　BL-420F 生物机能实验系统采用了两种心电记录方式,分别为单导联和全导联心电记录。

(1) 单导联心电记录:在实验中如果只需记录一个导联的心电,可选用该方式。使用普通信号输入线即可引导动物的标准Ⅰ、Ⅱ、Ⅲ导联,比如,引导动物标准且导联心电的连接方法:使用银针分别插入到动物的右前肢、左后肢和右后肢,引导电极上的白色鳄鱼夹与右前肢上银针相连,红色鳄鱼夹与左后肢银针相连,而黑色鳄鱼夹与右后肢银针相连即可。单导联心电记录方式灵活,只占用一个通道,可以和其他通道内显示的血压、呼吸等信号一同观察,而且抗干扰能力较强。

(2) 全导联心电记录:如果需要同时记录四个导联的心电,选用该方式。全导联心电的连接方法:一通道(右前肢)、二通道(左前肢)、三通道(左后肢)、四通道(胸导联)、接地线(右后肢)。计算机内部对这些独立通道的心电信号将自动合成,四个通道显示不同导联的心电,各通道所显示的心电导联可以通过对话框自行调节。如果不需要记录胸导联心电,则不必连接四通道输入信号。BL-420S 中有专门的全导联心电输入口,用于输入全导联心电。

12. 结束实验　当实验结束时,用鼠标单击工具条上的"停止"实验按钮。此时会弹出一个"另存为"对话框,提示你给刚才记录的实验数据输入文件名(文件名自定义),否则,计算机将以"temp. dat"作为该实验数据的文件名,并覆盖前一次相同文件名的数据。当单击"确定"按钮后,另存为对话框消失。以后你可以调出本次实验数据进行反演。

13. 实验组号及实验人员名输入　如果你需要在实验结果上打印实验组号及实验人员名字,则选择"设置"→"实验人员"菜单命令,将弹出"实验组及组员名单输入"对话框,用键盘输入实验组号和实验人员名单,按"确定"按钮完成编辑。

14. 实验数据反演　使用鼠标左键单击工具条上的"打开"命令按钮,将弹出"打开"对话框,在对话框中的文件名列表框中选择所要反演的文件,然后按"确定"按钮,即打开该数据文件。对于反演的实验波形,你可以通过标尺调节区中的放大、缩小按钮调整波形的大小;也可通过滚动条右边的波形压缩和波形扩展两个功能按钮调整波形的扫描速度,然后通过拖动滚动条来查找所需观察的那一段实验波形。

15. 数据测量

(1) 区间测量:该命令用于测量当前通道图形的任意一段波形的频率、最大值、最小值、平均值以及面积等参数。方法:鼠标单击工具条上的"区间测量"按钮。此时,图形暂停扫描,通道内出现一垂直线条,线条随鼠标移动而移动;单击鼠标左键以确定要测量图形的始端,同时第二条垂直线出现,相同方法确定终端,在被测量图形段内出现一条水平直线,用鼠标上下移动该直线,选定频率计数的基线(如果测量的信号为心电信号,那么你选择的水平计数线将不起作用),单击鼠标左键确定此次测量。这时所有被测量的参数自动显示在该通道的通用信息显示区内,如果你使用工具条上的打开 Excel,"命令"按钮,打开了 Excel,那么本次区间测量的数据将自动进入到 Excel 表格中;单击鼠标右键结束本次区间测量。

(2) 光标测量:无论在实时显示还是在数据反演状态下,当用暂停按钮使波形扫描处于暂停时,在每个通道的波形上均附有一个光标,该光标随着鼠标的移动而左右移动,但始终附着在波形曲线上,光标位置的波形幅度显示在控制参数调节区的右上角或通用信息显示区中的"当前值"栏目中。

(3) 带 Mark 标记的光标测量:"Mark 标记"是用于加强光标测量的一个标记,该标记单独存在没有意义,它只有与测量光标配合使用才能完成简单的两点测量功能。测量光标是用来测量波形曲线上任意一点的当前值。如果测量光标与 Mark 标记配合,那么当测量光标移动时,它将测量 Mark 标记和测量光标之间的波形幅度差值和时间差值(测量结果前面加有一个 △ 标记,表示显示的数值是一个差值)。测量方法:将鼠标移动到 Mark 标记区,按下鼠标左键,鼠标光标由箭头变为箭头上方加有一个 "M"的图标,然后拖动鼠标进行 Mark 标记,将 Mark 标记拖放到任何一个有波形显示的通道显示窗口的波形测量点上方,松开鼠标左键,这时,M 字母将自动落到对应这点二坐标的波形曲线上。

(4) 微分:如果要了解波形的变化率,则要进行波形的微分处理,选择"数据处理"→"微分"命令选项,将弹出"微分参数设置"对话框。它将要求你选定所要微分波形的通道以及微分图形所要显示的通道,并且要求选择微分时间(一般来讲,微分时间越短越好)和微分波形的放大倍数。你可以用鼠标单击对话框中的调节按钮来调节微分参数。参数调节完毕后,鼠标左键单击"确定"按钮,此时微分波形将被显示。对于血流动力学实验中的左室内压波形,通常我们需要观察它的微分图形。

其他数据处理方法,包括积分、频率直方图、频谱分析等与微分的操作方法相似。

16. 打印 当我们在实时实验或数据反演过程中,如果认为有需要打印的图形,可以用鼠标单击工具条上的"打印"命令,此时,将弹出"定制打印"对话框,选择打印比例、打印通道,然后按"确定",即可打印出一幅带有实验数据的图形。

(二)注意事项

(1) 使计算机保持良好的接地。良好的接地是消除电源噪声干扰、获得高质量信号波形的有效方法之一。

(2) 由于该系统是一实时数据采集与处理系统,因此,在实验过程中,不要使用其他应用软件和上网浏览,以免占用处理器有效时间,使处于数据采集过程的系统出现问题。

(3) 在系统进行数据采集和处理时,不要启动其他实时监视程序和屏幕保护程序及高级电源管理程序等。

(4) 计算机是数据采集与处理系统中重要的组成部分,因此,未经允许不得随意改动计算机系统设置。

(5) 为防止计算机病毒对计算机的侵害,未经允许严禁自带 U 盘或其他移动存储设备上机操作,并严禁在开机的状态下,插入或拔出计算机各接口连线。

(6) 切忌液体滴入计算机及附属设备内。

二、PowerLab 生物信号采集与处理系统

PowerLab 生物信号采集与处理系统是由澳大利亚埃德仪器有限公司生产的,适用于生理

学、药理学、病理生理学、生物化学和心理学等多个学科的教学与科研实验。

PowerLab 生物信号采集与处理系统由计算机、系统硬件和 Chart、Scope 两个系统软件三部分组成。除此之外，该系统还有许多如肺通气功能测定、心电分析等专用软件。

PowerLab 生物信号采集与处理系统具有实时的信号采集、数字/图形显示、数据处理、存储和回放等功能，并具有精确、快速、强大、方便灵活、易于操作等特点。与不同的前置设备一起可以采集、测量、处理多种压力、各种生物电、流量、温度等许多生物信号。

本节主要将 Chart 和 Scope 的功能及其在实验教学中的应用做一简单的介绍。详细情况可参考 Chart 和 Scope 主界面中的"帮助"菜单。

(一) Chart 窗口的内容及其功能

Chart 软件类似于一个多通道生理信号记录仪，可以采集、记录、分析多种生理信号。

根据 Chart 窗口的内容及其功能，主要将其分为三个区域，从上到下为操作命令区、信号显示及参数调节区和其他功能区(图 2-6)。

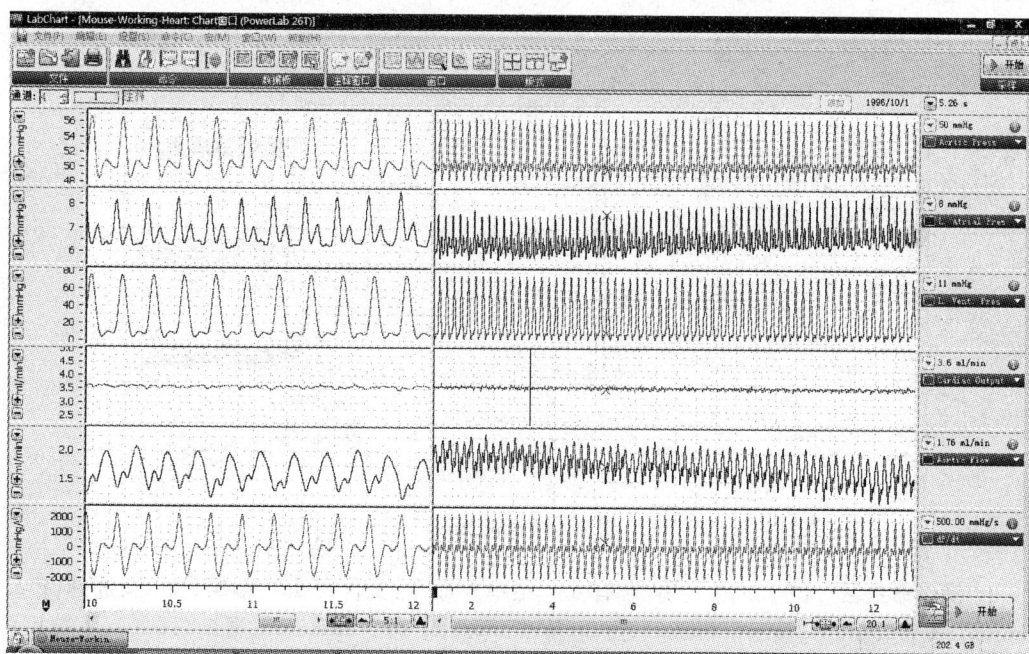

图 2-6　Chart 窗口

1. 操作命令区　位于屏幕上端，其中含有两组操作命令。一组是 7 个菜单式命令：文件(File)、编辑(Edit)、设置(Setup)、命令(Commands)、窗口(Windows)、宏命令(Macro)、帮助(Help)，下拉后可以选择其中的命令工作；另外一组是 9 个工具条命令，其作用是对屏幕信号进行快捷的各种处理，比如新建文件、打开文件、存盘、打印、放大等。

2. 信号显示及参数调节区　位于屏幕中间部分，为各通道信号显示、处理的区域，由信号显示窗口、左右两侧的信号参数调节区以及信号注释添加区组成。

3. 其他功能区　位于信号显示区的下边，由四个部分组成：左侧为信号标记工具存放处，在进行信号处理时，用鼠标拖拉此标记到所需的部位即可；中间为时间标尺和信号显示快慢调节选择按钮；右侧为记录监控和开始/停止按钮；最下端还有一显示记录状态用的小条形窗口。

（二）Chart 的使用

（1）将硬件 4SP 与计算机主机相连，打开其电源开关。

（2）将所需要的换能器或者传感器连接到 4SP 相应的输入接口上，点击 Chart 图标即可进入 Chart 窗口。

（3）用 Setup 菜单命令中的 Channel Settings 设置所需要的信号通道，调整好各个信号通道的幅度参数、时值参数，即可开始采集实验信号。

（4）采集压力信号或者张力信号前必须先采集其定标信号，进行测量单位的转换后（Units Conversion），才能够进行实验信号的采集与处理。

（三）Scope 窗口的内容及其功能

Scope 软件类似一个二通道记忆示波器，主要用于神经、细胞电生理实验。

根据 Scope 窗口的内容和功能主要分为三个区域：操作命令区、信号显示及参数调节区和其他功能区（图 2-7）。

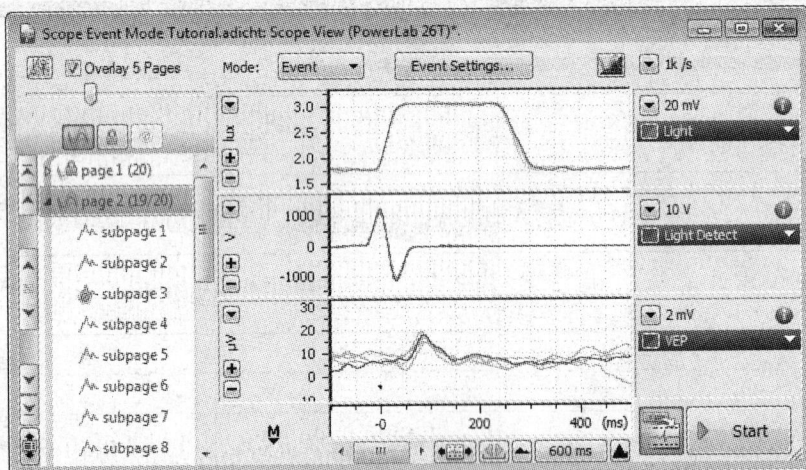

图 2-7　Scope 窗口

1. 操作命令区　位于屏幕上端，含有 8 个菜单式命令：文件（File）、编辑（Edit）、选择（Preferences）、设置（Setup）、显示（Display）、窗口（Windows）、宏命令（Macro）、帮助（Help），下拉后可选择其中的命令工作。

2. 信号显示及参数调节区　位于屏幕中间部分，有信号显示窗口和右侧的信号参数调节区两部分，后者为通道 A、B 设定幅值参数、通道功能参数、时基参数等，信号采集开始/停止按钮也在此处。

3. 其他功能区　位于屏幕最下端，有标记工具（Marker）存放处、添加注释按钮、显示方式选择按钮和屏幕分页按钮。

（四）Scope 的使用

（1）将硬件 4SP 与计算机主机相连，打开其电源开关。

（2）将所需要的电极或者传感器连接到 4SP 相应的输入接口上，点击 Scope 图标可进入 Scope 窗口。

（3）用 Setup 菜单命令设定所需要的信号通道，调整好各个信号通道的幅度参数、时值参数，即可开始采集实验信号。

（4）电生理实验应该在采集实验信号之前先设置好刺激器的参数。

（五）PoweLab 系统常用参数的设置

1. Chart 窗口压力信号的参数设置

（1）进入 Chart 窗口。

（2）拉下菜单命令 Setup,用通道设置（Channel Settings）命令确定所需要的通道,并且写入相应名称（比如 BP、ECG 等）,点击 OK。

（3）拉下第一通道 Channel 1,点击 Bridge Pod,出现 Bridge Pod 窗口。

（4）在 Bridge Pod 窗口里分别选择幅度参数 Range（2～5mV）、10×gain（√）、offset（√）、滤波参数（50～100Hz）,然后用 Bridge Pod 旋钮调整基线为 0,用标准血压计对换能器进行定标,即先显示 0mmHg 时的基线,然后用血压计血压换能器施加 100mmHg 的压力,显示出 100mmHg 时的基线。

（5）点击单位转换（Units Conversion）,出现 Units Conversion 窗口。点击窗口中 0mmHg 基线,其电压值可送入 Point 1 的电压值框内,后边的框内送入 0.00;点击窗口中 100mmHg 基线,其电压值可送入 Point 2 的电压值框内,后边的框内送入 100.00;点击 Units,选择 mmHg;点击 Apply 和 OK,返回 Bridge Pod 窗口,点击 OK,即可进行压力信号的记录。

（6）打印实验图形:在图形通道 Chart 中选取一段所需要的图形,拖动鼠标将其拉黑,点击放大键使图形放大,在 Edit 命令中点击 Copy Zoom Window,打开 Word 文本,粘贴上去,调整大小位置并加上文字说明,再返回 Chart 选取其他的图形,全部调整好后打印出来,完成实验。

2. Chart 窗口张力信号的参数设置

（1）进入 Chart 窗口。

（2）拉下菜单命令 Setup,用通道设置（Channel Settings）命令确定所需要的通道,并且写入相应名称（如 Force、ECG 等）,点击 OK。

（3）拉下第一通道 Channel 1,点击 Bridge Pod,出现 Bridge Pod 窗口。

（4）在 Bridge Pod 窗口里分别选择幅度参数 Range（2～5mV）、10×gain（√）、offset（√）、滤波参数（50～100Hz）,然后用 Bridge Pod 旋钮调整基线为 0,用一砝码加在张力换能器上进行定标,即先显示未加砝码时的 0 基线,再显示加砝码后的基线。

（5）点击单位转换（Units Conversion）,出现 Units Conversion 窗口。点击窗口中 0 基线,其电压值可送入 Point 1 的电压值框内,后边的框内送入 0.00;点击窗口中加砝码后的基线,其电压值可送入 Point 2 的电压值框内,后边的框内送入砝码的值;点击 Units,选择 g;点击 Apply 和 OK,返回 Bridge Pod 窗口,点击 OK,即可进行张力信号的记录。

（6）打印实验图形:在图形通道 Chart 中选取一段所需要的图形,拖动鼠标拉黑,点击放大键使图形放大,在 Edit 命令中点击 Copy Zoom Window,打开 Word 文本,粘贴上去,调整大小位置并加上文字说明,再返回 Chart 选取其他的图形,全部调整好后打印出来,完成实验。

3. Scope 窗口的参数设置

（1）进入 Scope 窗口。

（2）拉下菜单命令 Setup,进入刺激器（Stimulator）进行参数设置:①去掉隔离刺激器（Isolated Stimulator）选择,选刺激方式为 Pulse;②延迟时间为 5ms,刺激波宽为 0.2ms,刺激幅度为 0.3～0.4V,电压范围为 1V,点击 OK 刺激器设置完毕。如果设置不合适,可以在刺激器面板中根据实验要求随时调整。

（3）在 Scope 窗口的右侧设置输入通道 A（Input A）的参数:幅度参数 Range 为 20～100mV,输入放大器（Input Amplifier）,AC 选（√）,滤波选 1 kHz,Positive 选（√）,Negative 选（√）,点击 OK。时基（Time Base）选 100 kHz,采样（Samples）选 1280,时间（Time）选 10ms（说明:这些设置是作为神经干动作电位兴奋传导速度的测定实验参考的）。

（4）拉下菜单命令 Display，选 Overplay Stimulator 到 CH-B，刺激显示在 B 通道上。

（5）打印实验图形：在信号通道选取所需要的图形，拖动鼠标拉黑；按下"Shift"键，在刺激信号通道选取同样的图形，拖动鼠标拉黑，在 Edit 菜单中点击 Copy，打开 Word 文本，粘贴上去，调整大小位置并加上文字说明，全部调整好后打印出来，完成实验。

PowerLan 多通道生物信号采集与处理系统除了上述在机能学实验教学中的一部分应用外，它的数据板功能、峰参数分析功能、X-Y 绘图仪功能、宏命令功能以及特殊的扩展软件等诸多功能，在生命科学的研究领域中发挥出了更为重要的作用，满足了各种科研课题的专门使用，可以使大量的原始实验图形记录能够迅速转换为实验数据记录，让实验者方便、快捷地进行数据分析、统计和做图，非常省事、省力，而且精确度高。

第二节 换 能 器

换能器也叫传感器，是实现自动检测和自动控制的首要环节，如果没有传感器对原始生物信号的转换，那么就不可能得到准确的实验数据。

传感器是将一种能量形式转变为另一种形式的器件。医学生物学常用的换能器是将一些非电信号（如机械、压力、光、温度、化学等的变化）转变为电信号，然后输入不同的仪器进行处理，以便对其所代表的生理变化作深入分析。换能器的种类很多，一般可分为①根据输入物理量分为张力传感器、压力传感器、速度传感器、温度传感器、气敏传感器等；②根据工作原理分为电感式、电容式、电阻式、电势式等；③根据输出信号分为模拟式和数字式传感器；④根据能量转换原理分为有源和无源式传感器。

在医学实验中常用的换能器有张力、压力和呼吸换能器三类（图 2-8）。

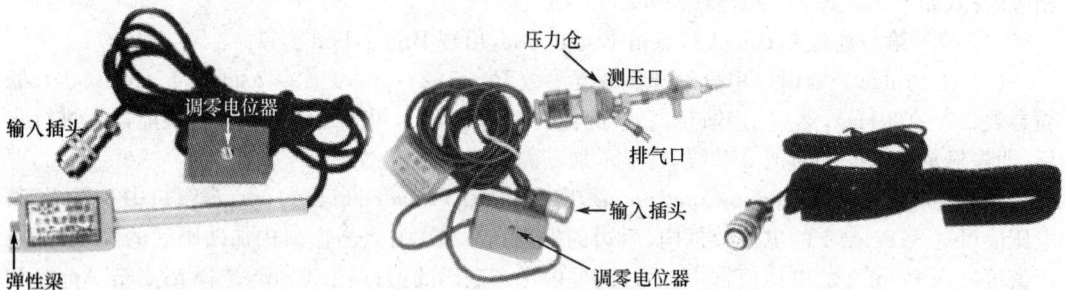

图 2-8　左：FT-100 张力传感器；中：PT-100 压力传感器；右：HX-100 呼吸传感器

一、FT-100 张力换能器

（一）原理及规格

张力换能器是利用某些导体或半导体材料在外力作用发生变形时，其电阻会发生改变的"应变效应"原理。将这些材料做成薄的应变片。再用这种应变片制成的两组应变元件（R1、R2 及 R3、R4）分贴于悬梁臂的两侧，作为惠斯登电桥桥式电路的两对电阻，两组应变片中间联一可调电位器，并与一 3V 直流电源相接。当外力作用于悬梁臂的游离端并使其发生轻度弯曲时，则一组应变片的一片受拉、电阻向正向变化；一片受压，电阻向负向变化。由于电桥失去平衡，即有微弱的电流输出，经放大后可输入到记录仪。

换能器的灵敏度和量程决定于应变元件的厚度。悬梁臂越薄越灵敏，量程的范围越小。因此，应根据所做实验来决定这种换能器的规格。蛙腓肠肌实验的量程应在 100g 以上，肠平滑肌实验应在 25g，小动物心肌乳头肌实验应在 1g 以下。

(二) 使用方法

先将肌肉的一端固定,在保持肌肉自然长度的情况下,将肌肉另一端的扎线穿过悬梁臂前端的小孔,并结扎固定。

(三) 使用注意事项

(1) 机械-电换能器的应变元件非常精细,使用时要特别小心,实验时不能用猛力牵拉或用力扳弄换能器的悬梁臂,以免损坏换能器。

(2) 换能器应水平地安置在支架上。正式记录前,换能器应预热 30 分钟,以确保精度。

(3) 使用时应防止生理盐水等溶液渗入换能器。

二、PT-100 压力换能器

(一) 原理和结构

压力换能器是将各种压力变化(如动、静脉血压,心室内压等)转换为电信号。然后将这些电信号经过放大输入到记录装置,原理同前。压力换能器的头端是一个半球形的结构,内充生理盐水或抗凝液体,其内面后部为薄片状的应变元件,组成桥式电路。其前端有两个侧管,一个侧管用于排出里面的气体,另一个侧管通过导管与测压力的探头(如血管插管)相连。

(二) 使用方法

(1) 压力换能器在使用时应固定在支架上,不得随意改变其位置,使用前预热 30 分钟以上。待零位稳定后方可进行测量。

(2) 换能器在进行测量前,要将两个压力接嘴分别与三通接好,不得有泄漏现象。可用压力计先预压 2～3 次。然后再调整零位基准。

(3) 换能器结构中有调零电位器,可以单独调节零点位置,也可与记录仪配合调整。

(4) 血压测量前,首先应将接三通管接在换能器上,然后血管插管通过导管与三通管相连。在换能器透明球盖与血管插管内充满抗凝液体,并排尽里面的气泡,以免引起压力波形失真,注液时应检查插管是否堵塞或是否有裂隙,要防止注液引起高压而损坏换能器。将血管插管与大气相通,确定 0 压力时的基线位置后即可进行血压观察、记录。

(三) 注意事项

(1) 测量时换能器应放置在固定的位置,与心脏平行,尽可能保持插管的开口处与换能器的感压面在同一水平面或有一个固定的高度,从而避免进水柱误差的引入,以保证测量结果的准确。

(2) 每次使用后,应将换能器内的液体及时清除,并用蒸馏水洗净、晾干。

(3) 注意将"O"形垫圈垫好,以免漏水。

三、呼吸换能器

目前常用的呼吸换能器有胸带式和直插式两种。

(一) 工作原理

呼吸换能器的工作原理同压力换能器,都是利用惠斯登电桥的基本原理来实现能量转换的。胸带式呼吸换能器是将胸带直接捆在动物的胸部,当胸廓随呼吸运动时,应变电阻片受到牵拉,阻值改变,电桥失衡,换能器将该信号转换成电信号输出。直插式呼吸换能器前段有一锥状通气口,可与被测对象的呼吸导管相连,随着呼吸气流力量的冲击,应变电阻片阻值改变,电桥失衡,产生电流,换能器将电信号输出。

（二）注意事项

（1）胸带式呼吸换能器使用时要轻轻用力拉紧，然后粘住尼龙扣，不要用力太大，以免损坏换能器。

（2）直插式呼吸换能器使用时要注意与气管插管连接紧密，避免漏气影响测量。

（3）不要把水滴进换能器内部，以免损坏换能器。

第三节　RB-200 智能热板仪

RB-200 智能热板仪采用数字温度传感器进行温度检测，利用微电脑技术进行精确控温，为观察到明显的实验现象和得到准确的实验数据提供了有力保障。采用了液晶显示技术，显示内容更丰富灵活；提供轻触式按钮，脚踏开关和手控开关多种控制方式；提供外置式热敏打印机，实验数据现场打印；提供 RS-232 数据接口，可以与 PC 机通信连接，传送实验数据，分析数据，打印实验报告（图 2-9）。

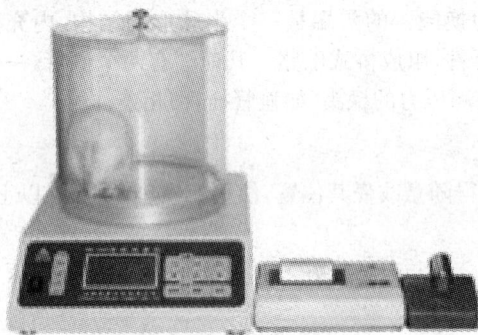

图 2-9　RB-200 智能热板仪

（一）特点

（1）完善的漏电保护措施，使设备使用更加安全可靠。

（2）数字式温度传感器提高控温精度，温度调节分辨率达 0.1℃。

（3）采用液晶显示，可同时显示各种实验数据。

（4）外置热敏打印机实时打印实验数据，噪声小，字体清晰。

（5）具有 PC 通讯功能。

（6）可以对 PC 通讯软件和设备上的微电脑软件升级。

（7）大小鼠通用设计方式。

（8）加热速度快（10 分钟左右）。

（9）多种控制接口，包括手动开关、脚踏开关、按钮控制三种方式。

（10）提供 500 组实验数据的存储、查询、打印。

（二）组成

（1）控制箱（带液晶显示屏、键盘开关、加热金属盘）。

（2）直径 200mm、高 310mm 的观察桶（配大鼠）或 200mm 直径、高 180mm 的观察桶（配小鼠）。

（3）外置式热敏打印机、打印机数据线、打印机电源线。

（4）脚踏开关或手控开关。

（5）漏电保护开关。

（6）RS232 线缆。

（7）RB-200 数据采集分析软件。

（三）使用方法

1. 仪器正面　如图 2-10。

2. 仪器背面　如图 2-11。

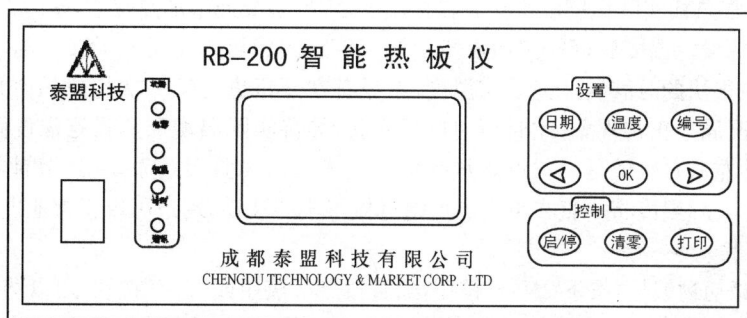

图 2-10 仪器正面

(1) 电源开关：打开时系统通电工作。

(2) 与 PC 连接指示灯：当与 PC 相连，并且打开通讯软件时灯亮，否则不亮。

(3) 计时指示灯：当按下起停按钮开始计时时灯亮，当停止计时时熄灭。

(4) 电源工作指示灯：系统供电系统正常时灯亮，否则不亮。

(5) 恒温指示灯：当实际温度＜0.5℃ 时亮，否则熄灭。

(6) 液晶显示器：显示日期(年、月、日、小时、分、秒)，设定温度，实际温度，反应时间，实验编号等实验所需信息。

(7) 仪器设置按钮区：设置仪器的各种参数(日期、设定温度等)。

(8) 实验控制按钮区：控制实验的启停及实验数据的打印。

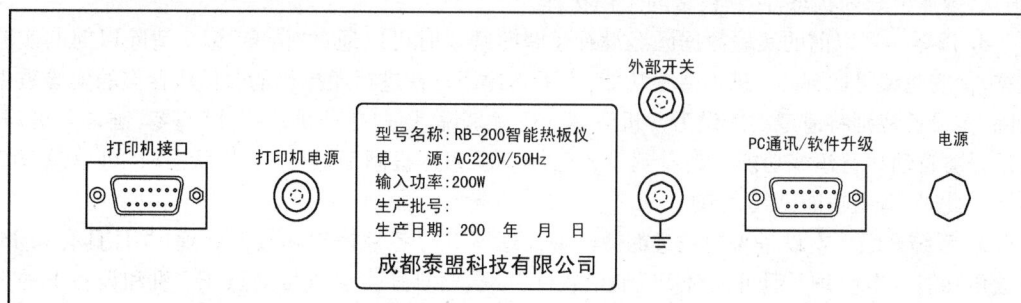

图 2-11 仪器背面

(四) 操作步骤

1. 开机 打开电源开关按钮，这时液晶显示产品名称和出产地，同时电源指示灯、恒温指示灯、计时指示灯同时亮起，同时蜂鸣器发出短暂的响声，2 秒钟后系统自检结束，液晶显示进入主画面，同时电源指示灯一直点亮，其他指示灯熄灭。

2. 按键操作 为了能让操作者能顺利地操作面板，本设备在面板的任意键被按下时发出提示声，表示系统已经检测到按键。

3. 设置日期 按下"日期"按钮，进入日期设定，此时光标移动到日期的分钟处，表示此项可调，通过按下"＜"、"＞"来调节分钟数。可通过再次按下"旧期"按钮，将光标移到待调节的其他日期选项，进行调节。按下确认键退出日期调节，系统自动记录当前日期和时分秒。

4. 设置温度 按下"温度"按钮，进入温度设定，此时光标移动到设定温度值处。系统默认目标温度为"55℃"，通过按"＜"按钮或"＞"按钮，可以调节降低或升高目标温度，以 0.1℃改变。

5. 预热 在热板实际温度没有达到目标温度之前,系统处于加热状态,这时不能做实验,实际温度达到目标设定温度后,系统"恒温指示灯"点亮,表示可以正常实验了。为了提高实验效率,使热板能在很快的时间内达到设定温度,本设备在开机进行第一次加热的前几分钟会有一定过冲。本情况属于正常现象,此时请勿进行实验,等待实际温度回到设定温度附近再开始实验(需要 2 分钟左右),也就是说本设备从开机到正式可以实验大概需要 12 分钟左右。在经过第一次过冲后,实际温度将一直在设定温度附近做很小的波动,用户可以正常地进行各种实验。

6. 开始实验

(1) 给实验动物编号:按下"编号"按钮,通过按"<"按钮或" > "按钮,可以选择动物编号。

(2) 在放入动物的同时,踩下脚踏开关或按下"启/停"按钮,系统自动开始计时,等观察到动物舔后爪后,再次踩下脚踏开关或按下"启/停"按钮,计时结束。您可以从液晶屏读取计时时间。

(3) 打印结果:按下"打印"按钮,可以在热敏打印机上输出本次实验结果。

7. 实验结果查询 本设备提供 500 组实验数据存储功能,用户可以在实验后通过查询功能来查看或者打印以前的实验数据,最多查看以前的 500 组实验数据。当存储到第 500 组时请及时将结果打印出来,因为编号将自动回到"1",进入下一个 1~500 的循环,那时将不能查看上一个循环的实验数据。进入查询状态:先按起停键来停止实验,再按查询键进入查询状态。进入后通过上下键来切换实验编号。向上为" + ",向下为"-",将实验编号切换成所需查询的编号。此时系统显示的一切信息皆为当时实验的数据,与现在状态无关,用户可以通过按打印键来打印此组实验数据。退出查询状态:进入查询状态后,日期、温度、起停、清零键无效。可以按"确认"键退出查询状态,回到正常的工作状态。

8. 清零 当以前的实验数据已经没有存储的必要时可以通过"清零"键来清除以前的实验数据,使实验编号回到 1。进入清零功能:为了不让用户在进行误操作的时候将存储的实验数据清除,本设备特别将清零功能设为开机清零。也就是说,用户在开机前按住"清零"键再开机,开机后设备自动执行清零功能。当看到设备已经显示完开机画面,进入工作状态时,可以放开清零键。此时,清零功能已经完成。

9. 系统升级 本设备采用先进的微电脑处理器进行各种控制和数据处理,并且具有和 PC 机通讯功能。本设备不但可以对 PC 通讯软件升级,而且还可以直接通过 PC 机和设备上的软件升级口对机箱内的微电脑软件升级,不需要任何其他硬件。使用户能够在第一时间使用最新的软件,这在国内甚至国外都是很少见的。

(五)技术指标

1. 电源 (220±22)V,50Hz。

2. 环境温度 0~50℃。

3. 相对湿度 ≤85%。

4. 加热功率 400W。

5. 数字温度传感器探头 3 个。

6. 温度分辨率 0.1℃。

附录 RB-200 热板测试仪软件使用指南

(一)概述

RB-200 热板测试仪软件(图 2-12)与 RB-200 智能热板测试仪配套使用,构成完整的计算机软硬件系统,利用一定强度的温热刺激大、小鼠足掌,使其产生痛反应,适用于对镇痛药物的药理研究。

（二）功能及特点

（1）将仪器实验结果直接采集输入到计算机中,减少输入,保证数据原始性和完整性。

（2）实验结果自动保存,即使您的实验被意外中断但实验记录仍然不会丢失,保证实验数据安全可靠。

（3）可以方便地将实验数据导入 Excel,利用 Excel 的强大功能对数据进行统计分析。

（4）自带完善的打印和打印预览功能,并输出规范的实验记录报表。

（5）简洁、友善的人机界面,通过软件界面您可以清晰浏览全部实验记录,方便地执行所有操作。

（三）主界面简介

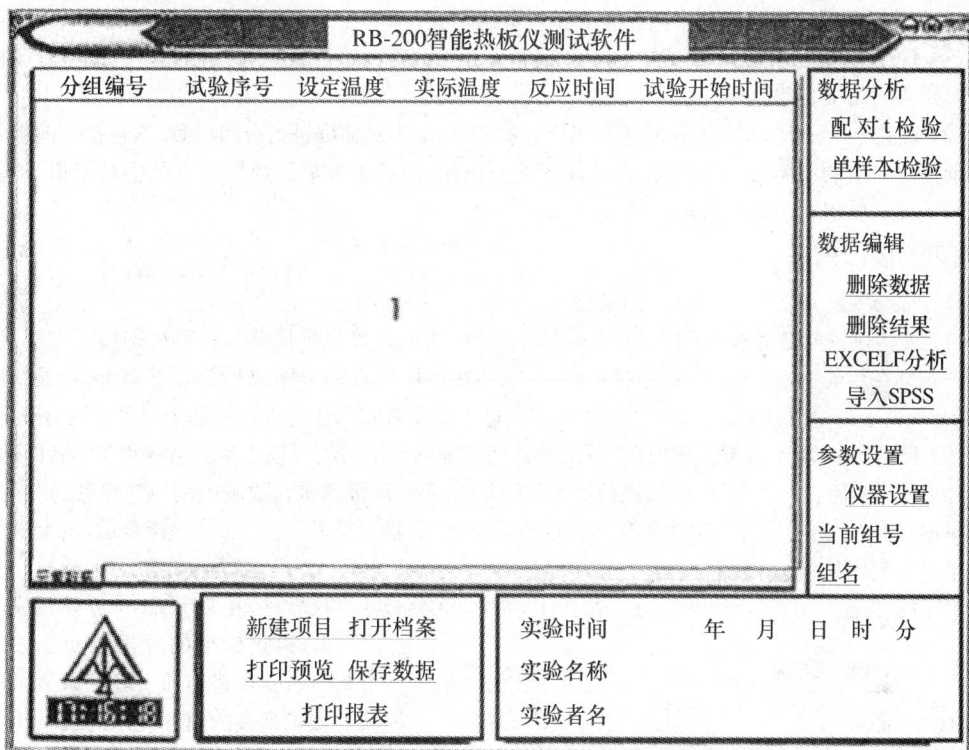

RB-200智能热板仪测试软件

| 分组编号 | 试验序号 | 设定温度 | 实际温度 | 反应时间 | 试验开始时间 |

数据分析
配对 t 检验
单样本t检验

数据编辑
删除数据
删除结果
EXCELF分析
导入SPSS

参数设置
仪器设置
当前组号
组名

新建项目　打开档案
打印预览　保存数据
打印报表

实验时间　　年　月　日　时　分
实验名称
实验者名

图 2-12　RB-200 热板测试仪软件主界面

1. 实验记录显示区　列表显示本次实验的全部记录,当用户按动热板测试仪设备上的"启/停"按钮停止一次测量时,刚被停止的测量数据记录就会插入"实验记录显示区"的第一行显示,由上而下实验记录将从新到旧显示。

2. 系统功能区　该区域包括六个按钮,分别对应了您可以执行的操作命令。

（1）打开档案:打开一个以前保存的实验数据文件(扩展名为"sav")。

（2）保存数据:保存当前的实验结果到一个文件中(扩展名为"sav")。

（3）新建项目:用户定义新的实验。

（4）打印预览:预览当前实验记录列表的打印报表。

（5）打印报表:将当前的实验记录列表由打印输出(需预先安装打印机)。

（6）Excel 分析:调用 Excel 对当前的数据进行分析(需预先安装 Excel)。

3. 实验设置区　设置新建实验项目的参数。

（1）实验定时:按年、月、日、时、分设定当前实验的实验时间,系统默认为当前的系统时间。

（2）实验名称:可以为本实验取一个名字。

(3) 实验者名:可以输入操作实验的实验员名。

4. 标志显示区 显示产品的公司标志和当前系统时间。

5. 数据分析区 该区域有两个按钮,配对 t 检验和单样本 t 检验,分别对当前数据进行配对 t 检验和单样本 t 检验分析。

6. 数据编辑区 包括四个按钮,对数据进行编辑。

(1) "删除数据"按钮:删除选择的实验数据。

(2) "删除结果"按钮:删除当前的实验结果。

(3) "Excel 分析"按钮:将当前数据导入 Excel 进行分析。

(4) "导入 Spss"按钮:将数据导入 Spss 分析软件进行分析。

7. 参数设置区 包括仪器参数设置和试验分组设置。

(1) 仪器参数设置:设置"试验单位"和"试验人员"的名称,该设置用与仪器配套的微型打印机输出试验结果时将被打印出来。

(2) 试验分组设置:对实验数据进行统计分析前,要求先对数据进行分组设置,它包括当前组号和与当前组号对应的组名,当前组号即正在使用的分组编号,后来采集的数据将以此番号编组,试验组名及与当前试验组对应的组名称。

(四) 操作方法

1. 开始实验 请按以下步骤开始实验。

(1) 连接仪器并启动软件:使用随仪器配套的 PC 通讯连接线将仪器与计算机连接。方法:连接线的一端插在仪器后面板的 PC 通讯接口,另一端插在计算机的 COM1 或 COM2 接口上,接通仪器电源,打开仪器上的电源开关。启动软件,如果在此过程中没有收到任何报错信息表明系统运行正常。

(2) 设置实验参数:设置实验时间(系统默认为当前的系统时间),输入实验名称和实验者的姓名。

(3) 进行实验:按仪器操作步骤进行实验,按动 RB-200 热板测试仪设备上的"启/停"按钮停止一次测量时,刚被停止的测量的实验数据就会自动插入到"实验记录显示区"的第一行显示,由上而下实验记录从新到旧显示。

2. 停止实验 请按以下步骤停止实验退出 RB-200 热板测试仪软件,并关闭 RB-200 热板仪。

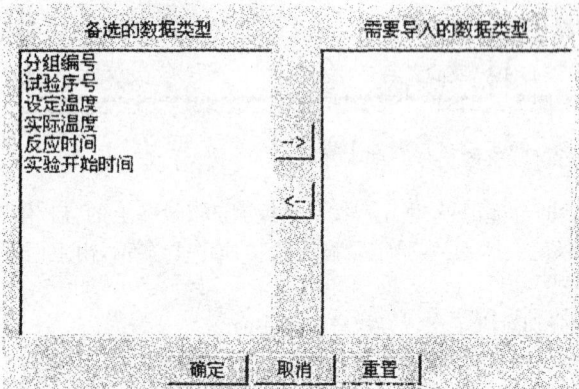

图 2-13 导入选择对话框

3. 实验数据的导出 点击"Excel 分析"按钮,可将当前实验记录显示区的实验记录列表的内容导入到" Excel "中去(需预先安装 Excel)。点击"导入 Spss"按钮,弹出倒入选择对话框(图 2-13),选择将要导入的列,按下确定按钮,可将当前实验记录显示区的实验记录列表的内容导入到"Spss"中去(需预先安装 Excel 和 Spss)。

4. 实验数据的分析

(1) 配对 t 检验分析:选择"配对 t 检验"按钮将弹出分组选择对话框,在此对话框中选择将要分析的实验分组,按下"确定"按钮得到分析结果。

(2) 单样本 t 检验分析:选择"单样本 t 检验"按钮将弹出分组选择对话框(图 2-15),在此对话框中选择将要分析的实验分组,输入测试值。测试值:已知或公认的标准值,按下"确定"按钮得到分析结果。

5. 实验数据的保存 点击"保存数据"按钮,可将当前实验的数据存成文件(文件名由用户指定),方便以后的调入和管理。

6. 实验数据的调入 点击"打开档案"按钮可打开以前保存的数据文件。

7. 打印预览 点击"打印预览"按钮,弹出印预览对话框,在此对话框中您可以预览到当前实验记录的打印结果。

8. 打印报表 点击"打印报表"按钮,将当前实验记录按预定格式打印出来。

第四节　HW-400S恒温平滑肌槽

HW-400S恒温平滑肌槽主要用于平滑肌生理实验中,调节和维持实验环境(如实验药液)及其温度,从而保证离体平滑肌的生理活性,使相关实验顺利进行。HW-400S恒温平滑肌槽增加了自动加液功能,大大节约了用液,增加了整机的稳定性。该设备为观察到明显的实验现象和得到准确的实验数据提供了有力保障(图2-14)。

(一) 特点

(1) 自动加液功能。

(2) 数字式温度传感器提高控温精度,温度调节分辨率达$0.1℃$。

(3) 双温度探头使控温和显示更加准确(显示实际药液内温度)。

(4) 数字式显示系统可同时显示设定温度与当前实际温度。

(5) 快速的加热速度。

(6) 使用数字旋转编码器调节温度,使用方便、灵活。

(7) 自动变换加热功率,减少加热过冲。

(8) 内置式空气泵自动给药筒供气,且气量大小可调,保证离体平滑肌的活性。

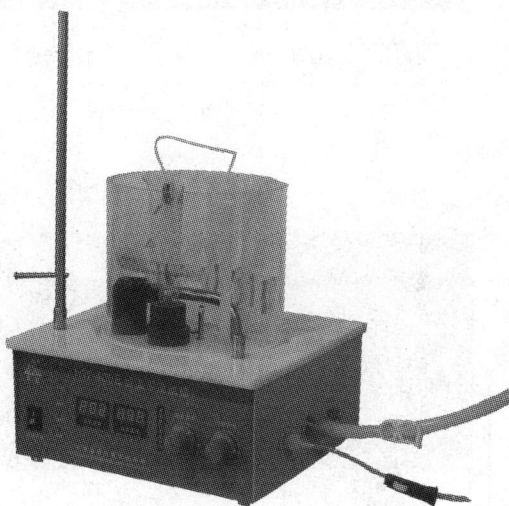

图2-14　HW-400S恒温平滑肌槽

(9) 独特的药筒座设计,使实验药筒大小可换,来满足不同的实验标本。

(10) 独立的放水阀门增加设备使用的方便性。

(11) 用电子的方式无级调节药筒气泡。

(12) 设备维护功能可对设备出现的某些问题进行自我修复。

(二) 功能

1. 前面板各部分功能(图2-15)

(1) 电源开关:设备的电源开关。

(2) 电源指示灯:设备正常供电指示。

(3) 加热指示灯:指示加热器的工作状态。

(4) 通气指示灯:指示空气泵的工作状态。

(5) 气量调节旋钮:用于对内置式空气泵气量进行粗调。

(6) 温度调节旋钮:调节设定温度。

(7) 设定温度显示窗:显示设定温度。

(8) 实际温度显示窗:显示实验小筒内的当前实际温度。

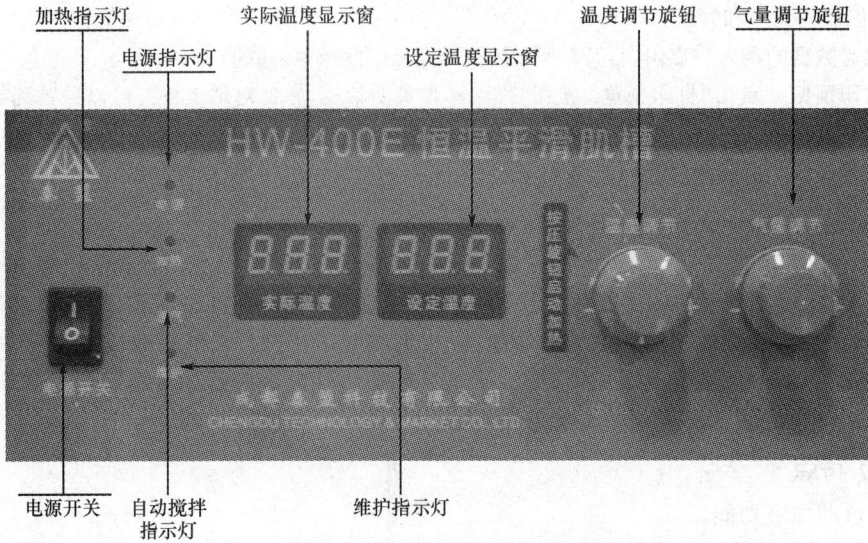

加热指示灯　电源指示灯　实际温度显示窗　设定温度显示窗　温度调节旋钮　气量调节旋钮

电源开关　自动搅拌指示灯　维护指示灯

图 2-15　HW-400S 恒温平滑肌槽前面板

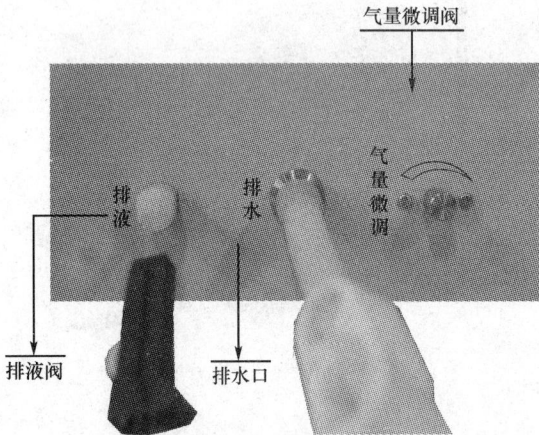

气量微调阀

排液　排水　气量微调

排液阀　排水口

图 2-16　HW-400E 恒温平滑肌槽机箱侧面

2. 机箱侧面接口介绍(图 2-16)

（1）自动加液按钮：按下按钮将预热筒的营养液泵到实验药筒,松开后自动停止泵液（某些机型无此部件）。

（2）气量微调：用于对药筒内的气量进行微调。当使用内置空气泵通气时,请先用面板上的气量调节旋钮进行粗调,当通气量已经调小后再使用气量微调进行微调（某些机型无此部件）。

（3）手拉阀：用于切换通入药筒的气体类型。当将手拉阀拉起时,通入药筒的为从外接氧气口输入的气体；当将手拉阀按下时,通入药筒的为内置式空气泵产生的气体（某些机型无此部件）。

（4）排液阀：排放药液（图样为关闭状态）。

（5）排水口：排放水浴内的温水（图样为关闭状态）。

（6）外接氧气入口：向实验药液内通氧气时接此输入口。

（7）气路流通示意图（图 2-17）。

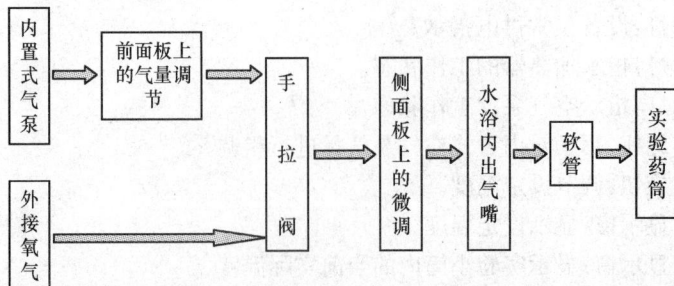

内置式气泵　→　前面板上的气量调节　→　手拉阀　→　侧面板上的微调　→　水浴内出气嘴　→　软管　→　实验药筒

外接氧气　→　手拉阀

图 2-17　气路流通示意图

3. 俯视图介绍　如图 2-18。

（1）预热药筒：用来存储实验用的营养液。营养液先在预热筒中预热，然后通过按下自动加液按钮，让其自动流到实验药筒。

（2）实验药筒：实验标本通过随机配件中的实验片固定在实验药筒中，可用滴管向实验药筒中滴入药液来进行实验。用过的营养液可通过打开设备侧板的放液阀向外排放，排放后请用预热筒中营养液将其冲洗数遍，实验效果更佳。

本着一机多用的原则，本设备提供了两个大小不同的实验药筒。用户可以根据实验标本的大小来选择实验药筒。实验时请将不用的药筒取下，确保使用时只有一个药筒插在药筒座上，以保证温度的可控性。

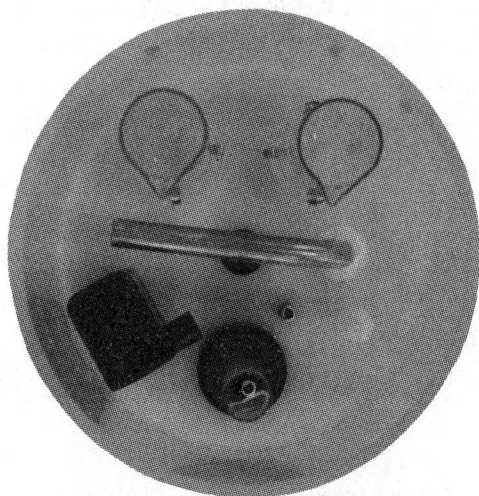

图 2-18　HW-400E 恒温平滑肌槽俯视图

更换药筒时先将原来的药筒取下，然后再插上需要的药筒。

（3）玻璃试管：为了增加预热药液的量，满足不同用户需求，本设备为每套恒温平滑肌槽配附件试管 2 只。在实验过程中，可以根据需要将试管插入水浴里的试管座，不用时将试管取下。

（4）潜水泵：为了减小噪声、振动、温度过高，净化实验环境，提高实验数据的信噪比，本设备采取了潜水泵的方式来搅拌水浴。但潜水泵方式也存在一些固有的缺点，由于水温偏高，使用过久后水里会出现水垢，并沉积在潜水泵的轴承上。此时，潜水泵有可能出现由于摩擦过大而不能正常运转。请参照本设备的"系统维护"来解决这种问题。

（5）水浴内出气嘴（只有部分机型有此出气嘴）：水浴内出气嘴通过一段小管将空气或者氧气（需外接）通到实验药筒内。

（6）实验片：该片用于固定实验标本，并起到将通入的气体和实验标本隔开的作用。这样实验标本即能获得充分的氧气，又能使气体的振动对实验数据记录的影响减至最小。

（7）支架杆固定座：实验时将随机标配的支架杆固定在支架杆固定座上，将张力传感器固定在支架杆上，然后将实验标本一端吊在张力传感器上，另一端固定在实验钩上。将实验钩牢挂在实验药筒边沿即可开始实验。

（三）操作方法

1. 恒温平滑肌槽温度设定方法　HW-400S 恒温平滑肌槽采用了高精度的数字旋转编码器，使得对温度的调节变得十分简单。只需旋转"温度调节"旋钮，就可改变温度设定值。顺时针旋转旋钮增大温度值，逆时针旋转旋钮减小温度值。

2. 数字旋转编码器调节方法的几点说明

（1）数字旋转编码器是目前世界上最为先进的旋钮调节方式，以其方便、灵活、高精确度的特性被大量应用在高级仪器以及计算机显示器等设备的调节上。

（2）数字旋转编码器的调节没有上下限的限制，只要您顺时针调节就增大其值，逆时针调节则减小其值。

（3）如果您直接旋转数字编码器旋钮，那么每旋转一格，温度值增大或减小 0.1℃。

（4）你可以通过压下旋转编码器（温度调节旋钮）来进入其他特殊功能。

3. 气量调节方法　可以通过调节前面板气量调节旋钮来调节内置空气泵的气量，以适应实验需要。向左旋转可以将气量调小，直至关闭内置空气泵；向右可以将气泡调大。也可与侧面板的气量微调(某些机型无此部件)结合使用,以得到满意的气量。建议在开始加热过程中将气泡调到较大位置,因为在这里气泡还起到搅拌以使药筒内液体温度均匀的作用。当实验要求比较特殊,通过调节旋钮所得气泡无法满足实验要求时,请外接其他气源来进行实验。

4. 自动加液功能 按下机箱右边的自动加液按钮,即可启动自动加液功能,松开按钮后自动加液功能停止。

(四) 实验程序

(1) 将恒温平滑肌槽右侧面的排液阀和排水口均置于关闭状态。

(2) 在恒温平滑肌槽内添加足够量的清水,水量达到建议水位线(外筒上有建议水位线刻度);在预热药筒内添加适量的营养液。

(3) 按下自动加液按钮将营养液从预热药筒放到实验药筒。

(4) 确保电源已经连接良好。

(5) 打开机器电源。

(6) 此时数码管和加热指示灯快速闪烁,表明系统还没有处于加热状态;当确认水域内加水后,轻按温度调节旋钮,系统进入加热状态。

(7) 设定实验温度。

(8) 调节气量调节旋钮,保证在加热过程中有较大的气泡对药液进行搅拌。

(9) 当温度达到设定温度后放入实验样本。

(五) 注意事项

(1) 使用前应确认电源已接地,为保证安全,整个加热过程中不要将手浸入水槽中。

(2) 在加热之前一定要保证水域内注入适量的水或溶液,避免干烧发生意外。

(3) 实验药筒溶液温度达到所需温度后,将进气量调小,以保证张力实验的顺利进行。

(4) 实验完成后用清水冲洗存放药液的小筒,防止排液阀被药液腐蚀和出气嘴被残留物堵塞;并通过水阀将水和药液全部排出,严禁直接倾斜倒掉。

(5) 仪器在不用时勿盛水、盛液。

第五节 HX-100E 小动物呼吸机

HX-100E 小动物呼吸机采用定容型正式呼吸,以气泵为动力,由驱动电路控制,有节律地输出气流,经吸气管进入动物肺内,使肺扩张以达到气体交换的目的,适用于小鼠、大鼠、兔等小型实验动物(图 2-19)。

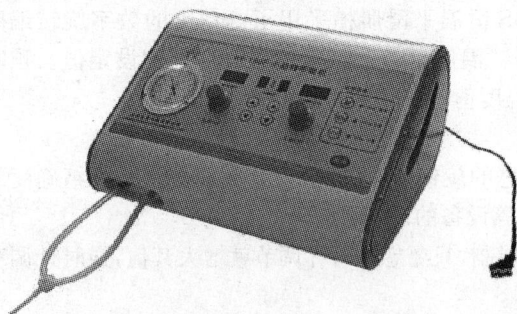

图 2-19　HX-100E 小动物呼吸机

(一) 性能指标

1. 前面板功能

(1) 呼气口:控制动物的呼气动作。

(2) 潮气输出口:呼吸机的潮气由该口输出,进入动物肺部。

(3) 潮气调节旋钮:调节"潮气量"。

(4) 吸呼时比调节按钮:按"吸"或"呼"按钮改变对应吸呼时比值。

(5) 频率调节旋钮:调节"呼吸频率",调节方法同"潮气量"调节。

(6) 启动/停止按钮:在"启动"或"停止"状态之间进行切换。

(7) 实验动物选择按键:提供动物(标示体重)参考实验参数。

(8) 参数显示窗口:实时显示设定的各项工作参数(8 个高亮显示的数码管)。

(9) 气压表:显示动物呼气压力。

2. 后面板功能

(1) 电源开关:设备电源开关。

(2) 进气口:用于气泵进气。

(3) 电源插座:外接 220V 电源插口。

3. 动物参数调节范围 呼吸机带有动物选择参考按键,包括兔、大鼠、小鼠三种动物(标示体重)的呼吸参数,主要用于提供实验动物的参考实验参数。可在此基础上进行一定范围内的参数调节,每种动物的参数调节范围如表 2-3。

表 2-3 参数调节范围

动物选择	潮气量(ml)	呼吸时比	呼吸频率(次/分)
小鼠	0.1～5	1:5～5:1	80～200
大鼠	5～20	1:5～5:1	50～120
兔子	20～100	1:5～5:1	20～60

注:当按下动物选择按键时,仪器出现的参考参数一般为标示体重下该动物的实验参数,由于动物存在个体差异如体重不同等因素,实验时应注意根据动物状态进行小范围参数调整。

(二)操作流程

1. 系统初始化 开机后,系统将进行自检,这个过程大约持续 2 秒。然后根据需要改变呼吸机的工作参数并根据实验动物选择参考按键,最后直接按启/停按钮开始使用呼吸机进行实验。

2. 仪器准备

(1) 准备:主机平置,接上电源,然后将两根橡胶管分别接入潮气输出口及呼气口。

(2) 调节:首先根据实验动物选择参考按键,仪器自动显示实验动物的参考实验参数(包括参考实验动物所需的潮气量、呼吸频率、呼吸时比),确认后按启/停按键即可开始实验;也可根据实际情况自行调节修正各项参数,步骤如下:

1) 潮气量调节:用数字旋转编码器将潮气量、呼吸频率调整到所需位置。每旋转一格,数字增大或减小 0.1/1,此为微调操作。如果需要大范围粗调,可以用手轻轻向内按下旋钮同时旋转,此时每旋转一格,数字将在微调精度的基础上 10 倍量扩增或递减。

注意:在动物选择参数为小鼠呼吸模式下,潮气量调节能精确到 0.1ml,其他动物呼吸模式下,潮气量调节精确到 1ml。

2) 呼吸时比调节:通过数字按键将呼吸时比量调整到所需比例。

(3) 管路连接:将已连接呼吸机的两根橡胶管连接三通,三通的另一头连接一根较短的气管插管连接管,气管插管连接管与动物气管插管连通。

提示:为防止参数设置中的误操作对实验动物产生伤害。本产品特做了以下保护处理:首先,参数调节时仪器自动暂停运行,调节完毕后自动启动。其次,每次选择实验动物后,仪器会自动停止,需人工启动。再次,潮气量和呼吸频率的设置范围由选定动物决定,若超出选定实验动物能承受的参数,仪器将自动停止运行,参数显示出现闪烁以提示错误。

3. 实验步骤

(1) 动物准备:将待测实验动物麻醉后,固定,备皮,颈部开口分离出气管。

（2）气管插管：用手术剪在气管上做一倒 T 形开口，将气管插管通过 T 形开口插入动物气管。

注意：T 形开口要尽量靠近头部，预留出足够长的插管空间；插管时，避免插入过深，防止损害动物气管及肺部。

（3）确认实验参数。

1）按启动键即开始进行机控呼吸。

2）当动物进行机控呼吸时，应及时注意观察所选的参数对动物是否适用，在一般情况下，主要是潮气量和呼吸频率的选择是否恰当，如觉不适，应及时修正。

（4）数字旋转编码器调节：旋转数字编码器旋钮时，每旋转一格，数字增大或减小 1，这种方法适用于高精度的微调；按下旋钮同时旋转编码器旋钮时，每旋转一格，数字增大或减小 10，即粗调。

注意：潮气量、呼吸时比和呼吸频率三者之间会相互制约，比如，当呼吸时比为 1∶1，呼吸频率为 200 次/分时，潮气量的上限只能达到 16ml。当参数之间互相不匹配时，会出现闪烁的错误提示。

第六节　PV-200 足趾容积测量仪

PV-200 足趾容积测量仪通过测量鼠类足趾致炎肿胀后的消肿过程中体积改变来评价药物疗效，可用于解热抗炎类药物的研究以及药物产生致炎副作用的检测（图 2-20）。

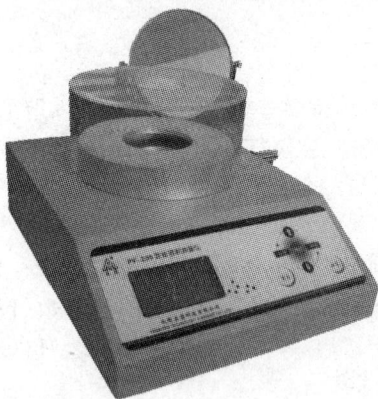

图 2-20　PV-200 足趾容积测量仪实物图

（一）性能指标

1. 最小分辨率　0.01ml。

2. 最大测量容积　130ml。

3. 使用介质　清水。

（二）操作流程

1. 预热　预热接通仪器相关设备连线，打开开关进行预热仪器 15 分钟以上。

2. 仪器设置　开机后仪器开始自检 5 秒钟，然后按下"确定"键，即可进入参数设置状态。

设置时钟：按"∧∨"键将光标移动到该选项并按"确定"键，即可对仪器的日期和时间进行设置。

3. 开始实验　自检顺利完成，或仪器设置完成后即可开始实验。

（1）实验前，请将测量烧杯装满 130ml 左右清水，并放在工作面上。

（2）选择"新建实验组"选项，按"确定"键进入本组动物数设置页面。按按"∧∨"键设置本组参与实验的动物数量。范围为 5～20 只。

（3）设置完毕后按"确定"键即可进入测量状态。每次测量前系统会提示先清零，按"清零"键即可。

（4）开始测量时，会得到"正在测量"的提示，可将待测鼠的足趾浸入测量烧杯的清水中。待提示"按脚踏开关确认数据"时，即可立即踩踏脚踏开关，此时便得到测量数据。根据提示，将该次测量的老鼠移走，然后踏下脚踏开关。

（5）重复步骤（3）～（4），直到本组实验动物测量完成。

4. 查看和打印历史数据

（1）查看历史记录：实验完成后，返回到"新建实验组"和"查看历史数据"选单。按"∧∨"键将光标移动到"查看历史数据"选项并按"确定"键。进入后可按"∧∨"键查看每组的信息,包括组编号、该组动物数、实验日期等。

（2）打印实验结果:在查询页面按下"打印"键,即可打印当前组的实验数据。如果按"确定"键,就可以查看该组每一只动物的具体实验数据,按"∧∨"键,翻动实验动物编号。按"取消"键即可返回上一页,即查询实验组。再按"取消"键就退回到"新建实验组"选单。

5. 清空历史数据 开机前按"取消"键不放打开电源开关,系统进入自检界面,待系统自检完毕,界面转换进入工作界面即可松开按键,此时系统内存留的历史数据即全部清空。

第七节 ECG-901A 型心电图机

心脏机械收缩之前,先产生电活动,心房和心室的电活动可经人体组织传到体表。心电图是利用心电图机从体表记录心脏每一心动周期所产生电活动变化的曲线图形。通过对心电图曲线的分析,了解心率和心律变化,判断心脏改变、心肌梗死范围、电解质紊乱等。下面简单介绍一下单道心电图机(图 2-21)。

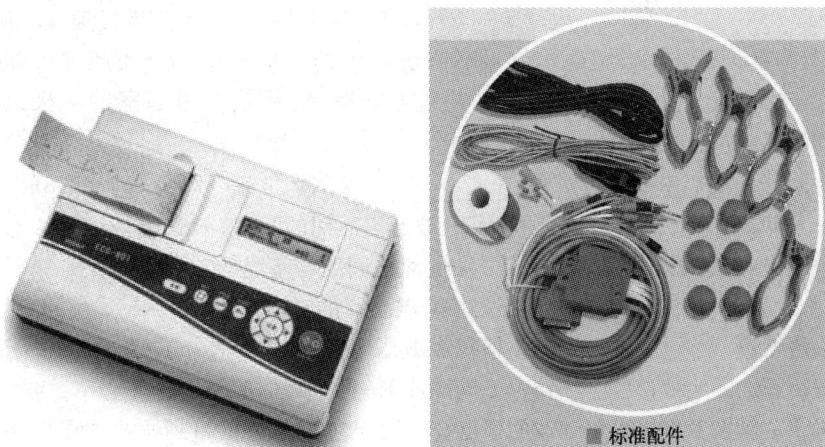

图 2-21　ECG-901A 型单道心电图机及标准配件

(一) 单道心电图机的一般特征

（1）一般备有标准肢体导联、单极导联及胸导联等共 12 个导联的 10 根导联线,可根据需要选择。

（2）记录模式有手动和自动两种模式。

（3）干扰滤波器有交流干扰和肌电干扰两种。

（4）电源:可使用交流或直流电源,直流电源通常备有可充电电池组。

（5）心电图通常描记在特殊的记录纸上,由纵线和横线分成各为 $1mm^2$ 的小方格。当走纸速度为 25mm/s 时,每两条纵线间(1mm)表示 0.04 秒,当标准电压 1mV＝10mm 时,两条横线间(1mm)表示 0.1mV。

(二) 记录心电图前的准备

（1）连接好心电图机的电源线、导联线、地线。

（2）打开电源开关,检查仪器工作是否正常,调节好基线位置。

（3）做好被检测者的准备:事先应充分休息,消除紧张心理,保持平静呼吸,做好电极放置处的皮肤处理。

（三）描记心电图

（1）根据检查需要连接好测量电极。四肢电极：右臂——红，左臂——黄，左腿——绿，右腿——黑；胸部电极：$V_{1\sim6}$，依次为红、黄、绿、棕、黑、紫。胸前电极安放部位如图 2-22，V_1：胸骨右缘第 4 肋间；V_2：胸骨左缘第 4 肋间；V_3：V_2 与 V_4 两点连线的中点；V_4：左锁骨中线与第 5 肋间相交处；V_5：左腋前线 V_4 水平处；V_6：左腋中线 V_4 水平处。

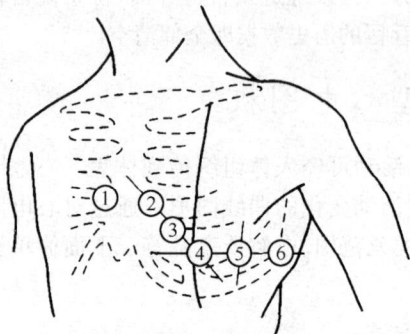

图 2-22　胸前电极安放部位示意图

（2）根据需要选择手动或自动记录模式，并选择需要描记的导联。标准肢体导联：Ⅰ、Ⅱ、Ⅲ 导联，加压单极肢体导联为 aVR、aVL、aVF 导联，胸导联为 $V_{1\sim6}$ 导联。按下记录开关开始描记。

（3）描记完毕将操作开关等复位，关闭电源，撕下心电图纸进行测量和分析。

（四）心电图图形的测量

1. 正常典型的心电图的基本图形

（1）P 波：代表两心房的除极过程。P 波波形小而圆钝，正常 0.08～0.11 秒，电压不超过 0.25mV。

（2）QRS 波群：代表两心室的除极过程。正常 0.06～0.10 秒，各波幅在不同导联中变化较大。

（3）T 波：代表两心室的复极过程，正常 0.05～0.25 秒，波幅一般为 0.1～0.8mV。

（4）P—R 间期：是指从 P 波起点到 QRS 波起点之间的时程，正常 0.12～0.20 秒。

（5）T 段：是指从 QRS 波群终点到 T 波起点之间的与基线平齐的线段。

（6）Q—T 间期：是指从 QRS 波起点，到 T 波终点的时程。

2. 图形的测量　心电图纸上纵向小格代表电压，每一小格代表 0.1mV；横向小格代表时间(S)，每一小格代表 0.04 秒，只要测出 P—P 间隔或 R—R 间隔时间即可计算心率。波形电压测量时，应注意向上的波从基线上沿量到波的顶点，向下的波从基线下沿量到波的最低点(图 2-23)。

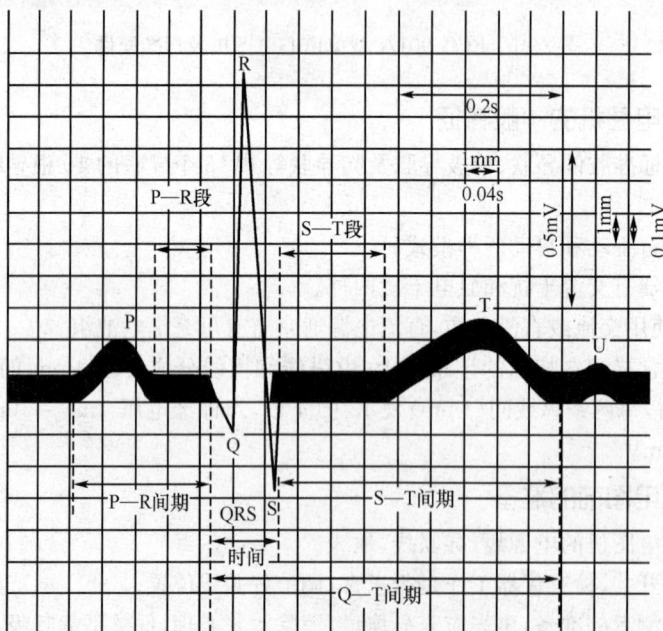

图 2-23　正常典型的心电图及测量

(五) 心电图机使用的注意事项

(1) 如果放置电极部位的皮肤有污垢或毛发过多,则应预先清洁皮肤或剃毛,然后用导电膏涂擦该处皮肤,以降低电阻排除干扰。若测试对象为动物,应将动物仰卧固定,由于被毛丰富,可用针灸针刺入皮下再接上导联线,要避免针灸针刺入肌肉。导线应避免纵横交错,以减少干扰。

(2) 若使用交流干扰或肌电干扰滤波器,虽可避免一些干扰,但也可造成心电图波形失真,故一般情况下尽量不使用。

(3) 应避免心电图机长时间处于工作状态,每天做完心电图后必须洗净电极,避免高温、日晒、受潮、尘土或撞击,不用时盖好防尘罩,交直流两用的心电图机,应按说明书的要求定期充电,以利延长电池使用寿命,并定期检测心电图机的性能。

第八节　KDC-40 低速离心机

该机为台式结构,采用无碳刷交流变频电机驱动,微电脑控制转速和离心时间,键盘设定工作参数,高亮度、长寿命 LED 数字显示离心时间、转速和离心力。该机采用提篮式试管适配器,可与多种试管匹配,拿取方便。该机广泛应用于医学检验、基础医学、农业科学、化工、生物等各类实验室(图 2-24)。

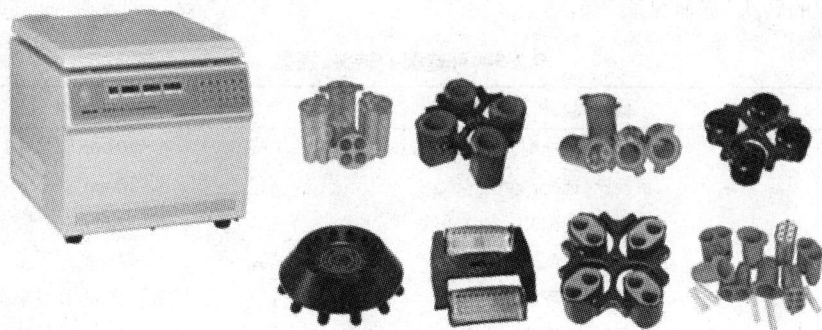

图 2-24　KDC-40 低速离心机及其配件

(一) 特性

(1) 微电脑控制、数码显示。

(2) 采用交流变频电机驱动,运行宁静、清洁。

(3) 提供 10 种升、降速率选择模式。

(4) 提供 12 种工作模式选择,可自由编程、调用。

(5) 转速/离心力可相互设定、双屏同步显示。

(6) 运行中可随时更改参数,无需停机。

(7) 点动功能,可短暂离心。

(8) 电动安全门锁,双锁型设计,运行更安全可靠。

(9) 自动平衡,无需配平。

(10) 全钢制结构,双层钢板防护。

（二）主要技术参数

主要技术参数见表 2-4。

表 2-4 主要技术参数

★转头型号	J1215	P420	E296
最大转速(r/min)	6000	4200	4000
最大相对离心力(×g)	5000	3155	2253
转头容量(ml)	12×15ml	4×100ml	酶菌反应板96孔×2

（三）主要性能指标

1. 定时范围(min)　1～9999 分钟/连续/短时离心。

2. 离心 20 分钟, 腔体温升(℃)　＜12。

3. 电源电压　AC(220±22)V,(50±1)Hz。

4. 熔断器　Φ5×20 10A。

5. 噪音(dB)　KDC-40:≤65dB(A)/KDC-1042/LC-4012/LC-4016:≤70dB(A)。

6. 功率(VA)　KDC-40:300VA/KDC-1042/LC-4012/LC-4016:550VA。

（四）可选配的转头、提篮

可选配的转头、提篮见表 2-5。

表 2-5 可选配的转头、提篮

KDC-40	低速离心机	6000	5000	主机
NO. 1	水平转头(选配)	4200	3155	4×100ml(圆吊杯)
1	提篮(选配)			4×100ml
2	提篮(选配)			4×50ml
3	提篮(选配)			12×15ml
4	提篮(选配)			16×10ml/真空采血管
NO. 2	水平转头(选配)	4500	3622	4×100ml(扁吊杯)
1	提篮(选配)			4×100ml
2	提篮(选配)			8×50ml
3	提篮(选配)			24×10ml
4	提篮(选配)			24×15ml/真空采血管
NO. 3	角转头(选配)	6000	5000	12×15ml
NO. 4	水平转头(选配)	4200	3155	40×真空采血管(蜂窝吊杯)
NO. 5	水平转头(选配)	4000	2253	96孔×2(酶标板)

（五）操作说明

打开电源开关, 离心机显示出厂前的设定值。如果您对"定时"、"转速"、"离心力"等参数进行修改, 可以按以下方法进行操作:

1. 时间修改　定时设定可分为连续运转和按设定时间运转。

(1) 连续运转:当定时窗口显示为数字时,按两次"定时设定"键,定时窗口闪烁显示"———",按"确定"键确认后,离心机即为连续运转。

(2) 按设定时间运转:当定时窗口显示为数字时,按两次"定时设定"键,定时窗口闪烁显示此时间值,按数字键对其进行修改为需要的时间值,按"确定"键确认。当定时窗口显示"——

— —"时(即处于连续运转状态),按两次"定时设定"键,定时窗口闪烁显示一数字如60,再按数字键对其进行修改为需要的时间值,按"确定"键确认。

2. 转速修改 按一次"转速设定"键后,按数字键对转速进行修改,按"确定"键确认。在修改过程中,对应的离心力也作相应的变化并在离心力窗口中显示。

3. 离心力修改 按"离心力/转头设定"键,离心力显示窗口显示此时的离心力,按数字键对离心力进行修改,按"确定"键确认。在修改过程中,对应的转速也作相应的变化并在转速窗口中显示。注:转速和离心力是交互设定的,如两者都被修改时,则以后设的为准。

4. 转头型号修改 按"离心力/转头设定"键,在转头编号显示窗口显示此时机器默认的转头型号,如要切换为其他转头则按数字键"1"或"2"、"3",转头编号显示窗口会显示不同的转头型号,当显示为所需的转头型号后按"确定"键进行确认。

5. 程序模式编程 离心机内含12种可编程程序模式和10种加减速档,在每一种程序模式里,可存储不同的定时时间、转速、离心力、加速档和减速档,以便于用户根据需要对不同模式进行编程,以备以后使用时调用。

如果想改变程序模式,可以按一次"模式设定"键,"程序模式"窗口开始闪烁显示,此时程序模式显示为当前程序模式,按数字键对其进行修改,一直到您所需要的模式,按"确定"键确认,即调出您所需的模式。

如果您想对程序模式中设定的内容进行修改,连续按两次"模式设定"键,"定时"窗口开始闪烁显示,参照1、2、3条,即可对"定时"、"转速"、"离心力"进行修改。当离心力参数修改完成后再按"确定"键,"加速档"窗口开始闪烁显示此种程序模式下的当前加速档设定内容,此时按数字键可对加速档进行修改,按"确定"键确认后,"离心力"开始闪烁显示,按数字键对其进行修改,按"确定"键确认后,"减速档"窗口开始闪烁显示此种程序模式下的当前减速档设定内容,按数字键对其进行修改,按"确定"键确认后,一次编程或修改结束,并且以上修改或设定的参数被保存在当前的程序模式中。

注意:①每种程序模式中的加速和减速分别含10个档,其中0档为最快档,第9档为最慢档。②如果用户第一次使用某种转头,离心机软件将默认第一种程序模式;如果用户第一次使用程序模式,加、减速档均默认的是第5档。③如转头半径过大,加、减速将受限制。④在修改过程中如果长时间没有按"确定"键进行确认,则软件会自动进行确认,即延时确认。⑤12种程序模式,各自独立,没有优先顺序,每种模式均可由用户根据需要设置。

6. 使用举例

(1)设定模式:按一次"模式设定"键,如此时程序模式为1则显示为1,按数字键修改模式数值,最后按"确定"键确认。

(2)设定模式内参数:按"模式设定"键,再按数字键,此时可修改模式号,再按一次"模式设定"键,定时窗口闪烁显示,按数字键可修改离心时间,按"确定"键确认。确认后自动转为转速窗口闪烁显示,按数字键可修改转速,按"确定"键确认。确认后自动转为加速档窗口闪烁显示,按数字键可修改加速档位。例如,加速档为2,则显示为2,此时按数字键可对加速档进行修改,按"确定"键确认。确认后自动转,为离心力窗口闪烁显示,按数字键可修改离心力,按"确定"键确认。确认后自动转为减速档窗口闪烁显示,按数字键可修改减速档位,按"确定"键确认。

7. 点动功能 按住"点动"键,离心机开始按设定转速运转,如中途松开"点动"键,则离心机开始降速直至停止运转,如再次按住"点动"键,则离心机仍然可以进行点动运转。

8. 故障报警提示

(1)报警音"滴滴滴……",表示不平衡。

(2)报警音"滴、滴、滴、滴、滴、滴",表示定时离心已结束。

第九节　ZRY-100在/离体蟾蜍心脏恒压灌流实验装置

ZRY-100在/离体蟾蜍心脏恒压灌流实验装置是沈阳医学院机能实验中心自主研发用于机能实验学"蟾蜍心脏功能实验",并拥有自主知识产权的实验装置。该装置以其"四位一体"结构的创新设计、造型独特、功能齐全、使用方便、节省空间、安全环保的特点,填补了国内空白。2007年,我们以"一种在/离体蛙心灌流装置"获得国家"实用新型"专利,2009年以"在/离体蟾蜍心脏恒压灌流实验装置的研制与应用"获得"辽宁省教学成果"三等奖。目前,该装置已广泛应用于各层次、各专业学生机能实验学教学中,它不仅在较大程度上提高了"蟾蜍心脏功能实验"成功率,而且大幅度地减少了实验动物和营养液的用量,降低了实验成本。

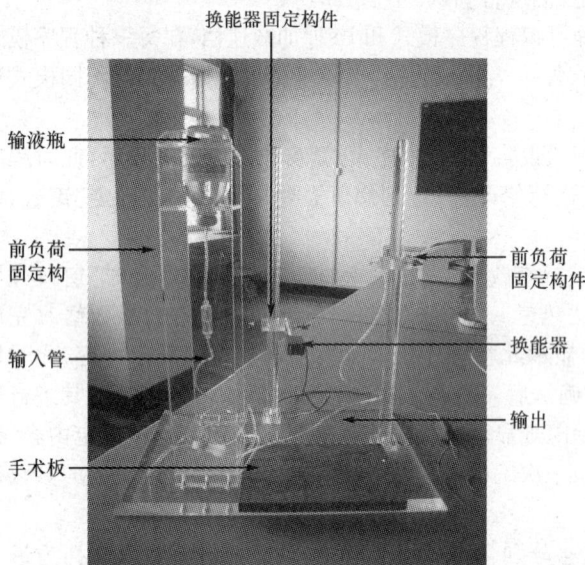

图2-25　ZRY-100在/离体蟾蜍心脏恒压灌流实验装置

(一)结构

将固定构件、灌流系统、描记系统和手术板等集"在/离体蟾蜍心脏恒压灌流实验装置"于一身,形成"四位一体"的独特结构(图2-25)。包括:

1. 固定构件　包括前负荷、后负荷、张力换能器的固定构件。

2. 灌流系统　包括①前负荷(输液瓶、输入管、后腔静脉插管);②后负荷(输出管、主动脉插管)。

3. 描记系统　张力换能器,生物机能实验系统。

4. 蛙手术板　木质蛙板。

(二)工作原理

(1)使用输液器上的茂菲管使蟾蜍心脏灌流装置保持恒压状态。

(2)以输入管的滴数的变化来体现前负荷的改变。

(3)以输出管高度的变化来体现后负荷的改变。

(4)蛙心夹夹住心尖并与换能器相连,换能器将张力信号通过生物机能实验系统转变为电信号传入计算机,观察前、后负荷变化及给药前后心功能的变化。

(三)操作方法

(1)在体或离体蟾蜍心脏标本制备完毕,将后腔静脉和左总动脉插管分别插入后腔静脉和左总动脉并固定后,将蟾蜍所在的手术板置于灌流装置的底座中间,使心脏处于张力换能器的正下方。

(2)观察正常心功能,记录心肌收缩曲线。

(3)改变前负荷即改变滴流速度(滴数),观察心功能变化、记录心肌收缩曲线。

(4)改变后负荷即改变输出管的高度,观察心功能变化、记录心肌收缩曲线。

(5)心脏表面滴加不同药物后,观察心功能变化、记录心肌收缩曲线。

第十节　V-1100可见分光光度计

V-1100可见分光光度计能在紫外、可见光谱区域对待测样品进行定性和定量分析。该仪器可广泛应用于有机化学、无机化学、生物化学、生命科学、药品分析、食品检验、医药卫生、石油、环保、农业等各个领域(图 2-26)。

(一) 特点

(1) 宽大的样品室,可容纳 10～100mm 各种规格的比色皿。

(2) 设计独特的光学系统、高性能全息光栅和接收器确保仪器具有优良的性能指标。

(3) 采用 4 位 LCD 液晶显示器,读数直观、准确。

(4) 应用最新的计算机处理技术使操作更为方便。

图 2-26　V-1100 可见分光光度计

(5) 仪器自动调 $0\%T$ 和 $100\%T$,手动设置波长。

(6) RS-232 信号输出接口,可选配美谱达应用软件对仪器进行联机操作,并可对实验数据进行分析处理。

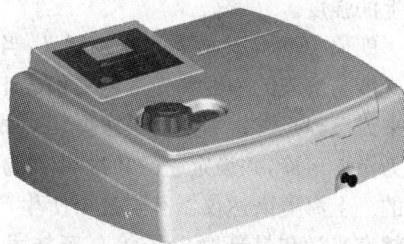

(二) 主要技术参数及规格

1. 技术指标　如表 2-6。

表 2-6　V-1100 可见分光光度计技术指标

型号	V-1000	型号	V-1000
波长范围	325～1000nm	吸光度测量范围	0.000～1.999A
波长准确度	±2nm	浓度直读范围	0000～1999
波长重复性	1nm	透射比准确度	±0.5%τ
光谱带宽	5nm	透射比重复性	±0.3%τ
杂散光	0.5%τ(在 360nm 处)	稳定性	0.004A/h
透射比测量范围	0.0～199.9%τ		

2. 使用条件

(1) 工作电源:AC(220±22)V,(50±1)Hz。

(2) 环境温度:5～35℃。

(3) 环境湿度:≤ 85%。

(三) 光学原理

紫外/可见分光光度法是根据被测物质分子对紫外可见波段范围单色光的吸收或反射强度来进行物质的定性、定量或结构分析的一种方法。物质呈现特征的颜色,这是由于它们对可见光中某些特定波长的光线选择性吸收的缘故。实际上,一切物质都会对可见光和不可见光中的某些波长的光线进行吸收。但是,一切光线并不都是以相同的程度被物质吸收的。物质对不同波长的光线表现不同的吸收能力,叫做选择性吸收。各种物质对光线的选择性吸收这一性质,反映了它们分子内部结构的差异,即各种物质的内部结构决定了它们对不同光线的选择吸收。朗伯-比耳定律(Lambert-Beer)是几乎所有的光学分析仪器的基本工作原理,它由朗伯定律和比耳定律合并而成。朗伯定律表明:如果溶液的浓度一定,则光对物质的吸收程度与它通过的溶液厚度成正比。比耳定律表明:如果吸光物质溶于不吸光的溶剂中,则吸光度和吸光物质的浓度成正比。两者合成后的数学表达式如下:

$$T = I/I_0 \quad (1)$$
$$A = KCL = -\log I/I_0$$

其中：T 为透过率；A 为吸光度；C 为溶液浓度；K 为溶液的吸光系数；L 为液层在光路中的长度；I 为光透过被测试样后照射到光电转换器上的强度；I_0 为光透过参比测试样后照射到光电转换器上的强度。

朗伯-比耳定律的真正物理意义：当一束平行的单色光通过某一均匀的有色溶液时，溶液的吸光度与溶液的浓度和光程的乘积成正比。虽然在现实中不能得到真正的单色光，但对常规测量来说已经足够。本仪器是根据相对测量原理工作的，即选定某一溶剂（蒸馏水、空气或试样）作为参比溶液，并设定它的透过率 T 为 100%，而被测试样的透过率是相对于该参比溶液而得到的。上海美谱达仪器有限公司所生产的系列紫外/可见分光光度计即根据这一原理，结合现代精密光学和最新微电子等高新技术，研制开发的具有国内领先水平的新一代高级分光光度计。

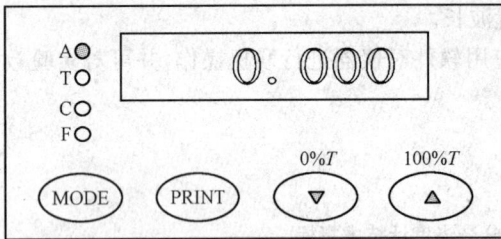

图 2-27　键盘示意图

（四）操作方法

1. 键盘控制的使用说明　如图 2-27 所示，本仪器键盘共有 4 个键，分别为 MODE、PRINT、▽ 0%、△100%。各键的功能如下：

（1）MODE 键：此键用来切换 A（吸光度）、T（透射比）、C（浓度）、F（斜率）之间的值。指示灯亮的位置就表示切换到的位置。

（2）PRINT 键：该键具有确认功能。当处于输出时，按"PRINT"键具有确认打印的功能。

（3）▽ 0%键：该键具有 2 个功能。

1）校零：只有在 T 状态时有效，将黑体放入光路中，按"画珍"键后应显示 000.0。

2）下降键：只有在 F 状态时有效，按"应巫"键 F 值会自动减 1，如果按住本键不放，会加快递减的速度，如果 F 值为 0 后，再按"巨画"键它会自动变为 1999，再按键开始自动减 1。

（4）△100%键：该键具有 2 个功能。

1）在 A 状态时，关闭样品室盖，按"△100%"键后应显示 0.000。

2）在 T 状态时，关闭样品室盖，按"△100%"键后应显示 100.0。

上升键：只有在 F 状态时有效，按本键 F 值会自动加 1，如果按住本键不放，会加快递增的速度，如果 F 值为 1999 后，再按键它会自动变为 0，再按键开始自动加 1。

2. 仪器的使用　仪器开机后要预热 30 分钟。

（1）测透过率：通过波长旋钮选择到你需要的波长位置，按 MODE 键切换到 T 档，将黑体放入光路中，合上盖，按"▽ 0%"键校 0，再将参比液放入光路中，合上盖，按"△100%"键调 100% T，再将待测液依次放入光路中，即可得出待测液的透过率。

（2）测吸光度：通过波长旋钮选择到你需要的波长位置，按"MODE"键切换到 T 档，将黑体放入光路中，合上盖，按"▽ 0%"键校 0，再按"画远"键切换到 A 档，将参比液放入光路中，合上盖，按"△100%"键调 0，再将待测液依次放入光路中，即可得出待测液的吸光度。

3. 斜率法测待测液的浓度　按"MODE"键切换到 F 档，再按"△100%"键或"▽ 0%"键上下键设置 F 值后按"MODE"键，表示确认当前的 F 值，仪器自动到 A 档，按"MODE"切换到 T 档，将黑体放入光路中，合上盖，按"▽ 0%"键校 0，再将参比液放入光路中，合上盖，按"△100%"键调 100% T，将待测液放入光路中，按"MODE"键切换到 C 档，即可得出待测液的浓度。

第十一节 OPTI™CCA 便携式血气分析仪

血气分析仪作为一种监测工具已被广泛用于临床、科研、教学,其灵敏度高,操作简便,通过键盘可输入相关数据或实验室其他信息,打印结果、质控、定标报告。下面介绍美国生产的 OSMETCH OPTI™ CRITICALCARE ANALYER 干式血气分析仪(OPTI™CCA)(图 2-28)。

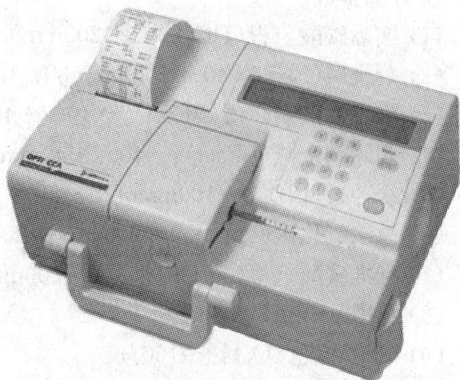

图 2-28 OPTI™CCA 便携式血气分析仪

(一)主要性能指标

1. 组合参数 仪器可做临床常用的血气、电解质、血红蛋白、血氧饱和度等多参数于一体,适用于不同临床科室的需要,并有以下多种参数组合:

(1)测量参数:pH、PO_2、PCO_2、SO_2、K、Na/Cl/Ca/Bun/Glu。

(2)计算参数:HCO_3、BE、BEecf、BB、tCO_2、$st \cdot HCO_3^-$、pH、O_{2ct}、cH^+、$AaDO_2$。

2. 手提便携 交直流两用,内置充电电池,可在无电源情况下运行 8 小时;在不同的场合均可通过简单的操作,快速得到可靠的结果。

3. 无需试剂 仪器仅用一个测量片即可进行样本检测。

4. 安全可靠 仪器采用专利的光学荧光技术测量;血样不直接进入仪器,仅在封闭的测试片内循环测量。杜绝传统血气废液的二次污染。

5. 无需维护 仪器无需常规待机试剂,无需电极,没有管路系统,使传统保养维护成为"历史"。

6. 试剂片独立包装 每个试剂片包装,随用随取,试剂在常温下保存 6 个月。

7. 测量参数

参数	范围	精度
pH:	6.6~7.8	0.001 pH Units
PCO_2:	10~200mmHg	0.1mmHg
PO_2:	10~700mmHg	0.1mmHg
Na^+:	100~180mmol/L	0.1mmol/L
K^+:	0.8~10mmol/L	0.01mmol/L
Ca^{++}:	0.2~3.0mmol/L	0.01mmol/L
Cl^-:	50~160mmol/L	0.01mmol/L
Glucose:	1.7~22.2mmol/L(30~400mg/dl)	0.1mmol/L(0.1mg/dl)
ctHb:	5~25g/dl	0.1g/dl

8. 使用参数

(1)样本量:125μl。

(2)样本类型:全血、血浆、血清。

(3)进样方式:注射器、毛细管、血气采血针。

(4)样本输入:自动进样。

(5)分析时间:<120 分钟。

(6)环境温度:10~32℃(50~90℉)。

(7) 相对温度:5%～95%(非冷凝状态)。

(8) 测量原理:光学荧光法。

9. 计算参数

(1) 实际碳酸氢根(HCO_3):1～200mmol/L。

(2) 剩余碱(BE):－40～＋40mmol/L。

(3) 细胞外液剩余碱(BEect):－40～＋40mmol/L。

(4) 实际剩余碱(BEact):－40～＋40mmol/L。

(5) 缓冲碱(BB):0～100mmol/L。

(6) 总二氧化碳(tCO_2):1～200mmol/L。

(7) 标准碳酸氢根(st. HCO_3^-):1～200mmol/L。

(8) 标准 pH(pH):6.5～8.0。

(9) 氧饱和度(SO_2):0～100%。

(10) 氧含量(O_2ct):0～56ml/dl。

(11) 血球容积(Hct):15%～75%。

(12) 氢离子浓度(cH^+):10～1000nmo/L。

(13) 动脉肺泡氧梯度($AaDO_2$):0～800mmHg。

(14) 阴离子间隙(AG):3～30mmol/L。

(15) 标准钙离子(pH＝7.4)(nCa^{++})。

(16) P50:15～35mmHg。

10. 输入值

(1) 病人体温:14～44℃(50～111℉)。

(2) 血红蛋白(tHb):1～26g/dl。

(3) 血红蛋白类型:成人/F 婴儿。

(4) P50:15～40mmHg(2.0～5.3kPa)。

(5) FIO_2:0.21～1.0。

(6) RQ:0.7～2.0。

(7) 操作者编号:10 位数字。

(8) 病人编号:15 位数字。

(9) 病历档案号:12 位数字。

(10) 病人性别:男性/女性/不清楚。

(11) 平均细胞血红蛋白浓度(MCHC):29.0%～37.0%。

(12) 样本类型:Art/Ven/MixVen/Cap/CPB。

(13) 3 个使用者定义:9 位数字。

(14) 采样部位:八个部位可供选择。

11. 数据管理

(1) 打印输出:内置热敏打印机。

(2) 显示:2 行,24 字,背部照明 LCD(液晶显示器)。

(3) 接口:RS232C 和红外接口,可使用 ASCII 或 ASTM 格式。

(4) 储存病人数据:>150 份测量结果。

12. 质控数据和标准卡测量数据　>1 个月 3 个水平。

13. 安全

(1) 密码:保护仪器设置。

（2）QC 锁定：使用者定义测量质控级别或时间。

（3）操作者设定：可存储 150 个操作者及相关的 PIN 数据。

14. 电源和气体

（1）电压/频率：120/240AC/16VDC，2.8A/50～60Hz。

（2）消耗功率(max)：连续工作约 8 小时(电池充满状态下)。

（3）定标气体：安全气瓶，2L 9.7bar(140PSI)，14.0%O_2，6.0%CO_2。

（二）样本运行

1. 样本准备 收集血液样本在肝素化注射器、毛细管、微量采样器中。全血样本应尽快在收集后 5 分钟内分析。样本存储超过 1 小时，必须冷藏。在此应注意：

（1）全血样本只能用肝素抗凝剂防止凝结，其余抗凝剂不宜用。

（2）在肝素化全血中会发生红细胞沉降，因此会影响 tHb 结果。在样本引入仪器前，确保样本没有气泡混入，并通过两只手滚动注射器，或来回颠倒注射器 1 分钟，完全混匀样本。

2. 运行样本

（1）接通仪器电源并等待显示出现。

（2）取一测试片，通过位于仪器右边的条形码阅读器，读入测试片包装上条形码信息。在此应注意：条形码应该面对仪器，一声音响，并且绿色状态灯表示条形码有效，红色状态灯表示条形码无效(如测试片过期)。读入的条形码信息仪器会显示。

选配件的条形码器也可输入条形码。如果条形码损坏或不能读出，可以通过键盘输入条形码上的数字。如果使用与以前样本同样批号的样本片，可以通过"←"键调出样本信息。然后仪器识别批号数值，提起打开盖，擦净并放入测试片后关盖。

（3）开测试片包装袋，取出测试片(尽量避免撕坏条形码)。用一清洁的干软布轻轻擦净测试片两面，以除去多余的湿气。按测量室按钮打开样本测量室(SMC)盖。放入测试片，确认放平。向下关紧盖子。绿色状态灯闪烁，表示 SMC 盖此时不能打开。如此时打开 SMC 盖，测试片定标将取消，测试片作废。在此应注意：用毛细管或 Osmetech 微量采样器引入样本，在把测试片放入测量室之前，要取下注射器适配器。

（4）系统检测测试片的完整性，然后定标(定标保持 10 分钟，此时会显示倒计数)。

（5）定标成功完成后，状态灯停止闪烁，显示会提示混合并放上样本。

（6）用毛细管、注射器或 Osmetech 微量采样器插上测试片注入口，按"Enter"键样本被吸入(用注射器时，确认适配器没有碰到注射器拉杆。不要推注样本！它会自动吸入)。测量期间状态灯闪烁，测量时间倒计数显示在屏幕右上角(测量期间不要打开测量室盖，否则测试片和样本作废)。测量完，状态灯停止闪烁，仪器发出测量结束提示音。

（7）按"Esc"键立即显示结果(如果 3 分钟没有触摸键盘，结果会自动显示)。此时注意：首先和结果一起显示的计算参数可以在设置菜单中定义。

（8）按"Enter"键显示第二屏结果以及计算参数(屏幕按所用测试片类型显示结果)。按 EnterR 键直接移到下一个样本显示，再按"Enter"键显示第三屏结果(如果有)以及计算参数。

（9）打开盖子(或按"Esc 键"取出测试片，转到下一个样本)。

（三）打印结果

0READY 显示时，要选择 Menu 按"Enter"键。

（1）按"←"或"→"直到 Data 闪烁，按"Enter"键确认选择。

（2）按"←"或"→"直到 Patient 闪烁，按"Enter"键确认选择。

（3）按"←"或"→"直到你要打印的报告闪烁(例如，Last 、Last5 或 All)。

(4) 按"Enter"键开始打印(打印输出可随时按"Esc"键中断)。

(5) 按"Enter"键滚屏显示结果数据,或按"Esc"键返回 DATA 菜单。

(6) 按"Esc"键 2 次返回 REDAY 屏幕。

第十二节 LBY-NJ4 四通道任选式血小板聚集仪

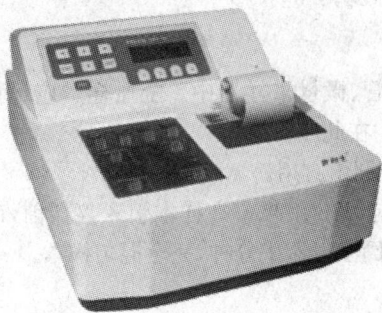

图 2-29 LBY-NJ4 四通道任选式血小板聚集仪

LBY-NJ4 四通道任选式血小板聚集仪由血小板聚集仪、内置微型打印机、血小板聚集仪系统控制软件组成。仪器通过单片机进行控制和数据处理,可进行多样品血小板聚集性测试(图 2-29)。

(一) 性能指标

1. 聚集测定功能 颗粒悬浮液,测定 300 秒应得到聚集曲线。

2. 重复性误差(CV) 应不大于 5%。

3. 通道一致性 ≤3%。

4. 温度准确度 ±0.5℃。

5. 温度波动度 小于 0.4℃。

6. 测量时间 ≤600 秒。

(二) 操作流程

1. 准备工作

(1) 开机:在室温条件下预热 30 分钟,使温度升至 37℃。

(2) 标本采集:抗凝剂用 109mmol/L 的枸橼酸钠,取血量与抗凝剂的比例为 9:1,立即颠倒充分混匀(忌用力振荡,应使用塑料注射器和塑料试管)。

(3) 富含血小板血浆(PRP)制备:抗凝血标本用水平离心机 500~800 转/分,离心 5 分钟,待离心机自然停止后取出标本,小心吸取上层富含血小板血浆,并计数其血小板数量。

注意:离心后的 PRP 中不应含有红细胞,否则应再离心。各实验室应根据所用离心机调整合适的转速及离心时间,PRP 应无溶血。

(4) 乏血小板血浆(PPP)制备:将上述已吸取 PRP 的血再次离心,3000 转/分,离心 10 分钟,待离心机自然停止后取出标本,小心吸取上层无血小板的血浆备用。

(5) 富含血小板血浆(PRP)中血小板数量调整:计数 PRP 中血小板数量后,应将 PRP 中的血小板数量调整为 $200 \times 10^9/L$。若血小板数量<$200 \times 10^9/L$ 则不用调整;若血小板数量>$200 \times 10^9/L$ 时,测定结果受影响。

注意:调整公式为 C1V1=C2V2。

(6) 血小板聚集诱导剂的准备:一般用 ADP 较多。ADP 一般用生理盐水配成 $3000\mu mol/L$ 浓度,于-20℃以下小量分装,低温冻存。临用前复溶,并用生理盐水稀释至 $300\mu mol/L$ 备用。

例如,ADP 的相对分子质量为 427,精确称取 64mgADP,溶于 5ml 生理盐水中。待完全溶解后,分装于尖底小塑料管中,每管 0.1ml,用时加 0.9ml 生理盐水,即为应用液。

2. 操作步骤

(1) 在测定样品方杯中加入一小磁棒和 $300\mu l$ PRP 溶液,置恒温孔中预热 5 分钟备用。在另一方杯中加入 $300\mu g$ PPP 备用。

(2) 将仪器调至 TEST 状态,在测试通道中插入 PPP 方杯,按确认键或相应的通道键,仪器自动检测零点,窗口显示 P256(举例)时该数值为 PPP 血浆中血小板的相对浓度,待数值稳定后按确认键。

(3) 取出 PPP 方杯放入 PRP 方杯,当窗口显示 R256(举例)时,该值表示被测血浆中(PRP)血小板的相对浓度,待数值稳定后,按确认键或相应的通道键后窗口显示 ADP。

(4) 用微量进样器吸取 5μl ADP 加入杯底,按确认键或相应的通道键,仪器进入测试血小板聚集状态,窗口显示计时或当时血小板最大聚集率。

(5) 测试完毕后仪器自动打印出结果及相应曲线。一般只报设定点时间的聚集率和最大聚集率。

3. 注意事项

(1) 微量进样器加样时,必须插到杯底再加样。

(2) 如做不出结果,可取出试杯,肉眼观察试样中是否有血小板聚集而形成微小絮团,同时试样变得比 ADP 前清澈透明。如果没有该现象,则说明缸小板未发生聚集,应检查样本制备和 ADP 效期是否存在问题。

(3) 样本制备是关键,初次用离心机制各样本时,应对样本进行血球计数,测量血小板数量,以确定合适的离心力和离心时间。

(4) 储存 ADP 时必须要冷冻,使用时复溶后应放在冰袋上,以确保 ADP 有效。

第十三节 LBY-N6K 自动血液流变仪

LBY-N6K 自动血液流变仪是根据国际通用的模块化结构原理进行设计,采用轴系阻力自补偿的系统。仪器由血流变仪主机、清洗装置组成,用户可选配计算机系统,血液流变系统控制软件,微量血浆测试装置和内置微型打印机。本产品适用于全血及血浆黏度的检测(图 2-30)。

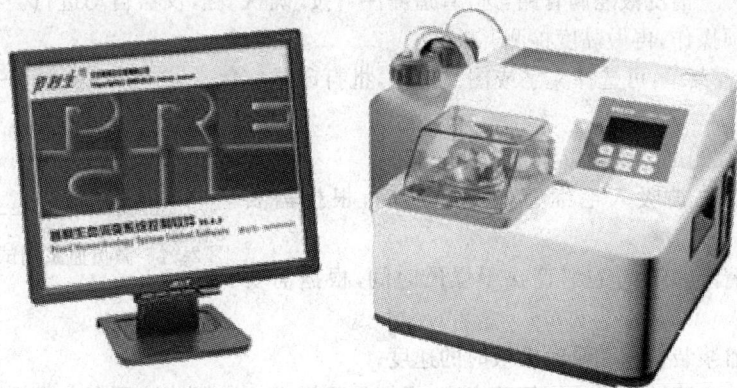

图 2-30 LBY-N6K 自动血液流变仪

(一) 性能指标

1. 样品量

(1) 样本测试:0.65~1ml。

(2) 血浆测试:0.2ml(选配微量血浆测试装置)。

2. 黏度测量

(1) 范围:0~30mPa·s。

(2) 准确度:±3。

(3) 重复件误差(%):切变率≥100/秒时≤3,切变率≥40/秒时≤5。

3. 温度准确度 ±0.5℃。

4. 温度波动度 应小于 0.4℃。

（二）基本功能

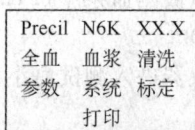

图 2-31 主菜单

1. 开机 开机仪器自检后进入主菜单(图 2-31)。

2. 主菜单 分别选择各项目后,按"确认"键,即可进入系统设置、清洗、标定操作、参数设置、全血测试、血浆测试、打印等各相应子菜单。

（1）系统设置菜单(图 2-32)：在系统设置菜单中选择各项目后,按"确认"键,即可进入温度系数设置、定量泵设置、打印设置、微量血浆测试装置设置、电磁阀操作等相应菜单。

1) 各项温度系数由工程师调试确定,不要自行随意修改。

2) 定量泵设置菜单(图 2-33)。

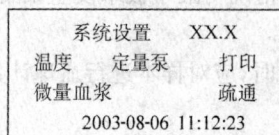

图 2-32 系统设置菜单

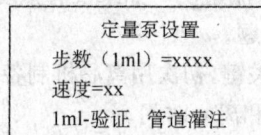

图 2-33 定量泵设置菜单

步数——控制加样量为 1ml 时步进电机的步数,数值增大则加样量增多,用户可修改出厂设置。

速度——蠕动泵上液时的速度,请用户不要随意对此参数进行修改。

1ml 验证——1ml 样品加样量验证启动命令。

管道灌注——清洗液灌满管路,选"管道灌注",按"确认"键,仪器自动进行。在每次开机后首先应进行此项操作,再做黏度检测。

3) 打印设置菜单：可选择文字或图文打印,批打印或实时打印。

4) 微量血浆测试装置设置菜单(图 2-34)。

预热——血浆被吸入毛细管中预热时间,根据需要设定。

干燥——清洗完毕向毛细管吹干燥风时间,根据需要设定。

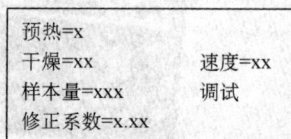

图 2-34 微量血浆测试装置设置菜单

速度——血浆装置蠕动泵轮上液时的速度。

样本量——血浆被吸入毛细管的高度,根据需要设定。应保持液面在上光耦上沿至液池的居中位置。

修正系数——一般情况下 F 设置为 100。

调试——选择"调试",按"确认"键,液晶屏显示微量血浆测试装置调试设置菜单。

注意：血浆装置蠕动泵轮上液时的速度,修正系数、上光耦电平和下光耦电平各参数不可随意修改。

5) 当前时间设置菜单。

注意：2000 不可维改为 1994,否则设定的所有参数将全部丢失。

6) 电磁阀操作菜单：当仪器因废液管路有堵塞现象时,废液不能及时排出,可进入该菜单,依次设置阀 1 为"打开",按操作面板"确认"键,疏通回废液孔,设置阀 2 为"打开",按操作面板"确认"键,疏通液位孔。

（2）清洗菜单。

（3）标定操作菜单。

1) 手动稳态标定菜单:在标定操作菜单中,选"手动",按"确认"键,即进入手动稳态标定菜单(图2-35)。

标空——选择"标空",按"确认"键,仪器进入标空状态,当光标从数据右移到左,代表标定值已稳定,按左方向键两次取值(只标高切变率175秒),标空完毕。

Precil	N6J	37.0
稳态标定		
标空	标油	验证
标准油黏度=x.xxmpas		

图2-35　手动稳态标定菜单

标准油黏度——即标准黏度液的标称黏度值(在标油之前先进行此项设置)。

标油——选择"标油",按"确认"键,仪器进入标油状态,高切变率175/秒时,当光标从数据右移到左,代表标定值已稳定,按左方向键一次取值,光标自动移到低切变率3.5/秒,当光标从数据右移到左,代表标定值已稳定,按左方向键一次取值,此时标油完毕,自动回到稳态标定菜单。

验证——验证标定的效果。高、中、低切变率的黏度值,应在标准黏度液的黏度值±3%范围内,如果超出范围应重新标定。

快测标定		37.0
标定		验证
阻力补偿=XX		
标准油黏度=x.xxmpas		

图2-36　快测(卡松黏度)标定菜单

2) 快测(卡松黏度)标定菜单:在标定操作菜单,选"快测",按"确认"键,显示快测标定菜单(图2-36)。

标准油黏度——即标准黏度液的黏度值(在标定之前先进行此项设置)。

阻力补偿——数值越大表示补偿阻力越大,对应快判实验结果越低;反之,阻力越小结果越高。

标定——选择"标定",按"确认"键,标定完毕后回到快测标定菜单。

验证——验证标定的效果(高、中、低切变率的黏度值应依次升高,如果没有依次升高或升高幅度较小,应修改阻力补偿系数或重新标定)。

(4) 参数设置菜单(图2-37)。

Precil	N6K	37.0
参数设置		
切变率	方法	清洗

图2-37　参数设置菜单

1) 切变率设置菜单:在参数设置菜单中,选"切变率",按"确认"键,显示切变率设置菜单(图2-38)。移动光标进行各切变率设定,最多可设10个切变率。设定时应遵循以下原则:①位置原则,最低切变率必须位于SHR1下。②顺序原则,所有切变率须按由小到大的顺序依次排列。③中止原则,第一个不符合顺序原则的参数(包括该参数)以后的所有参数均无效。

2) 方法设置菜单:在参数设置菜单选"方法"按"确认"键,显示方法设置菜单(图2-39)。

切变率设置			
SHR1	SHR2	SHR3	SHR4
5.00	10.0	100	200

图2-38　切变率设置菜单

方法设置
检测方式=xx
加样切变率=xxx
切变率修正=x.xx

图2-39　方法设置菜单

检测方式——动态测试方式。

加样切变率——加样时切变率,用户根据需要自行设置,出厂设置为120。

切变率修正——一般设置为1.000。该系数向用广提供一个根据测试样本黏度调整切变率的工具。

3) 清洗参数设置菜单。

(5) 全血测试菜单:在主菜单中,选"全血",按"确认"键,显示全血测试加样菜单,根据提示,加入试样,按任意键,进入全血测试工作菜单。

(6) 血浆参数菜单:在主菜单中,选"血浆",按"确认"键,显示全血测试加样菜单,根据提示,加入试样,按任意键,进入全血测试工作菜单。

(7) 打印。

(三) 实验操作

1. 开机　预热 10～15 分钟,使温度达(37±0.2)℃。

2. 加样　用加样器取 1ml 试样,将加样器出口紧贴液槽内壁向下缓慢注入,以免混入气泡。

3. 检测　根据样本,选择进入全血或血浆测试菜单,进行实验,检测完毕后,打印机自动打印结果。

4. 标定　定期使用标准黏度液进行仪器标定。

第十四节　RT-1904C 半自动生化分析仪

生化分析仪是专用光电比色原理来测量体液中某种特定化学成分的仪器,给临床上对疾病的诊断、治疗和预后及健康状态提供信息依据。RT-1904C 半自动生化分析仪是将生化分析中的取样、加试剂、去干扰物、混合、保温、比色、结果计算、书写报告和清理等步骤的部分或全部由模仿手工操作的仪器来完成。它可进行定时法、连续监测法等各种反应类型的分析测定。具有快速、简便、灵敏、准确、标准化、微量等特点(图 2-40)。

(一) 性能指标

(1) 本仪器由光学系统、管路系统、计算机控制系统、软件等组成。

(2) 本仪器供临床检测动物血液和其他体液的各种常规生化指标测定。

(3) 彩色 Windows 界面,全中文操作界面,用户可编辑输入医院及动物信息。

(4) 本仪器具有双比色系统:包括流动比色池系统和比色杯系统。

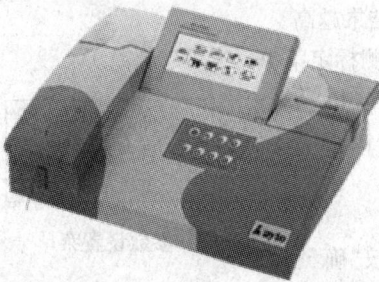

图 2-40　RT-1904C 半自动生化分析仪

(5) 本仪器具有单波长和双波长两种测试模式。

(6) 本仪器可提供下列测试方法:终点反应法(Endpoint)、固定时间法(Fixed time)、动力学法(Kinetics)、双波长测定(Dichromatic)、吸光度测定(Absorbance)、多点校准曲线法(Multi-Calibration)。

(7) 本仪器试剂开放,无特定限制。

(8) 本仪器支持 12 类动物检测,其中包括 8 种预设动物和 4 种自定义动物。

(9) 本仪器内置 7 种测试模板组合,自动引导用户操作。

(10) 本仪器可编程 118 个检测项目,均可由使用者编程设定并存储。

(11) 本仪器可存储 3500 个测试结果、最近的质控数据。

(12) 本仪器具有通过普通电话网络与计算机进行信息交流的功能。可与医院内部网络、质量监测中心及用户服务中心连网,为工作带来极大的便捷(选配功能)。

(13) 本仪器可选用内置打印机或外置打印机。可打印中文综合报告、编程参数和质控数据图表及反应曲线等。

(14) 本仪器可选配外置标准键盘、条码扫描仪。

（二）常规操作

1. 开机 开机后仪器自检和光源稳定需 3 分钟左右，随即进入蒸馏水自检系统。

2. 蒸馏水自检 将吸液管插入蒸馏水中并按一下吸液键，仪器将吸入一定量的蒸馏水（图2-41）。系统以蒸馏水对各波长做一系列测试并获得一组数据，若这组数据在设定范围内，说明系统稳定、各部分工作正常，随即进入动物类型选择界面。若数据超出设定范围，则出现"水空白超出范围"界面，此时系统光路部分可能存在问题，可按"Yes"按钮，系统再次吸蒸馏水，并重复前面的测定。

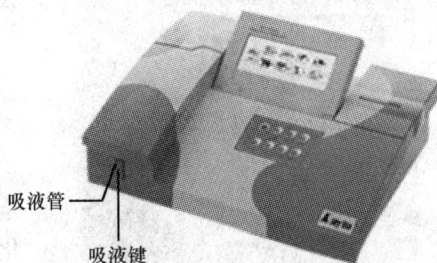

图 2-41 吸液管与吸液键

吸液管
吸液键

注意：若是第一次开机使用或长时间不使用仪器，可能出现按吸液键未吸进蒸馏水的情况，此时只要按面板上的冲洗键让蠕动泵多转动几圈即可解决，不会影响正常使用。

3. 选择动物类型

4. 项目设置 选择某类动物（也可自定义动物）后进入项目设置窗口。单击所要选择的项目，弹出项目参数窗口，点击"更改"，进入项目设置窗口：依据项目选择参数方法，点击"更改方法"，选择"终点法"（各项目所用测试方法建明判定：终点法表现形式为 $C=F×A$，两点法表现形式为 $C=F×\Delta A$，速率法表现形式为 $C=F×\Delta A/分$，应根据试剂说明书选择方法）。

（1）单位：依据试剂说明书选择，如 g/L。

（2）温度：一般选择 37℃。

（3）主波长：根据试剂说明书选择。次波长：一般不用。

（4）空白：一般设为试剂空白。

（5）延时时间：终点法 5～7 秒，速率法 60 秒。测量时间：速率法 60 秒。

（6）样品量、试剂量：可以不设。吸液量：一般项目应设为 $500\mu l$，增大至 $700\mu l$ 可减少污染。

（7）参考范围：根据试剂说明书设置。因数：根据试剂说明书系数值输入。

（8）点击标准参数：进入标准参数设置窗口，选择直线回归，标准数设为1，重复数设为1。

（9）标准浓度：根据试剂说明书输入，点击保存，回到原项目设置窗口。

（10）质控参数：点击进入质控参数设置窗口，均值根据试剂说明书输入。

（11）最小值：根据试剂说明书输入，批号可不输，按"确认"，完成质控参数，按"保存修改"完成整个项目设置。

5. 样本测试 项目设置完成后，点击要测项目，再点击"确认"，进入参数界面。

（1）吸蒸馏水，做蒸馏水空白。

（2）吸试剂做试剂空白。

（3）提示做样本 1 时，点击标准，先吸入标准管，做标准参数，将因数保存（速率法省略这步）。

（4）然后吸入样本1，测第 1 只动物，依次测 2、3、4……。

（5）所有样本做完后，按吸液键，用蒸馏水冲洗管路，选择另一项目继续测试。

（6）测试完成后按"返回"键回到测试项目界面，按"主菜单"键回到主菜单。

6. 打印报告 点击主菜单中"综合报告"键，弹出打印选择查看，选择"按动物"（或按病人），报告格式选择"常规"，按"更新"保存动物学习，在"选择全部"前打勾，点击"打印"，即可打印综合报告，如仅打印 1、3、6 号动物编号，摄入 1、3、6 即可。

7. 关机 在主菜单上点"关机"键，系统显示确认窗口，按"YES"键执行关机程序，此时系统会保存用户数据,数据保存完全,系统提示可以关闭电源,关闭仪器电源开关。

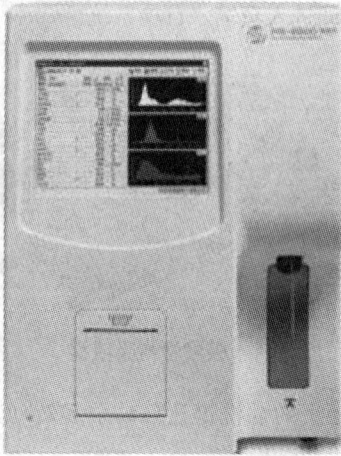

图 2-42 PE-6800VET 全自动
动物血细胞分析仪

注意:关机过程很重要,直接关闭电源开关,可能会导致测试数据或设置参数丢失。

第十五节 PE-6800VET 全自动动物血细胞分析仪

PE-6800 全智能型血细胞分析仪是操作简便,功能全面的三分群完全自动化的血液分析系统,采用数字化技术,浮动界标,智能排堵,结合时间,体积双定量的技术保证精确的检测结果(图 2-42)。

(一) 性能指标

1. 适用范围 适用于白细胞、红细胞、血小板和血红蛋白参数的检测及白细胞三分群计数。本仪器可以测量血液中的 20 项参数和 3 项直方图,其中基本检测项目如表 2-7 所示。

表 2-7 仪器基本检测项目

中文名称	英文缩写	单位	中文名称	英文缩写	单位
白细胞	WBC	10^9/L	红细胞	RBC	10^{12}/L
淋巴细胞比例	LYM%	%	血红蛋白	HGB	g/L
中值细胞比例	MID%	%	红细胞平均体积	MCV	fl
中性粒细胞比例	GRAN%	%	血小板	PLT	10^9/L

2. 工作原理 仪器采用电阻抗法测量血液细胞的数量及体积,比色法测量血红蛋白含量。

3. 测量参数

(1) 基本参数:见表 2-8。

表 2-8 基本参数

中文名称	英文缩写	单位	中文名称	英文缩写	单位
白细胞	WBC	10^9/L	血红蛋白	HGB	g/L
红细胞	RBC	10^{12}/L	血小板	PLT	10^9/L

(2) 由直方图得出的参数:见表 2-9。

表 2-9 由直方图得出的参数

中文名称	英文缩写	单位	中文名称	英文缩写	单位
淋巴细胞比例	LYM%	%	红细胞分布宽度 CV	RDW-CV	%
中值细胞比例	MID%	%	血小板平均体积	MPV	fl
中性粒细胞比例	GRAN%	%	血小板分布宽度	PDW	%
红细胞平均体积	MCV	fl	大血小板比例	P-LCR	%
红细胞分布宽度 SD	RDW-SD	fl			

(3) 由计算得出的参数:见表 2-10。

表 2-10　由计算得出的参数

中文名称	英文缩写	单位	中文名称	英文缩写	单位
淋巴细胞	LYM#	10^9/L	平均血红蛋白含量	MCH	pg
中值细胞	MID#	10^9/L	平均血红蛋白浓度	MCHC	g/L
中性粒细胞	GRAN#	10^9/L	血小板比容	PCT	%
红细胞体积	HCT	%			

4. 采样特性

（1）样本量

1）静脉血模式：$96\mu l$ 静脉血。

2）末梢血模式：$9.6\mu l$ 末梢血。

3）预稀释模式：$20\mu l$ 末梢血。

（2）单样本试剂用量

1）稀释液：30ml。

2）清洗液：8ml。

3）溶血剂：0.5ml。

（3）稀释比例

1）静脉血、末梢血模式：WBC/HGB 为 1：300，RBC/PLT 为 1：44 600。

2）预稀释模式：WBC/HGB 为 1：355，RBC/PLT 为 1：44 500。

（4）细胞计数微孔尺寸：WBC/RBC/PLT 微孔直径为 $80\mu m$。

5. 仪器的重复性　如表 2-11。

6. 仪器的线性范围　如表 2-12。

表 2-11　仪器的重复性

参数	重复性误差
WBC	$\leqslant 2.0\%$
RBC	$\leqslant 1.9\%$
HGB	$\leqslant 1.9\%$
MCV	$\leqslant 0.4\%$
PL_T	$\leqslant 4.0\%$

表 2-12　仪器的线性范围

参数	线性范围	参数	线性范围
WBC	$(0.0\sim99.9)\times10^9$/L	MCV	$40\sim150$fl
RBC	$(0.00\sim9.99)\times10^{12}$/L	PLT	$(10\sim999)\times10^9$/L
HGB	$0\sim300$g/L		

7. 屏幕显示及报告输出参数范围　表 2-13。

表 2-13　屏幕显示及报告输出参数范围

参数	参数范围	参数	参数范围
WBC	$(0.0\sim99.9)\times10^9$/L	GRAN#	$(0\sim99.9)\times10^9$/L
RBC	$(0.00\sim9.99)\times10^{12}$/L	HCT	$0.0\sim1000\%$
HGB	$00.0\sim300$g/L	MCH	$0.0\sim999.9$pg
PL_r	$(0\sim3000)\times10^9$/L	MCHC	$0.0\sim999.9$g/L
MCV	$0\sim250$fl	RDW-SD	$0.0\sim99.9$fl
LYM%	$0\sim100\%$	RDW-CV	$0.0\sim99.9\%$
MID%	$0\sim100\%$	PDW	$0.0\sim30.0\%$
GIRAN%	$0\sim100\%$	MPV	$0.0\sim30.0$fl
LYM#	$(0\sim99.9)\times10^9$/L	PCT	$0.0\sim9.99\%$
MID#	$(0\sim99.9)\times10^9$/L	P-LCR	$0.0\sim99.9\%$

8. 检测速度 ≥40 样本/小时,可 24 小时开机,有自动休眠及唤醒功能。

9. 存储 主机自动存储 12000 份样本的全部参数包括直方图、历史数据的管理查询更便捷。

10. 操作语言 全中文。

11. 动物种类 犬、猫、马、牛、羊、猴、鼠等八种和四种用户自定义模式。

12. 质控方式 X-B、L-J、SD、CV。

13. 标准方式 自动校准和人工校准。

14. 显示屏 大屏幕彩色液晶显示,640×480 分辨率。

15. 信息 支持多种快速中文输入。

16. 接口 一个并行打印机接口,两个 USB 接口,两个 PS/2 接口,两个 RS232 接口(支持联网)。

17. 电源 AC 220V,50Hz。

(二) 菜单

仪器的功能采用菜单方式操作,单击鼠标的右键可弹出当前窗口的功能菜单框,移动鼠标到需要的菜单条,单击鼠标的左键后,仪器执行选择的功能。如果在菜单框外的区域单击鼠标的左键后,则取消本次菜单操作。

菜单中的常用功能,会以快捷键的方式显示在屏幕的右上角,移动鼠标到需要的快捷键时,该快捷键会突出显示,此时单击鼠标的左键后,仪器执行选择的功能。

(三) 样品分析

1. 开机启动 如果装备有打印机、条形码扫描仪。应先打开这些设备的电源。开机后仪器进行初始化和自检,然后进入血细胞分析窗口,如图 2-43 所示。

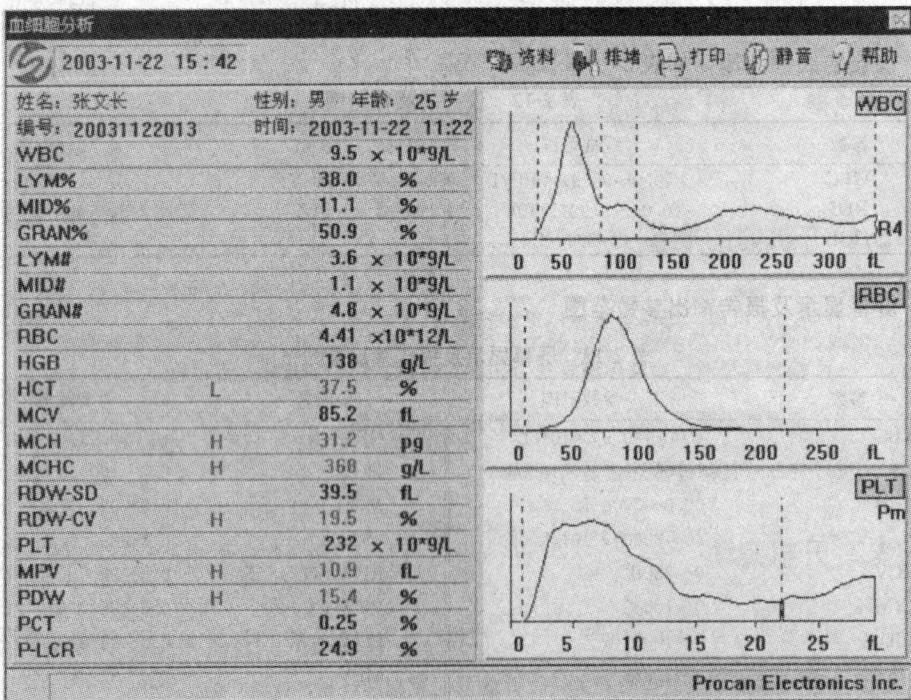

图 2-43　血细胞分析窗口

2. 空白测试 具体操作步骤如下:

(1) 在血细胞分析窗口,点击"资料"快捷键,弹出资料编辑窗口后,用鼠标点击编号项目的文本框,将编号修改为 999 999 999,再点击确定按钮,返回血细胞分析窗口。

(2) 若在静脉血或末梢血检测模式下进行空白计数,可直接按动仪器吸样针下方的开始键进行空白计数。若在预稀释检测模式下进行空白计数,需让吸样针从盛有稀释液的样品杯或试管中吸取未被污染的稀释液来进行空白计数。稀释液的提取方法如下(在预稀释模式下进行样品分析时也需用此方法事先提取稀释液来稀释样品)。

1) 在仪器主界面,按动鼠标右键,在弹出的菜单中点击"标本类型",将标本类型设置为"预稀释"模式。

2) 在仪器主界面,按动鼠标右键,在弹出的菜单中点击"加稀释液"。

3) 先将洁净的空样品杯或试管置于仪器吸样针下方,然后按动仪器吸样针后下方的开始键,每按动一次开始键,仪器通过吸样针向样品杯或试管中加 1 次稀释液(该量可用来进行 2 次预稀释模式下的空白计数)。

4) 操作鼠标点击加稀释液界面中的"退出"按钮,返回主界面。

5) 仪器空白测试结果的可接受范围见表2-14。若空白测试数值超过此范围,可重复以上测试步骤,直到测试结果可以接受为止。若经过五次测试,测试结果仍达不到规定的要求,请参照本书第十章"故障处理"。

表 2-14 空白测试结果的可接受范围

参数	数值	单位
WBC	≤ 0.2	10^9/L
RBC	≤ 0.02	10^9/L
HGB	≤ 2	g/L
HCT	≤ 0.5	%
PLT	≤ 25	10^9/L

注意:①空白测试仪器仅测试和显示 WBC、RBC、HGB、HCT、PLT 五个参数。②编号 999 999 999 是仪器空白测试的专用编号。

3. 质量控制 在血液分析窗口,按鼠标右键弹出菜单,选择"质控编辑",依次进行:选定质控文件→输入质控物批号、有效期、参考值、偏差值→保存(删除)→返回→血液分析窗口(已保存质控数据)。

4. 血液样本的采集和置备

(1) 血液样本的采集:分静脉血和末梢血两种。

(2) 预稀释模式下样本的置备:在血细胞分析窗口,用菜单选择标本类型功能,选择预稀释模式。再用菜单选择加稀释液功能,弹出加稀释液窗口后,将一个干净的样品杯斜放在采样针下,按开始"START"键,仪器定量加入稀释液。在加液过程中指示灯快速闪烁,待指示灯变为慢速闪烁时,将采样针头部的液滴刮入样品杯中。使用 $20\mu l$ 定容采血管采取 20pl 的末梢血,用不起毛的干净纸巾擦拭干净附着在采血管外壁的血。立即将血样注入盛有定量稀释液的样品杯。

注意:①加入定量稀释液时,要斜置样品杯与采样针下,使稀释液沿杯壁流下,避免产生气泡。②如果需要集中,批量的置备预稀释模式下的样本,可以用加稀释液功能连续置备定量稀释液。

(3) 末梢血模式下样本的置备:使用 $40\mu l$ 定容采血管采取 $40\mu l$ 的末梢血,立即将血样注入加有抗凝剂的子弹头样品杯中。也可将末梢血直接采入加有抗凝剂的子弹头样品杯中。

(4) 血样混匀:血液样本在测试前必须进行充分摇匀,建议方法是上下摇动、转动试管 3.5 分钟。建议使用普康公司的血液混匀器。以充分混匀血样,保障测量的准确性。

注意:①若血液样本放置时间过长,混匀不好,容易造成测量误差及测试结果的不准确。②严禁剧烈摇动采血管。③待测血样只能室温保存,4 小时内完成测试。

5. 血液样本计数、分析 血样采集完成后,按以下步骤进行计数、分析。

（1）样本资料的输入

1）手工资料的输入：在血细胞分析窗口，点击"资料"快捷键，弹出资料编辑窗口后，用鼠标点击需要输入项目的文本框或选择框。录入或选择数据后用鼠标点击确定按钮，仪器保存输入的资料并返回血细胞分析窗口。用鼠标点击取消按钮，仪器取消本次输入的资料并返回血细胞分析窗口。

中文输入：姓名、性别、年龄、血型、标本类型、病历号、床号、编号、科别、送检者、检测者、审核者、参考值。

2）用条形码扫描器进行资料的输入：如果用户装备有条形码扫描器，将扫描器对准血液样本的条形码，扫描器会自动读入样本的资料。扫描器扫描成功后会发出"滴"的一声提示。

注意：如果需要集中，批量输入测试样本资料，可在本批所有样本测试完成后，以编号为索引，在详细回顾窗口中集中输入测试样本资料。

（2）血样计数、分析过程

1）将样品杯置于采样针下，按开始"Start"键，仪器前面板的指示灯开始闪烁，仪器吸取血样，等到指示灯停止闪烁后才能将样品杯移出。

2）仪器开始分析样本，请等待分析结果。

3）分析结束后，仪器会将结果显示在血细胞分析窗口的相应参数后面，并绘出 WBC、RBC、PLT 的体积直方图，如图 2-44 所示。

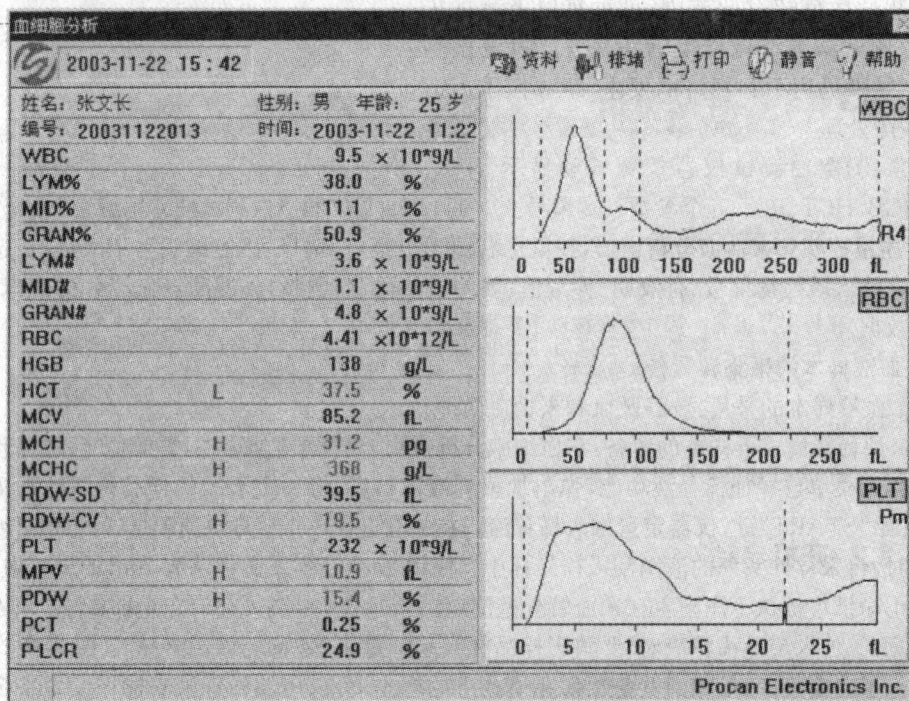

图 2-44　血细胞分析窗口

如果"自动打印"设置为"开"时，仪器在测试结束后，将自动输出分析结果。如果计数、分析的过程中出现堵孔或气泡故障，在屏幕的信息提示区会显示"堵孔"或"气泡"报警提示。

（3）参数提示信息："B"，表示参数测试结果在测试时出现气泡。

"C"，表示参数测试结果在测试时出现堵孔。

"L"，表示参数测试结果低于用户设定的参考值下限。

"H"，表示参数测试结果高于用户设定的参考值上限。

"♯％",表示测试结果为无效数据。

注意:①当 PLT 直方图出现 PM 报警时,参数 PDW 的测试值为{$}。②当 WBC 的测试结果的数值小于 $0.5×10^9/L$ 时,仪器将不对 WBC 进行分类,所有与 WBC 相关的参数值均显示＊＊＊。

(4) 直方图提示信息

"R1",提示淋巴细胞左侧区域异常,可能原因:血小板凝集、巨大血小板、疟原虫、有核红细胞、不溶解红细胞、异常淋巴细胞、冷凝球蛋白等。

"R2",提示淋巴和中值细胞之间区域异常,可能原因:异型淋巴细胞、异常淋巴细胞、浆细胞、嗜酸粒细胞、嗜碱粒细胞增多、原幼细胞等存在。

"R3",提示中值细胞与中性粒细胞之间区域异常,可能原因:有未成熟中性粒细胞、异常细胞和嗜酸粒细胞存在。

"R4",提示中性粒细胞右侧区域异常,可能原因:中性粒细胞增多。

"RM",多区存在异常,可能原因:以上多种原因共同存在。

"PM",提示血小板与红细胞交界处区域异常,可能原因:有血小板凝结、大血小板、小的红细胞、细胞碎片平和纤维蛋白存在。

6. 分析结果修改　当操作者认为仪器的 WBC、RBC、PLT 浮动界标自动分类不能满足临床或实验室的特殊样本的分类需求,操作者可以调整直方图。具体方法、步骤如下:

(1) 在血细胞分析窗口,用菜单选择图形调整功能,仪器将进入图形调整窗口,如图 2-45 所示。用鼠标点击"图形"快捷键,选择需要调整的直方图。

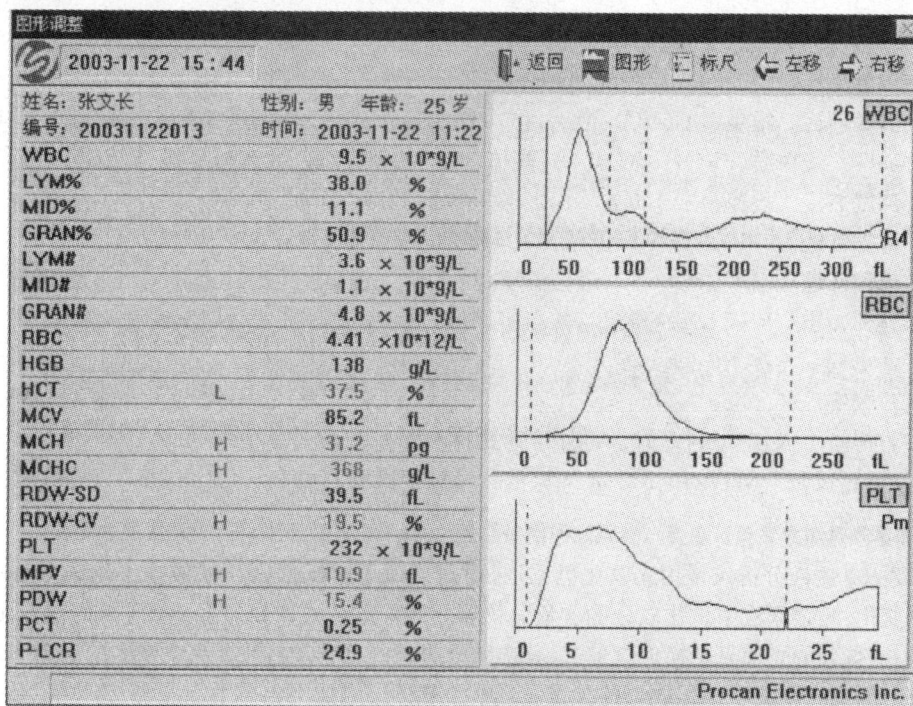

图 2-45　图形调整窗口

(2) 确定需要调整的直方图后,用鼠标点击"标尺"快捷键,选择需要调整的分类线标尺。

(3) 根据需要用鼠标点击"左移"或"右移"快捷键,可分别向左或向右移动选中的分类线标尺,在直方图的右上方同时显示选中的分类线标尺的数值。

(4) 调整完成后,用鼠标点击"返回"快捷键,如果本次调整未改变任何数值,将直接返回血细胞分析窗口,否则会在屏幕上弹出确认窗口,用鼠标点击取消按钮,将取消本次调整结果,点击确定按钮则存储本次调整结果。

注意:①不必要或不正确的人工移动分类界标,可能导致不可信的分析结果。请确认操作的必要性。②当WBC测试结果小于$0.5×10^9$/L时,仪器将不对WBC进行自动分类。

7. 关机　用毕请按规定关机。

第十六节　MT-100 尿液分析仪

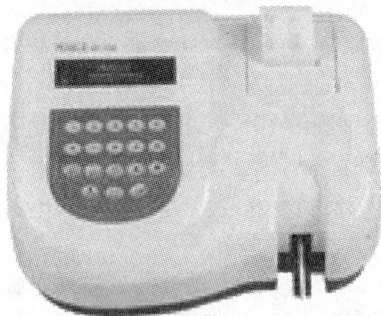

图 2-46　MT-100 尿液分析仪

MT-100 尿液分析仪是与长春迈特医疗仪器有限公司 MT-R10、MT-R11 尿液化学分析试纸配套使用的半自动光电比色仪。它根据试纸条上试剂区与尿样本中生化成分反应所产生的颜色变化,定性或半定量检测尿样本中尿胆原、胆红素、酮体、血、蛋白质、亚硝酸盐、白细胞、葡萄糖、维生素 C 的含量及尿样本的比重、酸碱度。MT-100 尿液分析仪采用高亮度冷光源测试技术,具有抗环境光干扰,使用寿命长的特点。它可在 7 秒内完成对尿样本中 11 项生化成分的测定,可修正环境温度和环境光、酸碱度、血尿及异常着色样本对测试结果的影响,并可与尿沉渣分析仪联机(图 2-46)。

(一)技术指标

1. 单色光波长　525nm、572nm、610nm、660nm。

2. 测试项目　维生素 C(VC)、酸碱度(pH)、比重(SG)、葡萄糖(GLU)、白细胞(LEU)、亚硝酸盐(NIT)、蛋白质(PRO)、血(BLD)、酮体(KET)、胆红素(BIL)、尿胆原(LIBG)。

3. 测试速度　快速模式 120 次/小时,慢速模式 60 次/小时。

4. 数据存贮量　1000 条测试记录、50 条质控记录。

5. 使用环境　温度 15～35℃,最佳温度 20～25℃,相对湿度≤80%。

6. 外部输出　RS-232 串行接口,并行打印接口。

7. 条形码　连接条码阅读器。

8. 传输率　9600bps,1200bps。

9. 打印机　内置热敏打印机,可外接针式打印机。

10. 适用试纸　MT-R10、MT-R11 尿液化学分析试纸。

(二)测试原理

MT-100 尿液分析仪采用光电比色原理,根据试纸条上试剂区与尿液中生化成分反应产生的颜色变化,测定尿液中生化成分的含量。仪器用四种单色光对试纸条上的试剂区进行逐项扫描,将扫描得到的光信号转换成电信号,将电信号进行 A、D 转换,计算出试剂区的反射率。仪器根据反射率确定尿液中生化成分的含量。反射率计算公式如下:

$$R = \frac{T_m \times C_T}{T_r \times C_m}$$

式中,R 为反射率;T_r 为试纸块对参考光的反射强度;C_r 为空白块对参考光的反射强度;T_m 为试纸块对测定光的反射强度;C_m 为空白块对测定光的反射强度。

(三)操作流程

1. 开机　开机仪器自检后进入主屏幕,按"Menu"键进入主菜单(图 2-47)。再按"Menu"键可返回主屏幕。

2. 主菜单　通过"▲"、"▼"键将光标移到序号设置、ID编辑、数据查询、系统设置、校准条测试、质控液测试等选项,按"Enter"键确认,即可分别进入相应子菜单。再按"Enter"键返回主菜单。

数据查询	序号设置
校准条测试	ID编辑
质控液测试	系统设置

图 2-47　主菜单

（1）序号设置:序号可设置为 0001～1000 的任何数值,仪器每进行一次测试,序号自动加 1。

（2）ID编辑:按键盘上的数字键输入相应数字,按 1 次"Line"键,光标停留在大写字母的下方,再按"Line"键,光标停留在小写字母的下方,按"▲"、"▼"键可向左或向右移动光标,选择要输入的字目,按"Start"键输入字母,第 3 次按"Line"键,可继续输入数字。ID号码输入结束后,按"Enter"键确认输入的 ID号码,屏幕显示主菜单。进行下次测试后,输入的 ID号码将显示在输出结果上。

（3）数据查询:仪器可以保存 1000 条测试记录,每条记录包括测试时间、序号及测试结果。每次测试结束后,仪器自动保存测试记录。数据查询子菜单如图 2-48。

（4）系统设置:系统设置子菜单如图 2-49。

当前记录	质控查询
序号查询	数据清除
ID查询	

图 2-48　数据查询菜单

时钟设置	语言选择
试纸选择	临界值设置
状态设置	其他设置

图 2-49　系统设置菜单

通过"▲"、"▼"键将光标移到所需选项,按"Enter"键确认,屏幕进入相应选项。设置操作结束后,按"Menu"键返回上一级菜单。

1）状态设置:选择"状态设置",按"Enter"键确认,屏幕显示如图 2-50。

在"状态设置"中,用户可对 ID、临界值、加号系统、内部打印、外部打印、计算机端口、颜色、浊度的开关进行设置。

2）临界值设置:选择"临界值设置",按"Enter"键确认,屏幕显示如图 2-51。

ID	开	外部打印	关
临界值	开	计算机端口	开
加号系统	开	颜色	关
内部打印	开	浊度	关

图 2-50　状态设置菜单

尿胆原	蛋白质
胆红素	亚硝酸盐
酮体	白细胞
血	葡萄糖

图 2-51　临界值设置菜单

3. 常规尿检

（1）检查载物台:在启动仪器前应确保试纸座及白基准清洁无异物。清洁试纸座、集尿槽及白基准。

（2）启动仪器:打开电源开关,系统进行自检后进入主菜单。

（3）常规测试:测试分快速模式和慢速模式。

1）快速模式:可以连续进行测试,每条试纸测试时间为 30 秒(第一条为 60 秒)。操作方法如下:第一步,按"Start"键约 2 秒,听到提示音后,将试纸条的试剂区完全浸入新鲜的、充分混合的、未离心的标本中立即取出,平放在载物台中央,向前推动至触及载物台顶端为止(此条为第 1 条)。第二步,第二次听到提示音后,将第二条试纸浸入下一份标本中,立即取出放在吸水纸上等待测试(此条为第 2 条)。第三步,第三次听到提示音,再沾一条试纸放在吸水纸上,此时第 1 条测试完毕并打印测试结果。试纸座移出,将第 1 条试纸从试纸座上取下,将第 2 条放在试纸座上进行测试。第四步,以后每次听到提示音重复第三步的操作。

注意：可选择如下方法让仪器停止测试，①在载物台移出前按"Enter"键，提示音响后仪器停止测试。②将试纸条从试纸座上取下，屏幕显示"未放试纸条"或"试纸条不到位"，仪器停止测试。

2）慢速模式：每条试纸的测试时间为 60 秒。操作方法如下：在主菜单下，按"Start"键，听到提示音，按第二步规则蘸取标本后将试纸放在试纸座上，等待 40 秒后，仪器开始测试。测试结束，打印出测试结果，试纸座移出，仪器回到主界面，测试下一份标本需重新按"Start"键。

注意：①必须在载物台移动前，将待测试纸条放好。如果试纸座上没有试纸条，仪器检测试纸座后，可用于仪器停止测试，试纸座移出，按"Start"键可继续测试。②仪器测试过程中，键盘处于无效状态，按任何键仪器均不响应。测试过程中不要碰撞载物台，如载物台被碰撞，屏幕将显示"载物台受阻"。

（沈阳医学院　赵润英）

第三章　实验动物基本知识

第一节　实验动物的分类

实验动物在生命科学研究特别是机能实验研究中具有重要作用。机能学实验研究属于生命科学研究的范畴。它的研究对象常常选择某种合适的动物,据资料显示,在历年获诺贝尔生理和医学奖的科学家当中,有 2/3 的人是应用实验动物进行研究,并从中获得重要发现。目前,在生命科学研究(包括机能实验研究)中,实验动物的标准和动物实验的方法已越来越受到重视。对于一名未来生命科学的研究者和实施者,掌握实验动物的基本知识和基本技能是非常必要的。

一、按遗传学控制方法分类

(一)近交系

近交系一般称为纯系动物,是采用兄妹交配或亲子交配连续繁衍 20 代以上培育出来的动物。一般以小鼠为典型代表,国际上已培育的近交系小白鼠达 600 个系。近交系动物的基因高度纯化,其纯育系数值可达 99.8%。近交系动物具有长期遗传的稳定性,个体动物遗传的均质性以及对实验的敏感性和一致性,因而对药物反应的实验结果比较一致。近交系动物在培育和保种过程中有详细的记录,而这些记录将为设计新的实验和解释所得结果提供有利的依据。近交系动物可广泛应用于胚胎学、生理学、比较遗传学等学科的实验研究中。

(二)突变系

突变系是指保持有特殊突变基因的品系动物。突变系动物是指由自然突变,或经人工诱导,使动物正常染色体上的基因发生突变,动物表现出某种遗传缺陷。在小白鼠和大白鼠中,通过自发突变和人工定向突变已培育出许多突变系动物,诸如贫血鼠、肿瘤鼠、白血病鼠、糖尿病鼠、肥胖症鼠、高血压鼠、无胸腺裸体鼠等。突变系动物适用于各种免疫学实验。

(三)F1 杂种动物

F1 杂种动物是指两个不同近交系有计划的杂交所生的第一代动物,也称杂交群或杂交一代动物,简称 F1 动物。F1 杂种动物具有遗传素质明确、适应性强、体质健壮以及分布广等特点,常被应用于遗传、肿瘤、免疫、放射病等实验研究中。

(四)封闭群动物

封闭群动物是指在一定的实验室饲养条件下,在不引入新的血缘品系的情况下,同一血缘品系群内的动物随意交配繁殖 5 年以上所生产的动物,亦称为远交群。封闭群动物的主要特点为繁殖力、环境适应性强以及抗病力高,可广泛应用于教学、预实验、药物筛选和安全性评价等研究。

(五)杂种动物

杂种动物是指无计划随意交配而繁殖的动物,一般动物室供应的动物多为杂种动物。杂种动物具有适应力强、繁殖率高、生长快、易于饲养管理等特点,但其缺点是没有固定的遗传学特征,对实验反应不规则、重复性差等。杂种动物一般适用于各种实验的筛选实验。

二、按微生物学控制方法分类

(一)无菌动物

无菌动物(germ free animal,GF)是指动物机体内外均无任何微生物和寄生虫的动物。无菌动物是在无菌条件下对临产的健康动物实施剖腹术,取出胎仔,并在无菌、恒温、恒湿的条件下,用无菌饲料饲养而获得的动物。无菌动物多年来被广泛应用于微生物学、免疫学、放射医学、寄生虫学、肿瘤研究等诸多方面的生物医学研究。

(二)悉生动物

悉生动物(gnotobiotic animal,GN)也称已知菌动物,是指机体内带有已知微生物的动物。悉生动物是人为地将特定的微生物引入无菌动物体内,使其体内带有已知微生物。因植入的菌类数量不同可分为单菌动物、双菌动物和多菌动物。此种动物同无菌动物一样,也饲养在隔离器内,但因其带有已知的微生物,故隔离器内亦有微生物及其代谢产物的污染。悉生动物可广泛应用于医学研究的各个领域。

(三)无特殊病原体动物

无特殊病原体动物(specefic pathogen free,SPF)是指机体内无特定的微生物和寄生虫存在的动物,简称 SPF 动物。但非特定的微生物和寄生虫是允许存在的,故 SPF 动物实际上就是指无传染病的无菌动物或悉生动物。一般大多先培育出无菌动物或悉生动物后,再将其转移到特定的封闭系统中饲育繁殖。SPF 动物繁殖率高、健康,自然死亡率低,广泛应用于肿瘤免疫学、药物学、毒理学、生物学鉴定、放射、烧伤等研究领域,是国际上普遍采用的实验动物。

(四)清洁普通动物

清洁普通动物(clean animal,CL)也称清洁动物或最低限度疾病动物,微生物控制级别介于SPF 动物和普通动物之间。CL 动物除不携带普通动物应排除的病原体外,还不应携带对动物危害大和对科学实验干扰大的病原体。它是我国自行设立的一种等级动物,适宜于短期和某些科学研究,其敏感性和重复性较好。

(五)普通动物

普通动物(conventional animal,CV)也称常规动物或无疾病动物,是指在普通自然环境中进行饲养繁殖的健康带菌动物。普通动物是实验动物中微生物控制要求最低的动物,其生产成本和对饲养的环境条件的要求均低,并易发生动物疾病的流行,故只能用于教学实验及科研预实验。

三、按我国实际情况分类

按我国实际情况将实验动物分为 1～4 级。1 级动物即普通动物;2 级动物为清洁普通动物;3 级动物为无特殊病原体动物;4 级动物为无菌动物和悉生动物。由于 3 级动物和 4 级动物对培育饲养要求较高,价格较为昂贵,因此,3 级动物和 4 级动物只适用于一些具有特殊目的和要求的实验。

第二节 实验动物的选择

一、常用实验动物的种类及其特点

(一)青蛙和蟾蜍

青蛙和蟾蜍(frog and toad)是教学实验中常用的小动物,它们均属于两栖纲,无尾目。蟾蜍和蛙的一些基本生命活动与恒温动物相似,且其离体组织器官所需的生活条件简单,易于控制和掌握,因此被广泛用于生理学科研和教学中。例如,可采用蟾蜍(蛙)腓肠肌和坐骨神经来观察外周神经及肌肉的功能,研究兴奋性、兴奋及其传导、肌肉的收缩等基本生理现象;蟾蜍(蛙)离体心脏可用于研究心脏的生理功能;利用蟾蜍(蛙)的整体实验可行脊休克、脊髓反射、反射弧、微循环等研究。蟾蜍还用于生殖生理、药理、胚胎发育及免疫学等方面的研究。

(二)小白鼠

小白鼠(mouse)是医学实验中用途最广泛和最常用的动物。它属于哺乳纲,啮齿目。其体型小易捉,且具有生长期短、成熟早、繁殖力强、性情温驯,对环境反应敏感等特点。小白鼠常用于药物筛选、半数致死量、药物效价比较、抗感染、抗肿瘤等需要大量动物的实验。

(三)大白鼠

大白鼠(rat)亦属哺乳纲,啮齿目。它性情亦温顺,但受惊时凶恶、常咬人,尤其哺乳期雌鼠。大白鼠的嗅觉灵敏,对噪音和营养缺乏敏感。大白鼠具有繁殖力强、易饲养、体型大小合适、给药容易等特点,故在医学实验中的用量仅次于小白鼠。一些在小白鼠身上不便进行的实验可选用大白鼠,如药物的抗炎作用实验。

(四)豚鼠

豚鼠(guinea pig)也称天竺鼠,荷兰猪,属哺乳纲,啮齿目。豚鼠性情温顺,耳蜗管发达,听觉灵敏,对外界刺激极为敏感。豚鼠对组胺敏感,容易致敏,故常用于平喘药和抗组胺药的实验研究。豚鼠对结核菌亦敏感,也可用于抗结核药的实验研究。此外豚鼠还用于离体心脏及平滑肌的实验研究。由于豚鼠体内不能合成维生素 C,对维生素 C 缺乏非常敏感,故豚鼠可用于实验性坏血病的研究。

(五)家兔

家兔(rabbit)常用于药理学、病理生理学和生理学实验。家兔属哺乳纲,啮齿目。它性情温顺、易饲养、抗病力强、繁殖率高,是常用的实验动物。家兔可用来复制诸多的病理过程和疾病模型,如水肿、炎症、水和电解质及酸碱平衡紊乱、休克、肝炎、黄疸等动物模型。家兔也常用于观察药物对心脏、血压、呼吸、中枢神经系统、体温的影响及农药中毒和解毒的实验。

(六)猫

猫(cat)属哺乳纲,食肉目。猫的适应性很强,而且其生理学特性及对疾病的反应与人类相似,用于医学研究已有几百年的历史。可通过观察猫对各种因素的反应,来推测这些因素对人体的影响。猫对外科手术的耐受性强,血压较稳定,常用于血压实验。猫的循环系统发达、神经系统敏感,故常用于对心血管药物及中枢神经系统药物的研究。

(七)犬

犬(dog)属哺乳纲,食肉目。犬的嗅觉很灵敏,对外环境的适应力强,且易于驯养。由于犬的神经系统和血液循环系统很发达,可广泛用于病理学、生理学、外科学、免疫学、药理学、毒理学、生物化学、营养学等方面的研究。如失血性休克、弥漫性血管凝血、急性心肌梗死、急性肺动脉高血压、条件反射等实验可采用犬作为实验对象。

二、实验动物的选择

(一)种属的选择

虽然不同种类动物的生理特征与人类的某些生理特征相似,但不同种属的动物又有其各自的特点,对同一疾病刺激的敏感程度也不同,如高血压的实验研究常首选大鼠、家兔、犬等,变态反应或过敏实验常首选豚鼠,各种肿瘤实验常选择小鼠。

(二)动物品系与等级的选择

品系表示实验动物按遗传学控制的标准化条件。同类动物的不同品系为实验动物遗传上的差异,造成其形态与功能的特性,并导致其对刺激的不同反应。如 C_3HA 系小白鼠为致癌系小白鼠,而 C_{57} 系小白鼠则为抗癌系小白鼠。等级是指实验动物的微生物标准化程度。各级动物具有不同特点,分别适用于不同的研究目的。

(三)实验动物个体的选择

同一品系的实验动物对同一致病刺激物的反应存在着个体差异。造成这种个体差异的原因与其年龄、性别、生理状态及健康情况等有关。

1. 年龄与体重 实验动物的机体反应性随年龄不同会有明显的变化,不同年龄的同一品系的动物可对同一致病刺激物的反应不同,因此,应根据实验的具体要求选用合适年龄的动物。在一般情况下,大多数实验都选择成年实验动物。慢性动物实验常选用年幼动物。老年动物因其代谢功能降低,反应不灵敏,如非特殊需要不宜选用,但老年医学研究,则多选用老年实验动物。减少同一批实验动物的年龄差异可提高实验结果的准确性,因此,对一些要求严格的实验,应严格控制动物的年龄。大体上,动物年龄可根据体重大小来估计,成年的小白鼠为 $20\sim30g$,大白鼠为 $180\sim250g$,豚鼠为 $450\sim700g$,家兔为 $2.2\sim2.5kg$,猫为 $1.5\sim2.5kg$,犬为 $9\sim15kg$。同一实验中,动物体重应尽可能一致,以确保实验结果的准确性。

2. 性别 许多实验证明,同一品种(系)动物不同性别对许多外界刺激的反应不一致,对实验结果的影响亦不同。如心脏再灌流综合征实验,选用雄性大白鼠实验更容易成功。因此,在医学科学研究中,动物的性别如果对实验无特殊的影响,通常选择实验动物雌雄各半。若发现有明显的性别差异时,在实验中最好选用同一性别的动物。动物雌雄间有不同的特征,通常根据以下特征区分其性别(表3-1)。

表 3-1 动物性别的特征

雄性	雌性
有明显的阴囊	有较明显的乳头
生殖孔有性器官突起	无性器官突起
肛门与外生殖器间距较大	肛门与外生殖器间距较小
体大;躯干前部较发达	体小;躯干后部较发达

3. 生理及功能状态 动物在特殊生理状态(发情、妊娠、哺乳)下其机体体重和某些生理生化指标有所不同,对实验的反应有很大的差异。如在妊娠期间,动物体内许多酶的活性降低,肝微粒体单胺氧化酶对某些外来物的代谢作用亦减弱。因此,在选择动物时,应考虑其所处的生理状态。动物所处的功能状态不同,也常影响它们对药物的反应。如动物在体温升高时对解热药较敏感,体温正常时对解热药就不敏感。

4. 健康情况 动物健康状况直接影响实验结果的准确性。患病动物对药物的耐受性较健康动物差,且容易在实验过程中死亡。因此,要做好实验前的动物健康检查工作,确保实验动物健康。健康状况不好的动物,不能用于实验。判断哺乳类动物健康状况的外部表征:

(1)一般状态:发育良好,眼睛有神,活泼,反应灵活,食欲良好。

(2)皮毛:皮毛清洁柔软有光泽,无脱毛、蓬乱现象。皮肤无破损、感染等情况。

(3)头部:眼结膜无充血,瞳孔清晰。眼鼻部均无分泌物流出。呼吸均匀,无啰音,无鼻翼扇动,不打喷嚏。

(4)腹部:不膨大,肛门区清洁,无稀便或分泌物。

(5)外生殖器:无损伤,无脓痂,无分泌物。

(6)爪趾:无溃疡,无结痂。

三、实验动物的选择原则

机能学实验中,不同实验的研究目的和要求不同,不同动物的生物学特点和解剖学特征不同,如果不加选择地使用动物,有可能得出不可靠的实验结果。因此,每项实验为最大限度地获得可靠的实验结果,都应选择最适合的实验动物,为了正确地选择实验动物,我们除充分了解各种实验动物的特点外,还应遵循以下基本原则。

(一)相似性原则

相似性原则是指利用动物与人类某些功能、代谢、结构和疾病特征的相似性来选择实验动物。一般来说,实验动物进化层次愈高,其功能、结构愈复杂,反应也愈接近人类。猴、猩猩、长臂猿等灵长目动物是最近似于人类的理想动物,但在实际工作中,灵长类动物来源稀少,价格昂贵,饲养特殊,选择不大现实。实际上也并非只有灵长类与人具有相似性,有些动物在某些特征方面与人类近似,也可以选择作为实验动物。例如,犬具有发达的血液循环和神经系统,在毒理学方面的反应与人类比较接近,适用于做生理学、药理学、病理生理学等方面的实验研究。青蛙和蟾蜍的高级神经系统虽然不发达,但做简单的反射弧实验则很合适,且它们结构简单,易于分析,适合做神经生物电方面的实验研究。

(二)特殊性原则

特殊性原则是指利用不同种系的实验动物所具有的机体特殊构造或某些特殊反应,选择解剖、生理特点符合实验目的和要求的实验动物,又称为差异性原则。例如,家兔颈部的交感神经、迷走神经和减压神经(降压神经)单独走行,而其他动物(如猪、犬、猫)的减压神经并不单独走行,而是走行于迷走交感干或迷走神经中。因此,若要观察减压神经对心脏的作用,就应该选择家兔为实验动物。大鼠肝脏再生能力很强,切除 $60\% \sim 70\%$ 肝叶后仍有再生能力,很适合做肝脏的实验研究,但是大鼠没有胆囊,就不能用来做胆囊功能研究的实验。豚鼠易于致敏,适合于做过敏性实验研究。大多数实验动物是按照性周期排卵的,而家兔和猫属于刺激性排卵动物,只有经过交配刺激才能排卵。因此,家兔和猫是研究避孕药的常用动物。

(三)易化性原则

在动物实验过程中,进化程度愈高、结构功能愈复杂的实验动物,其实验条件的控制和实验结果的分析可能会愈加困难。故应尽量选择那些结构、功能简单而又能实现研究目标的动物,如选择两栖类进行神经反射弧试验。利用果蝇寿命短,染色体数目少等特点,进行遗传学研究。而同样方法若以灵长目动物作为实验对象,其难度可想而知。

(四)相容或匹配原则

相容或匹配原则是指所用动物的质量等级要与实验设计、技术条件、实验方法等相适应。如先进的技术方法、标准化的实验设施、高纯度的药品试剂等应与高级别、高反应性能的动物相匹配,合理利用资源。

(五)经济性原则

经济性原则是指尽量选择容易获得、价格便宜和饲养经济的实验动物,又称易获性原则。经济性原则是指尽量选择容易获得、价格便宜和饲养经济的实验动物。教学实验所需实验动物的数量大,对实验结果的准确性要求相对不是很严格,因此在保证实验质量的前提下,需把握好经济性原则,选用最易获得、最经济、最易饲养的动物。许多啮齿类实验动物如鼠、兔等,因其繁殖周期短,具有多胎性、饲养容易等特点,在生物医学实验中被广泛应用。

(六)重复性和均一性原则

重复性和均一性是实验结果稳定可靠的重要保证。若实验结果不能重复或不稳定,则不能被认可。生物医学实验应选用标准化实验动物,以排除因遗传引起的个体反应差异,因动物所携带微生物、寄生虫和潜在疾病对实验结果的影响,获得可靠的实验结果。在标准化实验动物中,近交系 Fl 代动物、突变系动物均有很好的遗传均质性,而 SPF 动物则是排除了疾病影响的健康动物。因标准化动物的培育成本较高,实验中选择何种动物,应根据各种动物的特点,结合实验的水平、内容及目的而定。

第三节 实验动物的捉拿与固定方法

捉拿和固定是动物实验操作技术中最基本而又很重要的一项基本功。在捉拿、固定时,首先应慢慢友好地接近动物,并注意观察其表情,让它有一个适应过程。捉拿的动作要求准确、迅速、熟练,力求在动物感到不安之前捉拿好动物,并根据实验动物习性的不同,用相应的方法迅速将其固定在便于实验操作和观察记录的体位。捉拿和固定各种动物的原则:保证实验人员的安全,禁止对动物采取粗暴动作,防止动物意外性伤害。下面介绍几种常用实验动物的捉拿与固定方法。

(一) 犬的捉拿和固定

未经训练用于实验的犬性情凶恶,为防止被其咬伤,应对其头部进行固定。方法:用布带(绳)打一空结圈,操作者从犬的侧面或背面将绳圈套在其嘴部迅速兜住犬的下颌,绕到上颌打一个结,再绕回下颌打第二个结,然后将布带引至头后颈部打第三个结,并多系一个活结,以备麻醉后解脱。注意捆绑松紧度要适宜(图 3-1)。还可应用犬头钳(图 3-2)夹住颈部,将犬按倒在地,再绑其嘴。将犬仰卧置于实验台上,先用特制的犬头固定器固定头部(图 3-3),再固定四肢。犬头固定器为一个圆铁圈,圈的中央有一个弓形铁,与棒螺丝相连,下面有一根平直铁闩。操作时先将犬舌拉出口外,以免堵塞气道。把犬嘴插入固定器的铁圈内,再用平直铁闩横贯于犬齿后部的上下颌之间,然后向下旋转棒螺丝,使弓形铁逐渐下压在动物的下颌骨上,把铁柄固定在实验台的铁柱上即可。如实验需要麻醉,待犬进入麻醉状态后,应立即松绑,以防动物窒息。

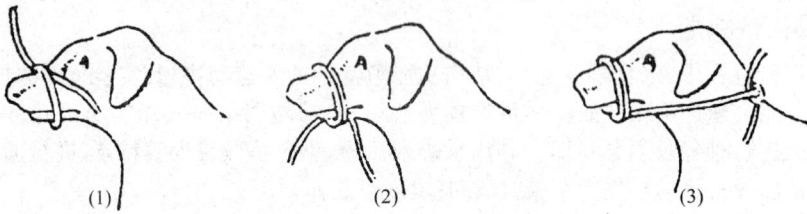

(1)　　　　　　　(2)　　　　　　　(3)

图 3-1　犬嘴捆绑法

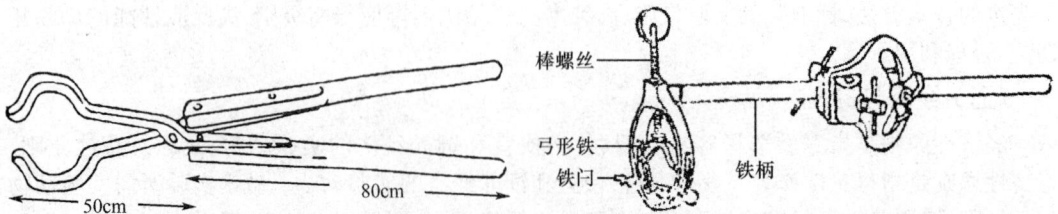

50cm　　　80cm

图 3-2　犬头钳

棒螺丝
弓形铁
铁闩
铁柄

图 3-3　犬头固定器

(二) 家兔的捉拿和固定

家兔比较驯服,但其脚爪较锋利,操作者应避免家兔在挣扎时被抓伤皮肤。常用的抓取方法是先轻轻打开笼门,勿使其受惊,随后手伸入笼内,阻拦它跑动。然后一只手抓住兔的颈部皮毛,将兔提起,用另一只手托住其臀部,或用手抓住背部皮肤提起来,放在实验台上(图 3-4),即可进行采血、注射等操作。用手抓家兔双耳或挟住其腰背部提起均为错误的操作(会被兔子抓伤)。固定方法有盒式固定(图 3-5)和台式固定(图 3-6)。盒式固定适用于采血和耳缘静脉滴注,台式固定适用于测量血压、呼吸和进行手术操作等。

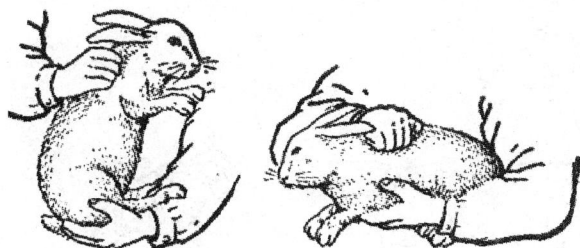

图 3-4 家兔抓取方法　　　　　　　　　图 3-5 盒式固定兔的方法

(三) 豚鼠的捉拿和固定

豚鼠性情温和,一般不易伤人,但其胆小易惊,抓取时必须稳、准、迅速。先用手掌扣住鼠背,抓住其肩胛上方,将手张开,用拇指、食指环握颈部,另一只手托住其臀部,即可轻轻提起和固定(图 3-7)。如豚鼠在实验中频繁挣扎,操作者可用纱布将豚鼠头部轻轻盖住,扶住其背部或让其头部钻到操作者的臂下,然后再进行固定。

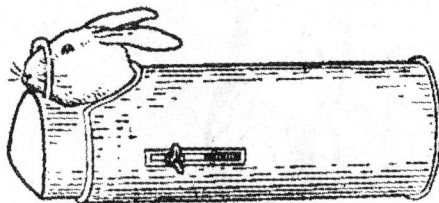

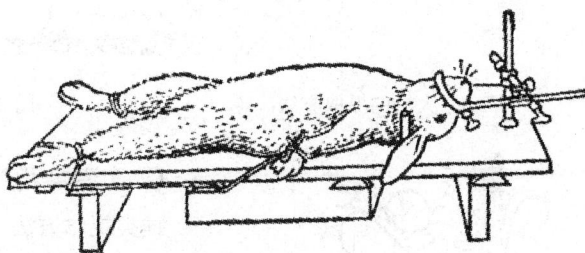

图 3-6 台式固定兔的方法

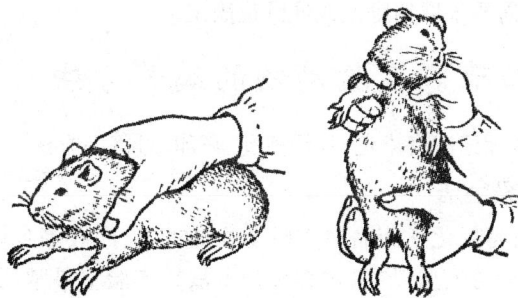

图 3-7 豚鼠的抓取方法

(四) 大鼠的捉拿和固定

大鼠因其激怒后易咬人,故捉拿有一些危险性。抓大鼠时最好戴防护手套,并尽量不用突然猛抓的办法。捉拿大鼠特别注意不能捉提尾尖,也不能让大鼠悬在空中时间过长,否则易激怒大鼠和易致尾部皮肤脱落。用右手将鼠尾提起,放在较粗糙的台面或鼠笼上,抓住鼠尾向后轻拉,左手拇、食指捏住鼠耳头颈部皮肤,余下三指紧捏住背部皮肤,置于掌心中,调整大鼠在手中的姿势后即可操作。也可伸开左手之虎口,敏捷地从背部一把抓住,右手进行操作(图 3-8)。如操作时间较长,可参照家兔固定方法将其固定在大白鼠固定板上。

(五) 小鼠的捉拿和固定

小鼠较大鼠温和,一般不会咬人,但也要提防被其咬伤手指。捉拿方法是从笼盒内将小鼠尾部捉住并提起,放在笼盖上,操作者轻轻向后拉鼠尾,在小鼠向前挣脱时,用左手拇指和食指抓住两耳和颈部皮肤,无名指、小指和手掌心夹住背部皮肤和尾部(图 3-9)。有经验者可直接用左手小指钩起鼠尾,迅速以拇指和食指、中指捏住其后颈背部皮肤即可。这类捉拿方法多用于灌胃以及肌内、腹腔和皮下注射等。操作时间较长,可固定于小白鼠固定板上。如进行心脏采血、解剖、外科手术等实验时,就必须要固定小鼠。使小鼠呈仰卧位,用橡皮筋将小鼠固定在小鼠实验板上。若不麻醉,则将小鼠放入固定架里,固定好固定架的封口。

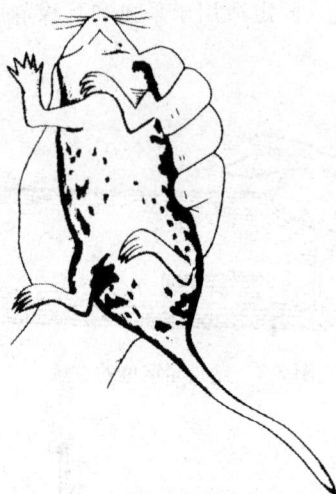

图 3-8 大鼠的抓取方法

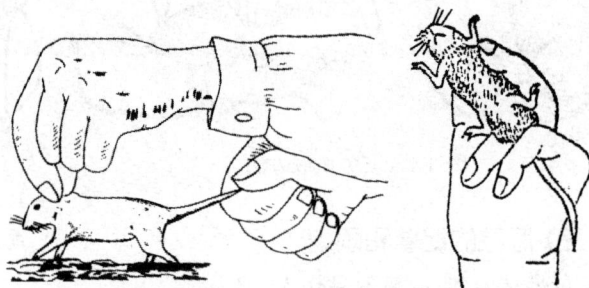

图 3-9 小鼠的抓取方法

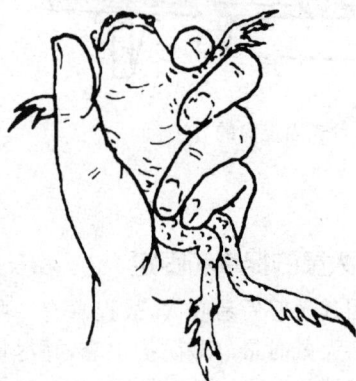

图 3-10 青蛙(或蟾蜍)捉拿法

(六) 青蛙和蟾蜍的捉拿和固定

蛙类捉拿方法宜由左手将动物背部贴紧于手掌固定,以小指、无名指压住其左腹侧和后肢,拇指和食指分别压住左、右前肢(图 3-10),右手进行操作。在捉拿蟾蜍时勿挤压两侧耳部突起之毒腺,以免毒液射入眼中。实验如需长时间观察,可破坏其脑和脊髓或麻醉后用大头针固定在蛙板上,依实验需要采取俯卧位或仰卧位固定。

第四节 实验动物的编号方法

常用的标记法有染色、耳缘剪孔、烙印、号牌等方法。

(一) 染色法

染色法是用化学药品在实验动物如被毛、四肢等身体明显的部位进行涂染,以染色部位、颜色不同来区分实验动物,这种标记方法在实验室最常用,也很方便。染色法适用于被毛白色的实验动物如大白鼠、小白鼠等。

1. 常用染色剂

(1) 涂染红色:0.5%中性红或品红溶液。

(2) 涂染黄色:3%～5%苦味酸溶液。

(3) 涂染黑色:煤焦油的乙醇溶液。

(4) 涂染咖啡色:2%硝酸银溶液。

2. 染色方法

(1) 单色涂染法:单色涂染法是用毛笔或棉签蘸取单一颜色的染色剂,在动物体的不同部位涂上斑点,以示不同号码。常规的涂染顺序是先左后右、从上到下。左前肢为 1 号、左侧腹部为 2 号、左后肢为 3 号、头顶部为 4 号、腰背部为 5 号、尾根部为 6 号、右前肢为 7 号、右侧腹部为 8 号、右后肢为 9 号、不作染色标记为 10 号。此法简单、易辨认,在每组实验动物不超过 10 只的情况下适用。

(2) 双色涂染法:若动物编号超过 10 或更大数字时,可采用两种颜色同时进行染色标记,即双色涂染法。把一种颜色作为个位数,另一种颜色作为十位数,这种交互使用可编到 99 号。假如把红色记为十位数,黄色记为个位数,那么右后肢黄斑,头顶部红斑,则表示是 49 号鼠。

(3) 直接标号法:直接标号法是使用染色剂直接在实验动物被毛、肢体上编写号码。实验动物太小或号码位数太多时,不宜采用此法。

染色法对于实验周期短的实验动物较合适,不会给实验动物造成损伤和痛苦。但是长时间实验,染料易退色;对于哺乳期的子畜也不适合,因母畜容易咬死子畜或把染料舔掉。若所做慢性实验只能采用此种标记法,则应注意不断地补充染色。

(二) 耳缘剪孔法

耳缘剪孔法是用打孔机直接在实验动物耳上某一位置打孔来表示一定的号码。用打孔机在耳朵打孔后,需用消毒的滑石粉抹在打孔局部,以免伤口愈合后看不出孔的位置。该法可以编至 1～9999 号,此种方法常在饲养大量动物时作为终身号采用。

(三) 烙印法

烙印法是直接把标记编号烙印在实验动物身体上的方法。烙印前最好对动物烙印部位预先用酒精消毒。对犬等大动物,可将标记号码烙印在其耳、面、鼻、四肢等部位皮肤上;对家兔、豚鼠等动物,先用刺数钳在动物耳上刺上号码,然后用棉签蘸着溶在乙醇中的黑墨在刺号上加以涂抹。

(四) 挂牌法

对于豚鼠,可把金属制的牌号固定于它的耳朵上。大动物可将号码烙压在圆形或方形金属牌上,或将号码按实验分组编号烙印在拴动物颈部的皮带上,将此颈圈固定在动物颈部。金属牌应选用不生锈、刺激小的铝或不锈钢等金属材料。该法适用于犬等大型动物。

(五) 剪毛法

该法是用剪毛刀在动物一侧或背部剪出号码,此法编号清楚可靠,但只适于短期观察。该法适用于犬、兔等大中型动物。

(六) 针刺法

该法适用于大小白鼠、豚鼠等。在实验动物数量少的情况下,也可用于犬、兔等动物。方法为用 7 号或 8 号针头蘸取少量碳素墨水,在耳部、前后肢以及尾部等处刺入皮下,在受刺部位留有一黑色标记。

对猴、犬、猫等大动物有时可不做特别标记,只记录它们的外表和毛色即可。对小鼠等也可将上述方法结合。

第五节　实验动物的麻醉

麻醉的基本任务是消除实验过程中所致的疼痛和不适感觉,保障实验动物的安全,使动物在实验中服从操作,确保实验顺利进行。

一、常用的麻醉药

动物麻醉所应用的麻醉药按其麻醉范围可分为全身麻醉药和局部麻醉药两类。

(一) 全身麻醉药

按物理性质将全身麻醉药分为挥发性和非挥发性两类。

1. 挥发性全身麻醉药 常用的有乙醚、安氟醚、三氟乙烷。乙醚吸入法是最常用的麻醉方法,其麻醉量和致死量相差较大,麻醉时对动物的呼吸、血压无明显影响,麻醉深度易于掌握,麻醉后恢复比较快。该类麻醉药适合于时间短的手术和实验,也可用于凶猛动物的诱导麻醉。乙醚为无色易挥发的液体,有特殊的刺激性气味,易燃、易爆,应用时需远离火源。

2. 非挥发性全身麻醉药

(1) 氨基甲酸乙酯:又称乌拉坦,此药比较温和,安全度大。多数实验动物都可使用,更适合于小动物。氨基甲酸乙酯易溶于水,一般配制成 20%～25% 的水溶液,可静脉或腹腔注射。一次给药后麻醉持续时间为 4～6 小时或更长,麻醉速度快。麻醉过程平稳,麻醉时对动物呼吸、循环无明显影响。但动物苏醒很慢,适用于急性动物实验。

(2) 戊巴比妥钠:易溶于水,水溶液较稳定,但久置后易析出结晶,稍加碱性溶液则可防止结晶析出。此药一次给药的有效时间可持续 3～5 小时,所以十分适合一般使用要求。麻醉时对动物循环、呼吸系统无显著抑制作用。根据实验动物不同,可配制 1%～3% 的水溶液,由静脉或腹腔注射。

(3) 硫喷妥钠:为黄色粉末,水溶液不稳定,需临时配制成 2%～4% 的水溶液静脉注射。麻醉时间短为其特点,一次注射后麻醉维持时间仅为 0.5～1 小时。在时间较长的实验中,可重复注射,以维持一定的麻醉深度。

(4) 氯醛糖:为带苦味的白色结晶状粉末,该药溶解度小,宜配制成 1% 的水溶液静脉或腹腔注射,使用前应适当加热促其溶解。本药麻醉出现时间和麻醉深度因动物种类和个体差异变化较大,故在注入计算剂量后仍未达到理想麻醉状态时,不宜盲目加大剂量。应先观察一段时间,以免用量过大造成动物死亡。氯醛糖较少抑制反射活动,故较适于需要保留反射的实验。

几种常用非挥发性麻醉药的参考剂量见表 3-2。

(二) 局部麻醉药

常用的局部麻醉药物包括普鲁卡因、利多卡因等。

二、实验动物的麻醉原则

(一) 基本原则

不同麻醉药物的作用机制、起效时间和药物的毒副作用均有所不同。用药前,应详细了解各种麻醉药物的作用机制和特点,同时根据实验的目的及动物的种类、品系、年龄、性别、健康状况选择适当的药物。给动物施行麻醉术时,一定要注意方法的可靠性。选择适当的麻醉药对于保证实验的顺利进行和获得正确的实验结果,是十分重要的。

(二) 麻醉药物的选择

麻醉药物的种类较多,作用原理也各不相同,它们除能抑制中枢神经系统外还可引起其他生理功能的改变。理想的麻醉药应具备下列三个条件:第一,麻醉完全,实验过程中动物无挣扎或鸣叫现象,麻醉时间大致满足实验要求;第二,对动物的毒性及所观察的指标影响最小;第三,使用方便。麻醉的深浅必须适度,过浅或过深都会影响手术或实验的过程和结果。

(三) 给药途径的选择

同一麻醉药物经不同给药途径的显效时间和安全性可有较大差异。如选用乌拉坦进行麻醉手术,腹腔注射麻醉方法显效较快,但极易出现呼吸、心率不规则的变化;而肌内注射方法尽管效果出现的较慢,但安全系数大,不易出现呼吸、心率的异常变化。因此,选择给药途径的原则:应按肌内、腹腔、静脉的顺序,即可肌内注射的药物应避免腹腔给药,可腹腔注射的药物不必通过静脉给药。

三、实验动物的麻醉方法

(一) 局部麻醉

局部麻醉常用于表层手术，它是用局部麻醉药物阻滞周围神经末梢或神经干、神经节等冲动的传导，产生局部性的麻醉区。其特点是动物保持清醒，麻醉并发症少，比较安全。局部麻醉药包括普鲁卡因，此药毒性小，见效快，常用于局部浸润麻醉，用时配成 0.5%～1% 溶液；还有利多卡因，此药见效亦快，组织穿透性好，常用 1%～2% 溶液作为大动物神经干阻滞麻醉，也可用 0.25%～0.5% 溶液做局部浸润麻醉。

行局部浸润注射时，循手术切口方向把全部针头插入皮下，确认回抽无血，方可注入药物，同时向外慢慢抽拉针头。第二针可从前一针所浸润的末端开始，继续浸润注射，直至整个切口。

不同部位、不同动物局部麻醉用药的种类和药量是不同的。如皮下注射普鲁卡因的用量：颈部手术需 2～3ml，腹三角区手术需 1～2ml。猫的局部麻醉一般应用 0.5%～1.0% 盐酸普鲁卡因溶液注射，黏膜表面麻醉宜用 2% 盐酸可卡因溶液；兔在眼球手术时，可于结膜囊滴入 0.02% 盐酸丁卡因溶液；犬的局部麻醉用 0.5%～1% 盐酸普鲁卡因溶液注射，眼鼻、咽喉表面麻醉可用 2% 盐酸丁卡因溶液。

(二) 全身麻醉

全身麻醉常用于较深部位或较大的手术。它是麻醉药物作用并抑制中枢神经系统，动物出现意识消失、全身不感觉疼痛。根据给药途径的不同，全身麻醉的方法可分为吸入麻醉和注射麻醉两类。

1. 注射麻醉　注射麻醉是最常用的麻醉方法，主要通过静脉、肌内或腹腔注射进行麻醉。常用的麻醉药物有戊巴比妥钠、硫喷妥钠、氨基甲酸乙酯等。其用法及用量见表 3-2。注射麻醉时需密切观察动物呼吸，根据呼吸情况改变注药速度。在麻醉过程中，如用药量已达参考剂量而动物仍呼吸急促，对夹捏肢体皮肤的疼痛反应明显，可继续缓慢加注麻醉药，直到麻醉满意。但腹腔注射一次补用药量不能超过总量的 1/5。

(1) 静脉注射麻醉：静脉注射较适合兔、犬等静脉穿刺较方便的动物。其特点是麻醉速度快，兴奋期短而不明显，可根据动物反应随时调整注射速度和药量。一般应将用药总量的 1/3 快速注入静脉，而其余 2/3 则缓慢注入，以防止麻醉过度。静脉注射过程中，应密切注意动物呼吸频率和节律，如呼吸过度减慢或不规则，应暂停或减慢注射，并且随时检查动物肌张力和对夹捏肢体皮肤的反应，以判断麻醉深度。理想麻醉状态：动物失去知觉，呼吸深慢平稳，角膜反射消失或迟钝，全身肌肉松弛，对夹捏肢体皮肤的反应消失或极迟钝。

(2) 腹腔注射麻醉：腹腔注射麻醉常用于大鼠、小鼠、豚鼠和猫的麻醉。一般将麻醉药一次性注入，操作较为简便，但麻醉起效慢，兴奋期表现较明显，麻醉深度不易掌握。

表 3-2　常用非挥发性麻醉药的用法及剂量

药物	动物	给药途径	剂量(mg/kg)	作用时间
戊巴比妥钠 (Sodium Pentobarbital)	犬、兔	静脉	30	2～4 小时，中途加 1/5 量。可维持 1 小时以上，麻醉力强，易抑制呼吸
		腹腔	40～50	
	大、小白鼠	腹腔	40～50	
硫喷妥钠 (Sodium Pentothal)	犬、兔	静脉	15～20	15～30 分钟，麻醉力强宜缓慢注射
	大白鼠	腹腔	40	
	小白鼠	腹腔	15～20	

续表

药物	动物	给药途径	剂量(mg/kg)	作用时间
氯醛糖(Chloralose)	兔	静脉	80～100	3～4 小时,诱导期不
	大白鼠	腹腔	50	明显
乌拉坦(Urethane)	兔	静脉	750～1000	2～4 小时,毒性小,主要
	大、小白鼠	皮下或肌内	800～1000	适用小动物麻醉
	蛙	淋巴囊注射	20%～25%	
			0.5ml/100mg	
	蟾蜍	淋巴囊注射	10%,1ml/100mg	

2. 吸入麻醉 吸入麻醉是指麻醉药以蒸气或气体状态经呼吸道吸入而产生麻醉的方法,常用乙醚作为麻醉药。由于乙醚是挥发性很强的液体,易燃易爆,因此使用时应远离火源。吸入麻醉法的优点是易于调节麻醉的深度和较快的终止麻醉。由于对大型动物如犬的吸入麻醉操作复杂,故吸入法较适用于中、小型动物。用性情凶猛的动物做实验时,可先用乙醚作开放性吸入麻醉,待动物进入浅麻醉状态时,再重复麻醉。吸入麻醉时,乙醚常刺激呼吸道黏膜而产生大量分泌物,易造成呼吸道阻塞,故可在麻醉前 0.5 小时皮下注射阿托品(0.1ml/kg),以减少呼吸道分泌物。

(1)大鼠、小鼠、豚鼠:将动物置于适当大小的玻璃罩中,再将浸有乙醚的棉球或纱布放入玻璃罩内,并密切注意动物反应尤其是呼吸变化,防止动物吸入乙醚过多,麻醉过度甚至死亡。当动物自行倒下、角膜反射迟钝、肌紧张度降低时,即可取出动物。

(2)家兔、猫:可将浸有乙醚的棉球置于一个大烧杯中,手持烧杯,使动物口鼻伸入烧杯内吸入乙醚,直到动物麻醉。

(3)犬:用特制的铁丝犬嘴套套住犬嘴,用 2～3 层纱布覆盖犬嘴套,然后将乙醚不断滴于纱布上,使犬吸入乙醚。犬吸入乙醚后,开始往往挣扎,呼吸快而不规则,甚至出现呼吸暂停,如呼吸暂停应将纱布取下,待动物呼吸恢复后再继续吸入乙醚,然后动物逐渐进入外科麻醉期,呼吸逐渐平稳均匀,角膜反射迟钝或消失,皮肤痛觉消失,即可进行手术。

(三)实验动物麻醉效果的观察

在麻醉过程中必须善于观察动物的麻醉效果才能保证实验的顺利进行。判断麻醉程度的指标主要包括观察动物的呼吸、反射活动、肌张力和皮肤夹捏反应。若呼吸加快而不规则,角膜反射灵敏,动物肌张力亢进,说明麻醉过浅;当动物呼吸逐渐变为规则且平稳,角膜反射迟钝,肌紧张度降低时,说明麻醉程度适宜;若动物呼吸变慢,且以腹式呼吸为主,角膜反射消失伴瞳孔放大,皮肤夹捏反应消失,说明麻醉过深,严重可导致动物死亡。

(四)麻醉的注意事项

(1)配制的药液浓度要适中,不可过高或过低;注意麻醉药的新鲜度,配制时间过久的药液可发生絮状混浊不宜使用。

(2)注意动物个体差异,麻醉剂量往往与动物的种类、健康状况有关。如灰兔比大白兔对麻醉药的耐受力要强;妊娠兔对麻醉药的耐受量较小,麻醉时用药剂量应酌减。

(3)静脉麻醉时,速度应缓慢并密切观察麻醉深度。若注射过快,用药过量,易导致动物死亡。

(4)当麻醉过浅时,动物出现挣扎、呼吸急促等反应,可临时适当补充麻醉药,一般每次补加剂量不宜超过注射总量的 1/5。当麻醉过量时,动物可出现呼吸慢而不规则,甚至呼吸停止,血压下降,心跳微弱或停止,此时应根据不同情况分别处理,如人工呼吸和心脏按摩,注射苏醒剂、升压药等。

（5）犬、猫或灵长类动物，手术前应禁食 8～12 小时，避免麻醉或手术过程中发生呕吐。动物麻醉后可使体温下降，要注意保温。麻醉时，注意保持动物呼吸道的畅通，必要时可做气管插管术。

第六节　实验动物的给药方法

机能学实验中，常需观察药物对动物机能、代谢和形态的影响。根据实验目的、实验动物种类和药物剂型、剂量等情况，动物的给药途径和方法多种多样。现介绍在机能学实验中常用的一些给药方法。较常见的给药方法：注射法给药、摄入法给药、涂布法给药和吸入法给药，其中前两种方法较为常用。

一、注射给药法

（一）皮下注射

皮下注射是将药物注射于皮下组织。方法是先将动物固定，注射时以左手拇指和食指轻轻提起皮肤，将连有注射器的 5 号半针头刺入皮下。若针头易于左右摆动，表明已刺入皮下。抽吸无回血则表明未刺伤血管，即可缓慢注入药液。注意在拔针时，应用手指轻压注射部位，避免药液外渗，并可促进药物吸收。常用的皮下注射部位有颈、背、腋下、侧腹或后腿肢体、臀部等。不同的实验动物注射部位有所不同，一般犬、猫多在大腿外侧；豚鼠在后大腿内侧；大鼠可在左侧下腹部，小鼠通常在背部皮下注射。

（二）皮内注射

皮内注射是将药液注入皮肤的表皮与真皮之间，用来观察皮肤血管的通透性变化或皮内反应。皮内注射时需将动物注射部位的毛剪去，乙醇消毒。用左手拇指和食指按住皮肤并使之绷紧，在两指之间，将连卡介苗注射器的 4 号细针头与皮肤呈 30°沿皮肤表浅层插入，然后缓慢注入一定量的药液。当药液注入皮内时，可见到皮肤表面鼓起白色小丘，同时因注射部位局部缺血，皮肤上的毛孔较为明显。此小丘如不很快消失，则证明药液注射在皮内；如很快消失，就可能注射在皮下，应重换部位注射。

（三）肌内注射

当注射药物不溶于水而混悬于油或其他溶剂时，常采用肌内注射。肌内注射应选肌肉发达、无大血管经过的部位，如猴、犬、猫、兔可选择两侧臀部或股部肌肉，大鼠、小鼠、豚鼠可选择大腿外侧肌肉。注射时保持针头与皮肤呈 60°快速刺入肌肉，抽吸如无回血，即可进行注射。注射完毕后用手轻轻按摩注射部位，帮助药液吸收。

（四）腹腔注射

腹腔注射是啮齿类动物常用给药途径之一，药物吸收速度快。注射部位为腹部的左、右下侧 1/4 的部位。若给大、小白鼠腹腔注射时，以左手抓住动物，使腹部向上，腹部用乙醇棉球擦拭消毒，右手将注射针头于左（或右）下腹部刺入皮肤，并以 45°穿过腹肌，针头刺入皮肤进针 3～5mm，当感到针头抵抗消失表明已进入腹腔。回抽无血液、肠液、尿液即可注入药液（图 3-11），为避免伤及内脏，可使动物处于头低位，使内脏移向上腹。若实验动物为家兔或猫，进针部位为下腹部的腹白线

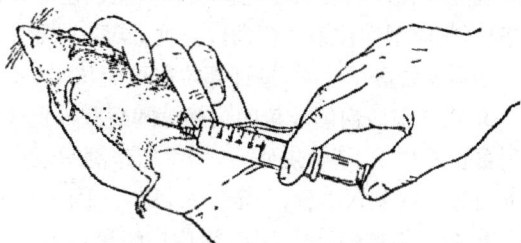

图 3-11　小白鼠腹腔注射方法

旁约 1cm 处。

(五) 静脉注射

静脉注射是急、慢性动物实验最常用的给药方法,药物作用最快。静脉注射给药时,应根据不同动物的种类选择注射血管的部位。静脉注射只限于液体药物,如果是混悬液,可能会因悬浮粒子较大而引起血管栓塞。

1. 家兔　一般采用外侧耳缘静脉注射。兔耳血管分布见图 3-12。将家兔固定在实验台上,并注意兔头不能随意活动。注射时先剪除注射部位的被毛,用乙醇轻轻擦拭或用手指轻弹兔耳,使静脉充盈,左手食指与中指夹住静脉的近心端,阻止静脉回流,用拇指和无名指固定耳缘静脉远心端,待静脉显著充盈后,右手持注射器尽量从静脉末端刺入血管,以便重复注射。针头沿血管平行方向深入 1cm,放松对耳根处血管的压迫。推动针栓,当感觉进针有阻力或发现静脉处皮肤发白隆起时,表示针在皮下,这时应将针头稍稍退回,再往前端刺入。当确定针在血管中时,用左手拇指和食指捏住针眼处皮肤和针,或用大号动脉夹夹住针和皮肤加以固定,以防针滑脱,随后即可注药。注射完毕后,用棉球压迫进针处数分钟,以防出血(图 3-13)。

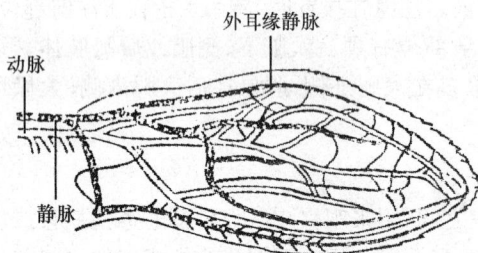

图 3-12　兔耳部血管分布

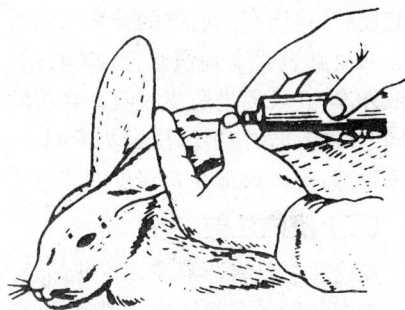

图 3-13　兔耳静脉注射方法

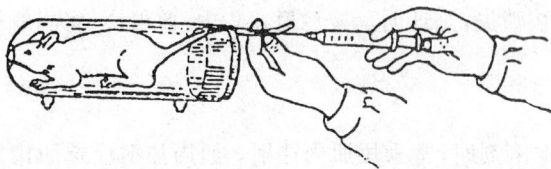

图 3-14　小白鼠尾静脉注射方法

2. 小白鼠和大白鼠　一般采用尾静脉注射(图 3-14)。鼠尾静脉有三根,两侧及背侧各一根,两侧的尾静脉更适合于静脉注射。注射前先将动物装入鼠筒或玻璃罩内固定好,使其尾巴露出,尾部用 45～50℃温水浸泡 1～2 分钟或用 75% 酒精棉球反复擦拭,使血管扩张并使表皮角质软化,以左手拇指和食指捏住尾根部,使尾静脉充盈明显,以无名指和小指夹住尾端部,以中指从下面托起尾巴,令其固定。右手用 4 号针头从尾下 1/3 处进针,如针头确已在血管内,则药液进入无阻力,若尾部皮肤隆起发白出现皮丘,应重新注射。针头刺入后,应使其与血管方向平行;当注射药液顺利时,应把针头和鼠尾固定好,不要晃动,以免出血造成血肿或药液溢出;注射完毕后,把尾部向注射侧弯曲以止血,或取一棉球裹住注射部位并轻轻揉压,防止出血或药液溢出。如需反复静脉注射,进针部位尽可能从尾尖端开始。

3. 犬　前肢内侧较粗的头静脉和后肢外侧小隐静脉是犬静脉注射较方便的部位。先剪去注射部位的被毛,消毒皮肤后,用手压迫静脉近心端,使血管充盈,左手抓住肢体末端,右手持注射器自远心端刺入血管,固定针头,待有回血后,放松静脉近心端,徐徐注入药液。

4. 蛙　将蛙仰卧位固定,沿腹中线稍左剪开腹肌翻转,可见腹静脉,紧贴腹壁肌肉走行,将注射针头沿血管平行方向刺入,即可注入药液。

(六)淋巴囊注射

蛙类常采用此种给药途径,因其皮下有数个淋巴囊,注入药物易吸收。一般多选用腹部淋巴囊给药。注射时将针头从蛙大腿上端刺入,经大腿肌层入腹壁肌层,再进入腹壁皮下,即进入淋巴囊完成注药。有时也可采用胸淋巴囊给药,注射时从口腔底部将针头刺入肌层,再进入胸皮下淋巴囊注药,由于胸部淋巴囊注射后药物易从针孔溢出,故操作时应将针头插入口腔。

二、摄入法给药

摄入法给药有口服、灌胃和经直肠给药三种方法。

(一)口服

口服法是将药物放入饲料或溶于动物饮水中,由动物自行摄取。此法的优点是操作简单,给药时动物接近自然状态,不会引起应激反应,亦不会因操作失误损伤动物。缺点是由于动物本身状态和饮食嗜好的差异,药物摄入量不易保证,影响药物作用分析的准确性。同时由于放入饲料或溶于动物饮水中的药物易分解,难以做到平均添加。因此,该方法一般适用于动物疾病的防治、药物毒性试验、复制某些与食物有关的人类疾病动物模型。

(二)灌胃

灌胃法是用灌胃器将药物灌到动物胃内,在急性实验中,多采用灌胃法。此法剂量准确,能准确掌握给药时间,发现和记录药效出现时间及过程,但灌胃操作会对动物造成一定程度的损伤和心理影响,熟练的灌胃技术可减轻对动物的损伤。

1. 小白鼠 用左手抓住小鼠,使腹部朝上,右手持灌胃器,灌胃管长4～5cm,直径约1mm。先将灌胃管从鼠口角处插入口腔,用灌胃针压其上腭,使口腔和食道成一直线后,再把针头沿上腭徐徐送入食道,在稍有抵抗感处(此位置相当于食管通过膈肌的部位),即可注入药液(图3-15)。如果灌胃针的位置插入正确,动物安静,呼吸无异常;如动物强烈挣扎不安,说明灌胃针插入位置不正确,必须拔出重插,以免误注入气管造成小鼠窒息死亡。注完药液后轻轻抽出灌胃针。

2. 大白鼠 大白鼠灌胃方法与小白鼠相似,但采用安装在5～10ml注射器上的金属灌胃管(长6～8cm,直径1.2mm,尖端为球状的金属灌胃管)。大白鼠灌胃关键是左手把鼠头部固定好,使其不能随意摆动,灌胃针进入深度为5cm(图3-16)。

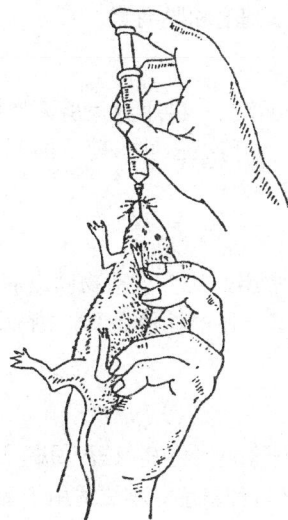

图 3-15 小白鼠灌胃方法　　　　图 3-16 大白鼠灌胃方法

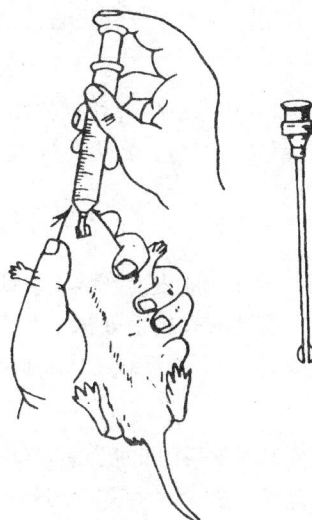

3. 豚鼠 助手以左手从豚鼠的背部把后腿伸开,握住腰部和后肢,用右手拇指和食指捏住两前肢,实验者右手持灌胃器沿豚鼠上颚壁滑行插入食管,轻轻向前推进插入胃内。插管时也可用木制或竹制的开口器,将9号导尿管或直径1mm的尼龙管通过开口器中央的小孔插入胃内给药。将插管外口端放入水杯中,但伸入水中不能过深,如无气泡逸出,表明导管在胃内,即可注入药物,最后注入2ml生理盐水,以保证给药剂量的准确。

4. 家兔 家兔灌胃系用导尿管配以一个木制张口器。助手将兔夹于两腿之间,左手紧握双耳,固定头部,注意使其头部不能随意摆动,右手抓住前肢。实验者把张口器横放于兔口中,并将兔舌压在张口器之下,再使导尿管通过张口器中间的小孔慢慢沿上腭插入16～20cm。插入

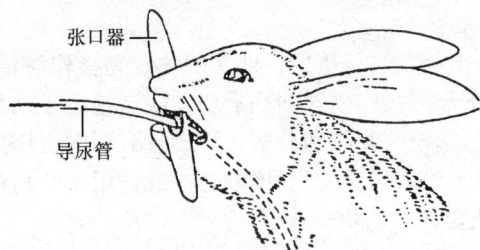

图 3-17　家兔灌胃方法

灌胃器的位置要正确,不要误入气管。插后可将插管外口端放入水杯中,但伸入水中不能过深,如无气泡逸出,表明导管在胃内,即可将药液注入,最后用少量清水,将胃管内药液冲入胃内。灌胃完毕后,先拔出导尿管,再取下张口器(图3-17)。

5. 犬 用犬头钳将犬固定,用12号导尿管自张口器中央的小孔插入,其余过程与兔灌胃法相同。

(三) 直肠给药

此种给药方法常用于动物麻醉。根据动物大小选择不同规格的导尿管,在导尿管头部涂上凡士林,使动物取蹲位,助手以左臂及左腋轻轻按住动物的头部及前肢,用左手拉住动物尾露出肛门,右手轻握后肢。实验者将导尿管缓慢送入肛门,插管深度以7～9cm为宜。导尿管插好后,将注射器与橡皮管套紧,即可灌注药液。药物灌入后,用生理盐水将导尿管内的药物全部冲入直肠内,将导尿管在直肠内保留一会再拔出。

第七节　实验动物的备皮方法

做动物实验时,实验动物的被毛会影响实验操作和观察结果,做实验前应去除手术部位或实验部位的被毛。常用除毛的方法有剪毛、拔毛、剃毛、刮毛和脱毛等。

(一) 剪毛

将动物固定好后,先用蘸有生理盐水的纱布把被毛浸湿,再用剪毛剪刀紧贴动物皮肤剪去被毛。可先粗略剪,然后再细剪。勿用手提起被毛,以兔剪破皮肤。剪下的毛应放入固定的容器内,以避免毛到处乱飞。

(二) 拔毛

大小鼠或家兔静脉和后肢皮内静脉注射、取血时常用此法。将动物固定后,用拇指、食指将所需部位的毛拔去。需要时在拔毛处抹一些液体石蜡或凡士林使血管清晰以利于操作。拔毛法除使手术区域清晰外,还能刺激拔毛区域血管扩张。

(三) 剃毛

大动物作慢性实验时常采用此法。若动物被毛较长,先要将其剪短,用刷子蘸温肥皂水将需剃毛部位的被毛充分浸润透,然后用剃毛刀剃去相应区域的被毛。本法适用于暴露外科手术区。

(四) 刮毛

用水湿润手术区域的被毛,然后用锋利刀片轻轻刮除手术区域的被毛。

(五) 脱毛

采用化学脱毛剂将动物被毛脱去。首先将被毛剪短,然后用棉球蘸取脱毛剂,在所需部位涂一薄层,2～3分钟后用温水洗去脱落的被毛,用纱布擦干,再涂一层油脂即可。此种方法常用作大动物无菌手术、观察动物局部血液循环或其他各种病理变化。常用脱毛剂配方有下列两种:

(1) 硫化钠3份、肥皂粉1份、淀粉7份,加水混合,调成糊状软膏。

(2) 硫化钠8g溶于100ml水中,配成8%硫化钠溶液。

第八节　实验动物体液的采集方法

一、血液的采集

(一) 家兔

1. 耳缘静脉取血　此为最常用的取血方法之一,适用于反复采集少量血液。

(1) 穿刺采血法:操作同兔耳缘静脉注射法,待耳缘静脉充血后,用5号半针头逆血流方向刺入耳缘静脉取血,取血完毕用棉球压迫止血。

(2) 切割采血法:当兔耳部血管被充分扩张后,用粗针头在耳缘静脉末梢端刺破血管待血液漏出取血。

2. 心脏取血　将家兔仰卧位固定,将心脏部被毛剪去,在第3肋间隙胸骨左缘外3mm处插入注射器,垂直刺入心脏,当针头正确刺入心脏时,血会自然进入注射器。注意取血时动作迅速,防止凝血。针尖不可左右摆动以防止伤及心、肺。一次可取血20～25ml,1周后可重复取血。

3. 股静脉、颈外静脉取血　先做股静脉及颈静脉暴露分离手术。做股静脉取血时,从股静脉下端往向心方向刺入血管,徐徐抽动针栓即可取血。抽血完毕用纱布轻压取血部位止血。做颈外静脉取血时,左手拇指按压颈静脉近心端,使颈静脉充盈。右手持注射器从颈静脉近心端,向头端平行刺入血管至分叉处,徐徐抽动针栓即可。一次可取血10ml以上,兔急性实验的静脉取血,用此法较方便。

(二) 小白鼠和大白鼠

1. 剪尾取血　供小量反复采血。首先将动物尾巴置于45～50℃热水中泡数分钟,也可用乙醇或二甲苯反复擦拭,使血管扩张,可得到更多的血。动物麻醉后,将尾尖剪去1～2mm(小白鼠)或5mm(大白鼠),从尾根向尾尖部按摩,血即从断端流出。取血后用棉球压迫止血或用4%液体火棉胶涂于伤口处。

2. 球后静脉丛取血　用此法可采集中等量的血液,且可避免动物死亡。小鼠取血部位为眶静脉窦,大鼠为眶静脉丛。准备10cm长的玻璃管,一端烧制拉成内径为0.5～1mm的毛细管,长约1cm,浸入1%肝素溶液后干燥。取血时左手拇指、食指抓住鼠两耳之间的皮肤使头固定,并轻轻压迫颈部两侧,以阻碍头部静脉回流,使眼球充分外突,右手持玻璃管,将管尖以45°刺入内眦部,向眼底旋转刺入小白鼠2～3mm,大白鼠4～5mm,即切开球后静脉丛,血液自行流入管内(图3-18)。当得到所需的血量后,应解除颈部压力,并将采血器拔出,以防穿刺孔出血。若短期内重复采血,左右两眼轮换更好。体重20～25g的小鼠每次可采血0.2～0.3ml;体重200～300g的大鼠每次可采血0.5～1.0ml。

3. 鼠尾刺血法　鼠装进固定器,漏出尾巴,

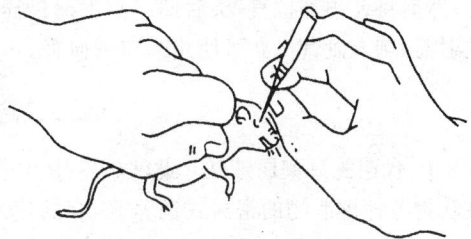

图3-18　小鼠眼球后静脉丛取血法

将鼠尾浸在50℃左右温水中浸泡几分钟或用酒精棉球涂擦鼠尾,使尾部血管充盈,消毒后用连1ml注射器的4号针头,穿刺尾静脉取血。如需反复取血,应先靠近鼠尾末端穿刺,再逐渐向近心端穿刺。大鼠用血量不多时,可采用本法。

4. 断头取血 以左手拇指和食指捉鼠,尽量以指背部紧握大(小)鼠的颈部皮肤,并使动物头朝下倾。右手用剪刀猛剪掉鼠头,让血自由滴入容器。小鼠可采血0.8~1.2ml,大鼠5~10ml。

5. 心脏采血 先将动物深麻醉,打开胸腔,暴露心脏,用针头刺入右心室采血。小鼠0.5~0.6ml;大鼠0.8~1.2ml。若需活体采血,方法与家兔、豚鼠相同。鼠类的心脏较小,心率较快,心脏采血较困难,故很少应用。

6. 大动静脉采血 小鼠和大鼠还可以从颈动、静脉,股动、静脉以及腋下动、静脉采血,方法均为将动物麻醉、固定,暴露所需血管,用注射针平行刺入后吸取所需血液。小鼠的一次采血量可达0.5ml,大鼠可达2.0ml,操作时应防止血液喷溅。

(三)豚鼠

1. 耳缘切割采血 方法与兔相同。

2. 背中足静脉采血 助手固定豚鼠,将其一后肢膝关节伸直,实验者将动物脚背面用酒精消毒,找出背中足静脉后并固定豚鼠的趾端,右手持注射针刺入静脉,抽出注射针后即有血液渗出,呈半球状隆起。采血后即用纱布或脱脂棉压迫止血。反复采血时,两后肢交替使用。

3. 心脏采血 方法与家兔相似。因豚鼠身体较小,可由助手握住前后肢进行采血即可。取血前应探明心脏搏动最强部位做穿刺,针头宜稍细长些,以免发生手术后穿刺孔出血,采血量1周不宜超过10ml。

4. 肌动脉采血 将豚鼠仰位固定在手术台上,腹股沟区剪毛,麻醉后,消毒、切开皮肤,暴露股动脉并进行分离。用镊子提起股动脉于远端进行结扎,近端用止血钳夹住,在动脉中央剪一小孔,插入无菌玻璃小导管,放开止血钳,即可收集血液。一次可采血10~20ml。

(四)犬

1. 前肢内侧皮下头静脉和后肢外侧小隐静脉采血 此法最常用,方法与静脉注射相似,一般一次可采血10~20ml。后肢外侧小隐静脉位于后肢胫部的外侧下1/3,由前侧方向后行走。抽血前,将犬固定在犬架上或使犬侧卧,将抽血部位的毛剪去,消毒皮肤后采血者握紧剪毛区上部使下肢静脉充盈,用连有注射器的6号或7号针头刺入静脉,即可采血。采集前肢内侧皮下的头静脉血时,操作方法基本与上述相同。

2. 股动脉采血 一般不需麻醉,将犬卧位固定,伸展后肢,暴露腹股沟三角动脉搏动的部位,剪毛。用碘酒消毒,左手中指、食指探摸动脉搏动处,右手用5(1/2)号针头由动脉跳动处直接刺入血管,若刺入动脉一般可见鲜红血液流入注射器,有时还需微微转动一下或上下移动一下针头,方见鲜血流入。若刺入静脉,必须重抽。待抽血完毕,迅速拔出针头,用干棉球压迫止血2~3分钟。

3. 颈静脉采血 大量或连续采血时,可采用此法。不需麻醉。将犬取侧卧位固定,剪毛、消毒,然后将犬颈部拉直,头后仰。左手拇指压住颈静脉入胸部位的皮肤,使颈静脉充盈,右手取注射器,刺入血管。亦可使用真空采血管。一次采血量可达50ml。

二、尿液的采集

1. 代谢笼采集尿液法 此法较常用,适用于大、小鼠。代谢笼是一种特别设计的为采集实验动物各种排泄物的密封式饲养笼,有的代谢笼除可收集尿液外,还可收集粪便和动物呼出的CO_2。采用简单的代谢笼即可通过特殊装置收集尿液。由于大、小鼠尿量较少,操作中尿液的损失和蒸发,各鼠膀胱排空不一致等原因,都可造成较大的实验误差,因此一般需收集5小时以上的尿液，然后取平均值。

2. 膀胱导尿法　一般不需要麻醉，导尿时将动物仰卧位固定，用液体石蜡润滑导尿管（一般内径为 0.1～0.15cm，外径 0.15～0.2cm，长 30cm），导管顶端要圆滑，对雄性动物操作较易，由尿道口徐徐插入，进入膀胱后即有尿液流出。由于雌性动物尿道口在阴道前庭，暴露较困难，导尿时需先将外阴扩开。用导尿法导尿可采集到没有污染的尿液。如果严格执行无菌操作，可收集到无菌尿液。此法一般用于犬等较大动物。

3. 输尿管插管采集尿液法　适用于要求准确计量单位时间内实验动物排尿量的实验。打开腹膜，暴露膀胱，将膀胱牵拉至腹腔外，寻其两侧的输尿管。在两侧输尿管近膀胱处用线分别结扎，于结扎处上方剪一小口，向肾脏方向分别插入充满生理盐水的插管，并用线结扎固定，即可见尿液滴出。在切口和膀胱处应盖上温湿的生理盐水纱布。

4. 压迫膀胱法　此法适用于兔、犬等较大动物。动物轻度麻醉后，实验者用手在动物下腹部加压，手法既轻柔又有力。当压力使动物膀胱括约肌松弛时，尿液会自动流出，即可收集。

5. 穿刺膀胱采集尿液法　动物麻醉后固定于手术台上，剪去下腹部耻骨联合之上、腹正中线两侧的被毛，消毒后进行穿刺，入皮后针头应稍改变一下角度，以避免穿刺后漏尿。然后向膀胱方向边缓慢进针边回抽，直到抽到尿液为止。

6. 提鼠采集尿液法　适用于小鼠，鼠类被人抓住尾巴提起即出现排尿反射，以此可采集少量尿液。

三、消化液的采集

（一）唾液

1. 直接抽取法　在急性实验中，可用吸管插入实验动物口腔或唾液腺，直接抽吸唾液，此法简单，但唾液会有杂质混入。

2. 制造腮腺瘘法　在慢性实验中，如收集犬的唾液，用外科手术方法将腮腺导管开口移向颊外，将导管开口的黏膜与周围的皮肤缝合，可收集到较纯净的唾液。

（二）胃液

1. 胃管法　动物麻醉后，将插胃管由口腔经食管插入胃内，收集到胃液，此法适用于犬等大型动物。

2. 胃瘘法　将动物的胃分离出一小部分形成小胃，然后造瘘，可从小胃收集到纯净的胃液，而主胃仍正常消化。该法可在动物恢复健康后，反复采集胃液。在慢性实验中，收集胃液多用此法，如全胃瘘法、巴氏小胃瘘法、海氏小胃瘘法等。

3. 食管瘘　在食管及胃部分别造瘘，从而得到大量纯净胃液。

（三）胰液和胆汁

胰液或胆汁主要是通过对胰总管和胆总管的插管来获得，也可通过制备胰瘘和胆囊瘘来收集。如大鼠的胰管与胆管汇集于一个总管，在其入肠处插管固定，并在近肝门处结扎和另行插管，可分别收集到胰液和胆汁。犬的胰总管在十二指肠降部开口，在紧靠肠壁处切开胰管，可获得胰液。

四、阴道液与精液的采集

（一）阴道液的采集

1. 棉拭子法　将消毒细棉签用生理盐水浸湿后旋转插入动物阴道内，轻轻转动几下后取出，涂片后即可进行镜下观察。

2. 冲洗法　用消毒的光滑滴管吸取少量的生理盐水插入动物阴道内，反复数次的挤出生理盐水后又吸入,取冲洗液滴于玻片上晾干染色镜检。

(二) 精液的采集

1. 人工阴道采集法 可用人工阴道套在雄性动物阴茎上,采集精液。也可将其置入雌性动物的阴道内,采集精液。还可将人工阴道固定在雌性动物外生殖器附近,雄性动物阴茎开始插入时,立即将其阴茎移入人工阴道内。适用体型较大的动物,如犬、猪、羊等。

2. 阴道栓采精法 本法是将阴道栓涂片染色,镜检凝固的精液。阴道栓是精液和阴道分泌物凝固形成的白色稍透明、圆锥形的栓状物,一般交配后 2～4 小时即可在雌鼠阴道口形成。

第九节　实验动物的处死方法

急性动物实验结束后常处死动物。另外,因采取脏器、组织等特殊需要也常处死动物。主要依据动物的种类、动物的大小、取材的手段以及观察的组织结构特点,选用动物处死的方法。

(一) 大白鼠和小白鼠的处死方法

1. 脊柱脱臼法 左手拇指与食指用力向下按住鼠头,右手水平向后拉小鼠的尾巴,当手指感应到"线断"的感觉,即是颈椎脱臼,造成动物的脊髓与脑髓断离,动物立即死亡。

2. 断头法 在鼠颈部用剪刀将鼠头剪掉,鼠因脑脊髓离断且大量出血死亡。

3. 打击法 右手抓住鼠尾并提起,用力摔击鼠头,也可用木槌用力击打鼠头使鼠致死。

4. 急性大出血法 可用鼠眼眶动脉和静脉急性大量失血方法使鼠迅速死亡。

5. 药物致死法 吸入一定量的一氧化碳、乙醚、氯仿等均可导致动物死亡。

(二) 犬、猫、兔的处死方法

1. 空气栓塞法 向动物静脉内注入一定量空气,形成肺动脉或冠状动脉空气栓塞而致死。兔、猫需 20～50ml,犬需 80～150ml。

2. 急性放血法 自动脉(颈动脉或股动脉)快速放血,使动物迅速死亡。犬等大型动物应在轻度麻醉状态下,在股三角做横切口,将股动脉、股静脉全部暴露并切断,即有血液喷出。操作时用自来水不断冲洗切口及血液并用纱布不断擦去股动脉切口周围处的血液和血凝块,保持切口处通畅,动物在 3～5 分钟内即可致死。

3. 破坏延髓法 如果急性实验后,脑已暴露,可用器具破坏延髓使动物死亡。也可用木锤等硬物猛烈打击实验动物头部,使大脑中枢遭到破坏,导致实验动物痉挛并死亡。

4. 开放气胸法 将动物开胸,造成开放性气胸,导致肺萎缩使动物窒息死亡。

5. 化学药物致死法 常用静脉内快速注入一定量的氯化钾溶液,使心肌失去收缩能力,心脏出现迟缓性停跳而死亡。每只成年兔耳缘静脉注入 10%氯化钾溶液 5～10ml;成年犬静脉注入 20～30ml 即可致死亡。也可以给动物的静脉内注入福尔马林溶液,使血液中蛋白凝固,导致全身血液循环严重障碍和缺氧而死。如成年犬静脉注入 10%福尔马林溶液 20ml,即可导致死亡。

6. 过量麻醉致死法 常用于豚鼠和家兔。快速过量注射非挥发性麻醉药,一般所用剂量是深麻醉时的 30 倍,或让动物吸入大量的乙醚,使实验动物中枢神经过度抑制,最终导致死亡。

第十节　实验动物生理指标正常值

实验动物生理指标正常值见表 3-3～表 3-6。

表 3-3　机能实验学实验动物的一般生理指标

动物	体温 (℃)	呼吸 (次/分)	心率 (次/分)	血压 (mmHg)	性成熟年龄 (月)	寿命 (年)
小鼠	37.0～39.0	136～216	400～600	115	1.2～1.7	1.5～2.0
大鼠	38.5～39.5	100～150	250～400	110	28	2.0～2.5
豚鼠	37.8～39.5	100～150	180～250	80	4～6	5～7
家兔	38.5～39.5	55～90	150～220	105/75	5～6	5～7
猫	38.0～39.5	25～50	120～180	130/75	10～12	6～10
犬	38.5～39.5	20～30	100～200	125/70	10～12	10～15

表 3-4　机能实验学实验动物的血液学指标

动物	RBC ($\times10^{12}$/L)	Hb (g/L)	WBC ($\times10^9$/L)	Plt ($\times10^{11}$/L)	白细胞分类(%) 嗜碱性	嗜酸性	中性	淋巴	单核
小鼠	7.7～12.5	120～160	4～12	5～10	0～1	0～0.5	12～44	54～85	15～80
大鼠	7.2～9.6	140～170	5～25	5～10	0～1.5	0～0.6	36～52	65～84	0～5
豚鼠	4.5～7.0	110～150	7～19	6.8～8.7	0～2	2～12	22～50	37～94	3～13
家兔	4.5～7.0	104～156	6～13	3.8～5.2	2～7	0.5～3.5	36～52	30～52	4～12
猫	6.5～9.5	80～138	9～24	1.0～5.0	0～0.5	2～11	44～82	15～44	0.5～7
犬	6.0～9.5	120～178	8～18	1.0～6.0	0～2	2～14	62～80	2～10	3～9

表 3-5　机能实验学实验动物的血液生化指标

指标	犬	家兔	大鼠	小鼠
血非蛋白氮(mg%)	20～44	28～51	20～44	36～117
血清钾(mmol/L)	3.7～5.0	2.7～5.1	3.8～5.4	
血清钠(mmol/L)	129～149	155～165	126～155	
血清钙(mmol/L)	3.8～6.4	5.6～8.0	3.1～5.3	
血清氯(mmol/L)	104～117	92～112	94～110	
血清胆红素(mg%)	0.1～0.3	<0.1	0.1～0.3	

表 3-6　机能实验学实验动物的尿液理化指标

指标	大鼠	家兔	犬	猫	猴
比重	1.040～1.076	1.003～1.036	1.015～1.050	1.020～1.045	1.015～1.065
pH	7.30～8.50	7.60～8.80	6.00～7.00	6.00～7.00	5.50～7.40
总蛋白	1.20～6.20	0.74～1.86	1.55～4.96	3.10～6.82	0.87～2.48
尿素氮	1.00～1.60	1.20～1.50	0.30～0.50	0.80～4.00	0.20～0.70
尿酸	8.00～12.00	4.00～6.00	3.10～6.00	0.20～13.00	1.00～2.00
肌酸酐	24.00～40.00	20.00～80.00	15.00～80.00	12.00～30.00	20.00～60.00
Ca^{2+}	3.00～9.00	12.10～19.00	1.00～3.00	0.20～0.45	10.00～20.00
Cl^-	50.00～75.00	190.00～300.00	5.00～15.00	89.00～130.00	80.00～120.00
Mg^{2+}	0.20～1.90	0.65～4.20	1.70～3.00	1.50～3.20	3.20～7.10
P	20.00～40.00	10.00～60.00	20.00～50.00	39.00～62.00	9.00～20.60
K^+	50.00～60.00	40.00～55.00	40.00～100.00	55.00～120.00	160.00～245.00
Na^+	90.40～110.00	50.00～70.00	2.00～189.00	—	—

第十一节 实验动物药物剂量的换算

给实验动物用药时需要确定所需药物的剂量、给药浓度、给药体积等。下面介绍有关方法。

(一) 给药剂量的确定

为某一目的给某种动物用药时,首先应查阅该药有关的国内外文献。如能查到为同一目的给相同种类动物用药的资料,就可以适当借鉴。如查不到待试动物的合适剂量,但已知人或其他动物的应用剂量,则需要通过换算得到待试动物所需剂量。另外也可参考半效致死量(LD_{50})来设计剂量并进行实验。

一般认为,关于不同种类动物间用药剂量的换算,需按单位体重所占体表面积的比值来进行换算,而不应简单地按体重比例增减。常用的方法有按体重换算和按体表面积换算。

1. 按千克体重折算剂量 已知 A 种动物每千克体重用药剂量,欲估算 B 种动物每千克体重用药的剂量,可通过查表 3-7,找出折算系数(W),再按下式计算:

B 种动物的剂量(mg/kg)$=W\times$A 种动物的剂量(mg/kg)。

表 3-7 动物与人体重的每千克体重等效剂量折算系数

B 种动物或人	A 种动物或人						
	小鼠(0.02kg)	大鼠(0.2kg)	豚鼠(0.4kg)	家兔(1.5kg)	猫(2kg)	犬(12kg)	成人(60kg)
小鼠(0.02kg)	1.0	1.4	1.6	2.7	3.2	4.8	9.01
大鼠(0.2kg)	0.7	1.0	1.14	1.88	2.3	3.6	6.25
豚鼠(0.4kg)	0.61	0.87	1.0	0.65	2.05	3.0	5.55
家兔(1.5kg)	0.37	0.52	0.6	1.0	1.23	1.76	3.30
猫(2kg)	0.30	0.42	0.48	0.81	1.0	1.44	2.07
犬(12kg)	0.21	0.28	0.34	0.56	0.68	1.0	1.88
成人(60kg)	0.11	0.16	0.18	0.304	0.371	0.531	1.0

例 1 已知某药对小鼠的最大耐受量为 20mg/kg,求家兔用该药的剂量。查表 3-7,A 种动物为小鼠,B 种动物为家兔,交叉点为折算系数 $W=0.37$,故家兔用药剂量为 0.37×20mg/kg$=7.4$mg/kg。

2. 按体表面积折算剂量 体表面积折算剂量较按体重更为精确,因不同种属动物体内的血浓度和作用与动物体表面积呈平行关系,按表 3-8。

表 3-8 常用动物与人体表面积比值

	小鼠(20g)	大鼠(200g)	豚鼠(400g)	家兔(1.5kg)	猫(2kg)	犬(12kg)	人(50kg)
小鼠(20g)	1.0	7.0	12.25	27.8	29.7	124.2	332.4
大鼠(200g)	0.14	1.0	1.74	3.9	4.2	17.3	48.0
豚鼠(400g)	0.08	0.57	1.0	2.25	2.4	10.2	27.0
家兔(1.5kg)	0.04	0.25	0.44	1.0	1.08	4.5	12.2
猫(2kg)	0.03	0.23	0.41	0.92	1.0	4.1	11.1
犬(12kg)	0.008	0.06	0.10	0.22	0.24	1.0	2.7
人(50kg)	0.003	0.021	0.036	0.08	0.09	0.37	1.0

例 2　已知一定浓度的某药注射剂给家兔静脉注射的最大耐受量为 4mg/kg,推算人的最大耐受量为多少?

查表 3-8,50kg 人的体表面积为 1.5kg 家兔的 12.2 倍。1.5kg 家兔最大耐受量为 $4 \times 1.5 = 6mg$,那么人的最大耐受量为 $6 \times 12.2 \div 50 = 1.464mg/kg$。取其 1/10～1/3 作为初试剂量。

(二)药物浓度的确定及给药容量的换算

1. 药物浓度表示法　药物浓度是指一定量液体或固体制剂中所含主药的分量。常用的表示法有三种:

(1)百分浓度:按照每 100 份溶液或固体制剂中所含药物的份数来表示的浓度,简写为％。由于药物或溶液的量可以用体积和重量来表示,因而有以下不同的浓度表示方法。

1)重量/体积(W/V)法:此法最常用,是指 100ml 溶液中所含药物的克数,如 5％葡萄糖溶液即每 100ml 含葡萄糖 5g。不加特别注明的药物浓度即指此法。

2)重量/重量(W/W)法:适用于固体、半固体药物,即 100g 制剂中所含药物的克数,如 10％氧化锌软膏即 100g 中含氧化锌 10g。

3)体积/体积(V/V)法:适用于液体药物,是指 100ml 溶液中所含药物的毫升数。如消毒用 75％乙醇溶液即 100ml 溶液中含无水乙醇 75ml,相当于 W/W 法 70％乙醇溶液。

(2)比例浓度:稀溶液的浓度常用此法表示。例如,1∶5000 高锰酸钾溶液是指 5000ml 溶液中含高锰酸钾 1g;1∶1000 肾上腺素即 0.1％肾上腺素。

(3)摩尔浓度(mol/L):1L 溶液中含溶质的摩尔数称为该溶液的摩尔浓度。例如,0.1mol/L NaCl 溶液表示 1000ml 中含 NaCl 5.84g(NaCl 相对分子质量 58.44)。

2. 给药容量的换算

(1)动物实验所用药物的剂量,一般按 mg/kg(或 g/kg)体重计算,应用是从已知药物浓度换算出相当于每千克体重应注射药液量(ml),以便于给药。

例 1　小鼠体重 18g,腹腔注射盐酸吗啡 10mg/kg,药物浓度为 0.1％,应注射多少(ml)?

计算方法:0.1％的溶液每毫升含药物 1mg,剂量为 10mg/kg 相当的容积为 10ml /kg,小鼠应注射盐酸吗啡溶液为 $10 \times 0.018 = 0.18ml$

例 2　盐酸苯海拉明给犬肌内注射时的适当剂量为 2.5mg/kg。现有 1.5％的药液,8.5kg 体重的犬应注射此种药液多少(ml)?

计算方法:8.5kg 犬应当给盐酸苯海拉明 $2.5 \times 8.5 = 21.25mg$

1.5％的药液每 100ml 含药 1.5g,即 1500mg。1ml 含药:1500/100＝15mg

$21.25/15 = 1.42ml$,此即 8.5kg 的犬应肌内注射 1.5％盐酸苯海拉明溶液的容量。

例 3　盐酸吗啡小鼠腹腔注射的剂量为 15mg/kg。现有药液的浓度为 0.1％。体重 17g 的小鼠应注射药液多少(ml)?

计算方法:按 15mg/kg 的剂量计算,17g 体重的小鼠应给药 $15 \times 0.017 = 0.255mg$

$0.255/1 = 0.255ml$。故 17g 体重的小鼠应注射 0.1％的盐酸吗啡溶液 0.26ml。

(2)在动物实验中,有时需根据药物的剂量及某种动物给药途经的药液容量来配制相当的浓度,以便于给药。

例 4　给家兔静脉注射苯巴比妥钠 80mg/kg,注射量为 1ml/kg,应配制苯巴比妥钠的浓度是多少?

计算方法:80mg/kg 相当于 1ml/kg,因此,1ml 药液应含药物 80mg,现算成百分浓度,即 100ml 含 8g,故应配成 8％的苯巴比妥钠。

(3)溶液稀释的换算可按公式 $C_1V_1 = C_2V_2$ 进行换算,即稀溶液浓度(C_1)×稀溶液体积(V_1)＝浓溶液浓度(C_2)×浓溶液体积(V_2)。

例 5 病人需要 5％葡萄糖 500ml,如果用 50％葡萄糖溶液配制,需要多少(ml)?

计算方法:$5 \times 500 = 50 \times V$,$V = 5 \times 500/50 = 50ml$

(4)用混合法将两种已知百分浓度溶液配制百分浓度溶液。此法是把需要配制溶液的百分浓度放在两条直线的交叉点上,把已知溶液的浓度分别放在两条直线的左侧两端,左上角放置较大的百分浓度,而左下角放较小的,然后将每一条直线上把两个数字相减,将其差写在同一直线的右端,所得到的数字分别写在右上角和右下角,便表示出需要配制浓度的溶液份数。

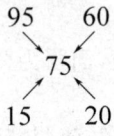

$$
\begin{array}{ccc}
95 & & 60 \\
& \searrow\swarrow & \\
& 75 & \\
& \swarrow\searrow & \\
15 & & 20 \\
\end{array}
$$

例 6 有 95％和 15％的乙醇溶液,需要配制成 75％的乙醇溶液,取 95％乙醇溶液 60 份和 15％乙醇溶液 20 份,两者混合即成 75％乙醇溶液。

若用蒸馏水来稀释已知百分浓度的溶液,配制成所需百分浓度溶液。配制方法如上所述,只是左下角为 0,所得的数字仍写在右上角和右下角,分别表示所需溶液和蒸馏水的份数。

参 考 文 献

秦川 . 2008. 医学实验动物学 . 北京:人民卫生出版社

秦川 . 2010. 实验动物学 . 北京:人民卫生出版社

王钜,陈振文 . 2004. 现代医学实验动物学概论 . 北京:中国协和医科大学出版社

Richardson CA, Flecknell PA. 2005. Anaesthesia and post-operative analgesia following experimental surgery in laboratory rodents: are we making progress? Altern Lab Anim. 33(2):119-127

(王振华　中国医科大学)

第四章　动物实验基本操作技术和方法

第一节　动物实验常用手术器械及使用方法

(一) 手术刀

手术刀通常用于切开皮肤或脏器,根据手术部位和性质的不同,使用不同型号的手术刀和刀柄。刀片的安装与摘取见图4-1、图4-2。手术刀的基本使用方法有两种:持弓法和执笔法,持弓法能控制切开组织的方向和深度,执笔法适用于小范围的组织切开,常见的执刀法见图4-3。

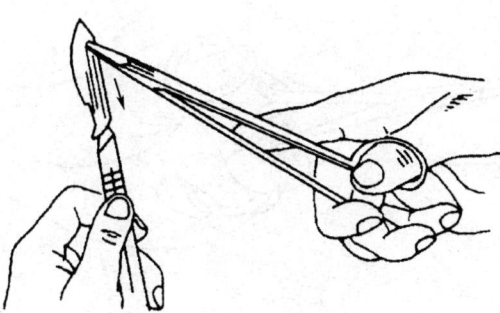

图 4-1　手术刀片的安装

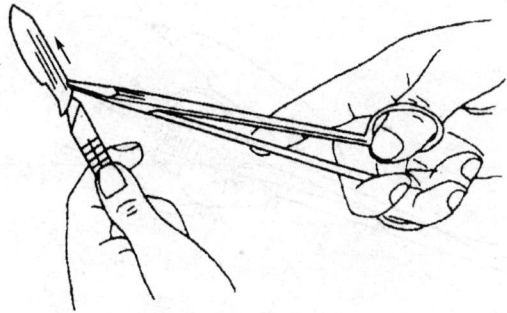

图 4-2　手术刀片的摘取

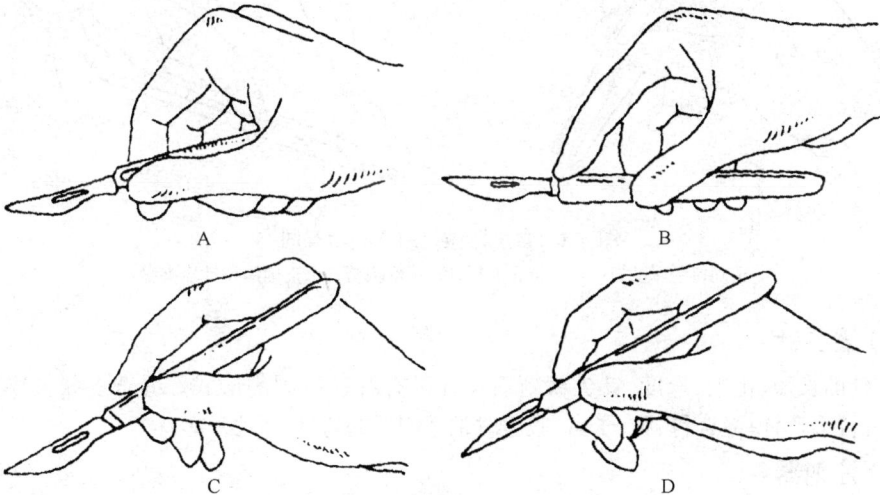

图 4-3　常见的执刀法
A. 持弓式;B. 指压式;C. 执笔式;D. 反挑式

(二) 手术剪

手术剪亦称外科剪,通常用于剪断软组织和分离组织。用剪刀的尖端插入组织间隙,撑开、分离疏松组织。

(三) 手术镊

手术镊通常用于夹住和提起组织，以便于分离、剪断或缝合。有齿镊可夹持较坚韧的组织，如皮肤、筋膜、肌腱等。无齿镊可夹持较脆弱的组织，如血管、神经、黏膜等。

(四) 止血钳

止血钳通常用于止血和分离组织。常用有直、弯、蚊式三种，直止血钳有长短两种，用于夹住浅层血管止血，有时也用于分离组织，牵引缝线等。弯止血钳也有长短两种，用于夹住深部组织或内脏的血管出血点。蚊式止血钳为小型钳，有直、弯两种，用于精细止血和分离组织，而不宜钳夹大块组织。

(五) 持针器

持针器通常是专门咬合缝合针的器械，常用于缝合致密组织及深部组织，无持针器时可用止血钳代替。常用器械使用方法见图 4-4。

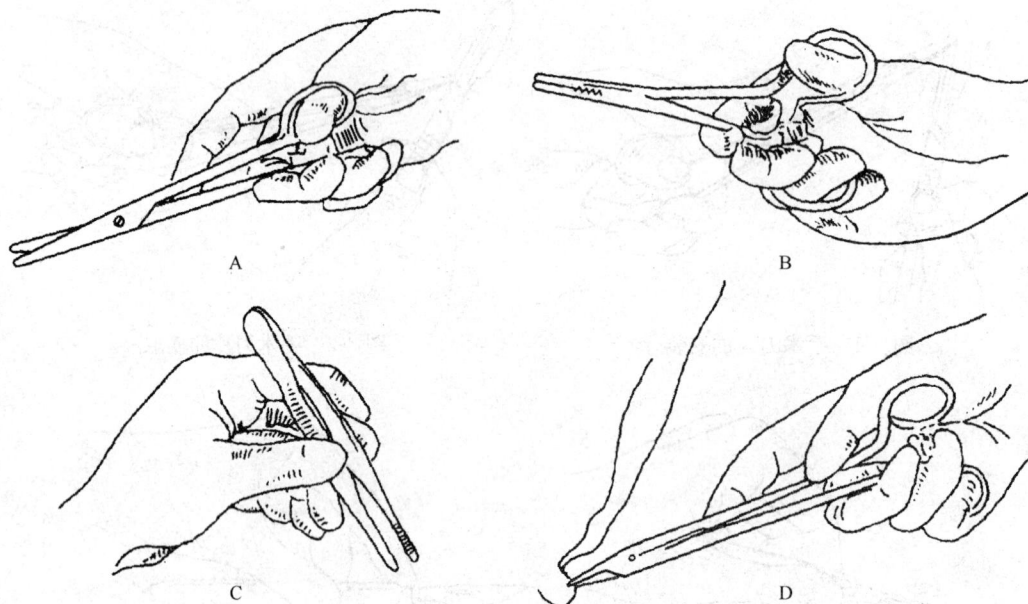

图 4-4　常用器械使用方法示意图
A. 正确持手术剪；B. 正确持止血钳；C. 正确持镊；D. 正确用持针器夹缝针

(六) 缝合针

缝合针的长短、粗细、弯度、针尖横断面及针眼有各种不同的形式。缝合皮肤及厚大肌肉时，常用三棱大弯针；缝合胃、肠、子宫、腹膜时常用圆形的弯针。

(七) 注射器

注射器的针头要尖锐、不弯曲、通气、大小合适、开口光滑，针头套在注射器的接头上，需要经过 90°旋转使之套紧，注射前需排除注射器内的气泡。常用注射器及握持方法图 4-6。常用动物实验器械使用方法见图 4-4。常用动物实验手术器械见图 4-5。

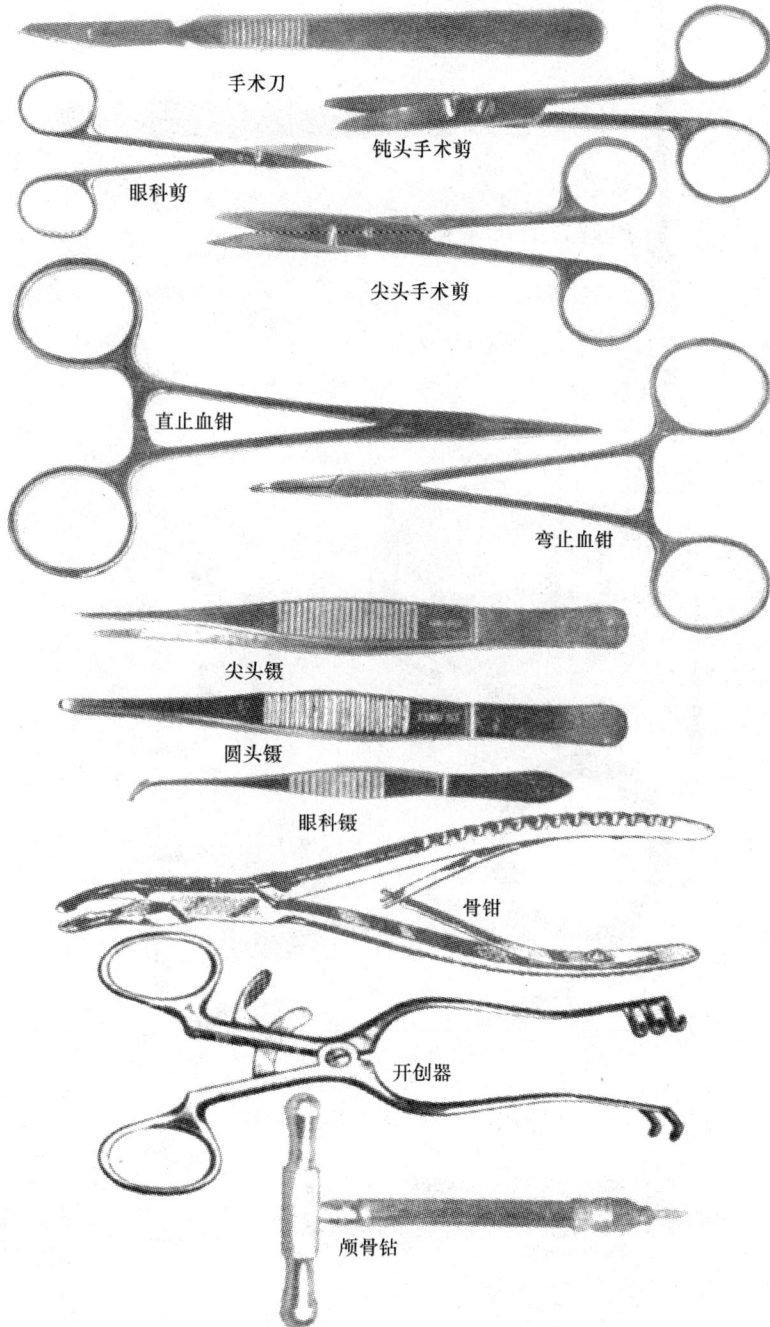

手术刀

钝头手术剪

眼科剪

尖头手术剪

直止血钳

弯止血钳

尖头镊

圆头镊

眼科镊

骨钳

开创器

颅骨钻

探针

锌铜弓

刺激电极

斯氏蛙心插管

蛙心夹　　玻璃分针

滑轮

动脉夹

动静脉插管

气管插管

膀胱插管

麦氏浴槽

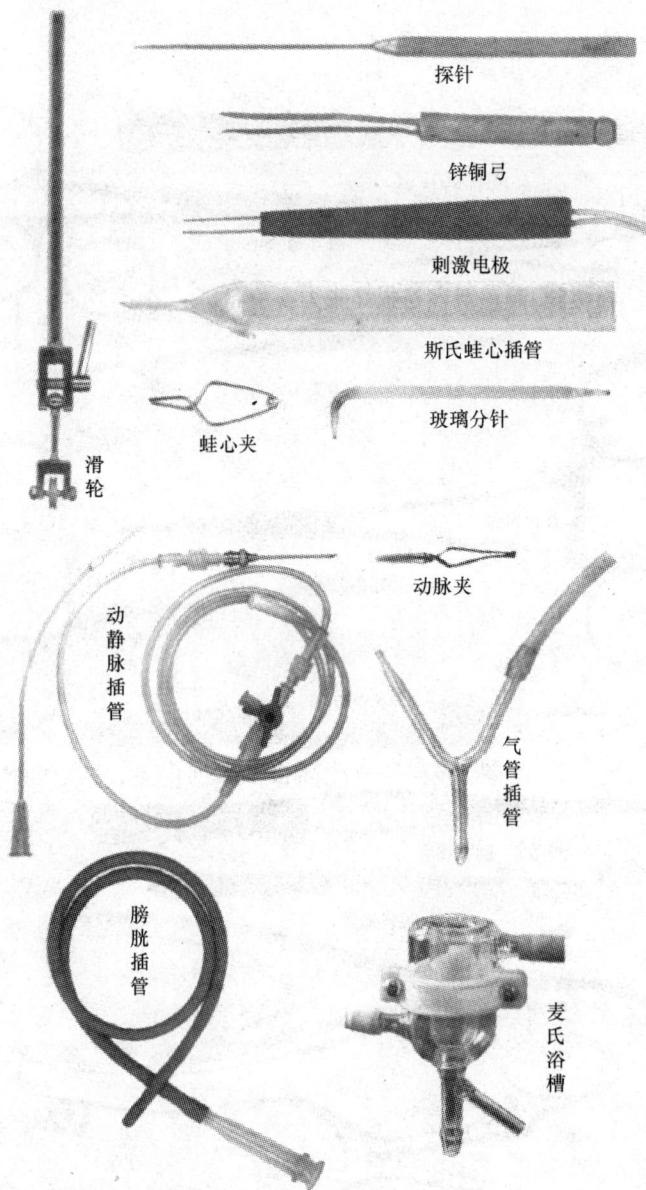

图 4-5　动物实验常用手术器械

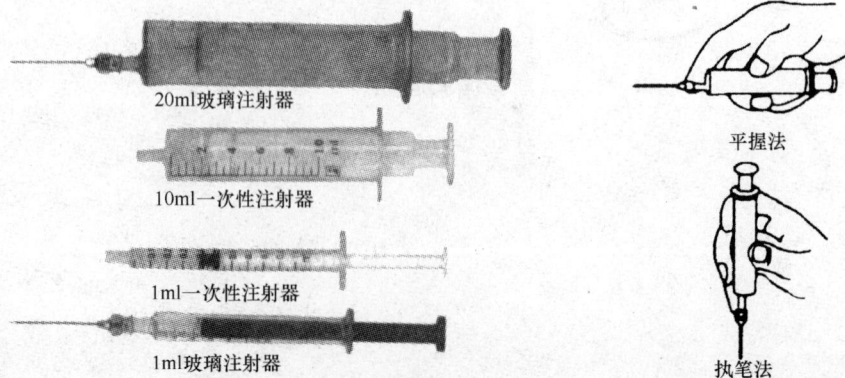

20ml玻璃注射器

10ml一次性注射器

1ml一次性注射器

1ml玻璃注射器

平握法

执笔法

图 4-6　注射器及握持方法

第二节　动物实验常用的手术方法

在机能实验学中以家兔为实验对象进行手术的较多,因此,我们以家兔为例介绍动物实验常用的手术方法。

一、基本操作技术

(一) 切开

切开时先绷紧皮肤,将刀刃与皮肤垂直,用力要得当,切开皮及皮下组织时,要按解剖层次逐层切开,注意止血,避免损伤深层的组织器官。

(二) 止血

止血是手术中的重要环节,直接影响手术部位的显露和手术操作,且关系到术后动物的安全、切口愈合的好坏以及是否造成并发症等,故术中止血必须准确、迅速、可靠。常见的止血方法:

1. 预防性止血　术前 1~2 小时使用可提高血液凝固性的药物,如 10% 氯化钙溶液或 10% 氯化钠溶液等,以减少术中出血。另外,局部麻醉时,还可加用肾上腺素(1000ml 普鲁卡因溶液中加入 0.1% 肾上腺素溶液 2ml),利用其收缩血管的作用,减少手术部位的出血。

2. 术中止血

(1) 压迫止血:用无菌纱布或拧干的温热盐水纱布压迫片刻,注意切勿用纱布擦拭出血部位,以减少组织损伤。

(2) 钳夹止血:用止血钳与血流方向垂直夹住血管断端,一段时间后取下。

(3) 结扎止血:通常用于压迫无效或较大血管的出血。出血点用纱布压迫蘸吸后,用止血钳逐个夹住血管断端,应尽量少夹周围组织,再用丝线结扎止血。注意结扎时,先竖起止血钳,将结扎线绕过钳夹点之下,再将钳放平后钳尖稍翘起,打第 1 个结时边扎紧边轻轻松开止血钳,再打第 2 个结。

(4) 烧烙止血:以烧热的烙铁烧烙血管断端,使血液凝固,止血。

(5) 药物止血:当内脏出血时,可用纱布吸净积血后,将止血粉、云南白药或凝血酶等药物涂撒于创面,稍压 5~10 秒即可。

(三) 组织分离

组织分离的方法包括以下两种:

1. 锐性分离法　用刀、剪等锐性器械作直接切割,该法用于皮肤、黏膜、各种组织的精细解剖和紧密粘连的分离。

2. 钝性分离法　用刀柄、止血钳、剥离器或手指等分离肌肉、筋膜间隙的疏松结缔组织的方法。软组织分离要求按解剖层次逐层分离,保持视野干净、清楚,原则上以钝性分离为主,必要时也可使用刀、剪。

(1) 结缔组织的分离:用止血钳插入撑开,做钝性分离。对薄层筋膜,确认没有血管时可使用刀剪。对厚层筋膜,因内含血管不易透见,不要轻易使用刀剪。使用止血钳做钝性分离时,应慢慢地分层,由浅入深,避开血管,若需用锐器,应事先用两把血管钳做双重钳夹,再在两钳之间切断。

(2) 肌肉组织的分离:应在整块肌肉与其他组织之间,一块与另一块肌肉分界处,顺肌纤维方向做钝性分离,肌肉组织内含小血管,若需切断,应事先用血管钳做双重钳夹,结扎后才可剪断。

（3）血管神经的分离：顺其直行方向，用玻璃分针小心分离，切忌横向拉扯。

（四）缝合

缝合通常有单纯缝合、内翻缝合和外翻缝合三种方法，每种方法缝合又可区分为间断缝合和连续缝合。间断缝合中最常用的基本形式是结节缝合，用于皮肤、肌肉、筋膜等张力大的组织缝合。结节缝合中一种特殊形式是减张缝合，用于缝合皮肤，可与普通结节缝合并用，其特点是缝线的进出孔距创口边缘较远（2～4cm），或在打结前装上纱布圆枕，以减少组织张力，防止组织被缝线撕裂。注意缝合前应彻底止血，并清除腔内异物、凝血块及坏死组织。缝针的入孔和出孔要对称，距创口边缘0.5～1cm。缝线要松紧适宜。打结最好集中于创缘的同一侧。必要时考虑做减张缝合和留排液孔。缝合时需遵守无菌操作常规。外部创口缝线经一定时间（7～14天）后需拆除。创口化脓时，根据需要拆除全部或部分缝线。拆线前，在缝合处，尤其在缝线和针孔上，需用碘酒、乙醇消毒。

二、颈 部 手 术

颈部手术比较常见的有颈外静脉、颈总动脉和气管的暴露、分离及相应的插管术。术前首先应了解颈部的解剖。大鼠、兔、猫和犬的颈部解剖结构比较相似（图4-7）。

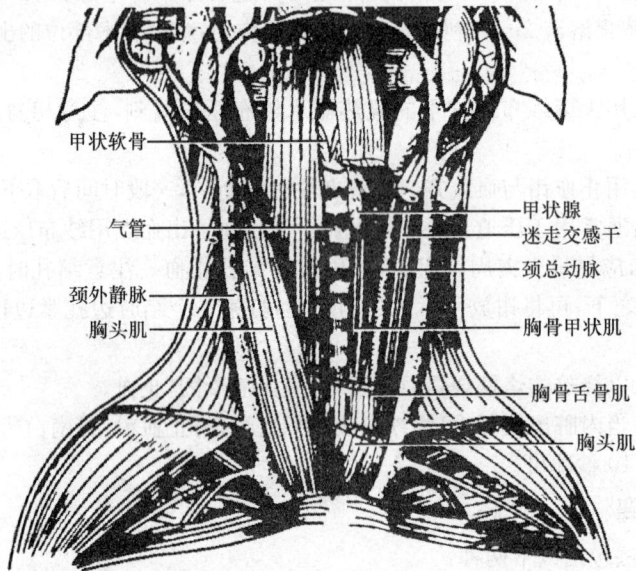

甲状软骨
气管
颈外静脉
胸头肌

甲状腺
迷走交感干
颈总动脉
胸骨甲状肌
胸骨舌骨肌
胸头肌

图4-7　犬颈部解剖结构（右侧颈部浅层、左侧颈部深层）

（一）气管切开及气管插管术

气管插管通常用于气道压力、通气量测定以及给动物进行人工呼吸。

1. 麻醉、固定和备皮　动物麻醉后仰卧固定，颈部手术部位剪毛。

2. 切开皮肤　用止血钳提起两侧皮肤，距胸骨上1cm处的正中线剪开皮肤约1cm的切口，用止血钳贴紧皮下向头部钝性分离皮下筋膜，再用钝头剪刀剪开皮肤5～7cm。用止血钳提起皮肤并分离结缔组织，将皮肤向外侧牵拉。

3. 气管分离　气管位于颈腹正中位，全部被胸骨舌骨肌和胸骨甲状肌所覆盖，用玻璃分针或止血钳插入左右两侧胸骨舌骨肌之间，做钝性分离，将两条肌肉向两外侧缘牵拉并固定，再在喉头以下分离气管两侧及其与食管之间的结缔组织，使气管游离，并在气管下穿两根较粗结扎线。

4. 气管插管　提起结扎线,用手术刀或手术剪在甲状软骨下缘1～2cm处的气管两软骨环之间横向切开气管前壁(横切口不能超过气管口径的一半),再用剪刀向气管的头端做一0.5cm纵向切口,呈"⊥"形,如气管内有血液或分泌物,应先用棉签擦净,将气管插管由切口处向胸腔方向插入气管腔内,用一结扎线结扎导管,结扎线绕插管分叉处一圈打结固定,另一结扎线将头端的气管切口结扎,以免气管切口处渗血。气管插管法见图4-8。

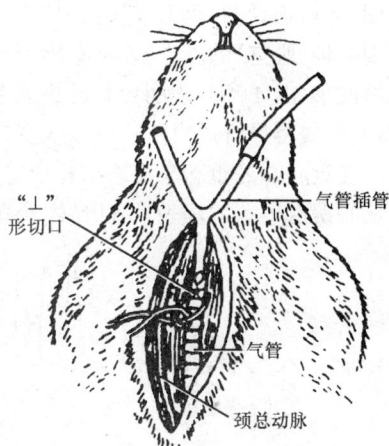

图 4-8　家兔气管插管

(二)颈外静脉和右心导管插管术

颈外静脉插管通常用于注射、取血、输液和中心静脉压测量。

1. 麻醉、固定和备皮　动物麻醉后仰卧固定,颈部手术部位剪毛。

2. 切开皮肤　用止血钳捉起两侧皮肤,距胸骨上1cm处的正中线剪开皮肤约1cm的切口,用止血钳贴紧皮下向头部钝性分离皮下筋膜,再用钝头剪刀剪开皮肤5～7cm。用止血钳提起皮肤并分离结缔组织,将皮肤向外侧牵拉。

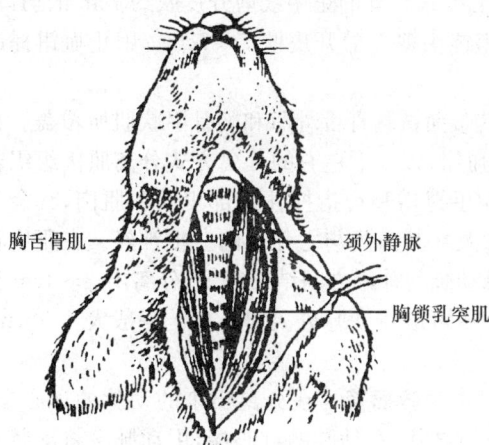

图 4-9　颈外静脉位置示意图

3. 颈外静脉分离　用左手拇指和食指捏住颈部左侧缘皮肤切口,其余三指从皮肤外向上顶起外翻,可清晰的看见位于颈部皮下,胸骨乳突肌外缘的颈外静脉(图4-9)。沿血管走向,用玻璃分针钝性分离颈外静脉两侧的皮下筋膜,使其游离3～5cm,在血管的远心端穿丝线,在靠近锁骨端用动脉夹夹闭颈外静脉的近心端,待血管内血液充盈后用手术线结扎颈外静脉的远心端。

4. 颈外静脉插管　靠远心端结扎线处用眼科剪向心方向呈45°在静脉上剪一"V"形小口(约为管径的1/3或1/2),用弯型眼科镊挑起血管切口,向心脏方向插入插管2.5cm(图4-10)。用线将血管和插管结扎在一起,此线在插管固定处打一活结,绕插管两圈打结固定。

5. 右心导管插管　测量颈外静脉的远心端结扎点到心脏的距离,并在心导管上做好标记,作为插入导管长度的参考。靠远心端结扎线处用眼科剪向心方向呈45°在颈外静脉上剪一"V"形小口(约为管径的1/3或1/2),用弯型眼科镊挑起血管切口,向心插入导管2.5cm。用线将血管和插管结扎,去掉动脉夹(结扎血管的结既要血管切口处无渗血,又要使心导管可以继续顺利地插入),打开三通阀。将心导管向心沿血管平行方向轻缓地推送导管5～7cm。如在此处固定心导管,可测量中心静脉压。监视计算机-生物机能实验系统上波形,向前推送导管5～6cm,此时会

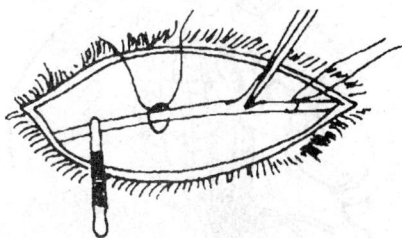

图 4-10　颈总动脉插管示意图

遇到(接触锁骨的)阻力,应将心导管提起呈 45°的角度后退约 0.5cm,再继续插入导管,插管时出现一种"脱空"的感觉,表示心导管已进入到右心房。计算机—生物机能实验系统出现右心房压力波形(图 4-11),表明导管已进入右心房。如导管推送的长度超过标记处,导管仍未进入心房,此时应将导管退出 1~2cm,改变导管方向后再推送导管,可反复多次,直至导管进入心房。

在近心端处重新牢固地结扎血管。在远心端处将结扎血管的线再结扎到导管上,可防止导管从心房滑出。清理手术视野,闭合颈部皮肤。

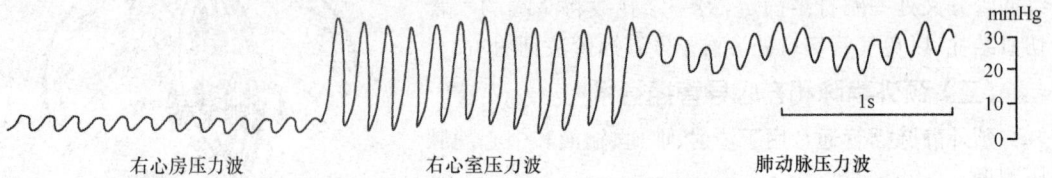

右心房压力波　　右心室压力波　　肺动脉压力波

图 4-11　右心各部位血压波形图

(三) 颈总动脉和左心导管插管术

颈总动脉和左心导管插管通常用于动脉血压、心功能测定和采集动脉血。

1. 麻醉、固定和备皮　动物麻醉后仰卧固定,颈部手术部位剪毛。

2. 切开皮肤　用止血钳提起两侧皮肤,距胸骨上 1cm 处的正中线剪开皮肤约 1cm 的切口,用止血钳贴紧皮下向头部钝性分离皮下筋膜,再用钝头剪刀剪开皮肤 5~7cm。用止血钳提起皮肤并分离结缔组织,将皮肤向外侧牵拉。

3. 颈总动脉分离　颈总动脉位于气管外侧,其腹面被胸骨舌骨肌和胸骨甲状肌所覆盖。在这 2 条肌肉组织的汇集点上插入玻璃分针或弯止血钳,以上下左右的分离方式分离肌肉组织若干次后,分离左、右胸骨舌骨肌和胸骨甲状肌,用左手拇指和食指捏住颈部皮肤和肌肉,其余三指从皮肤外向上顶起外翻,可清晰的看见颈总动脉及在其内侧与之伴行的三根神经。在距甲状腺下方较远的部位,右手用玻璃分针轻轻分离颈总动脉与神经之间结缔组织,分离出 3~4cm 长的颈总动脉,在其下穿两根线备用。动脉插管前应尽可能将动脉分离得长些。一般犬 4~5cm,兔 3~4cm,豚鼠和大白鼠 2~3cm。

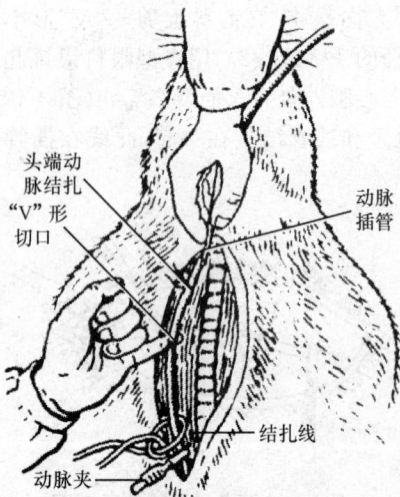

头端动脉结扎
"V"形切口
动脉插管
结扎线
动脉夹

图 4-12　颈总动脉插管

4. 颈总动脉插管　在分离出来的动脉的远心端,用线将动脉结扎,在动脉的近心端,用动脉夹将动脉夹住,以阻断动脉血流。两者之间的另一线打一活结。在紧靠结扎处的稍下方,用眼科剪向心方向与动脉呈 45°在动脉上做一"V"形切口,切口约为管径的 1/2,用弯型眼科镊夹提切口边缘,将动脉插管由切口向心脏方向插入动脉约 2.5cm 后(图 4-12)。用备用线将插管固定于动脉血管内。并将余线结扎于插管的固定环上以防滑出。然后将插管放置稳妥,适当固定,以免扭转。去掉动脉夹,打开三通阀,观察动脉血压波形。

5. 左心导管插管　测量颈总动脉的远心端结扎点到心脏的距离,并在心导管上做好标记,作为插入导管长度的参考。靠远心端结扎线处用眼科剪向心方向呈 45°在颈动脉上剪一"V"形小口(约为管径的 1/3 或 1/2),用弯形眼科镊提起血管切口边缘,向心方向插入导管 2.5cm。用线将血管和插管结扎,去掉动脉夹(结扎血管的结既要血管切口处无渗血,又要使心导管可以继续顺利地插入),打开三通阀。从计算机生物机能实验系统上的波形,可以看到动脉压的曲线图形变化。当心导管到达主动脉入口处时,即可感觉到脉搏搏动,继续推进心导管。若遇到较大阻力,切勿强行推入,此时可将心导管略微提起少许,再顺势向前推进。如此数次可在主动脉瓣开放时使心导管进入心室。插管时出现一种"脱空"的感觉,表示心导管已进入到心室部位。同时,在计算机屏幕上也立即可以见到血压波幅将突然下降,脉压差则明显加大的心室压力波形(图4-13)。

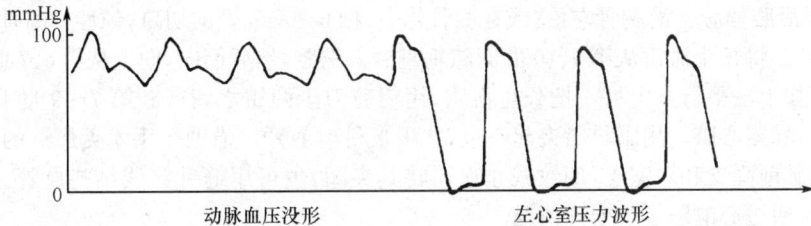

图 4-13　动脉血压和左心室压力波形

(四) 颈部神经分离

1. 麻醉、固定和备皮　动物麻醉后仰卧固定,颈部手术部位剪毛。

2. 切开皮肤　用止血钳捏起两侧皮肤,距胸骨上 1cm 处的正中线剪开皮肤约 1cm 的切口,用止血钳贴紧皮下向头部钝性分离皮下筋膜,再用钝头剪刀剪开皮肤 5～7cm。用止血钳提起皮肤并分离结缔组织,将皮肤向外侧牵拉。

3. 神经分离

(1) 颈部主动脉神经(减压神经)、迷走神经和交感神的分离方法:右手持玻璃针在腹面胸骨舌骨肌和胸骨甲状肌的汇集点上插入玻璃分针或弯止血钳,以上下左右的分离方式分离肌肉组织若干次后,分离左、右胸骨舌骨肌和胸骨甲状肌,用左手拇指和食指捏住颈部皮肤和肌肉,其余三指从皮肤外向上顶起外翻,可清晰的看见总动脉及在其内侧与之伴行的三根神经。最粗白色者为迷走神经;较细呈灰白色者为颈部交感神经干;最细者为主动脉神经,位于迷走神经和交感神经之间,但位置常有变异。用玻璃分针在气管外侧距血管神经鞘 0.5cm 处分离筋膜并从血管神经鞘下穿过,在血管神经鞘外侧穿破筋膜,用眼科镊在血管神经鞘下穿一线,此线可防止血管神经鞘被打开后神经与筋膜、结缔组织混淆。根据三根神经的特点,用玻璃分针按先后次序将主动脉神经、迷走神经和交感神经逐一分离 2～3cm,各穿两根线,打虚结备用。神经分离完毕,及时用生理盐水润湿,并闭合伤口。

(2) 颈部膈神经的分离方法:用止血钳在颈外静脉和胸骨乳突肌之间向深处分离,分离到气管边缘近脊柱处,可见到较粗的臂丛神经从外方行走,在臂丛的内侧有一条较细的神经-膈神经,该神经大约在颈下 1/5 处横跨臂丛并与臂丛交叉,向内侧、后向行走,用玻璃分针细心地将膈神经分离出 1～2cm,在神经下穿一线,打活结备用。

三、胸 部 手 术

(一) 夹闭后腔静脉

1. 麻醉、固定和备皮　动物麻醉后仰卧固定于手术台,右侧胸壁手术部位剪毛。

2. 气管插管　为保证正常呼吸,需先做气管插管,连接呼吸机。

3. 夹闭后腔静脉　沿胸骨右沿做 6～7cm 长的切口,钝性分离骨骼肌,暴露第 7～9 肋骨。将长止血钳从第 9、10 肋间隙垂直插入胸腔,然后倒向,向上从第 6、7 肋间隙穿出并夹紧。再如上法平行夹上另一把长止血钳,用粗剪刀于两钳之间剪断第 7～9 肋骨。将两钳向两侧拉开,暴露心脏,于其背下方找到后腔静脉,用套上胶管保护的纹式止血钳或动脉夹将后腔静脉的大部分或全部夹闭。

(二)夹闭冠状动脉分支

1. 麻醉、固定和备皮   动物麻醉后仰卧固定于是兔台,右侧胸壁手术部位剪毛。

2. 气管插管   为保证正常呼吸,需先做气管插管,连接呼吸机。

3. 夹闭后腔静脉   沿胸骨左沿(或在胸骨体上)做 6～7cm 长的切口,钝性分离骨骼肌,暴露第 7～9 肋骨。将长止血钳从第 9、10 肋间隙垂直插入胸腔,然后倒向,向上从第 6、7 肋间隙穿出并夹紧。再如上法平行夹上另一把长止血钳,用粗剪刀于两钳之间剪断第 7～9 肋骨。将两钳向两侧拉开,暴露心脏。用眼科镊夹起心包,并用眼科剪剪开。借助于手术无影灯的光,看清家兔心冠状动脉前降支和左室支,用纹式止血钳将其夹闭,也可用缝针穿线结扎血管。这样可造成心肌梗死,通过心电图了解梗死情况。

四、腹 部 手 术

腹部手术通常用于输尿管、膀胱插管和尿道插管以及肠系膜微循环观察等。膀胱、输尿管和尿道插管都用于收集尿液,它们各有特点,用于不同的动物和不同的实验。

(一)胆总管插管

1. 麻醉、固定和备皮   用 20 ‰氨基甲酸乙醋溶液 1g/kg 剂量行耳缘静脉麻醉,动物仰卧固定,行颈迷走神经分离术。用左手绷紧腹部皮肤,用粗剪刀紧贴皮肤,将腹部被毛剪去。

2. 打开腹腔   术者先用左手拇指和另外四指绷紧腹部皮肤,左手持手术刀沿剑突下正中切开长约 10cm 的切口,用止血钳将皮肤与腹壁分离,用手术刀或手术剪沿腹白线自剑突向下切开长约 10cm。

3. 胆总管插管   打开腹腔,用手轻轻地将肝脏向胸腔部位推移,将胃向左下方推移,找到胃幽门端,将胃幽门端向左下方翻转,可见与胃幽门连接的十二指肠其始部有一圆形隆起,与圆形窿起相连向右上方行走的一黄绿色较粗的肌性管道,则为胆总管。用玻漓分针在近十二指肠处仔细分离胆总管并在其下方置一棉线(或用圆形缝计在胆总管穿线),轻轻提起胆总管,在靠近十二指肠处的胆总管用眼科剪与胆总管呈 30°剪一斜口,向右与胆总管相平行方向插入直径 1.5mm 聚乙希管结扎固定。管子插入胆总管后,可见绿色胆汁从插管流出,如不见胆汁流出,可按压胆囊,如仍不见胆汁流出,则可能是未插入胆总管内,应取出重插。

(二)十二指肠插管

1. 固定、备皮和麻醉   取家兔一只,称重,仰卧位固定于兔手术台上。自剑突下沿腹壁正中线皮下注射普鲁卡因(8ml/只)浸润麻醉,并做约 10cm 切口。

2. 打开腹腔   暴露胃和小肠。用两对皮钳夹住腹壁,把切口的两缘向外上方提起,形成一皮兜。

3. 十二指肠插管   沿胃幽门向下找到十二指肠。选择十二指肠肠壁上的某一血管较少的部位用细线做荷包缝合,在其中用眼科剪刀剪一 3mm 长的小切口,将导尿管从切口处向十二指肠远端方向插入约 5cm 并结扎固定,然后用皮钳对合夹住腹壁切口,关闭腹腔。

(三)膀胱插管

1. 麻醉、固定和备皮   动物麻醉后仰卧固定于手术台。耻骨联合以上下腹部剪毛。

2. 打开腹腔   于耻骨联合上沿 0.5cm 处沿正中线做长度为 3～5cm 皮肤切口,即看见腹白线,沿腹白线切开,也可以用止血钳或镊子在腹白线两侧夹住肌肉轻轻提起,用手术剪剪开一小口。然后,左手示指和中指从小口伸入腹腔并分开,右手用手术剪在两指间向上、向下剪开腹壁,长度为 3～4cm(图 4-14)。此时如膀胱充盈极好辨认,如膀胱空虚则可根据解剖位置和形状找到。

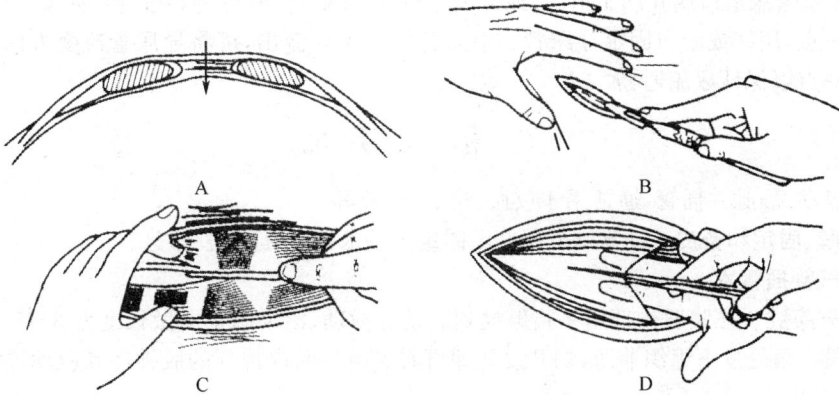

图 4-14　腹部切口方法示意图
A. 腹正中切口正确位置;B. 用手术刀切开皮肤;C. 沿腹白线开腹;D. 用手术剪开腹手法

3. 轻轻将膀胱移出腹腔　用两把止血钳相距 0.5cm 对称地夹住膀胱顶,用手术剪在膀胱顶部血管少的地方做一小横切口,将准备好的膀胱插管插入膀胱(图 4-15),尽量使漏斗状的插管口对准输尿管的开口。然后将在膀胱顶部与膀胱插管一并结扎,膀胱插管的另一端接到受滴器上。

(四) 输尿管插管

1. 暴露输尿管　按照上述膀胱插管的手术步骤将膀胱拉出腹腔,用镊子夹住膀胱顶将其向前向下翻移出腹腔),于膀胱底部膀胱三角的两侧找到。如果周围脂肪太多,可以用手先触摸到输尿管后,再用玻璃分针仔细分离出一段输尿管并穿线备用。

2. 输尿管插管　用左手小指托起输尿管,右手持眼科剪与输尿管成 45°做"V"形切口剪开输尿管壁,将已经充满液体的输尿管插管向肾方向插入并结扎固定(图 4-16)。

行输尿管插管术时需注意以下事项:

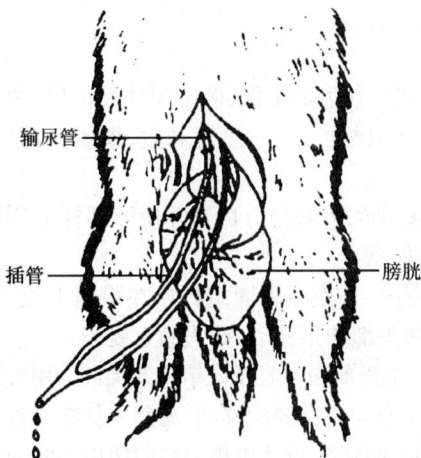

图 4-16　输尿管插管

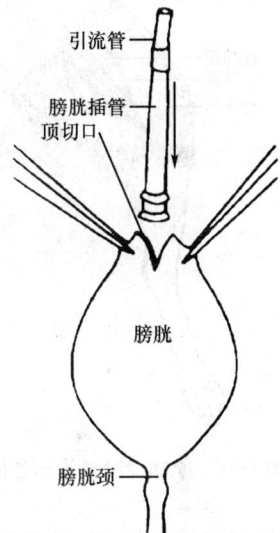

图 4-15　膀胱插管示意图

(1) 寻找输尿管时,一定要记清解剖位置和比邻关系,切忌将输精(卵)管或血管误当输尿管。

(2) 输尿管插管插入输尿管管腔的手术操作应轻柔、快捷、准确无误。

(3) 输尿管要保持通畅,避免扭曲。如有出血现象,可向内注入一点肝素溶液,以防止凝血块阻塞输尿管插管。

(4) 术后要用温热盐水纱布覆盖切口,避免损伤性尿闭的发生。

(五) 尿道插管

尿道插管是收集尿液最简单的方法,可用于反映较长时间尿量变化的实验,雄兔比雌兔更易操作。

(1) 选择了合适的导尿管以后,在其头端约 12cm

长度涂上液体石蜡,以减小摩擦。

(2) 在家兔尿道口滴几滴丁卡因(地卡因)进行表面麻醉,然后将导尿管从尿道口插入,见尿后再插入一点,用线或胶布固定导尿管。中途若发现无尿流出,可将导尿管改变方向,或向外、向内进退一点以保证尿流通畅。

五、股 部 手 术

分离股动、静脉并插管,通常用于放血、输血、输液等。

1. 麻醉、固定和备皮 动物麻醉后仰卧固定于手术台,颈部和股部剪毛。

2. 行气管插管术

3. 打开腹腔 在腹股沟部用手指触摸到股动脉搏动,沿动脉走向做长度为 3~5cm 的皮肤切口。因股三角处皮下组织菲薄,切开皮肤即可看见由外向内排列的股神经和股动、静脉(图 4-17)。

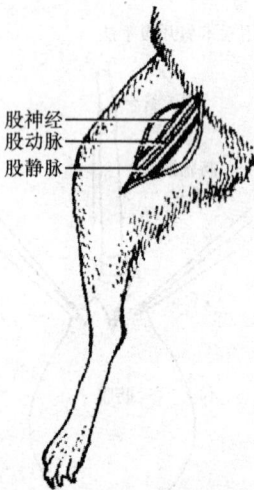

股神经
股动脉
股静脉

图 4-17 股部神经血管示意图

4. 血管神经分离 用玻璃分针首先将股神经分离出来,然后再分离股动脉与股静脉之间的结缔组织(勿损伤血管小分支),如有渗血或出血的情况需要及时止血,分离出血管 2~3cm,在其下面穿入 2 根手术线备用。当确定游离的血管有足够的长度时结扎血管的远心端,待血管内血液充盈后再在近心端用动脉夹夹闭血管。

5. 股动、静脉插管 靠近远心端血管结扎线 0.3cm 处,用医用眼科直剪呈 45°剪开血管直径的 1/3,用弯型眼科镊夹住切口游离尖端并挑起,插入血管导管 2~4cm,在近心端结扎血管导管、放开动脉夹。利用远心端的结扎线再次结扎插管导管。

行股动、静脉插管术时需注意以下事项:

(1) 股静脉壁较薄,弹性小,插管时易刺破血管壁,插管前一定要检查导管顶部是否光滑,是否过尖。

(2) 腹股沟区的股动脉段常有分支,如分离遇较大阻力,应注意是否有分支,不可盲目用力,以防撕裂血管,引起出血。

(3) 股动、静脉本身较细,手术刺激又容易引起血管痉挛,可在局部滴普鲁卡因加以缓解。

(4) 股动脉和股静脉可分离的部分较短,再分离及再插管较为困难,故插管要求尽量一次成功。

六、脑立体定位术

动物的颅骨外部标记与颅内结构的位置关系相对固定,利用定位仪,确定颅外标记后,便可按立体定位图谱提供数据,把电极准确插到颅内脑深部组织部位,从而进行刺激、损毁、引导以及注射药物等,以研究脑组织功能或药物对脑功能的作用。

1. 插入耳杆 将耳杆插入麻醉动物两外耳道内(注意动物外耳道方向),并使两耳杆上刻度相同,耳杆刻度朝后上方。若固定紧,动物头部不会出现松动。

2. 固定下颌 将动物上门齿放进上门齿固定板的槽内,并使眼眶固定杆压在眼眶下线,将动物两侧方夹紧后旋紧固定螺丝。此时若用力压、推动物头部均不移动,即为固定妥当。

3. 确定 3 个标准平面及电极方向 沿中线切开头皮,暴露前囟中心及人字缝的尖部。用安装在电极移动架上的电极进行各平面的校正,微电极从前囟中心向人字缝尖移动,观察矢状缝是否在正中线上,头部左右是否对称,并记录从前囟中心到人字缝间的距离,读下电极尖在前囟中心时的各方位读数,即得到作为水平坐标面(HO)、矢状坐标面(LO)、冠状坐标面(APO、FO)的数据(图 4-18)。

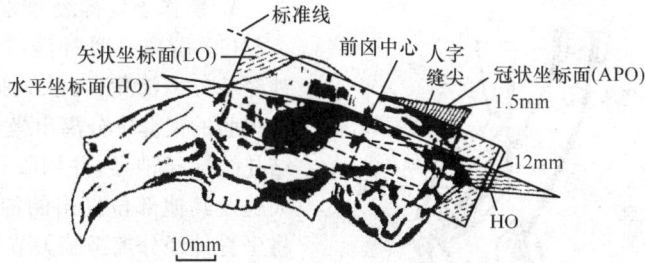

图 4-18 兔头位置的各标准面

第三节 动物实验标本制备方法

(一) 蛙坐骨神经-腓肠肌标本的制备

【操作步骤】

1. 破坏神经系统 以左手握住蟾蜍,食指压住其头部并略下弯,将探针自枕骨大孔插入,向前搅毁脑,将探针退出至枕骨大孔处,转向后刺入椎管,捻动探针使其逐渐刺入整个椎管内,完全捣毁脊髓。如果蟾蜍中枢神经破坏完全,其全身肌肉则完全松弛(图 4-19)。

2. 剪断躯干上部及内脏 左手握住蟾蜍后肢,此时躯干上部及内脏即全部下垂。右手持粗剪刀在骶髂关节上 1cm 处剪断脊柱,沿脊柱的断口将两侧腹壁的皮肤及肌肉剪开,剔除前肢及内脏。注意勿伤两侧下行的坐骨神经丛。

3. 剥皮 剪去肛门周围的皮肤,并剥去两后肢的皮肤(图 4-20)。剥皮时用任氏液浸湿的棉球保护好坐骨神经丛。将去皮的两后肢标本放在盛有任氏液的培养皿中,将手和手术器械洗净。

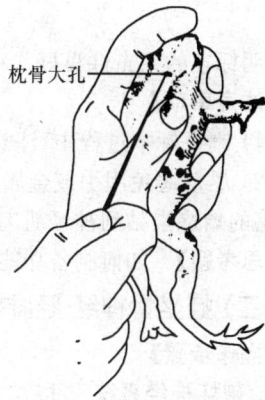

图 4-19 用探针损毁蟾蜍脑和脊髓

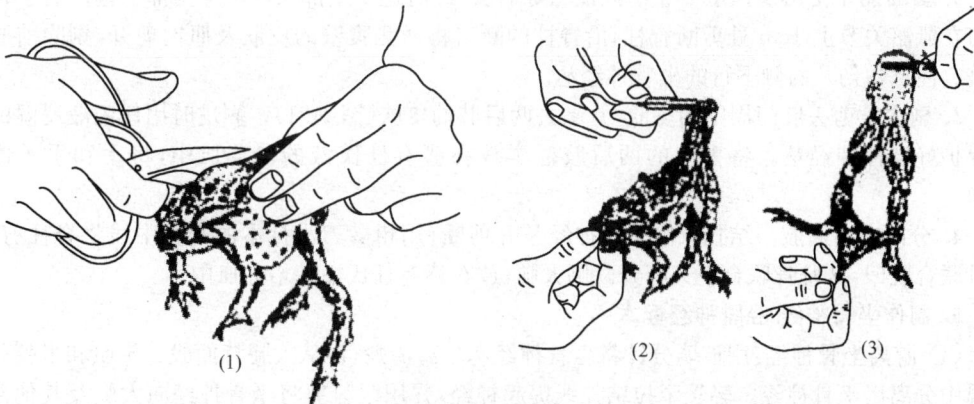

图 4-20 蟾蜍坐骨神经标本制作过程
(1)剪断脊柱;(2)剪除前肢和内脏;(3)剥皮

4. 分离左右后肢 结扎双侧坐骨神经丛并剪断,用粗剪刀沿标本的脊柱中线将脊柱剪开;耻骨联合脱臼,从耻骨联合中央剪开两侧大腿,放在盛有任氏液的培养皿中。

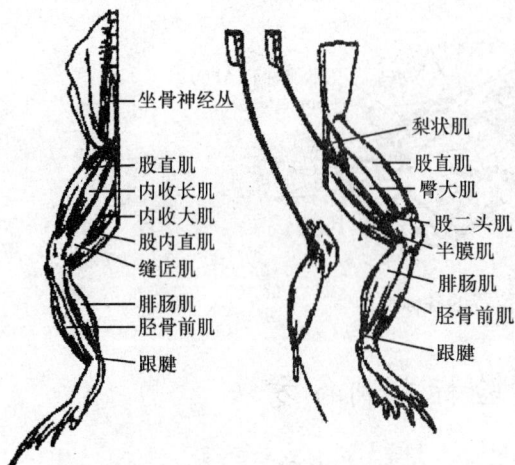

图 4-21 蟾蜍坐骨神经腓肠肌标本

5. 制作坐骨神经-腓肠肌标本

（1）游离坐骨神经：用玻璃分针将坐骨神经丛分离清楚，再从大腿背面股二头肌和半膜肌的夹缝中分离出坐骨神经。轻轻牵拉结扎线提起神经，并用眼科剪将坐骨神经向大腿及其他部位发出的神经分支剪断，一直将坐骨神经分离至膝关节为止（图 4-21）。

（2）完成坐骨神经-腓肠肌标本：先分离腓肠肌的跟腱，用线结扎，自跟腱的附着点剪断。此时，提起结扎线便可将腓肠肌剥离出来。将小腿其余部分剪去，保留约长 1cm 的股骨。剔除附着于骨上的其他肌肉后即完成蟾蜍坐骨神经腓肠肌标本的制备（图 4-21）。

6. 标本的验查 用锌铜弓轻轻地与坐骨神经接触，如果标本制作完好，肌肉立即收缩，表明标本的兴奋性良好。将标本放在盛有任氏液的玻璃皿中，以备实验之用。

【注意事项】

（1）制备标本过程中，注意用任氏液浸湿标本，以免标本干燥。

（2）尽量避免用手或金属器件直接接触所需要的神经和肌肉，特别要留心不使蟾蜍皮肤毒腺分泌的蟾蜍素粘到神经肌肉标本上，以免标本受损。

【思考题】 如何制备功能良好的坐骨神经-腓肠肌标本？

（二）蛙坐骨神经-胫腓神经标本的制备

【操作步骤】

1. 破坏神经系统 以左手握住蟾蜍，食指压住其头部并略下弯，将探针自枕骨大孔插入，向前搅毁脑，将探针退出至枕骨大孔处，转向后刺入椎管，捻动探针使其逐渐刺入整个椎管内，完全捣毁脊髓。如果蟾蜍中枢神经破坏完全，其全身肌肉则完全松弛（图 4-21）。

2. 剪断躯干上部及内脏 左手握住蟾蜍后肢，此时躯干上部及内脏即全部下垂。右手持粗剪刀在骶髂关节上 1cm 处剪断脊柱，沿脊柱的断口将两侧腹壁的皮肤及肌肉剪开，剔除前肢及内脏。注意勿伤及两侧下行的坐骨神经丛。

3. 剥皮 剪去肛门周围的皮肤，并剥去两后肢的皮肤（图 4-21）。剥皮时用任氏液浸湿的棉球保护好坐骨神经丛。将去皮的两后肢标本放在盛有任氏液的培养皿中，将手和手术器械洗净。

4. 分离左右后肢 结扎双侧坐骨神经丛并剪断，用粗剪刀沿标本的脊柱中线将脊柱剪开；耻骨联合脱臼，从耻骨联合中央剪开两侧大腿，放在盛有任氏液的培养皿中。

5. 制作坐骨神经-胫腓神经标本

（1）游离坐骨神经：用玻璃分针将坐骨神经丛分离清楚，再从大腿背面股二头肌和半膜肌的夹缝中分离出坐骨神经。轻轻牵拉结扎线提起神经，并用眼科剪将坐骨神经向大腿及其他部位发出的神经分支剪断，一直将坐骨神经分离至膝关节为止（图 4-21）。

（2）完成坐骨神经-胫腓神经标本：自腘窝沿神经走行，再向下继续剥离，在腓肠肌两侧沟内找到胫神经和腓神经，剥离至足趾。然后用眼科剪刀剪去神经周围的结缔组织和神经分支。将做好的神经标本放在盛有任氏液的玻璃皿中，以备实验之用。

【注意事项】

(1) 制备标本过程中,注意用任氏液浸湿标本,以免标本干燥。

(2) 尽量避免用手或金属器件直接接触所需要的神经和肌肉,特别要留心不使蟾蜍皮肤毒腺分泌的蟾蜍素粘到神经肌肉标本上,以免标本受损。

(3) 坐骨神经-胫腓神经标本越长越好。

【思考题】 如何制备功能良好的坐骨神经-胫腓神经标本?

(三) 离体蟾蜍心脏灌流标本的制备

【操作步骤】

(1) 取一蟾蜍毁其脑和脊髓后,取仰卧位固定于蛙板上,剪开胸壁,暴露心脏,仔细识别心脏周围的大血管。

(2) 在两个主动脉干下穿一根线,并打一活结备用。在左主动脉干下穿一根线,并结扎。

(3) 左手提起主动脉上的结扎线,右手用眼科剪在在结扎线下方剪一斜向的切口,选择大小适宜的蛙心插管,将盛有少量任氏液的蛙心插管由切口插入动脉圆锥,当插管尖端到达动脉圆锥基部时,应将插管稍稍后退,使尖端向动脉圆锥的背部后下方及心尖方向推进,经主动脉瓣于心缩期插入心室内。插管如已进入心室,则见管中液面随着心搏而升降,此时即可将预置线的活结扎紧,并固定于插管壁的小钩上或横管上。

(4) 将心脏连同静脉窦一起剪下,吸去管内的血液,并用任氏液反复冲洗心室内的余血,以防血液凝固而影响实验的进行。

【注意事项】

(1) 心脏离体时切勿损伤静脉窦。

(2) 实验中保持灌流液面的恒定。

【思考题】 离体的心脏为什么能够正常跳动?

(四) 在体蟾蜍心脏灌流标本的制备

(1) 损毁蟾蜍的脑和脊髓,使其全身软瘫,背位固定于蛙板上。用粗剪刀剪开胸部皮肤,再剪除胸部肌肉及胸骨(切勿损伤心脏),打开胸腔。用镊子提起心包膜,用眼科剪子将其剪开,暴露心脏(图 4-22)。

(2) 分离两侧主动脉,在左、右主动脉下各穿一线备用。

(3) 用玻璃分针将心脏翻向头侧,仔细辨认静脉窦、后腔静脉(口径最粗)、左(右)肝静脉等。在后腔静脉及左(右)肝静脉下方穿两根线,一根留置备用;另一根向前绕过两主动脉背侧,再绕回来将除两主动脉和后腔静脉及左(右)肝静脉以外的全部血管[主要是左(右)肺静脉]结扎,结扎过程中切勿扎到静脉窦(在心脏背面,为一暗红色三角形的薄壁囊)。

(4) 在后腔静脉远端用小剪刀做一斜剪口,将与恒压灌流装置的任氏液储液瓶相联且已充满任氏液(不含气泡)的静脉插管插入切口,直至静脉窦内,用备用线结扎,并固定在管壁上防止滑脱。在右主动脉远端剪一口,打开流量控制阀门使任氏液流入心脏,冲洗心脏至白色,以防止血栓形成干扰试验(注意不要进气泡),然后关闭静脉回流道,用线结扎右主动脉(结扎处应在剪口近端)。

(5) 翻回心脏,提起左主动脉,在其远端剪一小口,将事先充满任氏液的动脉插管向心性插入,作为心搏出口,并用备用线结扎固定。插管尾端经橡皮管连一量筒,以便收集心脏搏出的灌流液。

(6) 打开静脉回流道,调整各种连接处于畅通状态,调节灌流液的流量,使蟾蜍心脏处于正常搏动状态。

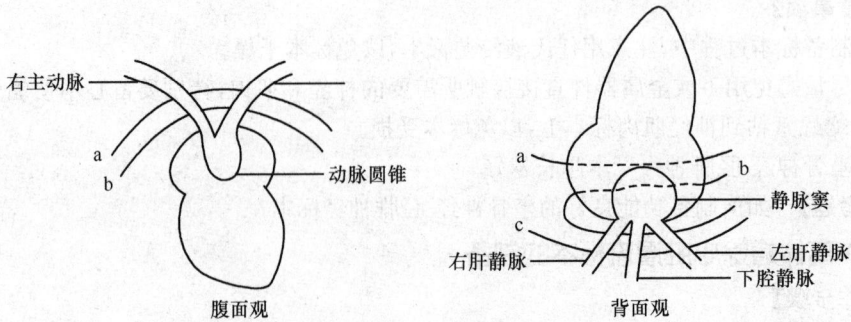

图 4-22 蟾蜍心脏的示意图

(五)哺乳动物离体肠管平滑肌标本的制备

【标本制作方法】 倒提禁食(空腹 12 小时以上)的健康家兔后肢,使其头部自然下垂,用木棒猛击其枕后部使其猝死,立即剖开腹腔,找出十二指肠,轻轻将肠内容物自幽门端推向下方,轻轻剪取十二指肠,剪除肠系膜和周围脂肪组织后,用冷台氏液将肠内容物洗净,将肠管剪成 2~3cm 长的肠段,放入盛有台氏液的烧杯中备用。

【注意事项】 寻找、剪取、冲洗肠管等操作必须轻柔,避免损伤肠管。

(六)哺乳动物离体气管平滑肌标本的制备

【标本制作方法】

(1)取豚鼠 1 只,用木棒击头部致死。从颈部正中切开皮肤钝性分离周围组织,暴露气管。从甲状软骨以下至气管分叉处剪下整条气管,置于盛有氧饱和的克-亨营养液的培养皿中。

(2)用眼科小剪刀按 45°将气管剪成宽 4mm 、长 3~4cm 的螺旋条(图 4-23)。

【注意事项】 气管条不可在空气中暴露过久,也应避免过度牵拉损伤气管平滑肌。

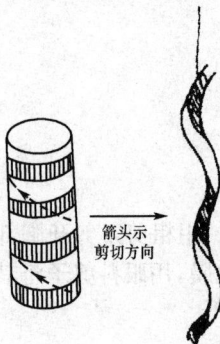

图 4-23 离体支气管平滑肌螺旋条标本

(七)小鼠离体子宫平滑肌标本的制备

(1)将小鼠脊髓拉断处死,从腹正中线剪开下腹部,用眼科镊轻轻将脂肪、肠和肠系膜拨向两侧,在膀胱和直肠之间找到"V"形子宫,其颜色呈红色,子宫底两端与卵巢相连,"V"形子宫下端连接宫颈使之呈固定状态且无系膜附着。

(2)确认子宫后,从子宫颈处剪断,并分成对应的两段,将游离子宫立即放入盛有洛克溶液的培养皿中。然后取一侧子宫,将一端固定于标本板的小钩上,另一端连接在张力换能器的感应片上,置于含 10ml 的乐氏溶液的恒温水浴槽内,通入 95% O_2 和 5 %CO_2 混合气体,浴槽内温度恒定在 30℃ ,pH 为 7.3~7.5,平衡 30 分钟后开始实验。

(王俊平)

第四节　人类疾病动物模型的复制方法

实验一　心力衰竭动物模型的复制

一、后负荷型心力衰竭模型——主动脉缩窄法致心力衰竭模型

【目的和原理】　主动脉缩窄可以引起动脉血压升高,导致心脏后负荷增加,通过此方法可以建立后负荷型心力衰竭。

【实验对象】　Wistar 大鼠,体重 200～250g,雌雄各半。家兔,体重 2.0～2.2kg,雌雄均可。

【器材和药品】

1. 药品　3%戊巴比妥钠溶液、碘酒、乙醇。

2. 器材　BL-420F 生物机能实验系统、心功能血液动力学监测系统。

【方法与步骤】

(1) 大鼠(家兔)行 3%戊巴比妥钠溶液腹腔注射麻醉,30mg/kg。

(2) 剑突下腹正中切口,分层打开腹腔,在肾动脉分支以上钝性游离腹主动脉,将 7 号注射器针头平行置于腹主动脉上,用 4 号手术丝线将腹主动脉和注射器一同结扎,然后缓慢将注射器撤出,关腹分层缝合。

(3) 使大鼠腹主动脉直径缩窄为 0.7mm(家兔是腹主动脉缩窄 50%)。正常对照组开腹后将手术丝线穿过腹主动脉,除不缩窄腹主动脉以外,其他操作与手术组完全相同。

(4) 正常喂养 3 周,测定血液动力学指标,以确定慢性心衰模型是否成功。

(5) 检测指标:采用心功能血流动力学监测系统监测血流动力学指标,包括心率（HR）、射血前期（PEP）、左室舒张时间（LVET）、每搏心输出量(SV)、每分心输出量(CO)。一般情况下,手术后第 3 周,手术组和对照组大鼠(家兔)心功能发生显著变化,说明模型组造模成功。

【注意事项】

(1) 大鼠必须经过 1～2 周驯化,否则不易捉拿。

(2) 麻醉注射一定要先快后慢。

(3) 大鼠关腹缝合后,要注意用碘伏杀菌,确保正常愈合。

二、前负荷型心力衰竭模型——动静脉瘘法致大鼠慢性容量超负荷心力衰竭

【目的和原理】　动静脉瘘使部分动脉血未流经应灌注组织的毛细血管而直接流入静脉,此部分血液未在组织进行物质交换,导致总外周阻力降低,血压下降,且使心搏代偿增加,回心血量增加,前负荷增大,超过心脏承受负荷而产生心力衰竭。

【实验对象】　SD 大鼠,体重 150～200g,雄性。

【器材和药品】

1. 药品　3%戊巴比妥钠溶液、碘酒、乙醇。

2. 器材　BL-420F 生物机能实验系统、穿刺针。

【方法与步骤】

1. 麻醉　腹腔注射 3%戊巴比妥钠溶液(30mg/kg)。

2. 动-静脉瘘术　大鼠置于手术台,常规消毒后,剑突下腹正中切口,分层打开腹腔,暴露腹主动脉和下腔静脉,用 9/0 号无损缝线 U 形缝合腹主动脉表面壁腹膜;于左肾动脉下局部游离腹主动脉和腔静脉,用动脉夹夹在腹主动脉上;用弯成 135°的注射针于 U 形缝合处向上刺入腹

主动脉,继续向左上进针刺穿动静脉联合壁,可见暗红色静脉血立即从穿刺针尾端流出,表明穿刺针尖进入腔静脉,且肉眼可见穿刺针位于静脉内,回退穿刺针于腹主动脉内,于第一次动-静脉联合壁瘘口下方同法再次穿刺,造成两个瘘口,退出针头,立即收紧腹主动脉外膜 U 形缝线并打结,开放动脉夹,可见下腔静脉较前增粗、变红,证明动静脉造瘘成功。假手术组仅刺入腹主动脉,不穿刺动静脉联合壁。腹腔内滴入少量青霉素溶液,关腹。观察动物一般状况和死亡情况。

3. 检测指标

(1) 血流动力学指标测定。

(2) 心脏重量、心重/体重比值、左室/ 体重比值和右室/ 体重比值的测定。

(3) 心肌组织病理检测。

【注意事项】

(1) 穿刺针粗细要适宜,外径约 0.9mm,使用前用肝素冲洗。

(2) 大鼠手术和关腹缝合过程中,要注意无菌操作。

三、缺血性心肌病致心力衰竭模型——冠状动脉结扎法致心力衰竭模型

【目的和原理】 冠状动脉结扎可以导致心肌缺血,结扎左冠状动脉前降支主要引起左心室供血不足,左心室心肌收缩能力下降,引起心力衰竭。

【实验对象】 SD 大鼠,体重 200～250g,雄性。

【器材和药品】

1. 药品 3%戊巴比妥钠溶液、阿托品。

2. 器材 BL-420F 生物机能实验系统(生理记录仪)、大鼠气管插管、小动物呼吸机、开胸器。

【方法与步骤】

1. 麻醉 腹腔注射 3%戊巴比妥钠溶液(30mg/kg),麻醉前半小时皮下注射阿托品(1mg/kg),抑制呼吸道分泌物。

2. 气管插管 将麻醉后的大鼠仰卧于自制的楔形台上,头部向上正对操作人员,用橡皮筋固定上门齿并调整位置使易于操作。将一小型冷光源置于大鼠颈部,左手轻轻拉出舌头并向上提起,使通过口腔可看见声门成倒三角形并随呼吸不断开合。右手持气管插管(可用 16 号针头或腰穿针套管自制)从口腔经声门插入气管,用一细小棉絮置于插管开口,若棉絮随呼吸摆动证明插入正确。经气管插管连接小型动物呼吸机进行正压通气。

3. 冠状动脉结扎 大鼠置于手术台,四肢皮下连接心电监护电极,术中行心电监护。消毒后,经平左上肢 1～2 个肋下开胸,皮肤切口长约 1cm,逐层分离至胸腔,用特制的开胸器撑开肋骨扩大视野,以无菌湿棉球向下压迫左肺以保护肺脏,用无齿小镊子轻轻撕开心包膜,以棉签推开胸腺,在右室流出道与左心房之间,距动脉根部 2～3mm 处用 7-0 号丝线穿过左冠状动脉前降支,连同一小束心肌一起结扎。结扎后左室壁变苍白,并出现室壁运动减弱。心电监护可见 Ⅱ 导联 T 波明显抬高,证实结扎成功。假手术组大鼠只穿线绕过左冠状动脉前降支而不结扎。

4. 关胸 取出棉球退出开胸器,逐层关胸,切口放少量青霉素溶液。关胸后撤离呼吸机,继续心电监护,清醒后分笼饲养 4 周。

5. 检测指标

(1) 血流动力学指标测定:经颈动脉插管至左心室,测定其左室舒张末期压(LV+edp)、左室内压最大上升速率(LV+dp/dt_{max})、左室内压最大下降速率(LV-dp/dt_{max})及心率(HR)。

(2) 右室/体重比值及肺/体重比值的测定。

（3）HE 染色法确定心脏梗死面积。

【注意事项】

（1）正确选择开胸位置，约第 2 肋间，压扁胸廓以排尽胸腔空气，观察左右胸廓动度基本一致后可继续依次关闭各层。

（2）整个手术过程注意无菌操作。

四、心肌毒药物致心力衰竭模型

（一）多柔比星致心力衰竭模型

【目的和原理】　多柔比星是一种有效的蒽环类广谱抗肿瘤化疗药物，除抗肿瘤作用，对机体正常的组织器官也有较大的损害。对心脏的毒性作用高于其他组织，如剂量依赖性不可逆的慢性心肌损害和慢性心力衰竭。其确切的病理机制尚未明确，有证据显示与自由基有关。多柔比星多用于建立慢性心衰模型。

【实验对象】　Wistar 大鼠，体重 180～220g，雌雄各半。

【器材和药品】

1. 药品　注射用盐酸多柔比星、注射用生理盐水。

2. 器材　BL-420F 生物机能实验系统。

【方法与步骤】

（1）将注射用的盐酸多柔比星，用注射用水配制成 2mg/ml 溶液，Wistar 大鼠 4mg/kg 腹腔注射，每周 1 次，共 6 周，累积总量 24mg/kg；对照组注射相同体积的注射用水，于末次注射停药后 2 周，观察其一般情况及死亡率。

（2）进行检测心功能检测和心肌组织的病理检测。

【注意事项】　注意药物的用量，使用过量可以导致动物死亡。

（二）野百合碱致右心力衰竭模型

【目的和原理】　野百合碱（MCT）以往被学者们用来制作肺动脉高压动物模型。MCT 注射大鼠可出现肺动脉内皮肿胀，内皮细胞凋亡，引起显著的进行性肺动脉中层增厚及外膜炎性改变，进而产生重度肺动脉高压。注射野百合碱 4 周后形成肺动脉高压的大鼠继续饲养，可以复制大鼠右心衰竭。并且其机制和过程更符合临床右心衰竭发生发展的病理生理过程。

【实验对象】　Wistar 大鼠，体重 150～200g，雌雄各半。

【器材和药品】

1. 药品　野百合碱（MCT）、注射用生理盐水。

2. 器材　BL-420F 生物机能实验系统。

【方法与步骤】

1. 给药　Wistar 大鼠颈背部皮下单剂量注射野百合碱 60mg/kg；对照组注射相同体积的注射用生理盐水，于注射后 4 周 和 6 周，观察其一般情况及死亡率。

2. 检测指标

（1）心功能检测：MCT 或生理盐水注射后 4 周和 6 周，经右颈外静脉和左颈总动脉分别插管，通过 12 道生理记录仪测量中心静脉压（CVP）、主动脉平均压（MAP）、左心室压力上升最大变化速率（LV-dp/dt_{max}）。开胸后，行右心室及肺动脉插管测量右心室压力上升最大变化速率（RV-dp/dt_{max}）和肺动脉平均压（MPAP）。同时监测心电活动。

（2）计算右心室肥厚指数：右心室质量（左心室质量＋室间隔质量）。

（3）心肌组织的病理检测。

实验二　高血压病动物模型的复制

一、肾血管性高血压动物模型的复制

(一) 大鼠一肾一夹型高血压动物模型

【目的和原理】　肾血管性高血压是指单侧或双侧肾动脉的主干或其分支狭窄,使肾血流量减少,导致肾缺血引起的高血压,为继发性高血压最常见的病因。一肾一夹型(一侧肾动脉狭窄,对侧肾切除),其高血压为容量依赖型,高血压的维持是依赖水、钠潴留与肾素-血管紧张素系统激活之间的复杂相互作用实现的,此型相当于人类单肾动脉狭窄的高血压模型(肾移植后高血压)或者双侧肾动脉狭窄所致高血压。

【实验对象】　SD大鼠,200～220g,雄性。

【器材和药品】

1. 器材　大鼠实验手术器械一套、大鼠血压和心率测定仪。

2. 药品　1%戊巴比妥钠溶液、1%碘酒溶液、75%乙醇溶液。

【方法与步骤】

(1) 大鼠术前禁食12小时,不禁水。戊巴比妥钠30mg/kg腹腔麻醉,仰卧固定于操作台上,腹部备皮。

(2) 暴露左肾后沿腹主动脉用无齿小弯镊与消毒棉签钝性向下分离,在左肾静脉下方游离出左肾动脉,将一内径0.4mm的铝质小夹呈水平方向套入左肾动脉起始处,左肾动脉落入铝质小夹顶部的小孔内,钳闭夹子两端造成狭窄,离小夹>5cm处用丝线结扎,剪去小夹多余部分并将尾端朝上避免压迫左肾静脉,将左侧内脏仔细放回腹腔。

(3) 再用同样方法暴露右肾,分离右肾周围脂肪组织,避免损伤右侧肾上腺,近肾脏侧结扎右肾蒂后将右肾切除,内脏仔细复位后逐层缝合切口,待动物清醒后放入单笼饲养。

(4) 正常对照组仅游离左肾动脉,不予狭窄;单肾对照组游离左肾动脉,不予狭窄,同时切除右肾。

(5) 采用大鼠血压心率测量仪测定大鼠尾动脉血压,先将大鼠放入加热箱中加热5分钟,待尾部温热时将大鼠取出固定测量。术前测1次基础值,术后每周测1次,每只大鼠测3次取平均值。术前大鼠尾动脉血压平均值为96.56mmHg。术后2周血压升高达到159.78mmHg,即可作为继发性高血压模型。

【注意事项】

(1) 术前动物手术室应彻底清洁,经紫外线消毒,手术器械与敷料高压灭菌或器械在75%乙醇溶液内浸泡30分钟,临用时用煮沸生理盐水冲洗,用毕仍浸入75%乙醇溶液内。

(2) 术中严格无菌操作,操作时动作轻柔而迅速,仔细分离肾动脉,套动脉夹时避免将动脉上未分离干净的筋膜套入环形夹内造成肾缺血梗死。

(3) 用温热盐水纱布保护内脏并仔细归位,防止胃肠扭转出现肠梗阻,术后动物清醒后应暂禁食1天,避免肠道功能未恢复前过早进食。术后保持室温恒定,避免动物室闷热、气压突然改变或气温突然下降导致动物死亡。

(4) 保持饲养笼具及垫料清洁干燥,防止感染。术后动物恢复1周待手术切口愈合后再测量血压,避免测量血压时动物挣扎导致腹部切口裂开。

(5) 初学模型制作时,术后出血是大鼠死亡最常见的原因。由于肾动、静脉紧贴伴行,因此,钝性分离动静脉之间的筋膜时,需拨开静脉,避免损伤静脉,减少和避免术后出血是模型成功制作的关键。

（二）大鼠两肾一夹型高血压动物模型

【目的和原理】　应用银夹夹窄单侧肾动脉,造成肾缺血,可以激活肾素-血管紧张素-醛固酮系统,导致血管紧张素、醛固酮分泌增多,另外肾脏缺血可以激活交感神经系统,以上因素均可导致血压升高。

【实验对象】　SD大鼠,180～220g,雌雄均可。

【器材和药品】

1. 器材　大鼠实验手术器械一套、大鼠血压和心率测定仪、环形银夹。

2. 药品　1%戊巴比妥钠溶液、1%碘酒溶液、75%乙醇溶液。

【方法与步骤】

（1）大鼠术前禁食12小时,不禁水。戊巴比妥钠30mg/kg腹腔麻醉,仰卧固定于操作台上,腹部备皮。

（2）暴露左肾后沿腹主动脉用无齿小弯镊与消毒棉签钝性向下分离,在左肾静脉下方游离出左肾动脉,在左肾动脉自主动脉分叉处放置标准钢丝(直径0.2mm)银夹钳,夹闭银夹造成狭窄,然后取出钢丝。

（3）将左侧内脏仔细放回腹腔,逐层缝合腹膜、腹壁和皮肤。

（4）术后2周开始采用大鼠血压心率测量仪测定大鼠尾动脉血压。

【注意事项】

（1）术前动物手术室应彻底清洁,术中严格无菌操作。

（2）操作时动作轻柔而迅速,仔细分离肾动脉,避免压迫和损伤静脉,减少和避免术后出血。

（3）术后保持室温恒定,避免动物室闷热、气压突然改变或气温突然下降导致动物死亡。

（4）保持饲养笼具及垫料清洁干燥防止感染。

（三）大鼠双肾双夹型高血压动物模型

【目的和原理】　应用银夹夹窄双侧肾动脉,造成双肾缺血,肾脏持续缺血,可以激活肾素-血管紧张素、醛固酮系统,导致血管紧张素、醛固酮分泌增多,另外肾脏缺血可以激活交感神经系统,以上因素均可导致血压升高。

【实验对象】　SD大鼠,200～220g,雌雄均可。

【器材和药品】

1. 器材　大鼠实验手术器械1套、大鼠血压和心率测定仪、环形银夹。

2. 药品　1%戊巴比妥钠溶液、1%碘酒溶液、75%乙醇溶液。

【方法与步骤】

（1）大鼠戊巴比妥钠30mg/kg腹腔麻醉,仰卧固定于操作台上,腹部备皮。

（2）于剑突下1.5cm沿腹正中线依次切开皮肤、正中白色肌腱,剪开腹膜,分离肾脏。

（3）首先分离左肾动脉,暴露左肾后沿腹主动脉用无齿小弯镊与消毒棉签钝性向下分离,在左肾静脉下方游离出左肾动脉,将环形银夹呈水平方向套入左肾动脉起始处,将左侧内脏仔细放回腹腔。

（4）右肾动脉平肾门、下腔静脉与肝肾韧带之间逐层向下分离,用环形银夹钳夹右肾动脉起始部。

（5）确认双侧肾动脉位于银夹的环形结构内,夹子能够沿动脉滑动,且双肾无明显淤血、坏死或苍白。逐层缝合腹膜、腹壁和皮肤。

（6）术后1周开始采用大鼠血压心率测量仪测定大鼠尾动脉血压。术前测1次基础值,术前大鼠尾动脉血压平均值为 96.56mmHg。术后血压升高达到 159.78mmHg,即可作为继发性高血压模型。

【注意事项】

(1) 麻醉深度对于造模成功很重要,因此要根据动物的体质批次,麻醉药存放时间等因素,摸索适宜的麻醉量。

(2) 术前动物手术室应彻底清洁,术中严格无菌操作。

(3) 操作时动作轻柔而迅速,仔细分离肾动脉,避免压迫和损伤静脉,减少和避免术后出血。

(4) 术后保持室温恒定,避免动物室闷热、气压突然改变或气温突然下降导致动物死亡。

(5) 保持饲养笼具及垫料清洁干燥防止感染。

(6) 术后动物恢复 1 周待手术切口愈合后再测量血压,避免测量血压时动物挣扎导致腹部切口裂开。

二、应激性高血压动物模型的复制

【目的和原理】　应激刺激造成动物心理紧张状态,心理上的改变进一步影响生理功能,导致应激性高血压等疾病的发生,形成"动物模型"。本实验采用的电击加随机噪声信号作为条件刺激,使应激的心理成分大大增加,易化动物的心理反应,造成动物高血压。

【实验对象】　Wister 大鼠,200～220g,雄性。以首次给以应激刺激时动物表现迅速的逃避、尖叫、竖尾、喘息并不易适应为标准,选为本研究动物。

【器材和药品】　实验鼠箱、应激箱、刺激机、血压和心率测定仪。

【方法与步骤】

1. 应激源　选用刺激脉冲随机变动的足底电击结合噪声的复合刺激。刺激脉冲电源强度以不造成损伤,但引起强烈反应为准。电流 0.1～0.8mA,脉冲间隔为 20～150ms,波宽 2～20ms,刺激电压输出为 75～150V 可调,程序采用 C 语言设计,可满足不同刺激要求。

2. 实验条件　实验鼠箱的框架、面壁为有机玻璃板,22cm×22cm×16cm,箱底由直径 3mm 的铜管铺成栅状,铜管间距 1cm 并连接应激源。噪声源置于应激箱前方,不与鼠箱接触。

3. 应激刺激　实验组大鼠每天上午 8：00～10：00,下午 2：00～4：00 各接受 1 次应激刺激,共 15 天。分别在施以应激刺激的前 1 天及应激刺激的第 3、6、9、12、15 天的应激后 0.5 小时用尾套法测量血压、心率,并观察其行为变化。制备不同应激时间的模型,周期为应激 3 天、6 天、9 天、12 天、15 天。对照组大鼠每天于同样时间置于相同的鼠箱,但不给应激刺激。

4. 动物血压和心率的测定　用大鼠血压心率仪以尾套法测定大鼠尾动脉收缩压(BPa)及心率(HR)。连续测 3 次,取其均值,每次测量均在下午应激后 0.5 小时进行。

5. 判定标准　应激后血压与应激前血压的差值不小于 20mmHg。

三、延髓血管压迫致高血压动物模型

【目的和原理】　应激刺激造成动物心理紧张状态,心理上的改变进一步影响生理功能,导致应激性高血压等疾病的发生,形成"动物模型"。本实验采用的电击加随机噪声信号作为条件刺激,使应激的心理成分大大增加,易化动物的心理反应,造成动物高血压。

【实验对象】　健康成年杂种犬,12.5～17.5kg,雌雄均可。

【器材和药品】

1. 器材　犬手术器械、犬气管插管磨钻、解剖显微镜、乳胶球囊、中型动物无创血压测定系统。

2. 药品　2.5%硫喷妥钠溶液、芬太尼。

【方法与步骤】

(1) 采用 2.5％ 硫喷妥钠溶液腹腔内注射麻醉。气管插管后行右侧股动脉穿刺,进行动脉血压监测。手术开始后,每间隔 30～60 分钟静脉推注芬太尼 0.5～1.0ml。

(2) 将实验犬侧卧,向非手术侧旋 30°～45°。沿犬后正中旁开 1cm 做直切口长约 5cm,上达枕肌中央,下至 C2 水平,暴露枕骨嵴,用磨钻磨除部分乳突和枕骨,形成直径 1cm 的骨窗。

(3) 显微镜下暴露后组颅神经,小心辨认迷走神经、舌咽神经及副神经,将临近的小脑前下动脉或小脑后下动脉髓外侧至小脑背外侧段小心分离,游离近段 1～1.5cm 后,将其贴附在延髓左侧舌咽、迷走神经出脑干段,对其形成直接压迫。为防止血管移位,将硅胶或乳胶球囊置于血管的外侧支撑血管,使血管压向迷走、舌咽神经。对照组则单纯采用球囊置于左侧后组颅神经腹侧面对其形成压迫。

(4) 观察指标为术前及术后不同时间血压,即在麻醉状态下通过有创血压记录,观察收缩压(SBP)、舒张压(DBP)、平均动脉压(MAP)、心率(HR)等指标。一般于手术后 1 小时,犬血压即升高。

【注意事项】

(1) 注意麻药剂量不可过高,否则会引起动物死亡。

(2) 在麻醉过程中,注意保护犬的体温。

(3) 注意避免脑脊液外漏造成颅内感染。

实验三 心律失常动物模型的复制

(一) 快速型心律失常动物模型

【目的和原理】 哇巴因(毒毛花苷 G)可以与心肌细胞膜上的体 Na^+-K^+-ATP 酶结合并抑制其活性,导致钠泵失灵,使细胞内 Na^+ 量增加,而 K^+ 减少,胞内 Na^+ 增多后通过 Na^+-Ca^{2+} 双向交换机制使细胞内 Ca^{2+} 增加,诱发肌质网释放 Ca^{2+} 增加。

【实验对象】 犬,12～15kg,雌雄均可。

【器材和药品】

1. 器材 BL-420F 生物机能实验系统。

2. 药品 3％戊巴比妥钠溶液、哇巴因。

【方法与步骤】

(1) 用 3％戊巴比妥钠溶液(30mg/kg)麻醉后固定,做股动脉插管,记录标准肢体Ⅱ导联心电图。

(2) 由股静脉缓慢注入哇巴因溶液 40μg/kg,如不出现心律失常,30 分钟后可以补加 20μg/kg,以后每隔 15 分钟补充 10μg/kg,直到产生持续性心律失常为止。

【注意事项】 诱发心律失常的强心苷多用药物哇巴因,亦可用西地兰和地高辛。

(二) 缓慢型心律失常动物模型

【目的和原理】 主要用来建立传导阻滞等缓慢性心律失常。

【实验对象】 豚鼠,250～350g,雌雄均可。

【器材和药品】

1. 器材 BL-420F 生物机能实验系统。

2. 药品 氨基甲酸乙酯,维拉帕米。

【方法与步骤】

(1) 监测豚鼠给药前心电图,禁食不禁水 12 小时。

(2) 应用氨基甲酸乙酯耳缘静脉注射麻醉,2.5g/kg。动物麻醉后,另侧耳缘静脉注射维拉帕米 3.5mg/kg 于 3～5 分钟注完。

（3）记录注射维拉帕米后不同时刻的心电图，用心电图的改变判定缓慢型心律失常模型是否成功建立。该动物心率失常模型的心率为 150～158 次/分，为造模前的 40%～50%（$P<0.01$），P—R 间期大于 68ms，符合模标准。

【注意事项】

（1）注意维拉帕米的给药剂量不可过大，否则会引起动物死亡。

（2）该模型通常选择颈外静脉给药，300g 左右体重的豚鼠较为适宜，太轻（小于 270g）则静脉不太明显，太重（大于 320g）则颈外静脉容易被脂肪包裹，不易分离，且容易弄破血管。

（3）豚鼠的血管受到刺激易萎缩变小，因此在分离和给药时都应小心谨慎。目前豚鼠静脉给药的部位主要有颈外静脉和股静脉，因为股静脉血管较颈外静脉细，进针困难，实验技术要求较高，而颈外静脉血管相对较粗。因此，为保证稳定性，豚鼠宜采用颈外静脉给药。

（4）心律失常模型中一般采用出现室早（VP）、室速（VT）、室颤（VF）、停搏（CA）时哇巴因用量作为衡量指标，实验中发现出现 VF 的豚鼠死亡率较高，因此如果豚鼠还有其他用途，则剂量宜采用 VT 剂量即可，并缝合切口。

（5）豚鼠麻醉，后仰固定，可沿豚鼠下颌中线 1cm 处切开颈部皮肤，开口 3～3.5cm，再分别分离两侧颈静脉，这样给药后只需缝合一处切口，感染概率小，愈合良好。

实验四 糖尿病动物模型的复制

一、链脲佐菌素诱导大鼠 I 型糖尿病动物模型

【目的和原理】 STZ 为一种广谱抗生素，对实验动物的胰岛 β 细胞具有高度选择性毒性作用，STZ 的分子结构有一个高度活性的葡萄糖侧链，使胰岛 β 细胞对其进行错误性识别，并进入细胞内，进一步导致多聚 ADP-核糖体激活，从而引起胞内 NAD^+ 和 ATP 消耗，最终导致大量反应性氧化簇产生。其余部分则是 STZ 的毒性基团，对胰岛 β 细胞产生毒性作用，破坏 β 细胞。是目前使用最广泛的 1 型糖尿病动物模型化学诱导剂，其可使多种动物产生糖尿病。

【实验对象】 无特定病原体 8 周龄雄性大鼠（SD），体重 190～220g，雌雄均可。

【器材和药品】

1. 器材 血糖仪，血糖试纸，$0.22\mu m$ 针孔滤器。

2. 药品 链脲佐菌素（STZ），柠檬酸，柠檬酸三钠。

【方法与步骤】 SD 大鼠经适应性饲养 2 周后行诱导。诱导前禁食 12 小时，按体质量给予 STZ 65mg/kg 腹腔一次性注射。对照组给予等量的无菌柠檬酸/柠檬酸钠缓冲液腹腔注射。对症状较重的糖尿病大鼠腹腔注射鱼精蛋白锌胰岛素 1～4U/d，以降低死亡率。

注射前及注射后 1、2、4、6、8 周分别对两组动物血糖浓度进行测定（血糖测定仪与血糖测定试纸），若诱导前血糖水平 < 8.9mmol/L，注射 1 周后动物血糖浓度 > 16.7mmol/L，即判定为 1 型糖尿病动物模型。

【注意事项】

（1）由于溶液极其不稳定，应该现配现用，4℃ 保存。STZ 粉剂应－20℃ 保存。

（2）注射前动物应该禁食 12 小时以上，这样可以减少 STZ 的用量，否则容易造成动物血糖浓度过高，形成酮症酸中毒死亡。

（3）如果实验期间需要从尾部多次采血，应对伤口采取预防感染处理，否则容易出现动物烂尾感染。

（4）由于实验观察时间较长，当动物血糖浓度 > 30mmol/L 时，给予动物皮下注射胰岛素，

预防酮症酸中毒而死亡。

(5) 在动物饲养期间,一定要保证供水充足。由于成模动物排尿量较多,每天应更换垫料1~2次,保持干燥。

【试剂配制】　STZ 溶液配制:应用 0.1mol/L、pH 4.0 无菌柠檬酸/柠檬酸钠缓冲液配制4mg/ml 造模浓度。

二、大鼠 2 型糖尿病动物模型

(一)四氧嘧啶诱导鼠 2 型糖尿病动物模型

【目的和原理】　胰岛素抵抗与胰岛素分泌缺陷(包括两者的相互作用)是 2 型糖尿病发病机制的两个基本环节和特征,表现为胰岛素敏感性降低和胰岛素反应性降低。通常胰岛素抵抗是 2 型糖尿病的始因。将高糖高脂饲料喂养与药物干预相结合,首先采用成年 SD 大鼠高糖高脂饲料喂养一段时间后产生胰岛素抵抗,再给予四氧嘧啶,造成胰岛部分破坏,形成接近于人类2 型糖尿病的动物模型。

【实验对象】　Wistar 大鼠,体重为 180~220,雌性。

【器材和药品】

1. 器材　多功能全自动生化仪,电子分析天平,普通离心机。

2. 药品　四氧嘧啶,短效胰岛素,游离脂肪酸和丙二醛试剂盒。

【方法与步骤】

(1) 首先制备脂肪乳。

(2) 取 Wistar 大鼠,随机分为正常组和高脂组。正常组每天灌胃普通饮用水,高脂组灌胃脂肪乳,共 10 天。

(3) 将灌胃脂肪乳 10 天的 Wistar 大鼠腹腔注射四氧嘧啶,第一次腹腔注射四氧嘧啶120mg/kg,第二次腹腔注射四氧嘧啶 100mg/kg。

(4) 采用葡萄糖氧化酶法测末次给药后 72 小时的空腹血糖值,以空腹血糖 ≥16.7mmol/L作为糖尿病造模成功的指标。

【注意事项】

(1) 葡萄糖氧化酶高特异性催化 β-D-葡萄糖,而血清中葡萄糖 α 和 β 构型各占 36％ 和64％,要使葡萄糖完全反应,必须使 α-葡萄糖变旋为 β 构型。解决方法是在试剂中含有变旋酶加速变旋过程或延长孵育时间。

(2) 过氧化物酶的特异性远低于葡萄糖氧化酶,尿酸、维生素 C、胆红素、血红蛋白、四环素等可与 H_2O_2 竞争色原受体,从而抑制呈色反应,使血糖测定值偏低。

【试剂配制】　脂肪乳配置:猪油 20g,甲硫氧嘧啶 1g,胆固醇 5g,谷氨酸钠 1g,蔗糖 5g,果糖5g,吐温-80 20ml,丙二醇 30ml,加水定容至 100ml,配成脂肪乳。

(二)高糖高脂和链脲佐菌素联合诱导大鼠糖尿病模型

【目的和原理】　胰岛素抵抗与胰岛素分泌缺陷(包括两者的相互作用)是 2 型糖尿病发病机制的两个基本环节和特征,表现为胰岛素敏感性降低和胰岛素反应性降低。通常胰岛素抵抗是 2 型糖尿病的始因。将高糖高脂饲料喂养与药物干预相结合,首先采用成年 SD 大鼠高糖高脂饲料喂养一段时间后产生胰岛素抵抗,再给予小剂量的链脲佐菌,诱导出病理、生理改变接近于人类 2 型糖尿病的动物模型。

【实验对象】　SD 大鼠,200~250g,雄性。

【器材和药品】

1. 器材 血糖仪、血糖试纸。

2. 药品 链脲佐菌素(STZ)、柠檬酸缓冲液、胆固醇、蔗糖、胆酸钠。

【方法与步骤】

(1) 高脂喂养大鼠4周后造模,造模前禁食12小时,不禁水。

(2) 称重后,造模组各大鼠给予链脲佐菌素(STZ)一次性腹腔注射,剂量为45mg/kg;正常组大鼠按相同剂量一次性腹腔注射0.1mol/L的柠檬酸盐缓冲液。

(3) 腹腔注射STZ后24小时即检测空腹血糖(FBG),72小时复查,FBG持续高于16.7mmol/L,并出现多饮、多尿、体重减轻者为造模成功。造模后观察4周,确定模型的稳定性。

【注意事项】

(1) 由于STZ溶液极其不稳定,应该现配现用,4℃保存。STZ粉剂应-20℃保存。

(2) 注射前动物应该禁食12小时以上,这样可以减少STZ的用量,否则容易造成动物血糖浓度过高,形成酮症酸中毒死亡。

(3) 如果实验期间需要从尾部多次采血,应对伤口采取预防感染处理,否则容易出现动物烂尾感染。

(4) 由于实验观察时间较长,当动物血糖浓度 > 30mmol/L时,给予动物皮下注射胰岛素,预防酮症酸中毒而死亡。

(5) 在动物饲养期间,一定要保证供水充足。由于成模动物排尿量较多,每天应更换垫料1~2次,保持干燥。

【试剂配制】

1. STZ使用液 临用时用浓度为0.1mol/L、酸碱度pH 4.4的柠檬酸缓冲液,配制成2%的溶液,置冰浴下使用。

2. 高脂饲料配置 10%猪油、8%蛋黄粉、1.5%胆固醇、20%蔗糖、0.1%胆酸钠和60.4%常规饲料混合而成。

实验五 癫痫动物模型的复制

一、化学药物点燃癫痫模型

(一)青霉素点燃大鼠癫痫模型

【目的和原理】 青霉素是一种经典的致痫剂,可诱发癫痫全面发作,其急性点燃癫痫动物模型已获公认。

青霉素钠的致痫机制可能与其阻断γ氨基丁酸受体有关,刺激谷氨酸释放,破坏细胞兴奋性和抑制性的平衡,使兴奋性相对增高。因海马神经元是脑内癫痫样放电兴奋性阈值较低的区域,海马CA1区锥体神经元有青霉素钠存在的情况下,在相同刺激下会发生癫痫样放电。青霉素能抑制γ氨基丁酸能神经元,使内源性抑制性突触活动减弱,同时谷氨酸或乙酰胆碱介导的神经细胞兴奋性增强,导致癫痫发作性放电的产生及维持。

【实验对象】 SD大鼠,体重180~220g,雌雄均可。

【器材和药品】

1. 器材 BL-420F生物机能实验系统,大鼠脑立体定位仪。

2. 药品 青霉素钠。

【方法与步骤】

1. 皮质电极的植入

(1) 大鼠经 3‰戊巴比妥钠溶液(30mg/kg)腹腔麻醉后,固定在大鼠脑立体定位仪上,剪去大鼠头顶部的毛,沿中线切开头皮并将颞肌等组织向两侧剥离后暴露颅骨,清理干净颅骨表面。

(2) 待干燥后钻孔植入电极,在冠状缝与矢状缝交界处,即前卤后 3.0mm,中线旁 3.0mm 左右处各钻一小孔。植入不锈钢螺丝电极深度 2mm 作为记录电极,其中一个为参考电极。用细铜丝绝缘线与电极相连并经颈背部皮下引出,植入电极的大鼠同时在耳根处另接一铜线作为接地线。

(3) 缝合头皮后将所有铜线与皮肤缝合,单笼饲养,恢复 7 天后开始实验。

2. 模型制作　大鼠埋置电极 7 天后进行实验,模型组大鼠腹腔注射 500 万~700 万 U/kg 青霉素,空白对照组腹腔注射等量生理盐水,注射完毕后立即观察行为学变化,同时记录脑电图。

3. 行为学观察　观察注射青霉素后大鼠的表现形式,发作强度。

大鼠发作强度参照 Racine 标准,0 级:无反应或抽搐停止;Ⅰ级:节律性嘴或面部抽动;Ⅱ级:点头或摔尾;Ⅲ级:单肢抽动;Ⅳ级:多肢抽动或强直;Ⅴ级:全面性强直-阵挛发作。观察记录每组大鼠的发作情况,按发作程度达到Ⅲ级以上的动物,记录动物的点燃率。

4. 脑电图记录　正常大鼠的脑电波主要以 α、β 波为主,无明显阵发性节律,波幅较小($< 50 \mu V$)。大鼠在注射不同剂量的青霉素后,先后开始节律性改变,出现典型的癫痫放电,表现为尖波、棘波、尖-慢波等,且波幅较大。

(二) 海人酸点燃大鼠癫痫模型

【目的和原理】　海人酸(KA,红枣氨酸)是一种具有强烈的兴奋作用和致痫作用的兴奋性毒素,是离子型谷氨酸受体的激动剂。其可以通过血-脑屏障或颅内局部注射进入脑内,直接与神经元突触后膜的非 NMDA 受体结合,产生兴奋性突出后电位,导致癫痫发作。

【实验对象】　Wister 大鼠,200~250g,雄性。

【器材和药品】

1. 器材　BL-420F 生物机能实验系统,大鼠脑立体定位仪。

2. 药品　海人酸,10%水合氯醛溶液。

【方法与步骤】

1. 海人酸皮下注射致大鼠癫痫模型　大鼠颈部皮下注射海人酸 10mg/kg,30 分钟开始出现凝视和湿犬样抖动等癫痫前驱期症状,30~120 分钟癫痫发作行为。4 小时后,癫痫发作减轻,次数减少,8 小时候后基本停止。

2. 海人酸海马注射点燃致大鼠癫痫模型

(1) 采用 10%水合氯醛溶液按 300mg/kg 腹腔注射麻醉。将大鼠固定在大鼠立体功能定位仪上,减去头颈的毛。消毒后,用手术刀沿头颅正中线切开皮肤,分离骨膜,暴露颅骨。

(2) 按大鼠立体功能定位图谱,选择右侧海马腹后部 CA3 区,坐标定位于前囟后 3.4mm;右旁开 5.0mm;深 7.0mm。

(3) 在坐标点周围以小型牙钻钻开颅骨,校准微量进样器垂直度后,抽取海人酸 1mg/ml 1.0μl,缓慢注射,于 10~15 分钟内注射完毕,留置 3~5 分钟后拔出,然后缝合头皮,常规饲养。

(4) 在给药 1~3 小时后,观察行为变化,进行脑电波检测。

二、电刺激点燃癫痫模型——大鼠杏仁核电点燃癫痫模型

【目的和原理】　给予动物重复性亚惊厥程度的电流刺激,可以导致动物癫痫性活动程度增加,最终出现全面性癫痫性发作,选用能引起刺激后放电最敏感的脑区杏仁核,给予刺激可以建立稳定的大鼠杏仁核点燃模型。

【实验对象】 SD雄性大白鼠,雌雄各半,体重250～300g。

【器材和药品】

1. 器材 大鼠脑立体定位仪。

2. 药品 2%异戊巴比妥钠溶液。

【方法与步骤】

(1)采用2%异戊巴比妥钠溶液按40mg/kg腹腔注射麻醉。将大鼠固定在大鼠立体功能定位仪上,减去头颈的毛。消毒后,用手术刀沿头颅正中线切开皮肤,分离骨膜,暴露颅骨。

(2)颅骨上钻4孔(1孔为杏仁核电极,2孔为额叶皮层电极,1孔为接地电极),按照杏仁核定位数值(Wistar:前囟后2.2mm;旁开4.8mm;深8.5mm)缓慢将杏仁核双螺旋电极降至深8.5mm处(下降速度:≤1mm/min);同侧额叶皮质电极定位数值(Wistar:前囟后2.2mm;旁开2.0mm;深4.0mm)。

(3)调制牙托水泥固定双极杏仁核刺激线及双侧额叶皮层电极,并使五芯电极插头位于术区中央及整个电极呈火山堆外观。

(4)牙托水干固后,将大鼠由立体定向仪取下置于鼠盒内,给予保温和及时喂水。术后每日测量体质量1次,以观察手术对大鼠生存的影响。

(5)阈值测定:术后第8天行阈值测定。电流刺激强度0.015mA开始,其强度每过90秒递增20%,直至脑电图出现后放电(after discharge,AD)或行为学表现至少达Racine分级3级时停止测定,记录此时的电流强度即为阈值。

(6)电刺激点燃方法:阈值测定后第2天即开始予以0.8mA电流强度(点燃电刺激参数:细电流、串刺激、延时100ms、波宽1ms、波间隔19ms、频率50Hz、强度0.8mA、串长50个、方波)刺激,每天18:00点电刺激实验,每只大鼠刺激5次,相邻2次的时间间隔为1分钟,同步观察皮层脑电变化及行为学改变。

(7)行为学观察:每次刺激同时观察行为反应,根据Racine分级,大鼠痫性发作分为6级,即0级,无任何反应;Ⅰ级,面部阵挛,包括眼、动须、节律性咀嚼等;Ⅱ级,Ⅰ级加节律性头;Ⅲ级,Ⅱ级加前肢阵挛;Ⅳ级,Ⅲ级加后肢站立;Ⅴ级,Ⅳ级加摔倒。当刺激后大鼠Racine分级达3次Ⅳ级或1次Ⅴ级时为充分点燃。点燃后,再连续刺激7天。

(8)电刺激时同步观察皮层脑电变化。进行额叶皮层和杏仁核EEG的脑电描记。

三、癫痫持续状态模型——氯化锂-匹罗卡品癫痫持续状态模型

【目的和原理】 匹罗卡品所致癫痫持续状态(status epilepticus)后的慢性自发癫痫模型较好地模拟了人类癫痫发生、扩布和形成的全过程,是唯一与临床最常见的成人癫痫病,即颞叶癫痫特征相一致的动物模型。

【实验对象】 Wistar大鼠,200～250g,雄性。

【器材和药品】

1. 器材 心功能血液动力学监测系统、BL-420F生物机能实验系统。

2. 药品 匹罗卡品、氯化锂。

【方法与步骤】

(1)Wistar大鼠腹腔注射氯化锂130mg/kg,24小时后再腹腔注射新鲜配制的匹罗卡品30mg/kg。对照组大鼠给予生理盐水腹腔注射。

(2)大鼠在15～45分钟出现反复强直-阵挛发作,形成癫痫持续状态。按照经典的Racine癫痫发作行为标准进行癫痫行为观察记录。实验组动物发作级别均达到Ⅳ～Ⅴ级以上提示造模成功。

【注意事项】 匹罗卡品应新鲜配置。

实验六 消化性溃疡动物模型的复制

一、胃溃疡的动物模型

(一)乙酸致胃溃疡模型

【目的和原理】 消化道溃疡的主要发病机制是由于胃酸分泌过多引起,通过外源性的给予乙酸,可以直接造成胃黏膜上皮损伤,形成溃疡。

【实验对象】 Wistar 大鼠,体重 200～250g,雌雄均可。

【器材和药品】 药品 3%戊巴比妥钠溶液,10%～20%乙酸溶液,碘酒,乙醇。

【方法与步骤】

(1) 大鼠禁食 24 小时,自由饮水;将大鼠用 3%戊巴比妥钠溶液麻醉,30mg/kg。

(2) 仰卧位固定于手术台上,剪掉腹毛,常规局部消毒,于剑突下腹中线稍左分层切开腹壁 2.0～2.5cm,将胃拉起。

(3) 除空白对照组外,其他动物在胃腹侧面、胃体与幽门结合部浆膜下 0.4～0.5mm 处注入 20%乙酸溶液 0.015～0.15ml(一般用 0.05ml),形成丘疹,用滤纸吸去渗出酸液,将胃体送回腹腔,关闭并缝合腹壁。手术后,禁食不禁水 16 小时。

(4) 3～5 天后处死动物,取胃,观察溃疡灶,计算溃疡面积。

溃疡面积＝1/4×3.14×DL×DS,公式中:DL 为溃疡灶长径;DS 为溃疡灶短径。

【注意事项】 乙酸浓度过大或接触时间过长,可导致溃疡穿孔。

(二)无水乙醇致胃溃疡模型

【目的和原理】

(1) 无水乙醇所致胃溃疡是由于乙醇直接损伤胃黏膜,引起胃壁血液循环障碍、组织坏死脱落导致溃疡形成。

(2) 乙醇可以引起胃剧烈蠕动,引起机械性胃损伤。

【实验对象】

Wistar 大鼠,体重 200～250g,雄性。

KM 小鼠体重 18～20g,雌雄各半。

【器材和药品】

1. 器材 解剖显微镜。

2. 药品 100%乙醇、1%甲醛溶液。

【方法与步骤】

(1) SD 大鼠(KM 小鼠)禁食 24 小时,不禁水。

(2) 灌胃给予大鼠 1ml/200g(小鼠 0.01ml/g)无水乙醇制作胃溃疡模型,30～60 分钟后脱颈椎处死,剖腹,结扎幽门和贲门,从大鼠幽门处注入 10ml 1% 的甲醛溶液(小鼠 1～2ml 1% 的甲醛溶液)。手术取胃,用 1%甲醛溶液固定 1 小时,将大(小)鼠的胃沿胃大弯处剪开,用生理盐水清洗,解剖显微镜观察胃黏膜组织学变化,观察溃疡指数和溃疡抑制率。

【注意事项】 大鼠捉拿必须戴好防护手套,以免被大鼠咬伤。

(三)非甾体类抗炎药致胃溃疡模型

【目的和原理】 吲哚美辛是一种非甾体抗炎药,引起溃疡的作用机制是抑制胃黏膜环氧化酶,使前列腺素合成减少,致胃黏膜屏障功能减弱,胃酸增高而诱发溃疡。

【实验对象】 Wistar 大鼠,体重 200～250g,雌雄各半。KM 小鼠体重 18～20g,雌雄各半。

【器材和药品】 药品 吲哚美辛。

【方法与步骤】

(1) SD 大鼠(KM 小鼠)皮下注射吲哚美辛 40mg/kg(30mg/kg)。

(2) 5 小时后,将大(小)鼠脱颈椎处死。剖腹,结扎幽门和贲门,从幽门处注入 10ml(小鼠 1ml)1%的甲醛溶液。取胃,浸入甲醛溶液中固定 10 分钟后,沿胃大弯切开,用干燥的棉球轻轻擦去胃内容物,解剖显微镜下观察大(小)鼠胃溃疡指数和溃疡抑制率。

【注意事项】 大鼠捉拿必须戴好防护手套,以免被大鼠咬伤。

(四) 水浸应激致胃溃疡模型

【目的和原理】 水浸大(小)鼠,使其处于应激状态,应激时交感肾上腺髓质系统兴奋,胃肠缺血,导致胃肠黏膜糜烂、溃疡。

【实验对象】

SD 大鼠,体重 150～180g,雌雄各半。

KM 小鼠体重 18～20g,雌雄各半。

【器材和药品】

1. 器材 恒温水浴箱、解剖显微镜。

2. 药品 乙醚、1%甲醛溶液。

【方法与步骤】

(1) SD 大鼠(KM 小鼠)禁食 24 小时,禁食期间饮水不限,将大鼠用乙醚麻醉(小鼠不麻醉),四肢张开,仰卧位固定在固定板上。

(2) 竖直放入恒温水浴中,水至大(小)鼠剑突处,水温(23 ± 1)℃。

(3) 18～20 小时后,将大(小)鼠脱颈椎处死。剖腹,结扎幽门和贲门,从幽门处注入 10ml(小鼠 1ml)1% 的甲醛溶液。取胃,浸入甲醛溶液中固定 10 分钟后,沿胃大弯切开,用干燥的棉球轻轻擦去胃内容物,解剖显微镜下观察大(小)鼠胃溃疡指数和溃疡抑制率。

【注意事项】 大鼠应用乙醚进行轻度麻醉,麻醉程度不宜过深。

(五) 大鼠幽门结扎致胃溃疡模型

【目的和原理】

(1) 幽门结扎法致溃疡模型,其机制是通过刺激幽门胃窦黏膜的压力感受器,引起迷走神经反射,通过促胃液素,作用于壁细胞,引起胃液分泌。

(2) 由于结扎后胃液不能顺利进入十二指肠,而使胃液滞留于胃内,致胃溃疡因素增强,胃壁防御因素相对减弱,从而导致胃溃疡形成。

【实验对象】 SD 大鼠,体重 180～230g,雌雄各半。

【器材和药品】 3%戊巴比妥钠溶液、1% 甲醛溶液、碘酒、乙醇。

【方法与步骤】

(1) SD 大鼠应用 3%戊巴比妥钠溶液进行麻醉,30mg/kg。

(2) 背位固定于手术板上,自胸骨剑突下沿腹中线切开腹壁,切口 2～3cm,暴露胃,小心避开血管,结扎幽门,缝合切口。

(3) 15～20 小时后剖开腹腔,结扎贲门取胃,经胃壁向胃腔内注入 1% 甲醛溶液 5ml,浸泡 5 分钟,然后清水漂洗胃体,10 分钟后直接测量胃部溃疡面积。

(4) 按下列标准记录溃疡指数,并按下式计算溃疡抑制率。

溃疡指数:将每只大鼠的溃疡面积总和分为 1～12、13～25、26～37、38～50>50mm² 和穿孔共 5 个等级,分别记为溃疡指数 1、2、3、4、5。

溃疡抑制率(%)＝(用药组溃疡面积分－模型组溃疡面积分)/模型组溃疡面积分×100%。

【注意事项】　幽门结扎时,小心避开血管。

二、十二指肠溃疡的动物模型

(一) 大鼠半胱胺型十二指肠溃疡动物模型

【目的和原理】　盐酸半胱氨酸可以特异性耗竭体内生长抑素。从而间接刺激胃泌素的分泌,使得胃酸增加而导致溃疡的发生。

【实验对象】　Wistar 大鼠,180～220g,雄性。

【器材和药品】

1. 器材　解剖显微镜。

2. 试剂　10%半胱氨酸溶液、1%多聚甲醛溶液。

【方法与步骤】

(1) Wistar 大鼠禁食、自由饮水 24 小时后,分别皮下给予 10%半胱胺酸,400mg/kg。

(2) 24 小时后处死,打开腹腔,取出胃和十二指肠,用 1%甲醛溶液固定 15 分钟,沿胃大弯和十二指肠系膜对侧剪开,冲洗内容物,平展于玻璃板上,解剖显微镜下观察十二指肠损伤情况。

(3) 黏膜损伤程度用指数法评价,采用 Moraes 等方法并略做改良:0 分为黏膜正常;1 分为黏膜充血、水肿;2 分为黏膜糜烂、出血;3 分为浅溃疡;4 分为深溃疡;5 分为溃疡穿孔。

【注意事项】

(1) 大鼠捉拿必须戴好防护手套,以免被大鼠咬伤。

(2) 半胱胺酸皮下注射位置要尽量一致,否则影响实验结果。

(二) 醋酸烧灼型十二指肠溃疡动物模型

【目的和原理】

(1) 由于乙酸直接损伤肠壁组织,并引起局部血液循环障碍而形成。

(2) 冰乙酸破坏黏膜的微循环,导致局部黏膜的坏死,进而与周围器官组织黏连,造成胃扩张受阻,胃排空速度减慢,这种胃淤积最终导致胃酸分泌过多。

【实验对象】　Wistar 大鼠,180～220g,雄性。

【器材和药品】

1. 器材　解剖显微镜。

2. 试剂　乙醚、冰乙酸、1%多聚甲醛溶液。

【方法与步骤】

(1) Wistar 大鼠术前禁食、自由饮水 24 小时后。

(2) 乙醚麻醉下打开腹腔,将内径 5mm 玻璃管垂直置于靠近幽门处的十二指肠浆膜面上,向管腔内加入冰乙酸 0.1ml,30 秒后,用棉签吸净冰乙酸,以生理盐水清理局部,覆盖大网膜,缝合腹壁。

(3) 术后正常饮食,7 天后处死,打开腹腔,结扎贲门和十二指肠末端,胃内注入 1%多聚甲醛溶液 8ml,将胃、十二指肠取出,置于 1%多聚甲醛中固定 15 分钟,沿胃大弯剪开,冲洗内容物,平展于玻璃板上。

(4) 解剖显微镜下测定溃疡直径,计算溃疡指数(各组大鼠溃疡直径和的平均值)。

【注意事项】

(1) 大鼠捉拿必须戴好防护手套,以免被大鼠咬伤。

(2) 注意冰乙酸接触时间,时间过长,可导致溃疡穿孔。

实验七　肿瘤动物模型的复制

一、化学诱导剂致肿瘤动物模型

【目的和原理】　运用各种化学致癌剂作用于实验动物的特定组织或器官,从而产生相应肿瘤的动物模型。

(一)肺癌模型

【实验对象】　Wistar 大鼠,150～200g,雄性。

【器材和药品】

1. 器材　窥耳镜。

2. 药品　煤焦沥青(CTP)、生理盐水、玉米油、炭粉、青霉素、乙醚。

【方法与步骤】

(1) Wistar 大鼠应用乙醚麻醉后,背位固定,夹出鼠舌放入改制的窥耳镜,暴露声门,插入钝头灌注器,气管内注入相应的配制好的实验悬液。

(2) 实验悬液用量:每次 32mg,总量为 CTP 生理盐水悬液 192mg,CTP 玉米油悬液 256mg,灌注间隔时间为 7～10 天。

(3) 实验诱导时间越长,癌变越明显。实验 6 个月后,癌变率可达 50% 以上。

【注意事项】　每次实验悬液灌注后 3 天内,每日肌内注射青霉素 $1.6 \times 105U$/只。

【溶液配制】　中温 CTP 和炭粉混合,在钵内反复研磨成粉末,做分散度分析,94% 的颗粒直径小于 $10 \mu m$ 分别装于干燥的试剂瓶中,紫外灭菌消毒,置于干燥器中备用。

(1) 适量碳粉+少量青霉素+生理盐水,配制成 160g/L 炭粉生理盐水悬液。

(2) 中温 CTP+少量青霉素+生理盐水,配制成 160g/L 的 CTP 生理盐水悬液。

(3) 中温 CTP+少量青霉素+玉米油,配制成 160g/L 的 CTP 玉米油悬液。

(二)胃癌模型

【实验对象】　Wistar 大鼠,200～250g,雄性。

【器材和药品】　*N*-甲基-*N*'-硝基亚硝基胍(MNNG)、乙酸、乙醚、5% 乙醇溶液。

【方法与步骤】

1. 方法一　乙酸致胃溃疡+ MNNG 灌胃

(1) Wistar 大鼠常规饲养 1 周后,乙醚麻醉,打开腹腔暴露胃将乙酸注射到胃前壁窦体交界处浆膜内,连续 3 天,制造胃溃疡模型。

(2) 手术后 5 天,MNNG 溶液灌胃,10ml/kg,每日 1 次,每周 5 天,连续 8 周,停止 MNNG 灌胃。对照组仅造成溃疡模型。

(3) 继续培养 16 周后,进行胃组织病理学检查。

2. 方法二　MNNG+乙醇喂养

(1) Wistar 大鼠应用含 MNNG100μg/ml 的 5% 乙醇溶液作为饮用水,饲养 8 周。

(2) 8 周后用上述饮用水配制粉状饲料代替常规饲料,饲养至 24 周。

(3) 24 周后,更换为常规饲料,MNNG 饮用水隔天喂养。

(4) 28 周后,饮用水和饲料全部恢复为正常,第 32～40 周进行检查。

【注意事项】

(1) MNNG 配制过程要全程避光。

(2) 手术过程保证无菌操作。

(3) 方法 2 中 MNNG 溶液作为饮用水,在使用前临时配制,使用过程中瓶罐要避光。

【溶液配制】

(1) MNNG 溶液 a 配制:MNNG 以蒸馏水磁力搅拌溶解配成 0.017mol/L 溶液。

(2) MNNG 溶液 b 配制:MNNG 以 5% 乙醇溶液配制 100μg/ml 溶液。

(三) 大肠癌模型

【实验对象】 Wistar 大鼠,200~250g,雄性。

【器材和药品】

1. 器材 灌肠器。

2. 药品 N-甲基-N'-硝基亚硝基胍(MNNG)、37% 乙醇溶液、乙醚、二甲肼(DMH)。

【方法与步骤】

1. 方法一 MNNG+乙醇灌肠

(1) 将灌肠器烧钝尖端插入大鼠肛门,深度为 4~7cm,注入 1.2%MNNG 的乙醇溶液,每次 0.2ml,隔日 1 次。

(2) 2 周后改为每日 1 次,灌肠剂量增至每次 0.5ml,直至 30 周。

2. 方法二 DMH 皮下注射

(1) 大鼠颈部皮下注射二甲肼 40mg/kg,每周 1 次,连续 10 周。

(2) 12 周后,即可成瘤。

【注意事项】

(1) MNNG 配制过程要全程避光。

(2) DMH 溶液要现用现配。

【溶液配制】

(1) MNNG 溶液配制:37% 的乙醇溶液配成含 1.2%MNNG 的乙醇溶液。

(2) DMH 溶液配制:0.9% NaCl 溶液溶解 DMH 成 8mg/ml 的溶液。

(四) 肝癌模型

【实验对象】 SD 大鼠,100~150g,雄性。

【器材和药品】 二乙基亚硝胺(DENA)。

【方法与步骤】

1. 方法一

(1) SD 大鼠应用 10mg/L 的 DENA 溶液进行喂养,每天 25ml。

(2) 18 周后,成瘤率为 100%。

2. 方法二

(1) SD 大鼠第 1 周应用 DENA 进行腹腔注射,100mg/kg。

(2) 第 2 周应用 70mg/kg 的剂量进行灌胃,连续 16 周。

(3) 第 18 周,进行肝功和肝脏病理学检查。

【注意事项】 二乙基亚硝胺用无菌水配制。

【溶液配制】 乙基亚硝胺配制:无菌水溶液将 DENA 溶解为 10mg/L 的使用液。

(五) 乳腺癌模型

【实验对象】 Wistar 大鼠,200~250g,雄性。

【器材和药品】 二甲基苯蒽,芝麻油。

【方法与步骤】

(1) Wistar 大鼠应用 10mg/ml 二甲基苯蒽溶液灌胃,1.5ml/次,间隔 1 周,共 2 次。

（2）14 周后进行观察。

【溶液配制】 二甲基苯蒽溶液配制：二甲基苯蒽溶于芝麻油，配制成 10mg/ml 的使用液。

二、移植性肿瘤动物模型

【目的和原理】 移植性肿瘤模型是目前应用得最多的动物模型，它是将外源性肿瘤细胞移植到实验动物体内生长而形成的肿瘤。按移植部位的不同，又可分为原位移植、皮下移植、腹水移植模型等。

（一）实体型 S180 肿瘤的动物模型

【实验对象】 昆明种小白鼠，18～22g，雌雄各半。

【器材和药品】 细胞计数仪/板。

【方法与步骤】

（1）选取饲养 1 周的 S180 腹水瘤小鼠，抽取乳白色腹水，血性腹水不用，加生理盐水适量稀释成 1∶4 的瘤细胞悬液，调细胞数至 1×10^8，每只鼠接种 0.2ml 于右前肢腋窝下，整个接种时间在 1 小时内完成。

（2）1 周后，可见肿瘤形成。

【注意事项】 操作过程，要尽量避免细菌污染。所有器械都应消毒灭菌。

（二）肺转移型 Lewis 肺癌的动物模型

【实验对象】 清洁级近交系 C57BL/6，6～7 周龄，20～22g，雌雄均可。

【器材和药品】

1. 器材 细胞计数仪/板。

2. 药品 75％乙醇溶液，台盼蓝，乙醚。

3. 瘤原 Lewis 肺癌荷瘤鼠。

【方法与步骤】

（1）将 Lewis 肺癌荷瘤鼠置于超净工作台，脱颈椎法处死，碘酒、75％乙醇溶液依次消毒，切开右腋皮肤，取生长良好的新鲜肿瘤组织，置于无菌组织研磨器研磨，瘤组织匀浆与生理盐水按 1∶3 的比例配制成瘤细胞悬液，台盼蓝染色，倒置显微镜下显示活细胞数在 90％以上，并调整到活细胞浓度为 3×10^6 个/ml，每只小鼠右腋皮下注射瘤细胞悬液 0.2ml。

（2）接种 20 天后，乙醚麻醉处死动物取双肺，采用解剖显微镜下统计肺转移结节数。根据瘤节数和大小评价抗肿瘤作用。

【注意事项】 肿瘤细胞悬液浓度不是越高越好，注射要缓慢。整个操作要尽量避免细菌污染。

实验八 心肌缺血再灌注损伤动物模型的复制

一、大鼠心肌缺血再灌注损伤动物模型

【目的和原理】 通过结扎实验动物冠状动脉左前降支，导致左心，尤其是左心室供血不足，在此基础上进行再灌注，模拟心肌缺血再灌注的病理生理过程。

【实验对象】 SD 大鼠，体重 250～300g，雄性。

【器材和药品】

1. 器材 大鼠手术器械、小动物呼吸机、BL-420F 生物机能实验系统。

2. 药品 3％戊巴比妥钠溶液、2％ TTC 溶液。

【方法与步骤】

（1）SD 大鼠腹腔注射戊巴比妥钠（60mg/kg）麻醉，仰位固定，气管插管接小动物呼吸机

（通气量 0.3ml/kg、呼吸频率 80 次 /分、呼吸比为 2 ∶ 1），常规记录Ⅱ导联心电图。

（2）沿胸骨左缘剪开皮肤，分离筋膜、肌肉，在距胸骨左缘 0.5cm 处左侧第 3、4 肋间钝性分离肌肉，暴露心脏，以左冠状静脉主干为标志，在左心耳根部下方、左心耳与肺动脉圆锥之间，将丝线穿过冠状动脉左前降支，并将丝线的两头穿过一小段聚乙烯管形成一个套结。

（3）在生命体征平稳后，将该聚乙烯管套结推送至心外膜表面并用止血钳固定，造成急性心肌梗死，松开止血钳即可恢复左心室的血液供应。在钳夹聚乙烯管套结后，心电图 ST 段抬高和左心室苍白作为缺血成功标志；左心室苍白消失局部变红、ST 段降低为再灌注标志。

（4）指标检测

1）心电图监测：采连续监测Ⅱ导联心电图，分别记录再灌注期室速（ventricular tachycardia，VT）和室颤（ventricular fibrillation，VF）的发作次数、持续时间和发生率。

2）TTC 染色法检测心肌梗死面积：实验结束后取出心脏，−20℃冻 10 分钟。将心脏沿平行房室沟方向切成厚度大约为 2mm 的薄片，置于 2％ TTC 溶液中 37℃，30 分钟。未染色心肌呈白色（梗死心肌），染色心肌呈红色（未梗死心肌），采用分析软件测定不同染色区域的面积。梗死面积比例以梗死面积与左心室面积的比值（AN /LV）表示。

【注意事项】

（1）实验过程中，采用电灯泡照射保持大鼠体温 37℃。

（2）注意检测呼吸频率和通气量。

（3）根据实验要求改变缺血和再灌注的时间，满足实验需要。

二、兔心肌缺血再灌注损伤动物模型

【目的和原理】　通过结扎实验动物冠状动脉左前降支，导致左心，尤其是左心室供血不足，在此基础上进行再灌注，模拟心肌缺血再灌注的病理生理过程。

【实验对象】　新西兰白兔，体重 2～2.5kg，雌雄均可。

【器材和药品】

1. 器材　兔手术器械、兔手术台、BL-420F 生物机能实验系统。

2. 药品　2.5％戊巴比妥钠溶液、2％ TTC 溶液。

【方法与步骤】

（1）实验前禁食 12 小时，采用 2.5％戊巴比妥钠溶液 25mg/kg 耳缘静脉麻醉。

（2）将兔仰卧位固定于兔手术台上，沿颈部正中切开，进行气管插管。利用针刺电极插入动物四肢皮下记录肢导心电图。

（3）于胸骨左侧 2mm 处剪断第 3～4 肋骨，打开胸腔暴露心脏。剪开心包膜后，在左心耳下 2mm，分离左冠状动脉前降支，用 3/8 圆 215mm×8mm 不锈钢圆针，带 6-0 号丝线穿过心肌浅层，丝线穿过一塑料管，拉紧塑料管 2 端丝线，使塑料管压迫冠状动脉造成心肌缺血，30 分钟后，放松结扎线后行心肌再灌注 120 分钟。

（4）指标检测：①心电图监测心律失常，各种室性心律失常判定。②心肌病理学检查。

实验九　肝性脑病动物模型的复制

一、急性肝功能损伤肝性脑病模型

（一）氯化铵致家兔肝性脑病模型

【目的和原理】　正常肝脏可以通过鸟氨酸循环反应使血氨合成尿素排出体外，肝脏严重损伤后，血氨的升高仍是肝性脑病的最主要的诱发因素，血氨的升高可以通过血-脑屏障，干扰脑组织的能量代谢,影响神经递质的产生和传递,并使氧自由基产生增多。

【实验对象】 家兔,体重 2.0～3.0kg,雌雄均可。

【器材和药品】

1. 器材 体重称、兔手术台1个、哺乳动物手术器械1套。

2. 药品 普鲁卡因(40mg/2ml)、2.5%复方氯化铵溶液、台式营养液。

【方法与步骤】

(1) 取家兔一只,称重,仰卧位固定于兔手术台上。

(2) 腹部剪毛,自剑突下沿腹壁正中线皮下注射普鲁卡因(8ml/只)浸润麻醉,并做约10cm切口。打开腹腔,暴露肝、胃和小肠,行肝脏大部分切除手术,造成急性肝损伤。

(3) 沿胃幽门向下找到十二指肠。选择十二指肠肠壁上的某一血管较少的部位用细线做荷包缝合,在其中用眼科剪刀剪一3mm长的小切口,将导尿管从切口处向十二指肠远端方向插入约5cm并结扎固定,然后用皮钳对合夹住腹壁切口,关闭腹腔。

(4) 向十二指肠插管内注入复方氯化铵溶液,每间隔5分钟,注入5ml,仔细观察家兔呼吸、肌张力变化,直至痉挛发作(出现扑翼样震颤)为止。

【注意事项】

(1) 游离肝脏的动作要轻柔,结扎应在肝脏根部(肝组织脆性大,要防止出血)。

(2) 剪镰状韧带时不要刺破膈肌(以防引起气胸,肺不张),剥离肝胃韧带时,勿弄破周围的大血管。

(3) 术后需关闭腹腔,防止腹压上升→内脏外溢。

(4) 区别挣扎与抽搐(主动与否;抽搐具有节律性)。

(二) 硫代乙酰胺致大鼠肝性脑病模型

【目的和原理】

(1) 硫代乙酰胺(thioacetamide,TAA)被肝脏摄取后,经肝细胞内的细胞色素P450混合功能氧化酶代谢成为TAA-硫氧化物,进而引起脂质过氧化反应和肝细胞损伤,并可直接作用于肝细胞DNA、RNA和蛋白质合成酶产生毒性作用,以及诱导肝代谢紊乱,而致肝坏死。

(2) 此外TAA尚通过改变脑组织对精氨酸、鸟氨酸、赖氨酸等氨基酸的摄取,引起脑代谢异常。

【实验对象】 SD大鼠,清洁级,体重220～250g,雌雄各半。

【器材和药品】

1. 器材 血氨分析仪、全自动生化分析仪、pH计。

2. 药品 硫代乙酰胺、2%戊巴比妥钠溶液、乙醚。

【方法与步骤】

(1) 大鼠采用200mg/kg皮下注射TAA或TAA 300mg/kg灌胃,24小时后重复,共二次。

(2) 大鼠肝性脑病观察指标

1) 第二次应用TAA后观察动物的活动及呼吸频率、疼痛反应、神态、自主活动、嗜睡昏迷情况。

2) 生化指标检测:造模后,全部大鼠在乙醚麻醉后,采血5ml检测血氨(BA)、丙氨酸转氨酶(ALT)、总胆红素(TBil)、尿素氮(BUN)的水平。

3) 肠内容物pH检测:取大鼠回盲部肠内容物,采用pH计法检测pH。

4) 病理检查:造模后,取大鼠肝脏同一叶肝组织一片,以10%中性甲醛溶液固定,常规脱水,石蜡包埋并切片,HE染色后光镜观察。

【注意事项】 应用TAA作用后,注意观察动物的状态以及自主活动,初步诊断肝性脑病后再进行其他指标的检测。

二、慢性肝功能损伤肝性脑病模型

（一）CCl_4 诱导和部分肝切除诱发大鼠肝性脑病模型

【目的和原理】 首先用 CCl_4 诱导肝脏损伤，然后采用部分肝叶结扎切除和部分肝叶结扎不切除，保留 1/3 CCl_4 中毒肝组织，符合肝细胞大量死亡致肝衰竭形成的机制。

【实验对象】 Wistar 大鼠，清洁级，体重 200～250g，雄性。

【器材和药品】

1. 器材 BL-420F 生物机能实验系统，全自动生化分析仪，血氨分析仪。

2. 药品 20％的 CCl_4 石蜡溶液，乙醚，10％中性甲醛溶液。

【方法与步骤】

（1）每日一次给大鼠灌胃 20％CCl_4 石蜡溶液 5ml/kg，连续 2 天。

（2）手术前大鼠禁食 12 小时，在戊巴比妥钠麻醉下背位固定于手术板上，无菌操作，沿腹正中线上腹部小切口开腹，暴露肝脏，依次在肝蒂部结扎左前叶及中叶，将此二叶切除；然后再将暴露的肝右叶结扎，但不切除。

（3）大鼠肝性脑病观察指标

1）脑电图检测：手术 8 天后，全部大鼠均在乙醚麻醉下俯卧，安置额枕骨间电极，用生理记录仪描记脑电图，观察脑电波变化。

2）生化指标检测：实验第 8 天，全部大鼠在乙醚麻醉后，剪开胸腔，用一次性注射器无菌心脏穿刺采血 5ml。检测测血氨（BA）、丙氨酸转氨酶（ALT）、总胆红素（TBil）、尿素氮（BUN）的水平。

3）病理检查：取大鼠肝脏同一叶肝组织一片，以 10％中性甲醛溶液固定，常规脱水，石蜡包埋并切片，HE 染色后光镜观察。

【注意事项】

（1）游离肝脏的动作要轻柔，肝组织脆性大，要防止出血。

（2）切除肝叶和韧带时，注意不要损伤大的血管。

（崔　巍）

第五节　动物实验常用生理溶液的配制方法

细胞的生命活动受到所处体液环境中各种理化因素的影响，如各种离子、渗透压、pH、温度等。无论浸浴离体标本或机体输液，皆需配制各种接近于生理条件的液体，称之为生理溶液（physiological solution）。生理溶液的理化性质如各种离子、渗透压、pH、温度等与离体标本或机体的组织液比较相似。

（一）常用的生理溶液配制

生理溶液由无机盐、葡萄糖和水配制而成。配制生理溶液有两种方法：

（1）根据用量按表 4-1 计算出各成分的量，用天平称取各成分溶解于蒸馏水（氯化钙单独用一容器溶解），将溶液用蒸馏水稀释至配制量的 80％左右，再将氯化钙溶液一边搅拌一边缓慢加入。

（2）按表 4-1 先将各成分分别配成一定浓度的基础溶液，然后按表所载分量混合之。

表 4-1 常用生理盐溶液的成分及配制

成分及基础液浓度	任氏液	拜氏液	乐氏液	台氏液	克氏液	克-亨液	豚鼠支气管液	大鼠子宫液
NaCl(g)	6.5	6.5	9.2	8.0	6.6	6.92	5.59	9.0
20%(ml)	32.5	32.5	46	40	33.0	3.46	27.95	45
KCl(g)	0.14	0.14	0.42	0.2	0.35	0.35	0.46	0.42
10%/ml	1.4	1.4	4.2	2.0	3.5	3.5	4.6	4.2
$CaCl_2$(g)	0.12	0.12	0.12	0.2	0.28	0.28	0.075	0.03
5%(ml)	2.4	2.4	2.4	4	5.6	5.6	1.5	1.6
$NaHCO_3$(g)	0.20	0.20	0.15	1.0	2.10	2.10	0.52	0.5
5%(ml)	4	4	3	20	42	42	10.4	10.0
NaH_2PO_4(g)	0.01	0.01	—	0.05	—	—	0.1	—
1%(ml)	1	1	—	5	—	—	10	—
MgCl(g)	—	—	—	0.1	—	—	0.023	—
5%(ml)	—	—	—	2	—	—	0.45	—
KH_2PO_4(g)	—	—	—	—	0.162	0.16	—	—
10%(ml)	—	—	—	—	1.62	1.6	—	—
$MgHSO_4 \cdot 7H_2O$(g)	—	—	—	—	0.294	0.29	—	—
10%(ml)	—	—	—	—	2.94	2.9	—	—
葡萄糖(g)	—	—	2.0	—	2	2	—	0.5
pH			7.5	8.0				
蒸馏水	加至1000ml	加至1000ml	加至1000ml	加至1000ml	加至1000ml	加至1000ml	加至1000ml	加至1000ml

注:氯化钙溶液在其他成分混合稀释后再一边搅拌一边缓慢加入。葡萄糖应在临用时加入,加入葡萄糖的溶液不能久置,否则会发生变质

(二) 生理溶液的用途

各种生理溶液都有其适用的对象,实验时应根据实验对象选择合适的生理溶液。

1. 生理盐水(normal saline) 0.9% NaCl 溶液适用于哺乳类动物的输液、手术部位的湿润等;0.65% NaCl 溶液适用于蛙、龟、蛇等变温动物器官组织的湿润。

2. 任氏液(Ringer's solution) 适用于蛙类动物组织器官的湿润、离体器官的灌流。

3. 拜氏液(Bayliss's solution) 适用于离体蛙心。

4. 乐氏液(Locke's solution) 适用于哺乳类动物心脏、子宫等。

5. 台氏液(Tyrode's solution) 适用于哺乳类动物,特别适用于哺乳类动物的小肠。

6. 克氏液(Krebs's solution) 适用于哺乳类动物各种组织。

7. 克-亨液(Krebs-Henseleit's solution) 适用于豚鼠离体气管、大鼠肝脏等。

8. 豚鼠支气管液(Thoroton's solution) 适用于豚鼠离体支气管。

9. 大鼠子宫液(De-Jalon's solution) 适用于离体大鼠子宫。

(三) 常用生理盐水溶液及试剂的浓度计算及配制方法

1. 按百分浓度配制 常用的有 0.65% NaCl、0.9% NaCl、2% CaCl₂、1% KCl 溶液等。例如,配制 0.65% NaCl 溶液,将 0.65g 固体 NaCl 加蒸馏水至 100ml 即成,其余类推。

2. 按比例浓度(g/ml)**配制** 常用的有 1:10 000 肾上腺素,1:10 000 去甲肾上腺素等。例如配制 1:10 000 肾上腺素,取 1mg/ml 注射剂 1 支(含肾上腺素 0.001g)加蒸馏水至 10ml 即

成。配制的溶液总量(X)可用比例式求出:1∶10 000＝0.001∶X,X＝10(ml)。其余类推。

3. 按摩尔(mol/L)浓度配制 先计算化学药品的分子质量,再进行配制。如配制 1mol/L NaOH 溶液,其相对分子质量为 40,即 40g NaOH 等于 1mol/L。将 40g NaOH 固体加蒸馏水至 1000ml 即成。

4. 抗凝剂肝素 用压力换能器记录动物血压时,在动脉插管内应注满 0.5% 的肝素溶液,以防止插管内血液凝固。实验动物作全身抗凝时,一般用量:大白鼠 2.53mg/(200～300)g;兔 10mg/kg;犬 5～10mg/kg。肝素亦可用国际单位计量,1mg＝100 个国际单位。肝素应避光低温保存。保存时间太长,已近过期或已过期的肝素,应增加 1～3 倍用量。

(王俊平)

参 考 文 献

艾昭东,刘晟,叶斌等.2008.犬胰腺次全切除制 1 型糖尿病模型研究.现代医药卫生杂志,24(21):3169-3171

陈金星,王硕仁,朱陵群等.2005.心肌梗死后心力衰竭大鼠心脏基因表达谱及活血益气方药对其心脏的影响.中国中西医结合杂志,25(1):45-48

段志军,张春乐.2010.大鼠肝性脑病模型的研究进展.世界华人消化杂志,18(30):3204-3209

关冬梅,周晓棉,李靖菲等.2009.复方胃利散抗大鼠消化性溃疡的作用.沈阳药科大学学报,26(3):225-229

黄国钧,黄勤挽.2007.医药实验动物模型—制作与应用.北京:化学工业出版社

贾健辉,王敏伟,曹红等.2004.左旋泮托拉唑镁对动物实验性十二指肠溃疡的影响.沈阳药科大学学报,21(4):294-296

解欣然,李爱勇,张蕾等.2010.参元丹后处理对大鼠心肌缺血再灌注损伤的保护作用.北京中医药大学学报,33(12):829-833

李玉玲,杨建业,唐俊明等.2006.阿霉素诱导大鼠心衰模型不同方案的比较.中国比较医学杂志,16(2):93-97

刘春,宋成云,王旭等.2011.不同剂量青霉素致 SD 大鼠癫痫的实验研究.交通医学,25(2):126-128

刘平,刘红朝,舒凯等.2011.大鼠杏仁核电点燃癫痫模型的建立及海马病理变化的研究.中医学报,26(155):445-447

刘学文,张海奇,田步先等.2011.SB202190 对 KA 诱导的难治性癫痫大鼠海马神经元的保护作用.山东大学学报(医学版),49(2):44-53

宋闽宁,宋屿娜,陈福等.2006.大鼠急性与慢性肝衰竭肝性脑病模型对照研究.东南国防医药,8(5):332-335

孙琪,黄荣桂,郑兴中等.2007.一肾一夹肾血管性高血压动物模型的制作.临床军医杂志,35(6):812-814

王春田,王莉,石岩.2011.2 型糖尿病动物模型制备方法探讨.实用中医内科杂志,25(4):27-30

王冬梅,孙艺平,徐静等.2010.降低氯化锂-匹罗卡品大鼠癫痫模型死亡率的实验研究.大连医科大学学报,32(2):176-178

王海伦,赵其辉.2009.白藜芦醇对小鼠 Lewis 肺癌细胞凋亡的影响.南华大学学报,37(1):51-53

王亮,朱兵,何昆仑.2010.慢性缺血性舒张性心力衰竭动物模型的建立.中华保健医学杂志,12(1):19-22

夏强,钱令波.2010.心脑缺血再灌注损伤的机制及防治策略研究进展.浙江大学学报(医学版),139(6):551-558

徐静华,陈雪梅,赵余庆等.2011.姜辣素对动物实验性胃溃疡的影响.沈阳药科大学学报,28(3):221-225

杨宁,胡立斌,张中等.2002.肾血管性高血压动物模型建立及指标监测.介入放射学杂,11(2):117-119

张东兴,颜登国,赵丙波等.2010.人大肠癌裸鼠皮下移植瘤模型的建立.贵阳医学院学报,35(3):247-254

张国伟,于洋,祁家驹.2009.野百合碱注射复制大鼠右心衰竭模型.心肺血管病杂志,28(6):423-426

张宏,彭成,展海霞等.2008.一种大鼠急性心力衰竭动物模型的建立方法.四川动物,27(2):296-298

周延杰.2011.人结肠癌实验动物模型建立的研究进展.实验与检验医学,29(1):60-62

朱丹,郭艳红,于海奕等.2009.两种早期心衰大鼠模型的建立和心功能的比较.中国比较医学杂志,19(9):20-24

第五章 相关学科的实验技术与方法

第一节 细胞与组织的可视技术

人和动物的细胞及组织是人肉眼无法看到的物质,显微镜的发明把人类视野从宏观引入到微观世界。利用它的高分辨和高放大倍数去观察、分析细胞和组织变化及其结构特点的技术既细胞与组织可视技术。可视技术的应用基础是显微镜,显微镜从最早的光学显微镜发展到电子显微镜,随着现代的扫描隧道显微镜制造成功,放大倍数从几十倍到数亿倍以上。现在各种显微镜已经广泛的应用于各个领域,特别在医学生物学方面具有极大的价值。

本节简要的介绍显微镜的种类、工作原理、结构及应用范围。

一、常用显微镜的种类和用途

显微镜是用来观察被检物体细微结构的主要精密仪器。显微镜在结构上分为光学系统和机械装置两个主要部分。光学系统包括物镜、聚光镜、光澜和光源等部分。机械装置主要包括镜筒、镜柱、样品台、焦点调节等部分。显微镜广泛应用于各个领域的检测和科学研究中,医学生物学常用的显微镜根据光源的性质大致分为光学显微镜和电子显微镜。

(一) 光学显微镜的分类及用途

1. 生物显微镜 主要是用来观察生物切片、细胞,以及用于微生物和医院里的常规检查。最大有效倍率约 1600 倍。

2. 体视显微镜 又称立体显微镜或解剖镜,主要用来观察一些解剖标本等相对比较大的物体,最大有效放大倍率约 200 倍。

3. 荧光显微镜 某些物质吸收光能后,受到激发的同时释放出一种能量降级的波长较大的光波(蓝、绿、黄或红光,波长 400~800nm),这种光称为荧光。某种物质在短光波照射下即可发生荧光,这种荧光称为自发性荧光。但大部分物质需要用荧光染料(如吖啶橙、碘化丙啶等)染色后,在短光波照射下才能发出荧光。荧光显微镜的特点是灵敏度高,在暗视野中荧光染色即可显示出标本内低浓度样品的存在,其对比约为可见光显微镜的 100 倍。荧光显微镜借助于免疫荧光抗体染色技术,广泛应用于微生物及动物和人的组织抗原与抗体的检查和定位。

4. 倒置式显微镜 倒置显微镜与普通显微镜区别是物镜头接近标本的方向不同,前者物镜镜头处于垂直向上的位置,普通显微镜物镜镜头的位置正好相反,向下接近标本。倒置式显微镜由于载物台面积较大且在物镜和载物台上方有一个长焦距聚光器及照明光源。细胞培养瓶和培养皿可以直接放在载物台上,可在不染色的条件下观察新鲜标本及活体细胞的形态、数量。倒置式显微镜也可以对多孔微量生物化学及免疫反应多孔平板的结果进行观察。放大率约1000 倍。倒置式显微镜可换用普通亮视野光学镜头;可装配荧光等附件进行观察。

5. 激光共聚焦扫描显微镜 是附加激光扫描装置,使用紫外光或可见光荧光探针,利用计算机进行图像处理后成像。激光共聚焦显微镜采用激光作光源,在荧光显微镜成像的基础上进行逐点、逐行、逐面快速扫描成像。由于激光束的波长短,光束细,因此激光共聚焦扫描显微镜的分辨力较高,约为普通光学显微镜的 3 倍。激光共聚焦扫描显微镜既可以用于观察细胞形态,同时借助于计算机技术可以用于细胞内生化成分的定量分析、荧光光密度统计以及细胞形态的准确测量。激光共聚焦显微镜不仅可观察经固定的细胞、组织切片,尚可对活细胞的结构、分子、离子实时动态观察和检测。目前,激光扫描共聚焦显微镜技术,在形态学、免疫学、生理学、遗传学等领域应用广泛。

(二)电子显微镜的分类及用途

电子显微镜是以高速电子束作为照明光源,利用电子的波动性和粒子性特点,采用多级电子透镜来控制电子的运动轨迹,使其在荧光屏上将密度不同的电子放大图像显示出来同时记录在照相装置上的高精密仪器。由于电子流的波长比光波短得多,因此电子显微镜的放大倍数最大可达 80 万倍,分辨的最小极限达 0.2nm。常用的电子显微镜按其发展及分辨力的不同可分为透射电子显微镜、扫描电子显微镜两种。

1. 透射电子显微镜 透射电镜的基本工作原理:由电子枪发射电子束,在镜筒的真空通道中,通过聚光镜将其会聚成一束尖细、明亮而又均匀的光斑,照射在样品上;样品中致密处透过的电子量少,稀疏处透过的电子量多;经过物镜的会聚调焦、中间透镜和投影镜综合放大成像,最终电子影像投射在观察室内的荧光屏板上;荧光屏将电子影像进一步转化为可见光影像以便使用者观察。由于成像质量取决于电子透过样品多少的差别,决定了透射电子显微镜的样品需要经过一系列制备过程,最后经超薄切片机切出厚度为小于 50nm 的切片。透射电子显微镜由于具有很高的分辨率和极高的放大倍数,现已广泛的应用于细菌、病毒、亚细胞结构、纳米颗粒的观察和研究中。随着免疫电镜技术日趋成熟,电子显微镜在临床诊断方面也有重要作用。

2. 扫描电子显微镜 扫描电镜的基本工作原理是采用电子枪发射一束电子,当电子束扫描样品时,在样品表面激发出次级电子,次级电子的多少与样品的表面结构有关,次级电子由二次电子收集器收集,经过闪烁器转变为光信号,再由光电倍增管和放大器转变为电信号同时控制和调节荧光屏上电子束的强度,显示与电子束同步的扫描图像。扫描的图像为立体形象,反映了标本的表面结构。为了使样品表面发射出次级电子,标本在固定、脱水处理后,要在样品的表面喷涂上一层重金属微粒,金属微粒在电子束的轰击下发出次级电子信号。扫描电子显微镜最大放大倍率约为 20 万倍,分辨率为 0.3nm。扫描电子显微镜是通过收集次级电子成像的,所以它的应用在于观察样品的表面结构。如人气管纤毛、红细胞圆盘状结构等。

二、显微摄影技术

显微摄影技术,也称显微照相术,是利用显微镜的照相装置,把显微镜视野中观察到物件的细微结构完整真实地记录下来,为进一步分析研究所用的一种技术。显微摄影技术已经成为科学研究,特别是在医学、生物学研究领域中不可缺少的研究手段。数码相机的问世,使显微摄影技术发生了一次革命性的变化。采用数字照相机或摄像机代替传统胶片相机并借助计算机进行数据的储存和处理。数码摄影技术由于取景观察方便、图像传送简单、效率高、速度快等优势,现已广泛应用于各个领域。

(一)显微摄影的成像原理与常用的装置

1. 成像原理 显微镜的光学成像系统主要是由物镜和目镜组成,显微摄像是将这个系统作为镜头去拍摄一般用肉眼无法看清的标本。这种记录下来被放大的图像可为医学科学提供更方便的服务。就显微镜的结构而言,被观察的物体放在显微镜的物镜前焦点外侧的位置时,可在物镜前焦点内侧靠近焦点处形成一个放大倒立的实像,这时通过目镜(作用如普通放大镜)就可看到一个倒立放大的虚像。如在焦点后方放置一块磨玻璃并逐渐远离,则可见到与显微镜观察的标本完全相同的实像。当有足够光源时,此像可使底片感光或者被数码相机、摄像机的 CCD 光电元件捕获成像。

2. 常用装置

（1）照相机：常用的显微照相机有胶片式和数码式两种。随着数码技术的发展，现代医学、生物学中显微摄影使用的多为数码式相机。在显微摄影时基本上使用没有镜头的相机，通过可调节长短的连接筒与显微镜相连接。拍摄时利用照相机上的取景器进行选择和监视图像的清晰程度，使用照相机上的快门进行曝光并控制曝光时间。为防止照相时的震动，拍摄时多数采用快门软线启闭快门。所拍摄图像的清晰度是通过调节显微镜上的调焦旋钮来控制。

（2）照相显微镜：照相显微镜中所使用的显微镜一般都采用三目显微镜，既有用于观察的两个常规目镜和一个可以取景和监测画面清晰度的取景镜头，也称分光目镜。分光目镜镜筒用于显微照相机的连接和拍摄。普通显微镜的目镜是正透镜，目镜成像为物镜成像后的一正立放大的虚像。此虚像是不能在感光胶片上成像的，需要配置一个将虚像转化为实像的负透镜（摄影目镜），并且要求摄影目镜能与物镜在消色差方面适当匹配。而数码相机只要放置于相当于显微目镜适当的部位，既能清晰地拍摄显微图像，经过模数转换、图像压缩、储存于外置存储卡。需要注意的是不论哪一种显微摄影方法，在进行摄影前都必须调整光源、聚光镜、聚光孔径光阑的大小等，使其符合显微摄影的要求。

（二）显微摄影的基本方法

现代实用显微摄影的方法主要有三种：

第一种方法是利用传统的胶片相机，让被摄物体成像于黑白或彩色胶片上，再把它冲印放大成照片，便于观察研究和永久保存。或将被拍摄物体成像于反转片上，然后制成正片，用于幻灯投影。

第二种方法是采用数码相机，通过专用接筒与显微镜相连接，把被摄物体成像于数码相机的专用内存中。保存为一个图像格式的压缩文件。此文件可输送到计算机中，利用图像处理软件把图像显示于监视器上，以利观察，或直接通过打印机输出相片。也可将图像存贮于媒介上，如闪存盘、光盘等，再通过数码冲印，冲印出数码相片。应用于数码摄像的显微镜为连接数码相机提供了两种方式：①专用相机接筒连接，大多数数码相机的镜头都是不可变换，通过加设一镜头接筒的方法使相机与显微镜连接。②卡口连接，有些显微镜专用的没有镜头数码相机，可通过显微镜的数码相机的卡口进行连接。

第三种方法是在显微镜上直接加装专用CCD摄录镜头，摄录后的动态的图像传送到计算机保存，通过图像软件处理后在显示器上显示，它即可表现动态图像，也可把瞬间的影像显示出来。数码相机所获得的图像相比较，这种方式可获得动态图像，在视觉效果上更生动、更胜一筹。但是由于其静态图像的分辨率一般，所获得静态图像只能在电视机和显示器上显示，不适于打印输出和印刷等领域。

（三）数码显微摄影技术

数码摄影装置的问世，解决了传统显微摄影装置操作繁杂、取景失误、观察不便、拍摄结果验证滞后、图像传送难、速度慢、效率低等问题。数码式显微摄影，只要将相机置于相显微目镜出瞳处适当部位，既可清晰拍摄显微图像。拍摄的图像经模数转换、压缩后储存于外置存储卡。数字式显微摄像装置可根据不同需求配置计算机系统、图像分析软件、打印机等设备。现代的数码显微摄影装置可通过USB接口与计算机连接，用来进行数据的分析、储存、编辑、传送图像。图像观察也有许多途径，可用数码相机屏幕，也可通过AV接口在电视机显示所获的图像。

现在数码相机产品都能与各种移动储存设备兼容，并且提供USB接口。数码显微摄影是利用电子存储设备，通过电感耦合器将光信号转换成相应模拟电信号，通过此电信号经模拟数字转换器进行模拟和数字信号转换后，再经数字压缩保存到内存卡或其他一些移动式存储器中，进而形成数字影像文件。现在常用的 CCD 像素最高能达到 800 万,使得成像品质很高而且可以随时将数字影像文件调入计算机内进行观察、分析和处理、修改等工作。

显微数码摄影有明显的可存在性和持续性,对比传统的"胶片"摄影优势明显:①数码显微摄影较传统摄影更方便、简单。单就对滤光片的调整和使用方面就非常的便利,只要观察到的图像清晰真实就可以拍摄,无需过多考虑胶片的感光、色差等干扰因素。②数码相机采用电感耦合器的 CCD 芯片感光,将获得的光信号转为电信号,然后进行模拟/数字转换记录于外置存储卡等各类存储媒体上,存储卡可反复利用。减少了传统摄影拍摄之后包括照片冲洗等繁琐的环节。③数码相机有直接传递接口与计算机相连,数码影像照片以数字文件的形式存放可移动的存储媒体中,比传统照片更易携带、复制、传送、保存、借助网络通信设备远程送达。④数码影像系统,可将图像输入计算机,应用图像分析处理软件则可快捷、方便、直观地完成图像的修改包括颜色、亮度、反差等,这些是在传统摄影照片中难以实现的。

三、计量与分析技术

显微图像计量与分析技术是一种定量检测技术,它包括对显微图像中各种组织和细胞内的有形成分:数量、体积、长度、比例、灰度及表面积等数据进行处理,进而对生物组织细胞及其结构成分进行定量分析,如线粒体、内质网、高尔基复合体及胞核比例、经特殊染色测定细胞核内 DNA 原位定量等,从而组织学及细胞学的研究由形态观察转向形态定量分析。早期的计量是采用显微镜目镜标尺直接测量所观察的区域,或者对冲洗的照片进行测量而获得各种数据。这种计量的方法存在着速度慢,所得数据不精确,效率低等缺点。近年来随着计算机技术的发展,各种图像处理软件应运而生,使得显微计量和分析技术水平得到了飞速的发展。采用图像分析软件进行图像计量和分析得出的各种图像数据准客观性强、确性高、重复性好、减少或弥补了观察者的主观性倾向,更具有科学性和可信性。目前,图像计量与分析技术已广泛应用于医学各个学科,特别是在探讨疾病的发病机制、临床治疗效果及预后判断方面有重大的意义。

(一) 显微图像计量与分析工作站的组成

显微图像计量与分析工作站有多种类型,配置各不相同,其组成基本相似。

1. 显微镜 可配置正置、倒置、荧光等显微镜,具体配置取决于工作的目的和性质。

2. 图像采集系统 CCD 摄像头、数码相机等模拟或数字摄像装置。

3. 图像采集卡 多数为真彩色专业级采集卡。

4. 计算机及其他配置 计算机(RW-ROM/DVD、高分辨彩色显示器)、扫描仪、激光打印机等。

(二) 显微图像的采集

常规对经光学显微镜放大的显微图像采集是通常通过 CCD 摄像头、数字摄像机或数码相机进行图像的捕获。采集的图像如果输入计算机并且能被计量和分析必须是数字信号,因此如果采用模拟采集器(CCD 等)采集的信号需要经图像采集卡把模拟信号转换成数字信号后,才能被计算机识别、储存并分析处理。图像扫描仪也同样可以完成显微图像的输入工作。

(三) 图像存储格式

摄取的显微图像能够被计算机分析处理的前提是必须以一种既能被计算机识别,又使储存的图像文件中各种信息丢失最少的图像文件格式储存。图像存储格式有很多种,最常见的图像文件格式:BMP、GIF、PCX、TGA、Eps、TIFF、JPEG 等。BMP 位图格式,文件几乎不压缩,但占用磁盘空间较大。BMP 格式是最不容易出问题的格式,并且多数图像处理软件都支持该格式,因此,该格式是当今应用最广泛的一种格式。

(四)显微图像计量分析软件

市场上显微图像分析软件种类很多,覆盖图像定量分析的几乎所有应用领域。医学生物学常用的软件:美国的 Universal Imaging 公司、中国的 S-ImageAnalysis 显微图像分析系统等。尽管操作界面不同,使用方法各异,就其功能而言基本相似。

1. 几何尺寸检测 包括直线、曲线、圆、椭圆、矩形、任意形、角度、面积、周长与直线位置测量;直线与直线、直线与圆弧、圆弧与圆弧等参数测量。测量单位分米、厘米、毫米、微米、英寸任选;区域处理:区域扩大、区域缩小、区域反选等。

2. 图像处理 包括色调调整、颜色平衡、负像、灰度、亮度反差调整、照明场均匀、直方图拉伸、直方图均衡、灰值函数变换等。

利用这些功能可对组织和细胞提供多种测量参数,如细胞的大小、面积、形状因子、平均灰度、绝对光密度、核浆比等。

四、激光扫描共聚焦显微镜

激光扫描共聚焦显微镜是 20 世纪 80 年代发展起来的一项高科技新产品,是当今世界最先进的细胞生物学分析仪器。它是在荧光显微镜成象原理的基础上加装激光扫描装置,采用紫外光或可见光激发荧光探针,利用计算机进行图像处理,进而对生物样品进行定性、定量、定时和定位研究。特别是在活体细胞离子含量变化的定量检测、完整细胞的三维立体结构图像建立等方面,是传统光学和电子显微镜所望尘莫及的。激光扫描共聚焦显微镜现已广泛应用于细胞生物学、解剖学、胚胎学、生理学、病理学、免疫学和神经生物学等领域。

(一)激光共聚焦显微镜的基本原理

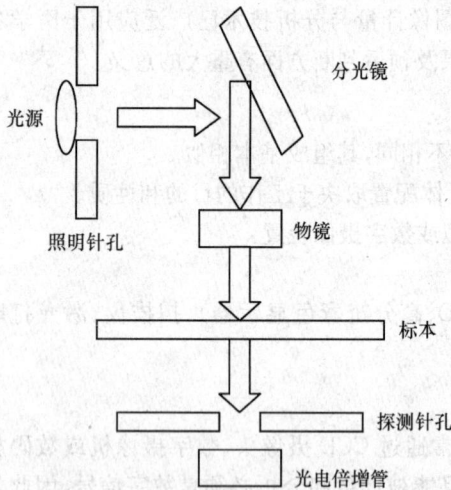

图 5-1 激光扫描共聚焦显微镜原理图

传统光学显微镜的光源实际上是场光源,由于光的散射,在所观察的视野内,样品上的每一点都同时被入射光所照射并成像,入射光照射到样品的一定厚度,位于焦平面外的反射光也同时通过物镜而成像,使图像信噪比降低,进而影响了图像的清晰度和分辨率。此外,光学显微镜只能对局部作平面成像。激光扫描共聚焦显微镜改变了这种模式,采用激光束做光源,利用光源后面的照明针孔和检测器前的探测针孔实现了点照明和点探测,自光源发出的光通过照明针孔聚焦在样品焦平面的某个点上,该点被激发后发射的荧光成像在探测针孔上,探测针孔阻挡了该点以外的任何发射光(图 5-1)。被照射点或被探测点对照明针孔与探测针孔来说是共轭的,故被探测点即是共焦点,被探测点所在的平面即是共焦平面。焦平面上的点同时聚焦于照明针孔和发射针孔,焦平面以外的任何点都不会在探测孔处成像,即共聚焦。聚焦后的光被光探测收集到电倍增管,并将信号输送到计算机,在显示器上显示图像。采用激光做光源并对样品进行扫描,经两次聚焦并成像的显微镜称激光扫描共聚焦显微镜。

(二)激光扫描共聚焦显微镜基本构造

激光扫描共聚焦显微镜是将光学显微镜、激光扫描和计算机图像处理技术有机结合的高技术设备。主要配置有显微镜、激光发射器、扫描头和计算机四大部分,包括数据采集、处理、转换及相关应用软件、图像输出设备及光学处理装置(如分光镜、滤片、共聚焦针孔及控制系统)。

1. 激光器　激光扫描共聚焦显微镜常用的激光器:①固体激光,405nm/50 mW;②固体红光激光,635nm/20mW;③绿光 HeNe 激光,543nm/1mW;④多线蓝光 Ar 激光,458nm、488nm、515nm/Total 30mW。

2. 扫描头　扫描头由探测通道、滤光块、扫描透射探测器三部分组成。探测通道是光电倍增管、共聚焦针孔及滤过轮的集合。滤光块有细胞标记用的滤光块;有测活细胞钙离子的滤光块;有测 pH 及其他离子的滤光块等;滤光块可根据标本不同检测目的的不同进行选择。扫描透射探测器是用于透射光观察样品。

3. 光学显微镜　可选择配置正直或倒置的显微镜。正直显微镜适于组织切片、爬片培养细胞的观察;倒置显微镜在观察培养瓶、培养皿等活体细胞是最佳的选择。

4. 计算机　主要包括激光扫描共聚焦显微镜的操作软件和相应的图像处理软件(1997年原始配置)。

(三)激光扫描共聚焦显微镜的应用及荧光探针

激光扫描共聚焦显微镜的检测项目和应用范围非常广泛,现就常用的检测内容及其荧光探针简单介绍如下:

1. 细胞内游离钙的检测　国内外的分子探针公司提供的钙荧光探针有 20 多种,常用的有 Fluo-3 和 Rhod-1 为单波长激光钙定性探针,利用单波长激发的特点直接测量细胞内 Ca^{2+} 动态变化;Indo-1、Fura-2 为双波长激发钙定量探针,利用其双波长激发的特点和比例技术,能定量细胞内 $[Ca^{2+}]$。

2. DNA 和 RNA 探针　可用的核酸荧光探针有 50 多种,激光扫描共聚焦显微镜常用且能同时标记 DNA 和 RNA 的探针有吖啶橙(Acridine Orange, AO)、碘化丙啶(Prpidium Iodide, PI)。由于 Pl 探针不能进入完整的细胞膜,因此不能标记活细胞内的 DNA 和 RNA。其他较常用的荧光探针还有 Hoechst33258 和 Hoehst33342 为 DNA 特异性荧光探针,可对活细胞的 DNA 进行荧光染色,它们特异性的结合在 DNA 的 A-T 碱基区。Thiazole orange 则是 RNA 荧光探针。

3. 膜电位探针　激光扫描共聚焦显微镜是利用荧光探针在细胞膜内外分布的差异,检测膜电位。既可以观察细胞膜电位的瞬时变化,又可以连续监测膜电位变化。膜电位荧光探针根据其对膜电位变化反应速度的快慢分为快、慢两类探针,各类均有 10 多种。$DiBAC_4(3)$ 为最常用的膜电位荧光探针,$DiBAC_4(3)$ 为带负电荷的阴离子慢反应染料。该探针本身并无荧光,当进入细胞与胞浆内的蛋白质结合后经激发产生荧光。罗丹明 123 用于线粒体膜电位测量,它是一种亲脂性阳离子快反应荧光探针,当线粒体膜内负电荷增多时,荧光强度增加。

4. 亚细胞结构探针　常用的光学显微镜由于分辨率低,亚细胞结构的观察受到一定的限制,而激光扫描共聚焦显微镜则既能观察分辨率高的细胞内线粒体、内质网、高尔基复合体、溶酶体等亚细胞结构图像,又可实时监控活细胞状态细胞器的形态学变化,此外还可通过激光扫描共聚焦显微镜断层扫描技术对光学切片进行三维重建,进一步显示细胞器的空间关系及其变化。适用于标记线粒体的荧光探针较多,如 Mitotracker、DA SPMl、罗丹明 123 等。高尔基复合体常用的荧光探针有酰基鞘氨醇。内质网主要用 Dil、DiOCe(3)。溶酶体的荧光探针有 DAMP。

5. 标记抗体、配体等荧光探针　共聚焦激光扫描显微镜不仅可用免疫荧光分析细胞或组织切片,还可通过特异性抗体或荧光免疫探针识别活细胞靶分子,得到表达、定位、分布变化等信息。异硫氰酸荧光素(Fluorescein isothiocyanate, FITC)是标记抗体、配体或蛋白质等较常用荧光探针。在碱性条件下异硫氰酸基与免疫球蛋白的自由基形成硫碳胺基键,即免疫荧光抗体。但是 FITC 发射带较宽,对 pH 变化敏感,所以限制了对活细胞使用。较 FITC 优越且应用日益广泛的荧光探针是 Bodipy 类,它可用于标记蛋白质、核苷酸、酶类、脂肪酸、葡聚糖及各类受体的配体等,它光稳定性好,发射带窄,和其他荧光探针的重叠小,适于多重标记。

以上介绍了几种激光扫描共聚焦显微镜较常用的荧光探针,还有许多标记酶活性、细胞膜流动性、细胞间通讯、细胞内活性氧基、pH 等探针在此不再赘述。

(徐 军)

第二节 免疫组织化学与免疫细胞化学

一、概 述

免疫组织化学,又称免疫细胞化学。应用免疫学基本原理,即抗原与抗体特异性结合的原理,通过化学反应使标记抗体的显色剂(荧光素、酶、金属离子、同位素)显色来确定组织细胞内抗原(多肽和蛋白质),对其进行定性、定位和定量的研究,称为免疫组织化学技术或免疫细胞化学技术。此技术除了具有特异性强、灵敏性高和定位精确的优点外,还能将形态学研究与功能、代谢研究有机地结合在一起。故这门新技术已被广泛应用于生物学和医学研究的许多领域。

众所周知,抗体与抗原之间的结合具有高度的特异性。应用免疫组织(细胞)化学技术显示细胞组织内的某种多肽、蛋白质、膜表面抗原和受体等成分,必须制备相应的抗体。将人和动物的某种多肽或蛋白质作为抗原注入另一种动物体内,则产生相应的特异性抗体,将抗体从血清中提出,进行标记成为标记抗体。用标记抗体与组织切片标本孵育,形成带有标记物的抗原抗体复合物,在显微镜下观察。常用的标记物有荧光素、酶及胶体金。根据标记物的不同,免疫组织化学技术可分为免疫荧光组织化学技术、免疫酶组织化学技术、免疫胶体金组织化学技术等。此外,为了提高免疫组织化学技术的敏感度,应用亲和物质将抗原信号放大,称为亲和免疫组织化学技术。

免疫组织化学技术日新月异,与分子生物学结合越来越密切。基因杂交、原位 PCR 技术、核酸杂交等已成为此技术的新主体。免疫组织化学技术经过不断改进和发展日趋成熟,应用范围逐渐扩大,为生物学、医学和各个领域分子水平的研究与诊断开拓了广阔的前景。

二、基 本 原 理

(一) 直接法

直接法用酶或其他标记物标记的特异性抗体直接与标本中的相应抗原结合,再与酶的底物作用产生有色产物,沉积在抗原抗体反应的部位,即可对抗原进行定性、定位以至定量研究(图5-2)。优点是简便、快速且特异性强,非特异性背景反应低;其缺点是一种抗体只能检测一种抗原,且敏感性较差,对组织或细胞内抗原量少的样品,难以达到检测目的。

(二) 间接法

间接法需用两种抗体,即一抗和二抗。第一抗体不标记,使用与第一抗体种属相同的抗体Fc 段(有种属特异性)作为抗原免疫动物。制备第一抗体的抗体,即第二抗体,并标记第二抗体。例如,第一次使用的特异性抗体(一抗)是由家兔产生,则第二次使用的抗体(二抗)用酶标记或其他标记物标记抗兔的免疫球蛋白(羊抗兔 lgG)。染色时,顺次以第一抗体和标记的第二抗体处理标本,在抗原存在部位形成抗原—第一抗体—标记的第二抗体复合物,以达到检测该抗原的目的(图5-2)。优点是一种标记抗体可应用于多种第一抗体,只要第一抗体是从同一种动物中产生的均可应用;因第二抗体的放大作用,敏感性大大增高。缺点是参加反应的因子较多,产生非特异性染色的机会也增多,且染色时间较长。

（三）非标记抗体酶法

由于酶和抗体以化学方式结合后，不同程度地降低了抗体和抗原结合的能力，并且对标记物的活性也有影响，所以创建了不用化学方法使酶与抗体结合的非标记抗体酶法。

1. 酶桥法 基本原理是先用酶免疫动物，制备高效价、特异性强的抗酶抗体；再用第二抗体作为桥抗体，将抗酶抗体与第一抗体连接起来，形成抗原-抗体-酶复合物，经过酶催化底物的显色反应，显示出抗原所在的部位（图 5-3）。作为桥抗体必须对第一抗体和抗酶抗体都具有特异性，因此，第一抗体和抗酶抗体应有同一种属动物产生。在此过程中，由于酶是通过免疫学原理与抗酶抗体结合的，避免了酶直接标记抗体，保留了酶的活性，提高了敏感性。

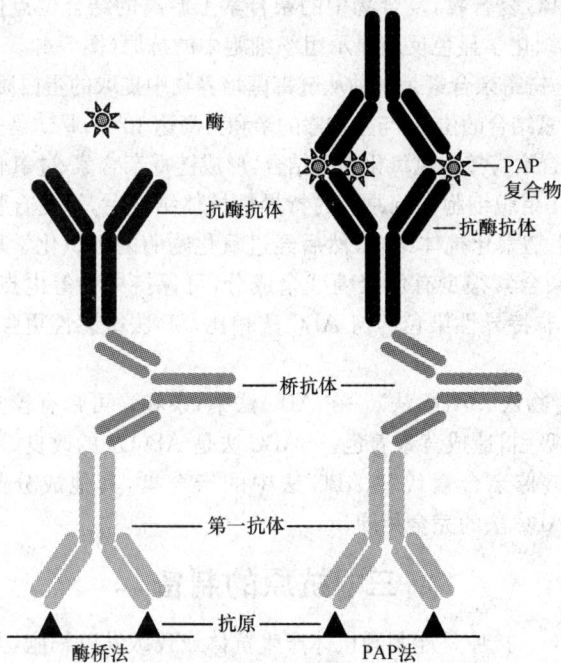

图 5-2 免疫组织化学直接法与间接法示意图

图 5-3 免疫组织化学酶桥法与 PAP 法示意图

2. 过氧化物酶抗过氧化物酶法（PAP 法） 基本原理与酶桥法相似，不同之处是将酶和抗酶抗体制成复合物（PAP 复合物），代替酶桥法中的抗酶抗体以及随后与酶结合，将两个步骤合并为一个步骤（图 5-3）。这一重要的改进，不仅简化了操作步骤，而且具有更大的优势。因为 PAP 是由 3 个过氧化物酶分子和 2 个抗酶抗体分子结合形成的一个环形分子，其结构非常稳定，冲洗时酶分子不会脱落，而且结合在抗原抗体复合物上的酶分子增多，酶底物反应后的呈色效果增强，能使微量的或抗原性弱的抗原也显示出来，大大提高了灵敏度。不足之处是反应步骤多，需时长，且会带来非特异性放大效应。

3. 碱性磷酸酶-抗碱性磷酸酶法（APAAP 法） 基本原理与 PAP 法相同，是用碱性磷酸酶（AKP）代替辣根过氧化物酶（HRP）来显示结果的免疫酶组织化学技术。在内源性的过氧化物酶较高的组织中进行免疫组织化学染色时，APAAP 法比 PAP 法具有更多的优势，仅需稍加处理就能消除内源性酶的干扰，在血、骨髓、脱落细胞涂片的免疫细胞化学染色上具有 PAP 法不能替代的优势。

（四）亲和免疫组织化学法

亲和免疫组织化学是从酶桥法和 PAP 法发展而来，将免疫酶组织化学与亲和组织化学结合即亲和免疫组织化学。该技术结合了免疫酶组织化学在待检抗原部位形成有色沉淀和亲和组织化学能产生有效抗原信号放大系统的特点，使其敏感性大大增加，操作过程省时，背景清

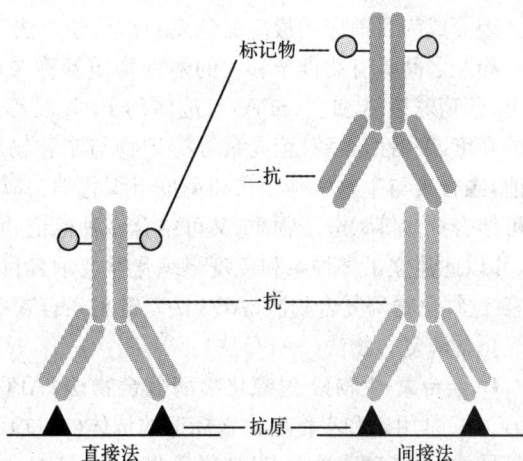

晰。因而成为目前应用最广的免疫组织化学方法。

相互之间具有高度亲和力的两种物质互称亲和物质对,如亲合素与生物素、植物凝集素与糖类、葡萄球菌 A 蛋白(SPA)与抗体的 Fc 片段等。亲和免疫组织化学就是利用这些物质对之间的高度亲和性,将酶、荧光素等标记物与亲和物质连接,从而对抗原进行定位和定量的方法。目前,亲合素与生物素是在亲和免疫组织化学中应用最广的亲和物质对。由于生物素和亲合素既可结合抗体等大分子物质,又可结合多种标记物,现已发展成为一个独特的亲合素-生物素系统,并以此建立了多种亲和免疫组织化学技术。目前常用的亲和免疫组织化学方法:亲合素-生物素-过氧化物酶复合物法(ABC 法)、链霉亲合素-过氧化物酶法(SP 法)和链霉亲合素-生物素-过氧化物酶复合物法(SABC 法)。

1. 亲合素-生物素-过氧化物酶复合物法(ABC 法) 亲合素-生物素-过氧化物酶复合物法(ABC 法)是用亲和素将生物素标记的抗体(二抗)和生物素标记的酶连接起来,使抗原与抗体反应信号放大,其敏感性比 PAP 法高 20～30 倍。

将亲合素和生物素标记的过氧化物酶按一定的比例混合形成亲合素-生物素-过氧化物酶复合物(ABC 复合物),使每个亲合素分子的 3 个结合位点与生物素偶联的过氧化物酶结合,另一个结合位点保留,用于与生物素化的第二抗体结合。染色时第一抗体先与标本中抗原结合,再与生物素标记的第二抗体结合,然后加入 ABC 复合物,复合物中的亲合素上游离的结合位点便与第二抗体结合,最后通过过氧化物酶的组织化学显色反应显示组织细胞中的抗原(图 5-4)。

2. 链霉亲合素-过氧化物酶法(SP 法) 链霉亲合素是一种从链霉菌培养物中提取的蛋白质。同亲合素一样,链霉亲合素也具有 4 个与生物素结合的位点,与生物素的亲和力高达 10^{15} mol/L,是一种更完美的生物素结合蛋白。SP 法用链霉亲合素直接与过氧化物酶结合,形成链霉亲合素-过氧化物酶复合物(SP)。当生物素化抗体与结合在组织细胞中抗原上的特异性抗体结合后,该复合物通过链霉亲合素游离的生物素结合位点与生物素化抗体结合,然后经过氧化物酶的组织化学显色反应检测组织细胞中的抗原。由于链霉亲合素很少有低聚糖残余成分,可保持中性等电点,不与内源性生物素结合,因此可避免组织中非特异性染色。与 ABC 法相比,SP 法敏感性更强,效果好,因此更受研究者欢迎。

3. 链霉亲合素-生物素-过氧化物酶复合物法(SABC 法) 在 ABC 法中,亲和素可带有较多的负电荷,可被带有较多正电荷的纤维组织吸引,造成背景着色。SABC 法是 ABC 法的改良,用链霉亲合素代替 ABC 法中的亲合素,其他成分与 ABC 法的完全相同。

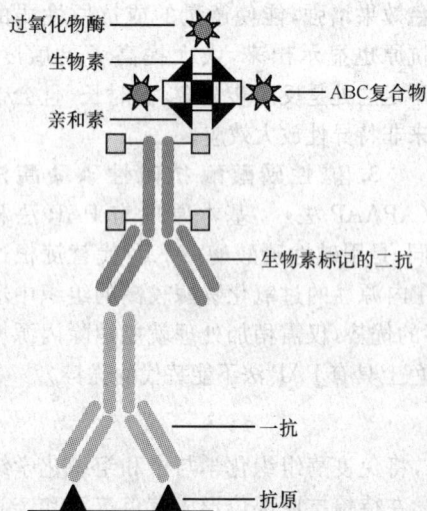

图 5-4 免疫组织化学 ABC 法示意图

三、抗原的制备

抗原是能刺激机体产生抗体或致敏淋巴细胞,并能与抗体或致敏淋巴细胞发生特异性结合的物质。抗原具有特异性,某一特定抗原能激发机体产生特定的免疫应答,产生针对该抗原的特异性抗体或致敏淋巴细胞。而特定的抗原也只能与其相应的抗体或致敏淋巴细胞发生特异性结合。抗原物质的制备,大概要经过如下过程:材料的选择和预处理、细胞的粉碎、提取、纯化、浓缩及保存。

1. 材料的选择及预处理 通常选含量高、工艺简便、成本低的材料。材料选定后,通常要进行预处理,剔除结缔组织、脂肪组织等,把组织块剪碎。若取材后不立即进行提取,则应冷冻保存,动物组织更要深低温保存。某些容易失活的物质,一般宜采用新鲜材料。

2. 细胞的粉碎　凡要提取组织内、细胞膜上及胞内的生物活性物质,都必须把组织和细胞粉碎,使活性物质充分释放到溶液内。常采用玻璃匀浆器、组织捣碎机等器械使细胞或胞内颗粒破碎。还可采取高渗和低渗法、去污剂、水解酶等。

3. 抗原的提取　采用适当的溶剂,使被提取物最大限度地溶于其中。常用的溶剂有水溶液、缓冲液、乙醇、丁醇等。在不同的抗原提取过程中,所选用的溶剂的性质、pH、离子强度、抽提温度、介电常数等因素是提取成败的重要因素。

4. 分离纯化　从溶剂中提取出来的生物大分子是不纯净的,必须进一步分离纯化才能获得纯品。主要应用的方法有盐析法、有机溶剂沉淀法、等电点沉淀法、吸附法、结晶法、电泳法、超速离心法、柱层析法等。

5. 浓缩　浓缩是低浓度溶液通过除去溶剂(包括水)变为高浓度溶液的过程。常在提取后和结晶前进行浓缩,有时也贯穿在整个制备过程中。多采用蒸发法、吸收法和超滤法等。

6. 保存　温度对抗原的活性影响很大,一般应低温保存。被提取物浓缩到一定程度即可低温储藏,也可用低温干燥法制成干粉保存。

四、抗体的制备

抗体是机体受到抗原刺激后,在体液中出现的一种能与相应抗原发生特异性结合的球蛋白。免疫组化实验中常用的抗体大多是人工制备,包括单克隆抗体和多克隆抗体。

(一)多克隆抗体的制备

多克隆抗体是将纯化后的抗原直接免疫动物后,从动物血中所获得的免疫血清,是多个 B 淋巴细胞克隆所产生的抗体混合物。其优点是制备简便,价格低廉,抗体效价较高,但易发生交叉反应。

1. 动物选择　做免疫实验的动物有哺乳类和禽类,主要为羊、马、家兔、豚鼠、鸡等。用于免疫的动物应适龄、健壮、无感染性疾患,最好为雄性。动物种类的选择主要根据抗原的生物学特性和所要获得抗血清数量,如一般制备抗 r-免疫球蛋白抗血清,多用家兔和山羊,因动物反应良好,而且能够提供足够数量的血清。

2. 免疫方法　多选用纯种新西兰家兔,体重以 $2\sim3kg$ 为宜。一般常用皮下或背部多点皮内注射,一般不宜采用静脉注射。首次抗原剂量为 $300\sim500\mu g$,加强免疫的剂量约为首次剂量的 1/4 左右。每 $2\sim3$ 周加强免疫一次。加强免疫时用不完全佐剂。佐剂是能增强抗原的抗原性的物质,可刺激机体产生较强的免疫反应。在第 2 次加强免疫后 2 周,从耳缘静脉取 $2\sim3ml$血,制备血清,检测抗体效价。如未达到预期效价,需再进行加强免疫,直到满意为止。当效价达到预期水平时,即可放血制备抗血清。

3. 抗血清的采集与保存　抗血清的采集由兔耳缘静脉或耳动脉、颈动脉或心脏采血,每次收集 $30\sim40ml$。2 周后再次取血。收集的血液置于室温下 1 小时左右,凝固后置 $4℃$ 下,过夜析出血清,离心。无菌条件下,吸出血清,储于 $-40℃$ 以下冰箱,或冻干后储存于 $4℃$ 冰箱保存。

(二)单克隆抗体的制备

制备单克隆抗体需先获得能合成专一性抗体的单克隆 B 淋巴细胞,但这种 B 淋巴细胞不能在体外生长。而实验发现骨髓瘤细胞可在体外生长繁殖,应用细胞杂交技术使骨髓瘤细胞与免疫的淋巴细胞二者合二为一,得到杂交的骨髓瘤细胞。这种杂交细胞继承两种亲代细胞的特性,它既具有 B 淋巴细胞合成专一抗体的特性,也有骨髓瘤细胞能在体外培养增殖永存的特性,用这种来源于单个融合细胞培养增殖的细胞群,可制备抗一种抗原决定簇的特异单克隆抗体。其优点是抗体纯度高,特异性强,交叉反应少,质量和效价稳定,因此得到了广泛的应用。缺点是制备复杂,价格昂贵。目前所用的单克隆抗体多为鼠源性。

五、样品的制备

组织和细胞标本制备的质量直接影响免疫组化的实验结果。因此,掌握标本制备技术是免疫组织化学染色前的关键步骤。

(一) 取材和固定

组织标本快速的取材和固定是做好免疫组化染色的关键第一步。取材一定要新鲜,所用的刀应锐利,不可反复切拉组织,造成组织的挤压。组织块大小要适中,一般在 2.5cm×2.5cm×0.2cm,以保证固定液快速渗透到组织内部。

取材后的组织需立刻投于固定剂中,固定的目的是使组织和细胞的蛋白质凝固,防止组织自溶或异溶,以保持原有结构和形态。常用的固定剂有 10% 的中性甲醛、4% 的多聚甲醛、丙酮和乙醇。固定的方法有浸润法和灌流固定法。组织固定时间最好在 12 小时内,一般不应超过 24 小时。随着固定时间的延长对组织抗原的检出强度将逐渐降低。组织固定后,因固定液渗到组织中,所以必须彻底冲洗,除去固定液,否则会影响免疫组化切片的质量。

1. 浸润法 将组织切成小块,直接投入固定液中。固定液的用量应是样品的 40 倍以上,以保证组织充分固定。

2. 灌流固定法 此法适用于缺氧敏感的器官,如神经系统和胃肠等。灌流固定对组织结构和酶活性保存较好。

(二) 脱水、透明、浸蜡和包埋

1. 脱水 组织经固定和水洗后,会有大量的水分留在组织中,而水又不能与苯融合,因此必须在透明前脱去组织中的水分。最常用的脱水剂为乙醇,从低浓度向高浓度梯度进行。

2. 透明 透明的目的是便于浸蜡包埋,因为很多脱水剂不能与石蜡融合,必须通过透明剂的作用才能使石蜡浸入组织中,因此透明剂必须既能与脱水剂融合,又能与石蜡融合。如果组织透明不彻底,就会导致浸蜡不良。最常用的透明剂为二甲苯,但组织在二甲苯中停留时间不能太长,否则会使组织收缩、变脆。

3. 浸蜡 将透明的组织放入熔化的石蜡中浸透,必须经 3 次浸蜡,每次时间为 1 小时左右。温度最好在 56~58℃,不能高于 60℃,否则会破坏组织中的抗原。

4. 包埋 浸透石蜡的组织块放入新的石蜡中冷却凝固,即包埋。石蜡凝固后,组织便包埋在石蜡中,然后把蜡块修成一定的形状。

(三) 切片

切片是免疫组化准备工作的最后一步,必须保持切片刀锐利,切片要薄而平整、无皱摺、无刀痕。主要有石蜡切片、冰冻切片、塑料包埋切片等。在切片前还需对载玻片进行适当的处理,以防脱片。先将载玻片浸泡在重铬酸钾浓硫酸清洁液中 24 小时,流水充分冲洗。然后置于 95% 的乙醇溶液中 12 小时,取出擦干,最后涂以切片黏附剂。

1. 黏附剂的使用

(1) Poly-L-Lysine (多聚左旋赖氨酸):将玻片浸于 1∶10 比例去离子水稀释的多聚赖氨酸溶液中 5 分钟,室温下晾干或在 60℃温箱中烤干备用。处理后的玻片避光干燥可长期保存。

(2) 铬矾明胶液:将 2.5g 明胶加热溶于 500ml 蒸馏水中,完全溶解呈无色透明,冷却后加入 0.25g 铬矾充分溶解即可使用。方法是将玻片浸泡 2 分钟,取出控尽液体入温箱中烤干备用。

（3）APES（3-氨丙基-乙氧基甲硅烷）：此法必须现用现配。将洗净玻片入 1：50 丙酮稀释的 APES 中，浸泡 20 秒，取出稍停再入丙酮或蒸馏水中涮去未结合的 APES，晾干即可。用此方法黏合的玻片应垂直烤片不能平拷，否则组织片中易出现气泡。

2. 石蜡切片 切片厚度一般为 $5 \sim 7 \mu m$，切好的蜡带放入 40℃左右的温水中，将其展平，然后捞片，于 60℃温箱中过夜，注意烤片的温度不宜过高，否则易使组织细胞结构破坏。

3. 冰冻切片 新鲜的组织和已固定的组织均可做冰冻切片。冰冻切片的优点是能较完整地保存抗原性。组织细胞的某些抗原成分，特别是细胞膜抗原、受体抗原、酶及肽类抗原在石蜡切片的处理过程中，可不同程度遭受破坏或失去抗原性，而冰冻切片就能最大限度地保护抗原。

目前大多采用恒冷箱冰冻切片机。蔗糖处理过的组织，加适量 OCT 包埋剂浸没组织 20～30 分钟。新鲜组织应使用相应固定剂固定 10 分钟。然后于一20℃的恒冷箱中进行切片。切片后，应用电吹风冷风吹干或自然干燥。如不能及时染色，则在干燥后于低温冰箱内保存。

六、抗原的修复

石蜡切片大多使用甲醛固定，甲醛在组织中形成的醛基、羧甲基等封闭了部分抗原决定簇，而蛋白质分子之间的交联也可使抗原决定簇隐蔽。因此，在进行免疫组化染色时，需要先将固定时分子之间形成的交联破坏，暴露抗原决定簇，此过程称为抗原修复。常用的方法有酶修复法和热修复法。其中热修复法要优于酶修复法。

（一）酶修复法

酶修复法主要是通过蛋白酶的消化作用，去除覆盖在抗原决定簇表面的杂蛋白，使抗原决定簇暴露出来，第一抗体能与抗原充分结合。常用的消化酶有胰蛋白酶和胃蛋白酶。

1. 胰蛋白酶修复法 主要用于细胞内抗原的显示。胰蛋白酶浓度为 $0.05\% \sim 0.1\%$，消化温度为 37℃，消化时间为 15～30 分钟。

2. 胃蛋白酶修复法 主要用于细胞间质抗原的显示，如层黏蛋白、Ⅳ型胶原等。胰蛋白酶浓度为 0.4%，消化温度为 37℃，消化时间为 30～180 分钟。

（二）热修复法

热修复法包括高压加热修复法和微波修复法。

1. 高压加热修复法 切片脱蜡至水。将 150～3000ml 的 pH 6.0 枸橼酸盐缓冲液注入不锈钢压力锅中加热至沸腾。将脱蜡水化后的切片置于金属架上，放入锅内，使切片位于液面以下，盖锅压阀。当压力锅开始慢慢喷气时（加热 5～6 分钟后），计时 1～2 分钟，然后将压力锅端离热源，冷水冲至室温后，取下气阀，打开锅盖，取出切片，蒸馏水洗后，PBS 漂洗 3 次。此法中加热时间长短的控制很重要，从组织切片放入缓冲液到高压锅离开火源的总时间控制在 5～8 分钟为好，时间过长会使染色背景加深。

2. 微波修复法 此方法不仅利用热效应，而且通过微波的直接作用，打开蛋白之间的交联键，将已封闭的抗原决定簇暴露。操作如下：将脱蜡水化后的切片置于容器中，置微波炉内加热，使容器内液体温度保持在 92～98℃，并持续 10～15 分钟。取出容器，室温冷却 20～30 分钟。注意不可将切片从缓冲液中取出冷却，以便使蛋白能够恢复原有的空间构型。之后蒸馏水洗，PBS 漂洗 3 次。

七、免疫组化染色步骤

目前，常用的免疫组织化学染色方法有 SP 法、SABC 法、PV 法等。

（一）石蜡切片 SP 法免疫组化染色步骤

1. 烤片 烤片的目的是使组织切片牢固地黏附在载玻片上，通常在 60℃恒温箱中放置 2～

6 小时。

2. 脱蜡至水 先在二甲苯中浸泡 30～40 分钟，以脱掉组织中的蜡。由于二甲苯不能与水溶性染液相溶，故需用梯度乙醇把组织中的二甲苯逐步替代出来，之后 PBS 漂洗 3 次，每次 3 分钟。

3. 灭活内源性过氧化物酶、封闭内源性生物素 在生物组织中含有一定量的内源性酶和内源性生物素。尤其是肝、脾、肾、脑等组织中含有丰富的过氧化物酶和生物素。内源性酶与 SP 复合物中的过氧化物酶一样，可催化底物，使显色剂显色，因此会影响免疫组化染色的特异性。而内源性生物素易结合亲和素，导致假阳性。所以在染色之前应灭活内源性过氧化物酶、封闭内源性生物素，以保证染色的特异性。

(1) 灭活内源性过氧化物酶：用 3% H_2O_2 室温孵育 5～10 分钟，继而 PBS 漂洗 3 次，每次 3 分钟。

(2) 封闭内源性生物素：用 0.01% 亲和素溶液室温孵育 10～20 分钟，PBS 漂洗 3 次，每次 3 分钟。

4. 抗原修复 可根据抗原需要选择修复方法。之后 PBS 漂洗 3 次，每次 3 分钟。

5. 血清封闭 抗体能与切片中富有电荷的组织成分发生静电吸引而结合，从而导致背景着色。为防止此现象发生，可选择与二抗同种属动物的非免疫血清封闭电荷。常用 5%～10% 正常山羊血清封闭，室温孵育 10～30 分钟。倾去血清，勿洗，直接滴加一抗。

6. 一抗孵育 滴加适当比例稀释的一抗于切片上，37℃ 孵育 1～2 小时或 4℃ 过夜。PBS 漂洗 3 次，每次 3 分钟。多克隆抗体稀释度一般在 1:(100～1000)，单克隆抗体稀释度一般在 1:(50～100)。应摸索出一抗最佳的工作效价，抗体浓度过高或过低都将可能出现假阴性结果。

7. 生物素标记二抗孵育 滴加适当比例稀释的生物素标记二抗于切片上，37℃ 孵育 20～30 分钟。PBS 漂洗 3 次，每次 3 分钟。二抗特异性要与一抗匹配，如兔源性一抗需与抗兔的二抗匹配，小鼠源性一抗需与抗小鼠的二抗匹配。

8. 辣根过氧化物酶标记的链霉素卵白素孵育 37℃ 孵育 10～30 分钟，PBS 漂洗 3 次，每次 3 分钟。

9. 显色剂显色(DAB 或 AEC) 常用的显色系统为 DAB 显色液，主要用于免疫过氧化物酶法。DAB 显色液需现用现配，且染色时间最好在 5～10 分钟。为达到最佳显色效果，滴加显色液后，必须在显微镜下严格控制并及时终止反应。

10. 复染 为清楚显示切片的组织结构，可对切片进行复染。常用苏木精，之后流水冲洗 20～30 分钟。

11. 封片 切片经上行乙醇脱水，二甲苯透明，最后中性树脂封片。

(二) 石蜡切片 SABC 法免疫组化染色步骤

操作步骤与 SP 法基本相同，仅在第 8 步中，用 SABC 复合物替代辣根过氧化物酶标记的链霉素卵白素。

(三) 石蜡切片 PV 法免疫组化染色步骤

PV 二步法又称非生物素酶法。PV 系列二步法免疫组化检测试剂是将二抗抗体分子和辣根过氧化物酶聚合在氨基酸骨架上，形成一个多聚体，替代传统方法中的二抗和三抗，直接放大抗原抗体结合的信号。此方法由于简单、快速、敏感性强且避免了内源性生物素所造成的背景染色，有逐渐取代其他免疫酶组织化学检测方法的趋势。

操作步骤与 SP 法相比，省去第 5 步，不用正常血清封闭，直接滴加一抗过夜。省去第 8 步，在第 7 步直接滴加聚合了辣根过氧化物酶的特异性二抗，其余步骤相同。

(四) 冰冻切片免疫组化染色

将切片晾干，染色前置于冷丙酮 4℃固定 10～20 分钟，PBS 漂洗 3 次，每次 3 分钟。用 3％ H_2O_2 孵育 5～10 分钟，PBS 漂洗 3 次，每次 3 分钟。其余步骤见石蜡切片免疫组化染色 5～11 步。

八、免疫组化染色结果判定原则

对免疫组织化学染色所得结果的判断要保持科学态度，根据对照实验准确判断阳性和阴性结果，排除假阳性和假阴性结果。为使实验结果准确无误，应多次重复进行实验，最后得出科学的结论。为达此目的，首先应学会区别特异性和非特异性染色结果。非特异染色是指免疫组化染色过程中产生的非靶抗原的呈色结果，属假阳性，又称背景着色。非特异性染色的特点：细胞和间质染色无区别或间质染色更强；染色无特定部位，无结构性；染色无分布规律，某一部位均匀着色；染色出现在切片的干燥部位、边缘、刀痕或组织折叠处。而特异性染色存在于靶抗原所在的特定部位，且强弱、分布不均，高倍镜下阳性产物呈现细颗粒状。

1. 必须同时设对照染色　没有对照染色的免疫组化染色结果是毫无意义的。对照包括阳性对照、阴性对照和自身对照。

(1) 阳性对照：用已知含有要检测抗原的切片作阳性对照。如阳性对照组织中阳性细胞呈强阳性，背景无非特异性染色时，表明本次实验的全部试剂和全过程技术操作准确无误，待检组织中的阳性细胞也就是可信的正确结果。

(2) 阴性对照

1) 一抗阴性对照：一抗由缓冲液 PBS 取代，其余步骤不变，结果应为阴性。若出现阳性结果，表明存在非特异性反应。

2) 二抗阴性对照：二抗由缓冲液 PBS 取代，其余步骤不变，结果应为阴性。若出现阳性结果，表明一抗对组织存在非特异性吸附或组织内源性酶未被灭活。

3) 无靶抗原对照：用已知无靶抗原的组织切片同步染色，结果应为阴性。若出现阳性结果，表明存在非特异性染色或交叉反应。

(3) 自身对照：同一切片上，将不含抗原的组织，含抗原的组织作为阳性对照。结果应为阳性的组织是阳性，应为阴性的组织呈阴性，则表明免疫组化技术正确，阳性细胞具有可信性。

2. 抗原表达必须在特定部位　在抗原所在部位的阳性着色，一概不能视为阳性。大多数阳性产物定位在胞浆内，如细胞角蛋白 CK 和波形蛋白等；有的阳性产物定位在细胞膜处如 EMA、CD20；有的定位在细胞核内，如 PCNA 及 p53 蛋白等。

3. 阴性结果不能视为抗原不表达　由于检测方法灵敏度有高低之分，有时可因染色方法灵敏度不够，而导致阴性反应，判断时应注意。

4. 尽量避开出血、坏死及切片刀痕和界面边缘细胞的阳性表达，特别是酶免疫标记　因为这类阳性着色多系内源干扰，或系人为因素所致。

5. 对免疫组化标记结果的意义不能绝对化，应结合临床资料综合分析　为进一步判断阳性染色结果的强度，可进一步进行半定量分析。①计算免疫反应阳性细胞数。方法是每个样品中选择 10 个非重叠视野，计算每个视野中的阳性细胞与总细胞数的百分比，取平均数，至少连续观察和计算三个条件相同的样品。得出数据经统计学处理后可在计算机 Microsoft Excel 中做出柱形图。②图像分析系统检测阳性结果。

九、免疫组化染色中常出现的问题

由于免疫组化染色过程中存在很多步骤或环节，因此每一个步骤或环节都可能影响到染色的最终结果。

(一) 对照片和实验标本均未染色

出现标本均未染色的情况,通常是由于:①固定液的 pH 或浓度不对,导致固定不佳。②固定时间过长、浸蜡、烤片过程中温度过高,导致抗原丢失。③染色步骤不正确,漏加抗体。④抗体浓度过低或已失效。⑤抗体孵育时间太短或孵育温度过低。⑥抗原修复不全。⑦切片过分干燥。⑧显色剂 DAB 内少加了过氧化氢,也会出现不着色现象。

(二) 全片着色,着色的强度可深可浅

着色深浅不一常由于:①抗体浓度过高,一抗浓度过高是常见的原因之一。②抗体孵育时间过长或温度较高。③DAB 变质和显色时间太长。

(三) 切片背景染色过深,出现非特异性染色

非特异性染色的出现常由于:①抗原未修复。②抗体浓度过高或过低。③切片洗涤不彻底。④内源性过氧化物酶没有完全阻断。⑤正常动物血清使用不合理。⑥显色剂浓度过高。⑦黏附剂涂得太厚。

(四) 切片染色不均匀

切片染色不均匀常由于:①切片脱蜡不彻底。②抗体量太少,没有完全覆盖组织。③切片倾斜,液体流走,组织干燥。④抗体稀释未搅拌均匀。

(五) 切片边缘着色(边缘效应)

(1) 组织边缘与玻片粘贴不牢,边缘组织松脱漂浮在液体,每次清洗不易将组织下面试剂洗尽所致。

(2) 切片上滴加的试剂未充分覆盖组织,边缘的试剂容易首先变干,浓度较中心组织高而致染色深。

(李晓明)

第三节　分子生物学常用实验方法
一、PCR(聚合酶链反应)技术

【目的和原理】

1. 目的

(1) 掌握 PCR 技术的原理和基本操作。

(2) 了解 PCR 技术的应用。

2. 原理　聚合酶链反应(polymerase chain reaction,PCR)是体外酶促合成特异 DNA 片段的一种技术。PCR 技术的基本原理类似 DNA 的天然复制过程,是在模板 DNA、引物和四种脱氧核苷酸存在的情况下,由 DNA 聚合酶催化的酶促合成反应。

(1) PCR 进行的基本条件:①以 DNA 为模板。②以寡核苷酸为引物。③需要 4 种 dNTP 作为底物。④Taq DNA 聚合酶。

(2) PCR 每一个循环的三个步骤如下:

1) 变性:加热模板 DNA,使其变性成单链。

2) 退火:降低温度,使人工合成的寡聚核苷酸引物与模板 DNA 结合。

3）延伸：在适宜温度下，Taq DNA 聚合酶利用 dNTP 为底物催化 DNA 的合成反应。

每一个循环产物可作为下一个循环的模板，因此通过 25～35 个循环后，目标 DNA 片段可扩增可达 $2^{25}～2^{35}$ 倍。后者经琼脂糖凝胶电泳分离后紫外灯下观察结果。

【实验操作】

1. 模板 DNA 制备　利用小量抽提试剂盒或者其他快速、微量的 DNA 提取方法，从所用组织中制备模板 DNA，如血液、动物组织、细胞培养样品等。也可按需要选用试剂盒提供的模板。

2. PCR 反应　在 0.5ml EP 管中按表 5-1 加入各种试剂，并离心混匀。

表 5-1　PCR 反应体系

成分	终浓度
10×buffer	1/10 体积
25mmol/L MgCl$_2$	1.5～2.5mmol/L
dNTP 混合液（pH 8.0）	0.2mmol/L
引物 1	0.1～0.5μmol/L
引物 2	0.1～0.5μmol/L
Taq(5U/μl)	1～5U
模板 DNA	1pg～1μg
纯 H$_2$O	补至所需体积 25～50μl

PCR 扩增缓冲溶液的 pH 应是 25℃（pH 8.3）。因为在 72℃ 高温时促使 Tris 的 pKa 改变，使扩增缓冲溶液的 pH 降至约为 7.2。模板 DNA 的量要求根据它的序列复杂度适当改变：哺乳动物每个反应模板 DNA 量为 1.0μg，酵母、细菌及质粒 DNA 的典型模板量分别为 10ng、1ng 及 10pg。

如 PCR 仪没有配置热盖，则加入矿物油 20～30μl（2～3 滴），以避免反应液蒸发，按下列条件在 PCR 自动扩增仪上进行循环：94℃ 预变性 5 分钟；94℃，30～60s；40～60℃，30～60s；72℃ 1kb/min，共 25～30 个循环；反应在 72℃ 停留 5 分钟，备用。

【结果检测】　PCR 扩增产物的分析法：PCR 扩增 DNA 片段只是一个重要手段，扩增片段的检测和分析才是目的，根据研究对象和目的的不同而采用不同的分析法。琼脂糖凝胶电泳可鉴定扩增产物的大小；点杂交技术除可鉴定扩增产物外，还有助于产物的分型；Southern 杂交分析可从非特异扩增产物中鉴定出特异产物的大小，增加检测的特异性与敏感性；一系列产物分析法（PCR-ELISA、PCR-EIA、PCR-OLA 等）均有助于 PCR 产物的精确分析。

【实用价值】　由于这种方法操作简单、实用性强、灵敏度高并可自动化，因而在分子生物学、基因工程研究以及对胎儿性别鉴定、遗传病、传染病和恶性肿瘤等基因诊断、分子进化研究及法医判定和考古研究等诸多领域得到广泛应用。

【注意事项】

1. 引物的质量是保证 PCR 特异性的关键　引物过长或过短均会使特异性降低，以 18～30bp 为宜；引物中 C＋G 含量宜在 40%～60%，G＋C 太少扩增效果不佳，G＋C 太多易出现非特异条带。ATGC 最好随机分布，避免 5 个以上的嘌呤或嘧啶核苷酸的成串排列；避免引物内部出现二级结构，避免两条引物间互补，特别 3′端的互补，否则会形成引物二聚体，产生非特异的扩增条带。引物的碱基顺序与非扩增区域的同源性应小于 70%；引物的 3′末端与模板 DNA 要严格配对，引物设计时可在 5′末端加上限制性内切酶位点和（或）启动密码 ATG 等；引物的浓度、两条引物的浓度是否对称，是 PCR 失败或扩增条带不理想、容易弥散的常见原因。引物的终浓度一般为 0.1～0.5μmol/L，过低会影响反应产量，过高会增加引物二聚或错配的概率，而且两引物浓度应大体一致，可通过引物原液做琼脂糖凝胶电泳，有引物条带出现，且两引物带的亮度应大体一致判断。

2. Taq DNA 聚合酶具有的活性　Taq DNA 聚合酶具有 5′→3′ 聚合酶活性和 5′→3′ 外切酶活性，但无 3′→5′ 外切酶活性，因此对单核苷酸的错配无校正功能，发生碱基错配的概率为 $2.1×10^{-4}$ 左右。然而 Taq DNA 聚合酶的优势在于反应产量高于其他 DNA 聚合酶。Stratagene 推出的 Pfu DNA 聚合酶一直是研究人员心目中最好的高保真酶，而 Pfu DNA 聚合酶经基因工程改造后，新创出的 Pfu Ultra 具有更佳的校验活力。数据显示 Pfu UltraTM 高保真 DNA 聚合酶的平均错配率为 Pfu DNA 聚合酶的 1/3,为 Taq DNA 聚合酶的 1/18,是目前保真度最高的 PCR 酶(保真度＝1/错误率)(数据来源:美国冷泉港实验室)。

3. Mg^{2+} 浓度也是影响反应效率和特异性的重要因素之一 Taq DNA 聚合酶对 Mg^{2+} 浓度非常敏感,Mg^{2+} 可与模板 DNA、引物及 dNTP 等的磷酸根结合,不同反应体系中应适当调整 $MgCl_2$ 的浓度,一般以比 dNTP 总浓度高出 $0.5\sim1.0mmol/L$ 为宜,Mg^{2+} 浓度过高可降低 PCR 扩增的特异性,浓度过低则影响会降低 Taq DNA 聚合酶的活性,使反应产物减少。

4. dNTP 浓度 过高会增加碱基的错误掺入率,使反应特异性下降;过低则会导致反应速度下降。使用时 4 种 dNTP 必须以等当量浓度配制,均衡的 dNTP 有利于减少错配误差和提高使用效率。

5. 温度循环参数中应特别注意退火温度 它决定引物与模板的特异性结合。退火复性温度可根据引物的长度,通过 $T_m=4(G+C)+2(A+T)$ 计算得到。在 T_m 允许的范围内,选择较高的退火温度可大大减少引物与模板之间的非特异结合。

6. 减低污染的常规措施 ①将 PCR 试剂、PCR 产物及其他分子生物学试剂分开放置;②应保持样品制备、PCR 反应液配制与 PCR 产物分析三个工作区的独立性;③使用阳性和阴性对照;④使用最高质量的水配制 PCR 实验的所有反应试剂;⑤配制好的 PCR 反应试剂应分成小包装储存,每个包装仅用于单次实验;⑥制备样品、配制试剂及反应液时必须戴手套;⑦实验前一定要认真清洁加样器等。

【试剂与器材】 引物(primer),根据需扩增的 DNA 设计相应的引物;Tag DNA 聚合酶;$10\times$ PCR 缓冲液(随酶一起购买);5mmol/L dNTP 贮备液(商品化产品);DNA 模板(需扩增的 DNA);纯水;矿物油;PCR 反应管;微量移液器;离心机及 PCR 仪。

【思考题】
(1) PCR 技术的基本原理以及基本反应条件是什么?
(2) PCR 反应体系中各种成分在反应中的作用?
(3) 污染是 PCR 反应中的常见问题,可以采用哪些措施防止污染?

附录 几种特殊的 PCR

1. 增效 PCR(booster PCR) 当扩增少于 1000 拷贝的模板 DNA 时会遇到两个问题:一是形成引物二聚体,一是非特异扩增,消耗了引物和酶,而特异扩增片段产量降低。对于这种情况,可设置二步 PCR,先用较低浓度的引物进行初级 PCR,此时由于引物量少,形成引物二聚体的可能性减少,但它并不影响靶序列的扩增,只是由于引物少靶序列产量不高。经 $15\sim20$ 个循环后补充引物量,以初级 PCR 产物为模板进行扩增,靶序列的产量将相应增加。

2. 巢式 PCR(nested PCR) 巢式 PCR 也是进行二步 PCR,与增效 PCR 不同的是,第二步 PCR 需应用另外的一对 PCR 引物,并另行设置反应体系,此时引物的位置位于初级 PCR 引物的内侧,用初级 PCR 产物做模板,进行第二步 PCR,这样只有初级 PCR 中特异的扩增片段才能被二级引物扩增。巢式 PCR 除了达到增效 PCR 同样的目的外,还提高了最终产物的特异性。一般应用于动物方面,如病毒、梅毒螺旋体、HIV、肿瘤基因等。

3. 多重 PCR(multiplex PCR) 一般 PCR 仅应用一对引物,通过 PCR 扩增产生一个核酸片段,主要用于单一致病因子等的鉴定。多重 PCR,又称多重引物 PCR 或复合 PCR,它是在同一 PCR 反应体系里加上二对以上引物,同时扩增出多个核酸片段的 PCR 反应,其反应原理,反应试剂和操作过程与一般 PCR 相同。多重 PCR 技术的难点不是在于其原理和操作的复杂性,而是在于其多对引物的设计,必须保证多对引物之间不形成引物二聚体,引物与目标模板区域具有高度特异性。主要应用于基因诊断,对与疾病相关的庞大基因进行扩增检测。在许多情况下,与疾病相关的基因十分庞大,常常多出发生缺失或突变,采用多重 PCR 技术,同时扩增同一模板的多个区域,如果某一区段缺失,则相应的电泳图谱上这一区带就会消失。这一方法已经在缺失型地中海贫血的基因诊断中得到广泛应用。多重 PCR 反应和 Southern blotting 一样可靠,但显然要简便的多。

4. 实时荧光定量 PCR(Real-time PCR)　融会 PCR 技术、DNA 探针杂交技术,结合先进的光谱检测技术发展起来的一项新技术。主要原理是在 PCR 反应体系中除了引物外,还加入标记有荧光报告基团和荧光淬灭基团的 DNA 探针,PCR 过程中,DNA 探针结合在待扩增区域上,具有 $5'\rightarrow3'$ 外切酶活性的 Taq 酶延伸引物链到 DNA 探针时,将 DNA 探针逐个降解,释放出荧光报告基团,这样 PCR 体系中荧光的强度与 PCR 产物量之间存在正比关系,利用荧光信号的变化实时检测 PCR 扩增反应中每一个循环扩增产物量的变化,通过 Ct 值和标准曲线的分析对起始模板进行定量分析。

5. 逆转录 PCR(reverse transcription PCR,RT-PCR)　逆转录 PCR,指的是以 mRNA 为模板,经逆转录酶作用获得与 mRNA 互补的 DNA 链,即 cDNA,然后以 cDNA 链为模板进行 PCR 反应。该反应包括两步:提取组织或细胞中的总 RNA,以其中的 mRNA 作为模板,采用 Oligo(dT)或随机引物利用逆转录酶反转录成 cDNA。再以 cDNA 为模板进行 PCR 扩增,而获得目的基因或检测基因表达。RT-PCR 使 RNA 检测的灵敏性提高了几个数量级,使一些极为微量 RNA 样品分析成为可能。该技术主要用于:分析基因的转录产物、获取目的基因、合成 cDNA 探针、构建 RNA 高效转录系统。

6. 反向 PCR(inverse PCR)　反向 PCR 用于扩增已知序列两端的 DNA 序列。基本方法:选择一个在已知序列中没有,而在其两侧都存在的限制性内切酶位点,用相应的限制性内切酶切割(只能切断位置序列),将酶切的片段在连接酶的作用下环化,使得已知序列位于环状分子上,根据已知序列的两端序列设计两个引物,以环状分子为模板进行 PCR,就可以扩增出已知序列两侧的未知序列,由于引物方向与正常 PCR 所用的正好相反,故称反向 PCR。

7. 锚定 PCR(anchored PCR,A-PCR)　根据同聚物加尾原理设计了此种 PCR 技术,是继反向 PCR 之后可用于从复杂的基因组中高效克隆已知 DNA 片段的侧翼序列,并且无需进行限制性内切酶消化或连接反应。这一技术在操作上与传统的 $5'$-RACE 技术有部分相似之处,但两者在本质上是不同的。锚定 PCR 技术以基因组总 DNA 为起始材料,用于克隆某一已知片段的侧翼序列,而 $5'$-RACE 以 RNA 为起始材料,仅用于获取基因的 cDNA 末端。锚定 PCR 方法主要由以下 3 个步骤组成:

(1) 以基因组总 DNA 为模板,用一条基因特异性引物(Pl)进行线性 PCR 扩增,产生单链扩增产物。

(2) 在末端转移酶(TdT)的作用下,在单链 DNA 分子的 $3'$ 末端加上 polyC。

(3) 用巢式基因特异性引物(P2)和与 polyC 配对的锚定引物(polyG)对加尾的产物进行 PCR 扩增,锚定 PCR 主要用于分析具有可变末端的 DNA 序列。

8. RACE-PCR(Rapid Amplification of cDNA Ends PCR)　经典的 RACE 技术是由 Frohman 等发明的一项技术,RACE 是通过 PCR 进行 cDNA 末端快速克隆的技术。RACE 是一种从一个相同的 cDNA 模板进行 $5'$ 和 $3'$ 末端快速克隆的方法。此方法会产生较少的错误条带。此过程中使用的酶混合物非常适合长链 PCR。使用此方法的要求是必须知道至少 $23\sim28$ 个核苷酸序列信息,以此来设计 $5'$ 末端和 $3'$ 末端 RACE 反应的基因特异性引物。

9. 原位 PCR(In situ PCR)　原位 PCR 是指在组织或细胞标本片上直接进行 PCR,对细胞中的靶 DNA 进行扩增,通过掺入标记基团直接显色或结合原位杂交进行检测的方法。可分为直接法和间接法。基本步骤:组织切片或细胞固定→蛋白酶消化→原位 PCR 扩增(在组织细胞片上滴加 PCR 反应液进行扩增,覆盖并加液体石蜡后,在原位 PCR 仪上进行 PCR 循环扩增)→冲洗→产物检测(用标记的探针进行原位杂交,最后显微镜观察结果)。优点:灵敏度高,可进行细胞内定位。

10. 免疫-PCR(immuno-PCR)　免疫-PCR 是新近建立的一种灵敏、特异的抗原检测系统。它利用抗原-抗体反应特异性和 PCR 扩增反应的极高灵敏性来检测抗原,尤其适用于极微量抗原的检测。免疫-PCR 试验的主要步骤有三个:①抗原-抗体反应;②与嵌合连接分子结合;③PCR 扩增嵌合连接分子中的 DNA(一般为质粒 DNA)。该技术的关键环节是嵌合连接分子的制备。在免疫-PCR 中,嵌合连接分子起着桥梁作用,它有两个结合位点,一个与抗原抗体复合物中的抗体结合,一个与质粒 DNA 结合,其基本原理与 ELISA 和免疫酶染色相似,不同之处在于其中的标记物不是酶而是质粒 DNA,在操作反应中形成抗原抗体-连接分子-DNA 复合物,通过 PCR 扩增 DNA 来判断是否存在特异性抗原。

11. 菌落 PCR(Colony PCR) 可不必提取基因组 DNA,不必酶切鉴定,而是直接以菌体热解后暴露的 DNA 为模板进行 PCR 扩增,省时少力。通常利用此方法进行重组体的筛选者 DNA 测序分析。最后的 PCR 产物大小是载体通用引物之间的插入片断大小。设计引物很关键。一般如果是定向克隆,用载体上的通用引物即可,如 pET 系列可用 T7 通用引物。如果是非定向克隆(如单酶切或平末端连接),一条引物用载体,一条引物用目的基因上的,这样就可以比较方便的鉴定了,而且错误概率很低。PCR 条件的选择接近最佳,同时挑取的菌体不宜太多,否则会有非特异性扩增。

二、探 测 技 术

(一) Western Blot(蛋白印迹分析)

【目的和原理】

1. 目的

(1) 掌握蛋白质免疫印迹分析的原理。

(2) 熟悉蛋白质印迹分析的操作技术。

(3) 了解蛋白质印迹分析的应用范围。

2. 原理 蛋白质印迹免疫分析过程包括蛋白质经 SDS-PAGE 电泳分离后,在电场作用下将凝胶上的目的蛋白质条带转移至硝酸纤维素膜(NC)、尼龙膜或 PVDF(聚偏氟乙烯)膜上,经封闭后再用抗目的蛋白质的抗体(简称一抗)作为探针与之结合;经洗涤后,再将滤膜与带有放射性标记、辣根过氧化物酶或碱性磷酸酶偶联的抗免疫球蛋白抗体(简称二抗)结合;进一步洗涤后,通过放射自显影或原位酶反应来确定抗原-抗体-二抗复合物在滤膜上的位置和丰度,以检测电泳分离的特异性目的基因表达的蛋白成分。该技术也广泛应用于检测蛋白水平的表达。

【实验药品与器材】

(1) SDS-PAGE 试剂。

(2) IgG 标准品。

(3) 标记的(放射性标记、辣根过氧化物酶或碱性磷酸酶偶联的)IgG 抗体。

(4) 转膜缓冲液:取 Tris 3.03g,甘氨酸 14.4g,甲醇 200ml,充分溶解,加双蒸水至 1000ml,4℃冰箱储存。

(5) Tris 缓冲液(TBS):取 Tris 2.42g,NaCl 29.2g,溶于 600ml 双蒸水,再用 1mol/L HCl 调至 pH 7.5,然后补加双蒸水至 1000ml。

(6) 漂洗液(TTBS):TBS 液 500ml,加 Tween-20 250μl。

(7) 封闭液(5%脱脂奶粉,现配):或称取 2.5g BSA,溶于 50ml 的 TTBS 中。

(8) 化学发光剂(ECL 液)。

(9) 脱色液:甲醇 500ml,冰醋酸 100ml,加蒸馏水至 1000ml。

(10) 考马斯亮蓝染色液 :取考马斯亮蓝 R-250 0.25g,乙酸 10ml,甲醇 50ml,蒸馏水 20ml,充分溶解,过滤。

(11) 稳流稳压电泳仪、垂直板电泳槽、转移电泳槽、PVDF 膜、摇床、Sears-A-Medal 塑料袋、封口机等。

【实验操作】 基本方法:①将待检测样品溶解于含有去污剂和还原剂的溶液中,经过 SDS

聚丙烯酰胺凝胶电泳(PAGE)分离各组分。② 通过印迹技术把分离样品原位、定量转移到尼龙膜、NC 膜或 PVDF 膜上。③ 用特异抗体与膜上的靶抗原反应,结合上的抗体(一抗)再与带有放射性标记、辣根过氧化物酶或碱性磷酸酶偶联的抗免疫球蛋白(二抗)进行反应(此步骤类似间接 ELISA 法测抗原的反应)。④最后通过酶与底物作用,产生发光或显色反应来检测靶抗原。实际操作时,常把印迹后的 NC 膜分成两部分,一部分如上所述做免疫检测,另一部分直接进行蛋白质染色,以便对转移情况做直接观察和判断待测抗原所处位置,并推算其分子量。本方法以采用 PVDF 膜及辣根过氧化物酶(HRP)标记的 IgG 抗体(二抗),转膜采用半干式转移,以及化学发光法检测目的蛋白为例,具体操作步骤如下:

1. 蛋白质样品的制备和 SDS-PAGE 分离

(1) 蛋白质样品获得:①细菌诱导表达后,样品一般直接用 SDS 凝胶加样缓冲液裂解;②哺乳动物组织通常可机械分散(机械或超声波室温匀浆 0.5~1 分钟)并直接溶于 SDS 凝胶加样缓冲液,然后 4℃、13 000g 离心 15 分钟,取上清液作为样品;③组织培养的单层细胞可用匀浆缓冲液裂解,也可直接在 SDS 凝胶加样缓冲液中裂解;制备好的样品用做 SDS-PAGE 分析。

(2) 电泳:按常规方法进行 SDS-PAGE。

2. 蛋白质从凝胶转移到膜上

(1) PVDF 膜及滤纸预处理:分别将 6 层滤纸和 PVDF 膜剪成与胶同样大小,将 PVDF 膜浸入甲醇溶液中 10 秒(激活 PVDF 膜),去离子水处理 5 分钟,转移缓冲溶液(1×)处理 10 分钟。滤纸浸泡于上述缓冲溶液中待用。

(2) 凝胶平衡:将电泳后的 SDS-PAGE 胶板置于转移缓冲液平衡 30~60 分钟。

(3) 转膜(半干式转移):将样品胶与膜按一定顺序装入标有正负极的电转移塑料夹板中,从正极依次是海绵垫片→3 层滤纸→PVDF 膜→样品胶→3 层滤纸→海绵垫片,按图 5-5 操作,逐层铺平,各层之间勿留有气泡和皱折,扣紧转膜夹,放入含有转膜缓冲液的转膜电泳槽中开始转移。盖好盖子,正确连接正负极,使电荷由负向正流动,接通电源,恒压 100V 转 2~3 小时。小心取出转移膜,用铅笔描出蛋白 Marker 条带,以 TTBS 缓冲液漂洗 2 次,将凝胶浸入考马斯亮蓝中,检查蛋白转移是否完全。

3. 免疫检测

(1) 封闭:转移后的 PVDF 膜置于 5％脱脂奶粉中,室温于摇床上缓慢摇动 1 小时,或4℃过夜。

(2) 一抗免疫反应:将封闭的 PVDF 膜放入可热封的塑料袋中,一抗用 1×TBS 液稀释 200 倍,按膜面积 0.1ml/cm² 加入一抗,密闭袋口,平放于摇床上室温孵育 1 小时,或4℃过夜。

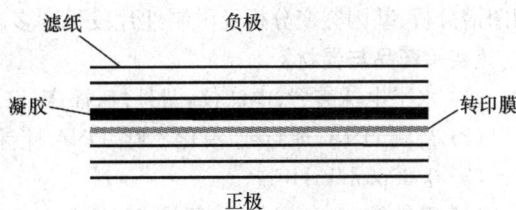

图 5-5　Western blot 半干式转膜示意图

(3) 洗膜:将 PVDF 膜放入平皿中,TTBS 洗膜 3 次,每次 10 分钟,洗净未结合的一抗。

(4) 二抗免疫反应:将 PVDF 膜放入可热封的塑料袋中,加用 1×TBS 稀释 2000 倍 HRP 标记的一抗抗体(二抗),密闭袋口,平放于摇床上室温孵育 1 小时。

(5) 洗膜:方法同步骤(3)。

(6) 曝光洗片:将 PVDF 膜进行 ECL 显色,ECL 试剂盒中含有过氧化物酶和 Luminol 增强剂两种液体(简称 A 液和 B 液),在二抗标记的辣根过氧化物酶催化下,二者反应发出强可见光,可见光信号可用压片法在 X 胶片上显影。均匀铺平 PVDF 膜,将 ECL 试剂盒两种液体 1：1 混合滴在 PVDF 膜上,暗室内将膜用保鲜膜包裹,赶出气泡封口,将 X 片压于包裹的膜上,曝光盒中曝光。将 X 片取出放入显影液 5～10 分钟,再放进定影液中 10 分钟左右,清水冲洗,晾干观察结果。

4. 凝胶图像分析 将胶片进行扫描或拍照,用凝胶图像处理系统分析目标带的分子质量和净光密度值。

【注意事项】

(1) 凝胶储液不宜存放过久。

(2) 在向分离胶表面加入 10%SDS 覆盖液时,应沿玻璃壁缓慢流下,切忌成坠滴入,以免破坏分离胶液面及造成顶部凝胶浓度降低,影响样品的迁移与分离。

(3) 在装配"凝胶三明治"时,PVDF 膜一经与凝胶接触,就不能再行移动。

(4) 长时间电转移时,电泳槽需设有散热装置或在冰箱内进行。

(5) 滤纸/凝胶/转印膜/滤纸夹层组合中不能存在气泡,可用玻璃棒在夹层组合上滚动将气泡赶出,以提高转膜效率;上下两层滤纸不能过大,避免导致直接接触而引起短路。

(6) 如果出现非特异性的高背景,可观察仅用二抗单独处理转印膜所产生的背景强度,若高背景确由二抗产生,可适当降低二抗浓度或缩短二抗孵育时间;并考虑延长每一步的清洗时间。

(7) 一抗与二抗的稀释度、作用时间和温度对检测不同的蛋白要求不同,需经预实验确定最佳条件。

【思考题】

(1) 蛋白质印迹免疫的基本原理是什么?

(2) 实验中电转移后对 PVDF 膜封闭的作用是什么?

(二) Southern Blot(DNA 印迹)

【实验原理】 DNA 印迹是 1975 年由英国人 Southern 创建的。其基本原理:DNA 分子经限制性核酸内切酶酶切后,由琼脂糖凝胶电泳将所得 DNA 片段按分子质量大小分离,然后将 DNA 片段变性,并使凝胶中的单链 DNA 片段转移到尼龙膜、硝酸纤维素膜(NC)或其他固相支持物上,然后与相对应结构的已标记的探针进行杂交反应,用放射性自显影或酶反应显色来鉴定待测 DNA 分子。DNA 印迹技术主要用于对基因组 DNA 的定性和定量分析、克隆基因的酶切图谱分析、基因突变分析及限制性片段长度多态性(RFLP)等。

【实验药品与器材】

(1) 水平电泳装置,电泳仪,紫外灯,摇床。

(2) 待测 DNA,琼脂糖,溴化乙啶,DNA 探针,保鲜膜,缓冲液。

(3) 0.25mol/L HCl。

(4) 变性液:1.5mol/L NaCl,0.5mol/L NaOH (保存于室温)。

(5) 中和液:(pH 7.0) 5mol/L NaCl,0.5mol/L Tris-HCl (保存于室温)。

(6) 转移液 (20×SSC pH 7.0):用 800ml H_2O 溶解 175.3g NaCl 和 88.2g 柠檬酸钠,以浓 HCl 调 pH 至 7.0,用双蒸水定容至 1 L。分装后高压灭菌。

(7) 2×SSC。

(8) 尼龙膜或硝酸纤维素 (NC) 膜。

【实验方法与步骤】

(1) 取适量已酶切充分的待测 DNA (1μg 左右),于 0.8%～1.25%的琼脂糖凝胶上与合适的 DNA 分子质量标准一同进行稳压电泳。

(2) 切去凝胶一角以标记方向,用溴化乙啶(EB)染色后拍照记录电泳结果 (拍照时,凝胶旁放一尺子,便于以后对照电泳带在膜上的位置),再切下一侧 DNA 分子质量标准带。

(3) 处理凝胶以备转膜:将凝胶依次用如下试剂处理进行碱变性,室温下轻轻摇动确保溶液覆盖凝胶。

1）蒸馏水短暂漂洗凝胶(轻摇)。

2）将凝胶浸没入 10 倍于凝胶体积(约 30 分钟)的 0.25mol/L HCl 溶液中 15～30 分钟,使 DNA 脱嘌呤。蒸馏水短暂漂洗凝胶 2 次。

3）将凝胶浸没入 10 倍体积的变性液中 20 分钟,2 次,蒸馏水漂洗 2 次。

4）将凝胶浸没入 10 倍体积的中和液中 20 分钟,2 次,使变性液被中和。

(4) 在制备杂交用胶时准备转移的平台、膜、滤纸等。在凝胶碱变性的同时,制备转印迹装置。Southern blot 转膜技术有三种:毛细管转移法、电转移法和真空转移法。这里介绍最经典的毛细管转移法(虹吸转移法)。

(5) 安装虹吸转移装置:如图 5-6 所示,将一固体支持物置于盛有足以浸没其一半高度的 20×SSC 的平皿中,依次将 1 张 Whatman 3mm 滤纸桥,3 张 Whatman 3mm 滤纸,凝胶,叠放于固体支持物上,用塑料薄膜包裹凝胶边缘后(防止短路),将 1 张在蒸馏水中平衡过的尼龙膜(或用蒸馏水浸湿,然后在 20×SSC 中平衡 10 分钟的 NC 膜),5 张 Whatman 3mm 滤纸及一叠 4cm 纸巾塔依次置于凝胶的上部,再放一玻璃板,其上压重物(注意:凝胶与转印膜间应避免有气泡,滤纸、吸水纸巾等必须大小一致)。转移持续 4 小时以上或过夜,勿使转移液干枯。

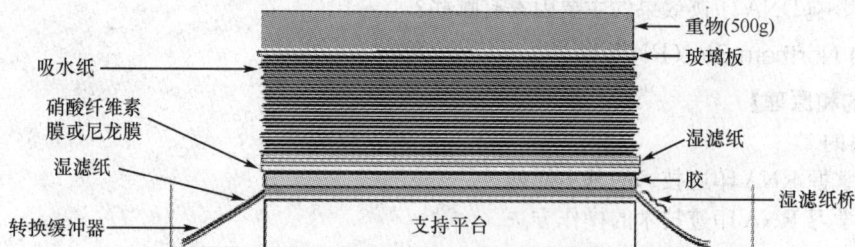

图 5-6 毛细管虹吸转移装置

(6) 使已转移的 DNA 与膜交联:取出转印膜,用铅笔在膜上标记样品孔的位置,并切去一角以标示方向。用 2×SSC 漂洗转印膜,然后将其放在一张 Whatman 3mm 滤纸上,有 DNA 的一面朝上,使其完全干燥。再将膜置于 UV crosslinker 中,在紫外光下自动交联或将 NC 转印膜置于可透过紫外线的塑料夹层中,带有 DNA 的一面朝下,置于紫外透射仪(波长在 254nm)上,以合适的照射强度进行紫外线交联,以固定 DNA。

(7) 用蒸馏水短暂的漂洗已交联的膜后,将其夹于 2 张 Whatman 3mm 滤纸之间,80℃ 真空干烤 2 小时或空气干燥。注意在使用尼龙膜杂交时,只能空气干燥,不得烘烤。转印膜干燥后可夹在 2 张 Whatman 3mm 滤纸之间,室温下放置数月。备做核酸杂交实验。

Southern Blot 仅仅是将待测 DNA 片段从电泳凝胶中转移并固定到固相支持物上,要实现 DNA 探测还需完成核酸杂交实验(包括探针标记、杂交和检测三个后续实验步骤)。杂交的双方是待测核酸序列和探针,二者按碱基互补原则退火形成双链。探针是用于检测的已知核酸片段,根据标记物的不同可分为放射性(同位素)标记探针和非放射性(非同位素)标记探针。放射性标记的探针,是在探针制备过程中掺入 ^{32}P-dNTP 而实现放射性标记的。非同位素标记物有生物素(biotin)、地高辛(dig-oxigenin,Dig)和荧光素(fluorescein)等。待测核酸与探针杂交后,通过放射自显影、化学显色或直接在(荧光)显微镜下观察杂交信号来鉴定待测核酸分子的大小及含量(方法见附录一、二、三)。

【注意事项】

(1) 在分辨核酸电泳带所需的凝胶浓度范围内,电泳中使用的琼脂糖凝胶的浓度越低越好,并且厚度应≤7mm。转印前切去凝胶多余的边缘,因为凝胶边缘多比凝胶本身要厚,与滤膜很难紧密相贴。

(2) 电泳结束后,应在紫外检测仪下仔细观察酶切是否完全、电泳分离效果是否良好、DNA样品有无降解、样品量是否一致、是否有因电场强度不均匀导致样品带泳动速度不一致等。

(3) 戴手套以防手受酸碱溶液损伤,同时避免污染滤膜。取拿滤膜时使用平头镊子。

(4) 转膜装置中各层滤纸和膜之间要将气泡赶净。一旦建立转膜系统后,要防止滤膜和凝胶错位。防止吸水纸倒塌和完全湿透,要及时更换吸水纸,否则会造成缓冲液的逆流。

(5) DNA 片段的大小决定其转移速度。小于 1kb 的 DNA 片段,1 小时即可完成转移过程。大片段 DNA 的转移速度和效率则慢得多,如大于 15 kb 的 DNA 片段需要 18 小时以上。因此,当 DNA 片段长度大于 15 kb 时需进行脱嘌呤(稀盐酸)及强碱水解处理,使之降解成较小的片段,从而提高转移效率。

(6) 转移用的 NC 膜要预先在双蒸水中浸泡使其湿透,否则会影响转膜效果;不可用手触摸 NC 膜,否则影响 DNA 的转移及与膜的结合。

【思考题】

(1) Southern Blot 技术的基本原理是什么?

(2) 影响 DNA 印迹效果的主要因素有哪些?

(三) Northern Blot(RNA 印迹)

【目的和原理】

1. 目的

(1) 掌握 RNA 印迹技术的基本原理。

(2) 学习 RNA 印迹技术的操作方法。

(3) 了解 RNA 印迹技术的意义与应用。

2. 原理 Northern 印迹主要进行 RNA 的定性和定量分析。用于组织细胞靶基因表达水平的研究以及对同一组织细胞的不同基因间的表达水平进行比较,或者对不同组织细胞间相同基因的表达水平进行比较。

将 RNA 变性及电泳分离后,转移到固相支持物上,用于与 DNA 探针杂交以鉴定其中特定 RNA 分子的大小与含量。基本原理与 Southern 印迹相同,但 RNA 变性方法与 DNA 不同,不能用碱变性,因为碱会导致 RNA 的水解。

【试剂与器材】

(1) 焦碳酸二乙酯(DEPC)。

(2) 甲醛变性琼脂糖凝胶电泳所需试剂。

(3) 0.5mol/L 乙酸铵(NH$_4$Ac)。

(4) 溴化乙啶(EB):0.5μg/ml,溶于 0.5mol/L 乙酸铵中。

(5) 0.05mol/L NaOH,1.5mol/L NaCl(选用)。

(6) 0.5mol/L Tris・Cl(pH 7.4),1.5mol/L NaCl(选用)。

(7) 20×SSC、6×SSC 和 2×SSC。

(8) 亚甲蓝(终浓度为 0.03%),溶于 0.3mol/L(pH 5.2)的乙酸钠缓冲液中(选用)。

(9) 硝酸纤维素(NC)膜或尼龙膜。

【实验方法与步骤】

(1) RNA 甲醛变性凝胶电泳,5V/cm,3 小时(见附录三)。

(2) 电泳结束后用 EB 染色:取出凝胶,切下需要染色的泳道,放置于无 RNA 酶的玻璃平皿,加入 0.5mol/L 乙酸铵浸泡 20 分钟。换液再浸泡 20 分钟以除去甲醛,将凝胶转入含 0.5(g/

ml EB 的 0.5mol/L 乙酸铵溶液中染色 40 分钟,必要时,以 0.5mol/L 乙酸铵脱色 1 小时。

(3) 在紫外透射仪中使凝胶中的 RNA 显迹,沿凝胶的边缘放一把尺子拍照,以便随后能确定膜中的条带。

(4) 将非染色的部分凝胶放置于无 RNA 酶的玻璃平皿中,加足够的 DEPC 处理的去离子水浸洗几次以除去甲醛。

(5) 凝胶浸泡在 10 倍体积的 0.05mol/L NaOH,1.5mol/L NaCl 中 30 分钟,使 RNA 部分水解。接着浸泡于 10 倍体积的 0.5mol/L Tris • Cl(pH 7.4),1.5mol/L NaCl 缓冲液中和 30 分钟(可选),将胶的多余部分切除,并切边标记。

(6) 将溶液换成 10 倍体积的 20×SSC,浸泡 45 分钟。

(7) 在一玻璃或塑料平皿中放置一块比凝胶略大的有机玻璃作为平台(必要时,可并排放两块或更多),加入足够的 20×SSC 以使平台半淹没在液体中。

(8) 构筑转移平台,剪 3 张与平台同样大小的 Whatman 3mm 滤纸,放在平台表面,以 20×SSC 润湿。把凝胶置于滤纸表面,用玻棒滚动表面以压挤去除气泡。切 4 条塑料保鲜膜覆盖在凝胶的边缘。

(9) 剪一片与凝胶暴露面积大小相当的尼龙膜或 NC 膜,在一个无 RNA 酶的玻璃平皿中加入约 0.5mm 深的用 DEPC 处理的去离子水,将膜漂在水面使之润湿,直至膜沉没在水中。如果是尼龙膜,只需让膜在水中泡上 5 分钟,如果是 NC 膜,则换成 20×SSC 再浸泡 10 分钟。

(10) 将润湿的膜放在凝胶表面,用干净刀片切去滤膜一角,使其与凝胶的切角相对应,排去气泡,以 20×SSC 漂洗膜表面。切 3 张与膜大小相当的湿润的 Whatman 3mm 滤纸,放于膜的表面,赶出气泡。然后将与膜大小相当的纸巾整齐地堆放在滤纸的表面,高约 4cm。

(11) 在纸堆的顶部放一块玻璃平板,压一重物(0.2~0.4kg),转移进行 12~16 小时,或放置过夜确保槽内有足够的 20×SSC(约 3L)。

(12) 拆卸转移装置,回收膜和压扁了的凝胶。在膜上用铅笔标上加样孔的位置和方向。

(13) 用 2×SSC 洗膜,然后放于滤纸上,让膜于室温干燥 30 分钟。NC 膜则应夹于 2 张 Whatman 3mm 滤纸之间,80℃真空干烤 2 小时。将干的转印膜置于可透过紫外线的塑料保鲜膜中,带有 RNA 的一面朝下,置于紫外透射仪(波长在 254nm)上,以合适的照射强度进行紫外线交联,以固定 RNA。此滤膜可用于杂交或 4℃保存,尼龙膜需要塑料袋密封。

以上步骤仅是将待测 RNA 片段从电泳凝胶中转移并固定到固相支持物上,要实现 RNA 探测还需完成核酸杂交实验(包括探针标记、杂交和检测三个后续实验步骤)(方法见附录三)。

【注意事项】

(1) RNA 极易被环境中存在的 RNA 酶降解,因此需特别警惕 RNA 酶的污染。

(2) 为了抑制 RNA 酶的活性,所有用于 Northern 印迹的溶液,均需用经 DEPC 处理过的无菌去离子水配制。DEPC 是一种致癌剂,需小心操作。尤其在用 DEPC 处理乙酸铵时,因为 DEPC 能与铵离子反应产生氨基甲酸乙酯(一种潜在的致癌剂),故在以 DEPC 处理乙酸铵时,更需格外小心。

(3) 如果琼脂糖浓度高于 1%,或凝胶厚度大于 0.5cm,或待分析的 RNA 大于 2.5 kb,需用 0.05mol/L NaOH 浸泡凝胶 20 分钟,部分水解 RNA 并提高转移效率。浸泡后用经 DEPC 处理的水淋洗凝胶,并用 20×SSC 浸泡凝胶 45 分钟。然后再转移到滤膜上。

(4) 含甲醛的凝胶在 RNA 转移前需用经 DEPC 处理的水淋洗数次,以除去甲醛。

附录一 固-液相杂交技术

具有一定同源性的原条核酸单链在一定的条件下(适宜的温室度及离子强度等)可按碱基互补原

成双链。杂交的双方是待测核酸序列及探针(probe),待测核酸序列可以是克隆的基因片段,也可以是未克隆化的基因组 DNA 和细胞总 RNA。核酸探针是指用放射性核素、生物素或其他活性物质标记的,能与特定的核酸序列发生特异性互补的已知 DNA 或 RNA 片段。在一定条件下可与其具有同源序列的待测片段形成异源 DNA-DNA、RNA-DNA、RNA-RNA 双链。根据探针的来源和性质可分为 cDNA 探针、基因组探针、寡核苷酸探针、RNA 探针等。

根据核酸杂交体系中待测核酸是否固定在固相支持物上,将核酸杂交分为固相杂交和液相杂交二类。固相杂交是将待测核酸结合到一定的固相支持物上,然后与存在于液相中的已标记核酸探针进行杂交;液相杂交是指杂交过程和杂交核酸分子都存在于液体中,杂交后测定其放射性强度或经特定的核酸酶消化后电泳分离。常用的固相杂交包括斑点杂交、膜上印迹杂交和细胞原位杂交,其中用于鉴别 DNA 靶分子的膜上印迹杂交称为 Southern 印迹杂交,用于鉴别 RNA 靶分子的膜上印迹杂交称为 Northern 印迹杂交,用于鉴别蛋白质分子的膜上印迹杂交称为 Western 印迹杂交。液相杂交有 RNA 酶保护分析法,核酸酶 S1 保护分析法。

杂交信号的检测方法因探针不同分为两种:一种是放射自显影,利用放射线在 X 线片上成影作用来检测杂交信号,称为放射自显影。是用于同位素标记的核酸探针的检测方法。另一种是非放射性核素探针的检测,即利用化学显色,用于非放射性标记探针的检测。化学显色的原理有以下几种:

1. 耦联反应

(1) 标记物为半抗原,如生物素和地高辛——通过抗原-抗体反应与显色体系偶联。

(2) 标记物为配体——亲和法与显色体系偶联:生物素-抗生物素蛋白-酶(Avidin-Biotin-Enzyme-Complex,ABC)。

2. 显色反应 通过连接在抗体或生物素蛋白的显色物质,如酶、荧光素等作为标记物进行杂交信号的检测。

(1) 酶学检测:是最常用的检测方法,通过酶促反应使底物形成有色产物。最常用的酶是辣根过氧化物酶(HRP)和碱性磷酸酶(AKP),也有使用酸性磷酸酶和 β-半乳糖苷酶。

(2) 荧光检测:常用的有异硫氰酸荧光素(FITC)和罗丹明,可被紫外线激发出荧光而被检测到。主要应用于原位杂交。

(3) 电子密度标记:利用重金属的高电子密度、在电子显微镜下进行检测,适合于细胞原位杂交。

(4) 化学发光法:是指在化学反应过程中伴随的发光反应。目前常用的是辣根过氧化物酶(HRP)催化鲁米诺伴随的发光反应。适合于 Southern、Northern 及斑点杂交。最近推出的化学发光剂利用某些标记物可与另一种物质反应产生化学发光现象,从而可以像放射性核素一样直接对 X 线胶片进行曝光,如 ECL 等。

附录二　切口平移法制备放射性核素探针

【实验原理】 当双链 DNA 分子的一条链上先由胰 DNA 酶 I 产生切口时,E. coli DNA 聚合酶 I 就可将核苷酸连接到切口的 $3'$ 羟基末端。同时该酶具有从 $5' \rightarrow 3'$ 的核酸外切酶活性,能从切口的 $5'$ 端除去核苷酸。由于在切去核苷酸的同时又在切口的 $3'$ 端补上核苷酸,从而使切口沿着 DNA 链移动,用放射性核苷酸代替原先无放射性的核苷酸,将放射性核素掺入到合成新链中。最合适的切口平移片段一般为 50~500 个核苷酸。

【实验药品与器材】

1. 10×切口平移缓冲液 0.5mol/L Tris·Cl (pH 7.2),0.1mol/L MgSO$_4$,10mmol/L 二硫苏糖醇(DTT),100μg/ml 牛血清白蛋白(BSA)。

2. 未标记的 dNTP 原液 除同位素标记的脱氧三磷酸核苷酸外,其余 3 种分别溶解于 50mmol/L Tris·Cl (pH 7.5)溶液中,浓度为 0.3mmol/L。

3. [α-³²P]dCTP 或 [α-³²P]dATP 400Ci/mmol,10μCi/μl。

4. E. coli DNA 聚合酶 I (4U/μl) 溶于 50μg/ml BSA,1mmol/L DTT,50%甘油,50mmol/L Tris·Cl (pH 7.5)中。

5. DNA 酶Ⅰ　1mg/ml。

6. EDTA　200mmol/L(pH 8.0)。

7. 10mol/L　NH_4Ac。

【实验方法与步骤】

(1) 按下列配比混合

1) 未标记的 dNTP 10μl。

2) 10×切口平移缓冲液 5μl。

3) 待标记的 DNA 1μg。

4) [α-^{32}P]dCTP 或 dATP(70μCi) 7μl。

5) E. coli DNA 聚合酶 4U。

6) DAN 酶Ⅰ 1μl。

7) 加水至终体积 50μl。

(2) 置于 15℃水浴 60 分钟。

(3) 加入 5μl EDTA 终止反应。

(4) 反应液中加入醋酸铵,使终浓度为 0.5mol/L,加入 2 倍体积预冷无水乙醇沉淀回收 DNA 探针。

附录三　杂　　交

本附录选用放射性核素标记的探针,以放射自显影检测杂交信号为例阐述 Southern Blot 及 Northern Blot 杂交技术。

【实验原理】　转印至 NC 膜或尼龙膜上的 DNA/RNA 与放射性核素标记的探针在一定条件下退火形成杂交双链,利用放射自显影来检测杂交信号。

Southern Blot

【实验药品与器材】

(1) 50×Denhardt's 溶液:5g Ficoll-40,5g PVP,5g BSA 加水至 500ml,过滤除菌后于−20℃ 储存。

(2) 1×BLOTTO:5g 脱脂奶粉,0.02% 叠氮钠溶液,储于 4℃。

(3) 预杂交溶液:6×SSC,5×Denhardt,0.5% SDS,100mg/ml 鲑鱼精子 DNA,50% 甲酰胺溶液。

(4) 杂交溶液:预杂交溶液中加入变性探针即为杂交溶液。

(5) 20×SSC:3mol/L NaCl,0.3mol/L 柠檬酸钠,用 1mol/L HCl 调节 pH 至 7.0。

(6) 2×、1×、0.5×、0.25×和 0.1×SSC:用 20×SSC 稀释。

(7) 0.1% SDS。

(8) 待检测的 DNA,已标记好的探针。已转印(DNA/RNA)完毕的 NC 膜或尼龙膜。

(9) 真空烤箱,放射自显影盒,X 线片,杂交袋。

【实验方法与步骤】

(1) 将滤膜放入含 6～10ml 预杂交液的密封小塑料袋中,将预杂交液加在袋的底部,前后挤压小袋,使滤膜湿透。在一定温度下(一般为 37～42℃)预杂交 3～12 小时,弃去预杂交液。

(2) 制备同位素标记探针(参见附录二),探针煮沸变性 5 分钟。

(3) 在杂交液中加入探针,混匀。如步骤(1)将混合液注入密封塑料袋中,在与预杂交相同温度下杂交 6～12 小时。

(4) 取出滤膜,依次用下列溶液处理,并轻轻摇动:在室温下,1×SSC/0.1% SDS,15 分钟,2 次。在杂交温度下,0.25×SSC/0.1% SDS,15 分钟,2 次。

（5）空气干燥硝酸纤维素滤膜，然后在 X 线片上曝光。通常曝光 1～2 天后可见 DNA 谱带。对于 ≥108 cpm/μg 从缺口平移所得探针，可很容易地从 10μg 哺乳 DNA 中检测到 10pg 的单拷贝基因。

【注意事项】

（1）提取的基因组质量很重要，DNA 片断长度应该在 50 kb 以上，否则会引起杂交信号的减弱和背景的增高。

（2）一般来讲 EB 染色能够鉴定的 DNA 量是 20～50ng，同位素 $\alpha\text{-}^{32}P$ 杂交可以到 0.1pg 以下。非放射性杂交检测，地高辛的下限可以到 0.1pg。

（3）注意同位素防护。

Northern Blot

【药品与器材】

（1）20×SSPE：175.3g NaCl，88.2g 柠檬酸钠，溶于 800ml 水中，用 10mol/L NaOH 调 pH 至 7.4，定溶到 1L。

（2）其他试剂：与 Southern 杂交试剂类似，只是所有的试剂均应用 DEPC 处理。

（3）真空烤箱，放射自显影盒，X 线片，杂交袋。

【实验方法与步骤】

（1）RNA 转移完毕后，以 6×SSC 溶液于室温浸泡此膜 5 分钟，以除去琼脂糖碎片。

（2）将该杂交膜夹于两张滤纸中间，用真空烤箱于 80℃ 干燥 0.5～2 小时。

（3）用下列两种溶液之一进行预杂交，时间为 1～2 小时。若于 42℃ 进行，应采用：50% 甲酰胺，5×SSPE，2×Denhardt's 试剂，0.1% SDS；若于 68℃ 进行，应采用：6×SSC，2×Denhardt's 试剂，0.1% SDS（注意：BLOTTO 不能用于 Northern 杂交）。

（4）在预杂交液中加入变性的放射性标记探针，如欲检测低丰度 mRNA，所用探针的量至少为 0.1μg，其放射性比活度应大于 2×10^8 cpm/(min·μg)，放在适宜的温度条件下杂交 16～24 小时。

（5）用 1×SSC、0.1% SDS 于室温洗膜 20 分钟，随后用 0.2×SSC、0.1% SDS 于 68℃ 洗膜 3 次，每次 20 分钟。

（6）用 X 线片（Kodak XAR-2 或与之相当的产品）进行放射自显影，附加增感屏于 -70℃ 曝光 24～48 小时。

【注意事项】

（1）在步骤（3）的操作中，如果滤膜上含有乙醛酰 RNA，杂交前需用 20mmol/L Tris·Cl（pH 8.0）于 65℃ 洗膜，以除去 RNA 上的乙二醛分子。

（2）当使用尼龙膜杂交时注意，有些带正电荷的尼龙膜在碱性溶液中具有固着核酸的能力，需用 7.5mmol/L NaOH 溶液洗脱琼脂糖中的乙醛酰 RNA，同时可部分水解 RNA，并提高较长 RNA 分子（>2.3kb）转移的速度和效率。此外，碱可以除去 mRNA 分子的乙二醛加合物，免去固定后洗脱的步骤。乙醛酰 RNA 在碱性条件下转移至带正电荷尼龙膜的操作也按 DNA 转移的方法进行，但转移缓冲液为 7.5mmol/L NaOH，转移结束后（4.5～6.0h），尼龙膜需用 2×SSC、0.1%SDS 淋洗片刻，于室温晾干。

（3）尼龙膜的不足之处是背景较高，用 RNA 探针时尤为严重。将滤膜长时间置于高浓度的碱性溶液中，会导致杂交背景明显升高，可通过提高预杂交和杂交步骤中有关阻断试剂的量来予以解决。

附录四 RNA 甲醛变性凝胶电泳

【实验原理】 RNA 可以使用非变性或变性凝胶电泳进行检测。在非变性电泳中，可以分离混合物中不同分子量的 RNA 分子，凡是无法确定分子质量。只有在变性情况下（甲醛、甲酰胺或尿素等变性），RNA 分子完全伸展，其泳动率才与分子质量成正比。判断 RNA 提取物的完整性是进行电泳的主要目的之一。完整的未降解的 RNA 制品的电泳图谱应可清晰看到 18s rRNA、28s rRNA、5s rRNA

的三条带,且 28s rRNA 的亮度应为 18s rRNA 的 2 倍。可用于 RNA 的分级分离、Northern 杂交、测定 RNA(或 DNA)的长度及回收寡核苷酸。

【实验药品与器材】

1. 琼脂糖

2. 0.1%DEPC 处理的水

3. 10×电泳缓冲液

MOPS(吗啡代丙烷磺酸)	0.2mol/L
EDTA	0.01mol/L
NaAc	0.05mol/L

用 2mol/L 氢氧化钠调节 pH 至 7.0,临用时用 DEPC 水稀释。

4. 上样缓冲液

0.5ml	甲酰胺(100%)
0.2ml	甲醛(37%)
0.1ml	10×电泳缓冲液
0.06ml	溴酚蓝(饱和溶液)

5. 电泳仪、电泳槽、移液器、烧杯、EP 管(以上器材均用 DEPC 水处理)

【实验操作】

(1) 将制胶用具用 0.3%H_2O_2 浸泡 30 分钟,DEPC 水冲洗晾干。

(2) 制胶:称取 0.5g 琼脂糖粉末,加入放有 36.5ml 的 DEPC 水的锥形瓶中,加热使琼脂糖完全溶解。稍冷却后加入 5ml 的 10×电泳缓冲液、8.5ml 的甲醛。然后在胶槽中灌制凝胶,插好梳子,水平放置待凝固后使用。

(3) 加样:在一个洁净的小 EP 管中混合以下试剂:电泳缓冲液(10×)$2\mu l$、甲醛 3.5ml、甲酰胺 10ml、RNA 样品 $3.5\mu l$。混匀,置 60℃保温 10 分钟,冰上速冷。加入 $3\mu l$ 的上样缓冲液混匀,取适量加样于凝胶点样孔内。同时点 RNA 标准样品。

(4) 电泳:打开电泳仪,稳压 7.5V/cm 电泳。

(5) 电泳结束后通过紫外透视仪观察。

【结果检测】

(1) 标准物 28 秒 rRNA≫6333base;18 秒 rRNA≫2366base;9 秒兔 b 珠蛋白 mRNA≫710base。

(2) 紫外灯下可见 28 秒、18 秒和 5 秒 rRNA 三条带,观察 28 秒和 18 秒二条带是否清晰,若 28 秒的荧光强度为 18 秒的 2 倍以上,则说明 RNA 分子没有降解。

【注意事项】

(1) 每一泳道至多可分析 30mg RNA,通常用 10～20mg 总 RNA 进行 Northern 杂交,可以检测高丰度 mRNA(占 mRNA 总量的 0.1%以上);如待测 RNA 含量极微,每个泳道加 0.5～3.0mg poly (A)＋ RNA。

(2) 本实验中必须保持 RNase 污染以免 RNA 降解。所有试剂用 DEPC 水配制,用具也用 DEPC 水冲洗,并灭菌。

(3) 甲醛有毒,配制处理时应在化学通风橱内进行。

【思考题】 如何判断 RNA 提取物的质量?

(四)原位杂交技术

原位核酸分子杂交技术简称原位杂交(in situ hybridization,ISH),是以标记的核酸分子为探针,在适宜条件下与组织细胞中的互补核酸单链即靶核酸发生杂交,再以放射自显影或免疫细胞化学方法对标记探针进行探测,从而在组织细胞原位检测特异 DNA 或 RNA 分子的技术。这一技术不需要从组织细胞中提取核酸,对组织中含量极低的靶序列有很高的灵敏度,并可保持组织与细胞的结构完整,反映特异核酸分子的定位。特别是配合使用能定位特异蛋白分子的免疫细胞化学技术,就能对生理或病理条件下从 DNA 到 mRNA 到蛋白质这样一个基因表达过程进行定性和定位的分析,是基因表达研究强有力的手段。

1. 原位杂交的基本步骤 原位杂交技术的基本方法:①杂交前准备,包括固定、取材、玻片和组织的处理,如何增强核酸探针的穿透性、减低背景染色等;②杂交;③杂交后处理;④显示(visualization),包括放射自显影和非放射性标记的组织化学或免疫组织化学显色。

(1) 取材:用于原位杂交研究的材料尽可能新鲜,要求取材迅速,及时处理,防止 RNA 降解。取下的材料要尽快固定或冷冻保存。为了避免外源性 RNA 酶引起靶组织中 RNA 降解,取材是必须带手套。所用器械、容器都应该认真洗涤,再经高温高压消毒,后用焦碳酸二乙酯(DEPC)处理的灭菌双蒸水清洗。操作中无用手直接接触组织、器械、容器及溶液。

(2) 组织固定:固定的目的是为了保持细胞形态结构;最大限度地保存细胞内的 DNA 或 RNA 的水平;使探针易于进入细胞或组织。最常用 4% 多聚甲醛固定组织。

固定方法:可先行灌注固定,然后取材,并将取下的组织浸入固定液中进行浸渍固定。经固定和漂洗后的组织也可在 15% 蔗糖磷酸缓冲溶液中,置 4℃ 冰箱保存 1~2 个月。新鲜组织也可在取材后直接置入液氮冷冻,切片后才将其浸入 4% 多聚甲醛溶液约 10 分钟,空气干燥后保存在 -70℃。如冰箱温度恒定,在 -70℃ 切片可保存数月之久不会影响杂交结果。

(3) 组织切片或细胞标本的制备:切片时为避免 RNA 酶污染,一定要戴手套,并以 70% 乙醇或 10% SDS 溶液擦洗工作台、切片机刀架、摇柄、载物台等。原位杂交中以冰冻切片最常用,需在 37℃ 干燥 4 小时,或过夜才能进行杂交;石蜡切片可在 4℃ 条件下保存,在 0.04% DEPC 水中展片和裱片,置 37~42℃ 烘箱中过夜后才能进行杂交。裱片剂多以赖氨酸为好。切片厚度以 4~6μm 为宜,也可根据具体情况而定,如靶组织中待测 RNA 含量较少,所采用的原位杂交技术敏感性较低,为了能得到更多的信号,切片可厚些(15~20μm),反之,则可薄些。

培养的细胞,以胰蛋白酶消化,制成含 1×10^5/ml 细胞的细胞悬液,每张切片的细胞悬液量为 200μl,700 r/mim 离心×5 分钟,裱于玻片上,空气干燥 1~2 分钟,双蒸水洗 2 次后,37℃4 小时或过夜。如用拨片培养,可直接固定。PBS 漂洗,37℃ 温箱过夜或干燥 4 小时后方可进行杂交。

2. 原位杂交技术操作程序 用于原位杂交的探针可以是单链或双链 DNA,也可以是 RNA 探针。通常探针的长度以 100~400 nt 为宜,过长则杂交效率减低。最近研究结果表明,寡核苷酸探针(16~30nt)能自由出入细菌和组织细胞壁,杂交效率明显高于长探针。因此,寡核苷酸探针和不对称 PCR 标记的小 DNA 探针或体外转录标记的 RNA 探针是组织原位杂交的优选探针。

原位 DNA 和 DNA 分子杂交方法

基本原理:选用 DNA 探针,探测组织细胞中 DNA 的原位杂交方法。对致密染色体 DNA 的原位杂交可用于显示特定的序列的位置;对分裂期间核 DNA 的杂交可研究特定序列在染色质内的功能排布;此外,DNA-DNA 杂交在检测病原微生物存在方式和部位方面得到广泛应用。

(1) 荧光原位杂交(fluorescence in situ hybridization,FISH)技术:它利用荧光标记的核酸片段为探针,与染色体上或 DNA 显微切片上的特异靶 DNA 进行杂交,通过荧光检测系统(荧光显微镜)检测信号 DNA 序列在染色体或 DNA 显微切片上的目的 DNA 序列,进而确定其杂交位点。FISH 技术检测时间短,检测灵敏度高,无污染,已广泛应用于染色体的鉴定、基因定位和异常染色体检测等领域。

探针的荧光素标记可以采用直接和间接标记的方法。间接标记是采用生物素标记 DNA 探针,杂交之后用耦联有荧光素的亲和素或者链霉亲和素进行检测,同时还可以利用亲和素-生物素-荧光素复合物,将荧光信号进行放大,从而可以检测特异 DNA 片段。而直接标记法是将荧光素直接与探针核苷酸或磷酸戊糖骨架共价结合,或在缺口平移法标记探针时将荧光素核苷三磷酸掺入。直接标记法在检测时步骤简单,但由于不能进行信号放大,因此灵敏度不如间接标记的方法。

生物素(biotin)标记 DNA 探针在人外周血中期染色体细胞玻片检测特异 DNA 的方法:

1) 探针变性:将探针在 75℃恒温水浴中温育 5 分钟,立即置 0℃,5~10 分钟,使双链 DNA 探针变性。

2) 标本变性:①将制备好的染色体玻片标本于 50℃培养箱中烤片 2~3 小时(经 Giemsa 染色的标本需预先在固定液中退色后再烤片)。②取出玻片标本,将其浸在 70~75℃的体积分数 70%甲酰胺/2×SSC 的变性液中变性 2~3 分钟。③按顺序将标本经体积分数 70%、90%和 100%冰乙醇系列脱水,每次 5 分钟,然后空气干燥。

3) 杂交:将已变性或预退火的 DNA 探针 10μl 滴于已变性并脱水的玻片标本上,盖上 18mm×18mm 盖玻片,用 Parafilm 封片,置于潮湿暗盒中 37℃杂交过夜(15~17 小时)。由于杂交液较少,而且杂交温度较高,持续时间又长,因此为了保持标本的湿润状态,此过程在湿盒中进行。

4) 洗脱:此步骤有助于除去非特异性结合的探针,从而降低本底。

A. 杂交次日,将标本从 37℃温箱中取出,用刀片轻轻将盖玻片揭掉。

B. 将已杂交的玻片标本放置于已预热 42~50℃的体积分数 50%甲酰胺/2×SSC 中洗涤 3 次,每次 5 分钟。

C. 在已预热 42~50℃的 1×SSC 中洗涤 3 次,每次 5 分钟。

D. 在室温下,将玻片标本于 2×SSC 中轻洗一下。

E. 取出玻片,自然干燥。

F. 取 200μl 复染溶液(PI/antifade 或 DAPI/antifade 染液)滴加在玻片标本上,盖上盖玻片。

5) 杂交信号的放大(适用于使用生物素标记的探针)

A. 在玻片的杂交部位加 150μl 封闭液Ⅰ,用保鲜膜覆盖,37℃温育 20 分钟。

B. 去掉保鲜膜,再加 150μl avidin-FITC 于标本上,用保鲜膜覆盖,37℃继续温育 40 分钟。

C. 取出标本,将其放入已预热 42~50℃的洗脱液中洗涤 3 次,每次 5 分钟。

D. 在玻片标本的杂交部位加 150μl 封闭液Ⅱ,覆盖保鲜膜,37℃温育 20 分钟。

E. 去掉保鲜膜,加 150μl antiavidin 于标本上,覆盖新的保鲜膜,37℃温育 40 分钟。

F. 取出标本,将其放入已预热 42~50℃的新洗脱液中,洗涤 3 次,每次 5 分钟。

G. 重复步骤 A、B、C,再于 2×SSC 中室温清洗一下。

H. 取出玻片,自然干燥。

I. 取 200μl PI/antifade 染液滴加在玻片标本上,盖上盖玻片。

6) 封片:可采用不同类型的封片液。如果封片液中不含有 Mowiol(可使封片液产生自封闭作用),为防止盖片与载片之间的溶液挥发,可使用指甲油将盖片周围封闭。封好的玻片标本可以在—20～—70℃的冰箱中的暗盒中保持数月之久。

7) 荧光显微镜观察 FISH 结果:先在可见光源下找到具有细胞分裂相的视野,然后打开荧光激发光源,FITC 的激发波长为 490nm。细胞被 PI 染成红色,而经 FITC 标记的探针所在的位置发出绿色荧光。

(2) DNA 探针在病毒的检测等领域的应用:地高辛(Dig)标记 DNA 探针在石蜡切片检测病毒 DNA 的方法。

1) 组织切片的预处理:①固定,组织以 10%中性甲醛液或 Bouins 液固定,常规石蜡包埋,切片厚4~6μm,黏附于涂有黏附剂的玻片上,入烤箱 60~80℃,6~8 小时,使切片更紧粘贴于玻片。②脱蜡,二甲苯 10 分钟×2,自 100%乙醇Ⅰ和Ⅱ,95%、90%、70%、50%、30%各 5 分钟。加入 PBS(含 5mmol/L $MgCl_2$,pH 7.3～7.4) 5 分钟×2。③加入 0.2mmol/L HCl 20 分钟以去除蛋白。③50℃ 2×SSC,含 5mmol/L EDTA 溶液中 30 分钟。④蛋白酶 K(1μg/ml 溶于 0.1mol/L PBS 中),37℃ 20～25 分钟。⑤0.2mol/L 甘氨酸液:室温 10 分钟,中止蛋白酶反应。⑥4%多聚甲醛溶液(PBS 新鲜配制),室温 20 分钟。⑦PBS,5mmol/L $MgCl_2$ 漂洗 10 分钟×2。⑧脱水,自低浓度到高浓度至无水乙醇各 3 分钟,空气干燥。

2) 预杂交:封闭非特异性杂交位点,加预杂交液 20μl/每张切片,42℃水浴 0.5 小时。

3) 杂交:每张切片加杂交液 10～20μl,加盖硅化盖片,将切片置于 95℃ 10 分钟,使探针及病毒DNA 变性,然后迅速置于冰上 1 分钟,再将切片置于盛有 2×SSC 湿盒内,42℃过夜(16～18 小时)。

4) 杂交后漂洗:①2×SSC 液内振动移除盖片。②2×SSC 55℃,10 分钟×2。③0.5×SSC 50℃,5 分钟×2。④缓冲液Ⅱ(含 0.5%封阻试剂,用缓冲液Ⅰ溶解)37℃,30 分钟。⑤缓冲液Ⅰ(100mmol/L TrisHCl,15.0mmol/L NaCl pH 7.5)15 分钟,室温。f 酶标地高辛抗体(1:5 000,应用缓冲液Ⅰ解释)37℃,30 分钟。⑥缓冲液Ⅰ,15 分钟×2,室温。⑦缓冲液Ⅲ(100mmol/L TrisHCl,100mmol/L NaCl,50mmol/L $MgCl_2$,pH 9.5)室温,2 分钟。

5) 显色:①显色液配制,在缓冲液Ⅲ 1ml 中加入 4.5μl 四氮唑蓝(NBT),3.5μl X-磷酸盐(5 溴-4-氯-3 吲哚磷酸盐(BCIP)配成。每张切片 30μl,置暗处显色(30 分钟到 2 小时。定时抽查切片,镜检其显色情况。②缓冲液Ⅳ(10mmol/L Tris·Cl,1mmol/L EDTA,pH 8.0) 10 分钟终止反应,用核固红或甲绿复染 5 分钟,二甲苯透明,DPX 封固,镜检。

6) 结果:杂交阳性信号呈紫蓝色,细胞核呈红或绿色。

RNA 原位核酸杂交方法

RNA 原位核酸杂交(RNA nucleic acid hybridization in situ)又称 RNA 原位杂交组织化学(RNA in situ hybridization histochemistry)或 RNA 原位杂交(RNA in situ hybridization RISH)。该技术是指运用 cRNA 或寡核苷酸等探针检测细胞和组织内 RNA 表达的一种原位杂交技术。

基本原理:在细胞或组织结构保持不变的条件下,用标记的已知的 RNA 核苷酸探针,与待测细胞或组织中相应的基因片段杂交,所形成的杂交体(Hybrids)经显色反应后在光学显微镜或电子显微镜下观察其细胞内相应的 mRNA、rRNA 和 tRNA 分子。

RNA 原位杂交技术经不断改进,其应用的领域已远超出 DNA 原位杂交技术。尤其在基因分析和诊断方面能作定性、定位和定量分析,已成为最有效的分子病理学技术,同时在分析低丰度和罕见的 mRNA 表达方面已展示了重要意义。

(1) cRNA 探针检测组织切片中的 RNA 原位杂交

1) 组织的前处理:①冰冻切片的制备,离体后组织应切成 1.5cm×1.2cm,厚度为 0.2cm。立即投入 4%多聚甲醛溶液中(PBS 新配制),4℃下固定 2～4 小时。倒去固定液后,加入 30%蔗糖溶液(PBS 新配制),4℃下过夜,次日将组织块储存在-80℃ 或-140℃ 超低温冰箱内。或将组织块置于-20℃ 恒冷切片机内切成 10μm 薄片,黏附于涂有黏附剂的载玻片上置室温下,置 40℃ 恒温箱内至少 2 小时或过夜,后将切片放入切片盒在-80℃ 超低温冰箱内存放备用。②组织的固定和石蜡切片的制备,离体后组织切成不大于 1.5cm×1.2cm,厚 0.2cm。立即投入4%多聚甲醛溶液内(PBS 新配制),或 2.5%戊二醛溶液,在室温下固定 3～4 小时。用 PBS 冲洗,经梯度乙醇脱水、二甲苯透明和浸蜡包埋切片。切成 5μm 薄片黏附于涂有黏附剂的载玻片上,在 40℃ 恒温箱内过夜干燥切片,用新的二甲苯脱蜡 2×10 分钟和 100%、95%、70%、各级乙醇 1×5 分钟,ddH_2O 漂洗 2×5 分钟。

注意:①切除的新鲜标本应立即作组织固定或低温储存,以免 mRNA 降解。②标本尽可能采多聚甲醛固定及蔗糖浸泡做冰冻切片,这一制备法既能避免 mRNA 降解,又能保持良好的组织形态。③对外检病例中，采用 10% 甲醛溶液固定标本的，为利于 mRNA 检测，固定时间不要超过 36 小时，以免引起 RNA 与蛋白质之间发生交联。④在冰冻切片和石蜡切片制作过程中，所使用的容器、器械都要经高压消毒，或清洁后用 0.1% DEPC 水清洗，再经 ddH_2O 冲洗，避免外源性 RNA 酶污染。

2）RNA 探针的标记：RNA 探针的制备需将 cDNA 探针克隆到带有 RNA 多聚酶启动子的质粒，然后转录制成 RNA 探针。用 EDTA 缓冲液和 DEPC 处理的 ddH_2O 将会影响 RNA 多聚酶中的质粒。RNA 探针的长度应 <500bp，>500bp 的探针不易与 mRNA 形成杂交体。对探针标记、预杂交、杂交和后杂交流程中使用的容器、ddH_2O 均需经 0.1% DEPC 处理，为避免 RNA 酶污染，操作人员必须戴手套和口罩操作。

RNA 探针的纯化：①在杂交探针中加入 $5\mu l$ 10% 乙酸溶液，$11\mu l$ 3mol/L 醋酸钠 pH 6.0，$1\mu l$ 10mg/ml tRNA，$1.2\mu l$ 1mol/L $MgCl_2$，$300\mu l$ 冷乙醇。②在 −20℃ 孵育 4～16 小时。③在 4℃ 下 15 分钟，使 RNA 发生沉淀。④真空下干燥 RNA 沉淀物。⑤用 DEPC 处理的 ddH_2O 含标记的 RNA 探针 10～50μg/ml。RNA 探针的水解：按以下方法减少探针长度为近 200bp，在 EP 管内加入 $50\mu l$ RNA 探针标记液，加入 $30\mu l$ 200mmol/L Na_2CO_3 和 $20\mu l$ 200mmol/L $NaHCO_3$。将杂交探针置于 60℃ 条件下，按以下方法计算水解时间，$t=(L_0-L_f)/(K.L_0.L_f)$ [$L_0=$ RNA 探针原长度（kb），$L_f=$ RNA 探针水解后所需长度，K = 常数率（K = 0.11kb/min），$t=$水解时间]。

3）预杂交：①切片用 DEPC 处理的 PBS pH 7.4（140mmol/L NaCl，2.7mmol KCl，10mmol/L Na_2HPO_4，1.8mmol/L KH_2PO_4）孵育 2×5 分钟，再用 DEPC 处理的含 100mmol/L 苷氨酸（Glycine）PBS 孵育切片 2×5 分钟。②用 DEPC 处理的含 0.3% Triton X-100 PBS 孵育 15 分钟。③用 DEPC 处理的 PBS 漂洗 2×5 分钟。④冰冻切片用 TE 缓冲液（100mmol/l Tris·Cl，50mmol/L EDTA pH 8.0）不含 RNA 酶的 1μg/ml 蛋白酶 K，在 37℃ 下通透切片 30 分钟。石蜡切片用 TE 缓冲液配制的不含 RNA 酶的 5～20μg/ml 蛋白酶 K，在 37℃ 下通透切片 30 分钟。⑤在 4℃ 下用 DEPC 处理的 4% 多聚甲醛 PBS 溶液作后固定 5 分钟。⑥再用 DEPC 处理的 PBS 冲洗切片 2×5 分钟。⑦切片做酸酐处理，处理液含 0.25 醋酸酐、0.1mol/L 三乙醇胺（Triethanolamine，TEA）pH 8.0，振荡漂洗 2×5 分钟。⑧在 37℃ 孵育切片后，杂交缓冲液冲洗（含 50% 去离子甲酰胺的 4×SSC），至少 10 分钟。

注意：①切片的通透化是 RNA 原位杂交关键步骤，特别对回顾性资料尤为重要，因固定液种类和固定时间的不同，需作最佳通透化条件探索，包括蛋白酶 K 浓度、孵育时间 20～30 分钟调整，还可采用 0.2mol/L HCL 配制的 0.1% 胃蛋白酶。②由于乙酸酐极不稳定，宜将乙酸酐在使用前加到 TEA 缓冲液中。

4）原位杂交：①杂交液，40% 去离子甲酰胺、10% 葡聚糖、1×Denhardt's、0.02% Ficoll、0.02% 聚乙烯吡咯烷酮、10mg/ml 去 RNA 酶的牛血清、4×SSC、10mmol/L DTT、1mg/ml 变性的剪切鲑鱼精子 DNA）的准备。②沥干后用杂交缓冲液漂洗，并沿组织周边擦干，每张切片滴加 $30\mu l$ 探针杂交液（内含 5～10ng 非同位素标记 cRNA 探针）。③用 24mm×30mm 杂交罩复盖杂交组织。④置 42℃ 湿盒内过夜。

注意：杂交液应新配制，并在 −20℃ 下储存，新配制杂交液能使用几个月。

5）杂交后处理：①揭去杂交罩将切片浸泡于 2×SSC 中 5～10 分钟。②在 37℃ 用 2×SSC 2×15 分钟、1×SSC 2×15 分钟振荡漂洗。③为消除未杂交单股 cRNA 探针，在 37℃ 含 RNA 酶 A 的 NTE 缓冲液（500mmol/L NaCl，10mmol/L Tris，1mmol/L EDTA，pH 8.0）中漂洗 30 分钟。④置 37℃ 用 0.1×SSC 振荡漂洗 2×30 分钟。

注意：在同一容器中不能同时放入含不同探针切片。如果杂交的背景较高，非特异性信号较多,可采用 52℃ 含 5% 甲酰胺的 2×SSC 洗脱。

6)显色:①用 Buffer A pH 7.5(100mmol/L Tris·Cl,150mmol/L NaCl)振荡漂洗切片 2×10 分钟。②每张切片滴加封闭液 40μl(含 0.1% Triton X-100 和 2% 正常羊血清的 Buffer A pH 7.5)。③抖去封闭液,每张切片加羊抗地高辛抗体 AKP 结合物 30μl(Buffer A 内含 0.1% Triton X-100,1% 正常羊血清,羊抗地高辛抗体 AKP 结合物)在温盒内 2 小时。④用 Buffer A 振荡漂洗切片 2×10 分钟。⑤用 Buffer B pH 9.5(100mmol/L Tris·Cl,100mmol/L NaCl,50mmol/L $MgCl_2$)孵育切片 10 分钟。⑥显色液配制:用 10ml Buffer B pH 9.5,内含 45μl 硝基四氮唑蓝(nitroblue tetrazolium,NBT)(75mg/ml NBT,70% 二甲基甲酰胺溶液),35μl 5-溴-4-氯-3-吲哚基-磷酸盐(5-bromo-4-chloro-3-indolyl-phosphate,BCIP)或 X-Phosphate(50mg X-Phosphate/ml,100% 二甲基甲酰胺)。⑦每张切片 200μl 显色液,在黑暗条件下显色 2~24 小时。⑧显色满意后用 Buffer C pH 8.1(10mmol/L Tris·Cl,1mmol/L EDTA)冲洗漂洗切片。ddH_2O 中止反应。⑨用 0.02% 亮绿或 0.1% 核固红复染细胞核 1~2 分钟后用自来水洗 2×10 分钟。⑩用即用型(Gva Mount)水溶性封片剂封片。

注意:①抗地高辛抗体-AKP 的最佳浓度探索可采用同一杂交切片,用 1:100、1:500 和 1:1000 抗体浓度比较之。②如果显色液中用 1mmol/L 左旋咪唑的浓度,仍然发现内源性磷酸脂的活性较高(背景色),左旋咪唑的浓度可以增加到 5mmol/L。③NBT/BCIP 显色液后杂交切片,不能用二甲苯透明和溶二甲苯的封片剂。④滴加杂交液和显色液应防止流失,除标记切片放平整之外,很重要的原因之一与载玻片的清洁度有关。用 DAKO 魔笔沿组织周围划圈,在杂交反应中既可省略杂交罩,又可在显色反应中防止反应液外溢。

(2)用寡核苷酸探针检测组织切片中的 RNA 原位杂交 用寡核苷酸探针检测组织切片中相关的 mRNA(靶核苷酸)是较为常见的 RNA 原位杂交。这是因为寡核苷酸探针不仅具有能按靶核苷酸序列设计与特定的靶基因结合,而且以核苷酸为原料通过 DNA 合成仪合成。寡核苷酸探针方法简便,探针一般较短组织穿透性好,无需进一步纯化等优点外,而且易于在组织切片内检测靶 mRNA 的一种理想的原位杂交探针。现将原位杂交实验流程介绍如下:

1)组织的前处理:①对组织预处理所用的刀具及容器做清洁处理和灭活 RNA 酶。②将外科或动物实验切取标本切成 ≤1.2cm×1.0cm×0.2cm 组织块立即冷冻在液氮内储存,或用 4% 多聚甲醛(用新鲜 0.05mol/L pH 7.4 PBS 配制)或中性甲醛(ddH_2O 配制,pH 7.0)固定,固定时间以 24~36 小时为宜,避免 RNA 降解或固定过度。③为获得高杂交信号,冰冻切片应切成 10μm,切片内如含有脂肪组织应在氯仿内孵育 5 分钟,以得到好的切片背景,并干燥切片。石蜡切片厚度为 5~7μm,用无 RNA 酶的防切片脱落的载玻片黏附组织切片。④石蜡切片经二甲苯脱蜡,梯度乙醇处理(100%、95%、80%)至水化(ddH_2O 3×5 分钟)。

2)杂交的预处理:①在 37℃ 恒温箱内干燥切片后,滴加 5~10μg/ml 蛋白酶 K,置 37℃ 湿盒内孵育 30 分钟,ddH_2O 3×5 分钟 或 4℃75% 乙醇溶液漂洗 5 分钟中止蛋白酶 K 活性。②0.25% 醋酸酐 10 分钟,经 70℃ 2×SSC 漂洗、40℃ 2×SSC 各漂洗 15 分钟,2×SSC 3 分钟,切片经 75%~100% 乙醇梯度脱水。

注意:①蛋白酶 K 能消化和暴露被遮蔽的靶核酸,以增加探针的可结合性。蛋白酶 K 浓度过低,不能使靶核酸有效暴露,浓度过高则组织消化过度,也会影响检测结果。蛋白酶 K 应新鲜配制,低温冰箱内分装保存。蛋白酶 K 消化组织切片是原位杂交实验流程中重要环节,蛋白酶 K 浓度应力求准确无误。②根据组织类型、固定液的种类,固定时间和切片的厚薄的不同,蛋白酶 K 浓度也存在差异,选用蛋白酶 K 最佳消化浓度是原位杂交成功的必要条件,不可省略。

3)寡核苷酸探针选择和标记:常用的寡核苷酸探针对已知靶 RNA 序列而设计的。特定序列的单一寡核苷酸探针,能与靶 mRNA 区段的部分序列完全或基本相配对,其长度为 19~24 核苷酸。这类探针多采用对其 5′端进行磷酸化实现。探针通常无须纯化，但是较长的寡核苷酸探针，各片段可能受到污染，应通过聚丙烯酰胺凝胶电泳法将污染的片段除去。

4）预杂交：①将 DEPC 处理的切片经 ddH_2O 漂洗 $2×5$ 分钟。②准备杂交液（$3×SSC,1×$ Denhard's 液）$0.02\%(W/V)$ Ficoll，$0.02\%(W/V)$ 小牛血清，$0.02\%(W/V)$ 聚乙烯吡咯烷酮（polyvinylpyrrolidone），$10\%(W/V)$ 葡聚糖，$125\mu g/ml$ 酵母 tRNA，$100\mu g/ml$ 变性和剪切的硅鱼精子 DNA，$10\mu g/ml$ Polyadenylcytidyic acid，50% 甲酰胺，$20mmol/L$ 焦磷酸钠 pH 7.2。③按组织片大小，每张切片滴加 $40\mu l$ 杂交液，置 37℃ 温盒内 2 小时。

5）杂交：抖去甩干杂交溶液，用 DAKO 魔笔沿组织周围划圈，滴加 $30\mu l$ 探针杂交液/每张切片（内含 20ng 地高辛标记的探针），在 44℃ 湿盒内孵育过夜。

注意：①寡核苷酸探针杂交条件，既要保证杂交特异性的严格性，又要具有能在适当速率下形成稳定杂交体的松动性。一般情况下，用合成寡核苷酸进行杂交的条件要比杂交体的解链温度（T_m）值降低 5～10℃。这一条件可以减少短探针杂交可能造成假阳性的碱基错配，也会使完全配对的杂交体形成速率降低。短寡核苷酸与靶序列形成的杂交体极易解体，杂交后漂洗必须尽快进行。②在使用靶序列完全配对的单一寡核苷酸探针时，杂交条件极易从杂交体的 T_m 值推得。对短于 18 个核苷酸的寡核苷酸，将杂交体中 A 残基数与 T 残基数和乘以 2℃，再将残基 G 与 C 残基数的和乘以 4℃，两积相加便得出杂交体的 T_m 值。但对于含有较长寡核苷酸的杂交体，采用此法结算的 T_m 值偏高。③去离子甲酰胺的浓度为 47%，过高和过低甲酰胺的浓度都会影响杂交结果，当去离子酰胺浓度高于或低于 47%，应加 ddH_2O 调整。

6）杂交后处理：将切片置 37℃ $2×SSC$ 中漂洗 $2×10$ 分钟；在 37℃ $2×SSC$ 漂洗 $2×15$ 分钟、$1×SSC$ 漂洗 $2×15$ 分钟、$0.25×SSC$ 漂洗 $2×15$ 分钟均需用振荡漂洗切片。

7）免疫检测及显色：①Buffer A，pH 7.5（$0.1mol/L$ Tris，$1mol/L$ NaCl，$2mmol/L$ $MgCl_2$，$500\mu l$ Tween-20）冲洗、漂洗各 $3×5$ 分钟。②用 DAKO 魔笔沿组织周围划圈，每张切片滴加 Streptavidin-AP（链菌素抗生物素-碱性磷酸酶）抗体 $30\mu l$（$1\mu g/ml$），置 37℃ 温盒内 1 小时。③Buffer B，pH 9.5（$0.1mol/L$ Tris，$1mol/L$ NaCl，$5mmol/L$ $MgCl_2$）冲洗、漂洗各 $3×5$ 分钟。④Buffer C，pH 9.5（$0.1mol/L$ Tris，$0.1mol/L$ NaCl，$5mmol/L$ $MgCl_2$）冲洗、漂洗各 $3×5$ 分钟。⑤每张切片滴加 $50～100\mu l$ 显色液（1ml Buffer C，pH 9.5 内含 0.33mgNBT＋0.16mg BCIP，$1mmol/L$ 左旋咪唑在黑暗条件下显色 20～40 分钟，显微镜下控制效果。ddH_2O 中止反应。⑥用核固红复染 1～3 分钟，次日在在 37℃ 恒温箱内干燥切片 15 分钟后，单张切片快速经二甲苯，中性树胶封片。

8）阳性信号的评定：原位杂交的阳性信号位于浆内，经 NBT/BCIP 显色，阳性信号为蓝色，呈细颗粒状。信号越强，颜色越深，呈蓝紫色和紫黑色。阴性对照片内无阳性信号检出。原位杂交的阳性等级按以下方法计算：①阳性细胞数，阳性细胞≤10%、≤30%、≤70% 和 >70%分别计 1、2、3 和 4 分。②阳性着色强度，杂交信号强度可分为弱、中、强三级分别计 1、2 和 3 分，上述两种计分相加，1～3 分者为阴性，4～5 分者为阳性，6～7 分者为强阳性。

3. 原位杂交对照实验　为了证明原位杂交实验操作的准确性和结果的特异性，必须设置一系列对照实验。一般应设计 3～4 种对照实验以证实杂交实验结果的可靠性。

（1）Southern 或 Northern 印迹反应：为了进一步证实原位杂交所显示的核酸是否存在于把组织内，可从靶组织中提取 DNA 或总 RNA，然后分别用 Southern 或 Northern 印迹结果与原位杂交结果进行验证。

（2）免疫组织化学反应：如果能获得靶基因产物的抗体，可将结合免疫组织化学结果与原位杂交结果进行综合分析，从蛋白质、多肽水平或 mRNA 水平在相邻切片或同一切片中证明蛋白质或多肽的相应 mRNA 共存。

(3) 探针对照:探针对照分为两类,一类用已知阳性组织和已知阴性组织对照;另一类用有意义连 RNA 探针进行原位杂交。

(4) 杂交反应对照:杂交反应对照也分为两类,即在进行原位杂交时,将杂交液中省去标记探针或在杂交前用核酸酶预处理样本。

(5) 显示方法对照:分为两类,包括放射自显影显示对照和放射性原位杂交显示对照。

(张　蕾)

第四节　血氨的检测

一、血氨的生化特性

血液中氨的来源主要为肠道中细菌分解尿素和由氨基酸脱氨所生成。此外,组织细胞中有多种脱氨酶,能使蛋白质、核苷酸脱氨而生成氨。在正常情况下,氨的主要去路是在肝脏通过鸟氨酸循环合成尿素。此外,脑和肾脏等器官的氨与谷氨酸作用生成谷氨酰胺后被运输到肝脏,在肝脏转变成尿素或其他含氮化合物后由肾脏排出体外,或形成铵盐随尿排出。

二、血氨的检测方法

氨测定的方法有微量扩散法、离子交换法、酶法和氨电极法等。目前应用最多的方法是酶法和基于离子选择电极的血氨测定仪分析法。

【谷氨酸脱氢酶法原理】　血浆氨的酶法测定基于下列反应:α- 酮戊二酸 $+ NH_4^+ + NADPH$ $\xrightarrow{GLDH}$ 谷氨酸 $+ NADP^+ + H_2O$ 在过量 α-酮戊二酸、NADPH 和足量谷氨酸脱氢酶(GLDH)条件下,酶促反应的速率,即 NADPH 转变成 $NADP^+$,使 340nm 吸光度下降速率与反应体系中氨的浓度呈正比关系,据 $\triangle A$ 的变化,可求出标本中氨的浓度。

【注意事项】

(1) 血液在收缩过程中会产生氨,因此,标本采用肝素、草酸钠、EDTA 抗凝血而不用血清标本。

(2) 随着标本放置时间延长,结果升高。因此,血氨分析要求采血后置冰浴中,立即分离血浆,在 30 分钟之内完成测定。

(3) 红细胞中氨浓度为血浆的 2.8 倍,显著溶血标本不宜采用。

(4) 吸烟对患者和标本都是氨污染的原因。采血前一天的午夜后应禁烟。采血医务人员必须是非吸烟者。

三、临 床 意 义

高血氨有神经毒性,容易引起肝性脑病(肝昏迷)。血氨测定在诊断和治疗肝性脑病中有重要作用,主要用于肝性脑病的监测和处理。此外,血氨测定可用于儿童 Reye 综合征的判断,该综合征有严重低血糖、大块肝坏死、急性肝衰竭,并伴有肝脂肪变性。在肝酶谱增高前,即见血氨增高。对诊断某些先天性代谢紊乱,如鸟氨酸循环代谢缺陷(高血氨)也有一定价值。

第五节　心肌酶的测定

一、肌 酸 激 酶

(一)肌酸激酶的生化特性

肌酸激酶(creatine kinase,CK)广泛存在于各种组织中,与 ATP 的再生有关。此酶的功能是在生理水平上维持细胞内 ATP 浓度,是重要的能量调节酶。它的催化作用是可逆的,即将高能磷酸键从磷酸肌酸转移至 ADP 上生成 ATP 或从 ATP 上将高能磷酸键转移至肌酸,形成磷酸肌酸。磷酸肌酸分子中汉高能磷酸键,为能量的重要储存形式。CK 主要存在于需要大量能量供应的组织,如骨骼肌、心肌、脑组织等,以骨骼肌含量最多,其次是脑和心肌。CK 相对分子质量为 86 000,是由脑型(B)和肌型(M)两种亚基组成的二聚体,可形成三种同工酶,进入血液中的 CK 最终在肝脏被清除。

(二)CK 的检测方法

常用酶偶联速率法。

【实验原理】

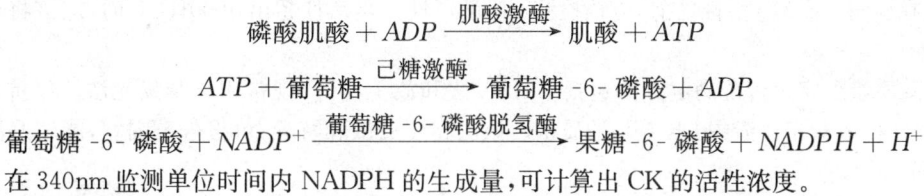

$$磷酸肌酸 + ADP \xrightarrow{\text{肌酸激酶}} 肌酸 + ATP$$

$$ATP + 葡萄糖 \xrightarrow{\text{己糖激酶}} 葡萄糖-6-磷酸 + ADP$$

$$葡萄糖-6-磷酸 + NADP^+ \xrightarrow{\text{葡萄糖-6-磷酸脱氢酶}} 果糖-6-磷酸 + NADPH + H^+$$

在 340nm 监测单位时间内 NADPH 的生成量,可计算出 CK 的活性浓度。

【注意事项】

(1) 血清 Ca^{2+} 是 Mg^{2+} 的竞争抑制剂,加入 EDTA 可消除 Ca^{2+} 的影响。血清中存在内源性的抑制剂,表观 CK 活力随稀释倍数增加而增加,故不宜用盐水稀释。当超过检测范围时,应用生理盐水稀释样品后重新测定,结果乘以稀释倍数。

(2) 红细胞及所有组织中含有腺苷酸激酶(AK),反应产生的 ATP 导致表观 CK 活力增加。

(3) 最好用血清标本,肝素血浆也可以,CK 活性不稳定,血清保存时易丧失,标本采集后最好将血清冷却到 4℃。

(三)临床意义

各种类型进行性肌萎缩时,血清 CK 活性均可增高。神经因素引起的肌萎缩如脊髓灰质炎时活力正常,皮肌炎时 CK 活性可有轻度或中度增高。急性心肌梗死后 2～4 小时就开始增高,在 14～24 小时达到高峰,可高达正常上限的 10～12 倍。CK 对诊断心肌梗死较 AST、LDH 的特异性高,但此酶增高持续时间短,3～4 天就恢复正常。病毒性心肌炎时也明显升高,对诊断及预后有参考价值。

CK 增高还见于脑血管意外、脑膜炎、甲状腺机能低下等患者。还应注意到一些非疾病因素如剧烈运动、各种插管及手术、肌内注射氯丙嗪和抗生素等也可能引起 CK 活性增高。

CK 活性降低主要见于恶病质及神经性肌萎缩。

二、肌酸激酶同工酶

(一)肌酸激酶同工酶的生化特性

CK 是由 M 和 B 两个亚基组成的二聚体,形成 CK-BB、CK-MM、肌酸激酶同工酶(CK-MB)三种同工酶。另外,在细胞线粒体中还存在一种线粒体 CK(CK-t),亦称 CK-4。同工酶即 CK-BB 存在于脑组织,CK-BB 和 CK-MB 存在于各种肌肉组织中,不同肌肉组织中两者比例不同。骨骼肌中 98%～99% 是 CKMM,1%～2% 是 CK-MB,而心肌中约 80% 是 CK-MM,20% 左右时 CK-MB,占心肌总 CK 的 15%～20%,故心肌 CK-MB 含量较高而具有相对特异性。正常血清中绝大部分为 CK-MM 的活力;含有少量的 CK-MB,不超过总活力的 5%。

(二)CK 的检测方法

1. 酶活性测定 常用免疫抑制法。

（1）原理：在抗 CK-MM 亚单位抗体存在的条件下，标本中的全部 CK-MM 活性和 50％的 CK-MB 活性被抑制，而 CK-MB 和 CK-BB 中 B 亚基的活性则不受影响，将 CK-B 活性测定值乘以 2 倍即得 CK-MB 活性。

（2）注意事项

1）此法特异性较差，如果某些患者血清中存在大量 CK-BB 或异常 CK（如巨 CK 时），都将出现假阳性结果，甚至 CK-MB 活力高于总 CK 活力的情况。如有疑问可以用电泳法核实。

2）广泛存在于各种组织中的腺苷酸激酶（AK）催化 ADP 产生 ATP，干扰同工酶结果的测定。

3）血清 CK-MB 的活力随温度的升高而增加。

4）在检测 CK-MB 活性之前，应该检测 CK 的活性。当活性超出 4000IU/L 时，应该将标本进行稀释。

2. 酶质量测定　传统测定方法包括 ELISA 法和放免法等，现常用化学发光法。以抗 CK-MB 特异性抗体测定血清中 CK-MB 的质量。该法高度灵敏和特异，可报告范围宽，能较好满足临床需要。

（三）临床意义

CK-MB 活力的监测对于诊断心肌缺血非常重要。急性心肌梗死胸痛发作后，血清中 CK-MB 在胸痛 3～8 小时后就会上升，先于总活力升高，24 小时达峰值，36 小时内其波动曲线与总活力相平行，至 48 小时消失。一般认为，血清 CK-MB≥总活力的 3％为阳性，最高值达 12％～38％。若下降后的 CK-MB 再度上升，提示有心肌梗死复发。肌肉创伤及肌内注射时，CK 同工酶只检出 CK-MM。骨营养不良的半数患者也可检出 CK-MB。

三、乳酸脱氢酶（LDH）

（一）LDH 的生化特性

乳酸脱氢酶（lactate dehydrogenase）广泛分布于肝、心脏、骨骼肌、肺、肾、脑、脾、红细胞和血小板等组织细胞的细胞质和线粒体中，是由肌型（M）和心型（H）两种亚单位组成的四聚体，形成 LDH_1、LDH_2、LDH_3、LDH_4 和 LDH_5 共 5 种同工酶。LDH 在不同组织有其特征性同工酶。心脏、肾和红细胞所含同工酶以 LDH_1 和 LDH_2 为主，肝和横纹肌以 LDH_5 为主，脾和肺以 LDH_3 为主。

（二）LDH 的检测方法

临床常以检测 LDH 总活性及 LDH_1 同工酶活性或相对比例来反映心肌损伤。

（1）LDH 总活性测定常用速率法。

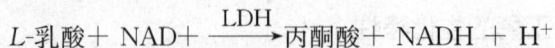

$$L\text{-乳酸}+ NAD+ \xrightarrow{\text{LDH}} \text{丙酮酸}+ NADH + H^+$$

LDH 催化 L-乳酸向丙酮酸的转换；同时使 NAD 还原为 NADH。NADH 形成的初速度和直接 LDH 的催化活力呈比例。在 340nm 检测吸光度的增加。

（2）LDH 同工酶测定主要有电泳法和免疫抑制法。

（3）注意事项

1）LDH 测定也可用抗凝血浆，但不同抗凝剂对 LD 测定的影响不同：草酸盐、EDTA 抗凝剂能抑制 LDH 活性，而肝素影响不大。

2）由于红细胞、血小板中含有大量 LDH，故严禁采用溶血标本。在采用血浆标本时，必须 3000 转/分，离心 15 分钟以去除血小板。

(三) 临床意义

各种疾病状态都可使血清 LDH 升高。最高的 LDH 水平见于巨成红细胞贫血、弥散性癌症、和休克的患者。中度升高见于肌肉损伤、肾病综合征和肝硬化。轻度升高见于心肌梗死和肺部梗死、白血病、溶血性贫血和非病毒性肝炎。

心肌损伤时 LDH 和 LDH_1 在 AMI 发生后 8～12 小时开始升高，48～72 小时达峰值，8～12 天缓慢恢复正常。AMI 时 LDH_1/LDH_2 比值反转。

四、天门冬氨酸氨基转移酶

(一) 天门冬氨酸氨基转移酶的生化特性

天门冬氨酸氨基转移酶 (AST)，广泛分布于人体各组织，肝、骨骼肌、肾脏、心肌内含量丰富。

(二) AST 的检测方法

酶动力学法

$$L\text{-}精氨酸 + \alpha\text{-}酮戊氨酸 \xrightarrow{谷草转氨酶} 草酰乙酸 + L\text{-}谷氨酸$$

$$草酰乙酸 + NADH + H^+ \xrightarrow{苹果酸脱氨酶} 苹果酸 + NAD^+$$

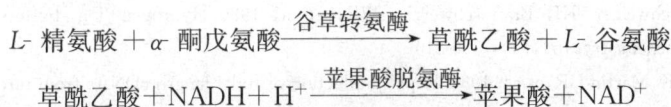

上述耦联反应中，NADH 的氧化速率与标本中酶活性成正比，因此可通过监测吸光度的下降速率，计算出 AST 的活性单位。

注意事项

(1) 血清中含有酮酸能消耗 NADH，使结果偏高；血清中谷氨酸脱氢酶增高时，在有氨存在的条件下，亦消耗 NADH，使结果偏高。

(2) 血清不宜反复冷冻保存，以免影响酶的活性。

(3) 红细胞内 AST 约为血清的 10 倍，故溶血标本可使测定结果偏高。剧烈的体力劳动，因骨骼肌细胞通透性增加，酶活力也增高。

(三) 临床意义

精氨酸氨基转移酶属于转移酶类，它能够催化氨基与酮酸之间氨基的转移。在人体的很多组织中均能发现精氨酸氨基转移酶。其中，其在心肌中的活性最大，其次是脑、肝、骨骼肌以及肾等组织中。

转氨酶的水平升高可能于是有心肌、肝脏等器官损伤，主要见于下列疾病：

急性肝炎、药物中毒性肝坏死，AST 显著升高有时可达 1000U 以上。肝癌、肝硬化、慢性肝炎、心肌炎等中度增高。胸膜炎、肾炎及肺炎等轻度升高。心肌梗死时 AST 活性明显增高，常在急性心梗发生后 6～12 小时开始升高，24～48 小时达高峰。3～6 天内可降至正常。骨骼肌疾病如进行性肌营养不良、皮肌炎、挤压性肌肉损伤等 AST 也可升高。

AST 与 ALT 的比值对肝病诊断也有一定意义，病毒性肝炎病程中 ALT 持续升高，急性病毒性肝炎时 AST/ALT 比值 <1，原发性肝癌时 >3。因此同时测定 AST 和 ALT 的活性，并在病程中观察其变化，对肝病鉴别和了解病情变化有一。

（黎明新　王　睿）

参 考 文 献

蔡文琴 . 2003. 现代实用细胞与分子生物学技术 . 北京：人民军医出版社

蔡文琴. 2003. 现代实用细胞与分子生物学实验技术. 北京：人民军医出版社

查锡良. 2010. 生物化学. 第7版. 北京：人民卫生出版社

段满乐. 2010. 生物化学检验. 第3版, 北京：人民卫生出版社

韩志钧, 李树中, 田维发. 1995. 临床化学常用项目自动分析法. 第3版. 沈阳：辽宁科学教育出版社

胡还忠. 2005. 医学机能学实验教程. 第2版. 北京：科学出版社

李和等. 2008. 组织化学与免疫组织化学. 北京：人民出版社

钱士匀. 2010. 临床生物化学与检验实验指导. 第3版. 北京：人民卫生出版社

汪谦. 2009. 现代医学实验方法. 北京：人民卫生出版社

王兰兰. 2010. 医学检验项目选择与临床应用. 北京：人民卫生出版社

徐维蓉. 2009. 组织学实验技术. 北京：科学出版社

曾照芳, 洪秀华. 2007. 临床检验仪器. 北京：人民卫生出版社

周新. 2007. 临床生物化学与检验. 第4版. 北京：人民卫生出版社

Boehringer Mannheim. 1996. Nonradioative in situ hybrization application manual. Second edition printed in Germany, P116-157

Dijkman HBPM, Mentzel S, de Jong AS, et al. RNA In Situ hybridization using digoxigenin-labeled cRNA probes. Biochemica (worldwide version)2, 21-25

Ferguson WJ, Braunschweiger KI, Braunschweiger WR, et al. 1980. Hydrogen ion buffers for biological research. Analytical Biochemistry, 104, (2): 300-310

Frohman MA, Dush MK, Martin GR, et al. 1988. Rapid production of full—length cDNAs from rare transcripts: Amplification using a single gene-specific oligonucleotide primer. Proc Natl Acad Sci USA, 85: 8998-9002

Loh EY, Elliot JF, Cwirla S, et al. 1989. Polymerase chain reaction with single-sided specificity: Analysis of T cell receptor 6 chain. Science, 243: 217-220

Ohara O, Dorit RE, Gilbert W. 1989. One-sided polymerase chain reaction: the amplification of cDNA. Proc Natl Acad Sci USA, 86: 5673-5677

Peiguo G. Chu, Lawrence M. Weiss. 2009. Modern immunohistochemistry. Cambridge University Press

S. Renshaw. 2007. Immunohistochemistry. Cambridge University Press.

White JG, Amos WB, Durbin R. 1990. Development of a Confocal image system for biological epifluorescence application, in New York: Optical Microscopy for Biology, Wiley-Liss, 3-17

Wootton R, Springall DR, Polk JM. 1995. Image analysis in histology: conventional and confocal microscopy. Edited by Cambridge University Press

第二篇　机能学实验项目

第六章　机能学基础性试验

第一节　循　环　系　统

实验一　蛙心期前收缩与代偿间歇

【目的和原理】

1. 目的

(1) 学习在体蟾蜍心跳曲线的记录方法。

(2) 通过对期前收缩和代偿间歇的观察，了解心肌兴奋性的阶段性变化的特点。

2. 原理　心肌细胞每兴奋一次，其兴奋性就发生一次周期性变化。心肌兴奋性的特点在于其有效不应期特别长，为整个收缩期和舒张早期。所以，在心脏的收缩期和舒张早期内给予任何刺激均不能引起心肌兴奋而收缩。但在有效不应期以后、下一次正常窦房结兴奋到达之前，给予一次较强的阈上刺激就可以产生一次提前出现的兴奋和收缩，称之为期前收缩。同时，期前收缩亦有自己的有效不应期，因此，如果下一次正常的窦性节律性兴奋到达时正好落在期前收缩的有效不应期内，便不能引起心肌兴奋而收缩，直到再次正常的窦房结的冲动到达时心肌才能收缩。这样在期前收缩之后就会出现一个较长的舒张期，称为代偿间歇。

【实验对象】　蟾蜍或蛙。

【器材和药品】　计算机、BL-420F生物机能实验系统、张力换能器、蛙类手术器械1套、蛙心夹、任氏液、刺激电极、万能支台。

【方法与步骤】

(1) 取蟾蜍并破坏脑和脊髓，将其仰卧位固定于蛙板上。从剑突下向两肩关节方向剪开皮肤，然后沿胸骨打开胸腔，打开心包，充分暴露心脏。

(2) 将系有与张力换能器连接的丝线的蛙心夹在心室舒张期夹住心尖，调节张力换能器的高度，使连线保持松紧适宜。刺激电极的两端分别与蛙心夹和蟾蜍的身体相连。

(3) 进入"BL-420F生物机能实验系统"，并进入期前收缩、代偿间歇界面，描记正常节律性心脏收缩曲线。

(4) 点击刺激按钮给予额外刺激。在刺激参数调节区调节刺激方式为单刺激，刺激强度为中等强度。

【观察项目】

(1) 描记正常蛙心的搏动曲线。

(2) 在心室收缩期和舒张早期刺激心室，观察能否引起期前收缩。

(3) 在舒张中晚期刺激如能引起期前收缩，观察其后是否出现代偿间歇。

【注意事项】

(1) 蟾蜍脑和脊髓破坏要完全。

（2）蛙心夹与换能器间的连线一定要垂直并与心轴一致，紧张度适宜。

（3）实验中注意滴加任氏液，以保持蛙心适宜的环境。

【思考题】

（1）在心脏的收缩期和舒张早期分别给予心室阈上刺激，能否引起期前收缩？为什么？

（2）在心室的舒张早期之后给予心室阈上刺激，能否引起期前收缩？为什么？

（3）在期前收缩之后，为什么会出现代偿间歇？在什么情况下期前收缩之后，可以不出现代偿间歇？

（4）心肌兴奋性变化的特点对心脏的功能有何意义？

（李玉芳）

实验二　动脉血压调节、失血性休克及药物的治疗作用

【目的和原理】

1. 目的

（1）学习哺乳类动物动脉血压的直接描记方法，观察某些神经、体液因素对动脉血压和微循环的影响，从而加深对动脉血压调节的理解。

（2）学习复制失血性休克的动物模型，观察休克发生发展过程中动脉血压和微循环血流的变化，以加深对"休克发病的关键不在于血压，而在于血流"的理解。

（3）通过设计抢救方案，加深对休克治疗原则及所用药物药理作用的理解。

2. 原理　机体的动脉血压是心脏与血管的功能活动的综合体现，相对稳定的动脉血压对机体各组织、器官的供血、供氧、物质代谢的正常进行有着极其重要的意义。

心脏受心交感神经与心迷走神经的双重支配。心交感神经兴奋，使心肌收缩力增强、房室传导加快、心率加快、心输出量增加，动脉血压升高；心迷走神经兴奋，使心肌收缩力减弱、房室传导减慢、心率减慢、心输出量减少，动脉血压降低。血管平滑肌主要受交感缩血管神经支配。交感缩血管神经兴奋，使血管平滑肌收缩，外周阻力增加，导致动脉血压升高。

不同的药物作用于心肌和血管平滑肌上的不同受体，可产生不同的作用。去甲肾上腺素主要作用于血管平滑肌上的 α 受体，引起血管收缩，动脉血压升高；肾上腺素作用于心肌上的 β_1 受体，导致心肌收缩力增强，房室传导加快，心率加快，导致心输出量增加，动脉血压升高；肾上腺素作用于血管平滑肌上的 α 受体或 β_2 受体，引起血管平滑肌收缩或舒张。

机体失血时血容量减少，血压下降，经过减压反射调节引起外周血管收缩，组织血液灌注量减少，导致微循环障碍，甚至引起休克。治疗休克的关键是止血、补充血容量，纠正酸中毒及合理地应用血管活性药。

心脏与血管的功能在神经、体液因素的调节下，能保持动脉血压的相对稳定。

【实验对象】　家兔，体重约 2.5kg。

【器材和药品】

1. 器材　BL-420F 生物机能实验系统，计算机，打印机，压力换能器，显微镜，带有微循环灌流盒的兔台，输液装置，体重秤，刺激电极，哺乳类动物手术器械 1 套，动脉插管 1 个，动脉夹 2 个，1、2、20、50ml 注射器各 1 个，小烧杯，脱脂棉。

2. 药品　25％氨基甲酸乙酯溶液，生理盐水，1.4％$NaHCO_3$ 溶液，0.5％肝素溶液，去甲肾上腺素，654-2 或阿托品。

【方法与步骤】

1. 称重、麻醉与固定 取家兔,称重后用 25％氨基甲酸乙酯溶液按 4ml/kg 由耳缘静脉注射进行麻醉(麻醉成功的标准:角膜反射迟钝或消失,四肢肌张力降低,呼吸深而平稳)。成功后,将其仰卧位固定在兔台上。

2. 颈部手术 颈部腹面正中备皮后,自甲状软骨起行正中纵行切口 5～6cm 长,钝性分离皮下组织和肌肉,暴露气管。并暴露气管两侧深处平行的左、右颈总动脉及与其伴行的神经束,这束神经包括迷走神经(最粗)、减压神经(最细)和交感神经(图 6-1)。用玻璃分针钝性分离右侧减压神经、右侧颈总动脉和迷走神经,分别在其下穿 1 条线备用,然后再分离左侧颈总动脉长约 3cm,在其下穿 2 条线备用。

3. 全身血液肝素化 耳缘静脉注射 0.5％肝素溶液 2ml/kg。

4. 左侧颈总动脉插管 将与换能器相连的细塑料管中注满 0.5％肝素溶液。先结扎左侧颈总动脉的远心端,再用动脉夹夹住其近心端(结扎处与动脉夹夹住部位之间的长度尽可能长一些),用眼科剪刀在靠近远心端结扎处的动脉上剪一斜口,经此切口将动脉插管插向近心端,再用备用线结扎紧动脉插管;最后慢慢放开动脉夹,如有出血,应立即重新穿线结扎。

5. BL-420F 生物机能实验系统的调试
进入"BL-420F 生物机能实验系统",点"输入信号",选"第一通道"、"血压"。点"开始"图标,描记血压波动曲线。调节增益、速度,使血压曲线幅值适当。

6. 神经、体液因素对动脉血压的影响

(1) 观察正常血压曲线:正常血压曲线有时可以看到三级波。

一级波(心搏波):由于心脏收缩和舒张而产生的血压波动,频率与心率一致。

二级波(呼吸波):伴随呼吸运动而产生的血压波动,故与呼吸节律一致。

三级波:可能是由于血管运动中枢紧张性的周期性变化所导致。

(2) 用动脉夹夹闭右侧颈总动脉(10～15秒),观察血压有何变化。

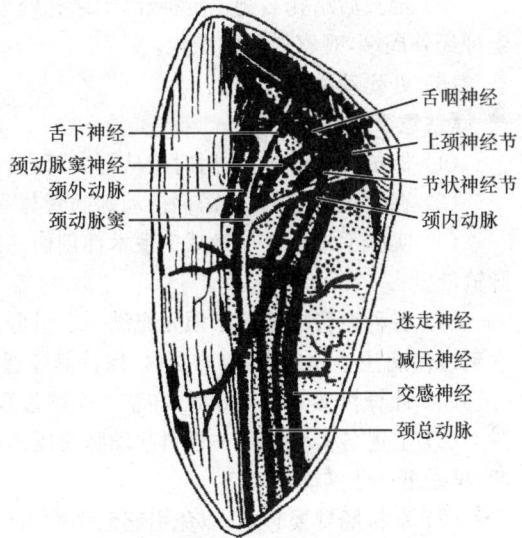

图 6-1 兔左侧颈部血管神经分布

(3) 结扎、剪断右侧减压神经,将刺激电极置于减压神经下,刺其向中端(10 秒;刺激参数:连续刺激,强度 10V,波宽 1ms,频率 32Hz),观察血压的变化。

(4) 耳缘静脉注射 1:10 000 去甲肾上腺素 0.3ml,观察血压有何变化。

7. 组织微循环血流观察 行左侧腹直肌旁纵行切口约 6cm,钝性分离肌肉,开腹后,轻轻从腹腔拉出回肠袢平铺于恒温(38℃)微循环灌流盒内,用显微镜观察家兔小肠肠系膜微循环。首先在镜下区分确认粗、细有别,血流方向相反的微动脉与微静脉,静脉内血色较暗。

8. 复制失血性休克动物模型,观察动脉血压和微循环血流的变化

(1) 少量放血:用 50ml 注射器在左侧颈总动脉插管侧管处缓慢放血,放血量约为全血量的 1/10(全血量按体重的 8％或 70ml/kg 计算),观察动脉血压和微循环的变化。并用注射器(抗凝)收集放出的血液,以备抢救时使用。

(2) 大量放血:继续左侧颈总动脉缓慢放血,血量为全血量的 1/5～1/4,放血时间应为 3～5分钟,观察动脉血压和微循环的变化。放血过程可见血压开始迅速下降,以后又略有上升。待平均动脉压稳定在 40mmHg 后,停止放血。如果血压回升,可以再少量放血,使整个观察期内动脉血压始终维持在 40mmHg 水平,即失血性休克状态。

大量放血后,毛细血管内径在 10 分钟后开始缩小,30 分钟后缩小到最小。当平均动脉压为 (45 ± 2)mmHg 后,$10\mu m$ 以下毛细血管血流速度和血流量随时间逐渐下降,60 分钟左右部分微血管内可见白细胞附壁翻滚。

9. 失血性休克抢救治疗 按休克发病学的防治原则进行纠酸、扩容、应用血管活性药物及防治细胞损伤等治疗,设计抢救方案,观察并比较使用各项救治措施后动脉血压和微循环的变化。

(1)建立耳缘静脉通路。

(2)血液回输:将 10ml/kg 的生理盐水和 $NaHCO_3$ 2:1 混合液与回收血加压推入左侧颈总动脉,观察动脉血压和微循环的变化。

(3)去甲肾上腺素(NE):将 0.5mg 去甲肾上腺素溶于 25ml 生理盐水中,静脉滴注(30 分钟输完),观察动脉血压和微循环的变化,并与放血前比较。

(4)654-2:将 2mg 654-2 溶于 25ml 生理盐水中,静脉滴注(30 分钟输完),观察动脉血压和微循环的变化,并与放血前比较。

(5)抢救后结扎右侧迷走神经,于结扎处远心端剪断迷走神经,观察血压变化。刺激右侧迷走神经外周端,观察血压的变化。

(6)处死动物。

【注意事项】

(1)保护耳缘静脉,注射时应从耳尖部进针,如不成功,再向耳根部移位。

(2)在实验过程中,均需保持动脉插管与颈总动脉平行,防止脱落造成大出血。

(3)实验手术操应尽量减少手术性创伤。如手术过程中失血过多可先行颈外静脉或耳缘静脉输液。

(4)各种血管插管前必须先充满一定量肝素,排出气泡,以防凝血。静脉通路一经建立,应立刻缓慢滴注生理盐水,以防凝血,保持静脉通路通畅。

(5)计算机参数调整好后,在整个实验过程中不能再变动。

(6)上述各实验因素一旦引起动脉血压的明显改变,应立即去除实验因素,使血压恢复正常后,再做下一步实验。

(7)牵拉肠袢要轻柔,以免引起创伤性休克。

【思考题】

(1)分析实验步骤 6 的生理机制。

(2)分析实验动物放血前、后各项指标变化的机制,为什么说已发生了失血性休克?

(3)试根据实验所见指标阐明关于休克发生机制的现代理论。

(4)抗休克药物的作用机制?

附:部分实验结果记录表格

实验结果记录表格见(表 6-1～表 6-3)。

表 6-1 动脉血压的神经体液调节

处理组别	动脉血压(mmHg)		
	平均动脉压	收缩压	舒张压
实验前			
夹闭颈总动脉			
刺激减压神经			
静脉注射去甲肾上腺素			

表 6-2　失血性休克发生发展过程中血压及微循环的变化

颈总动脉血量(ml)	时间(min)	动脉血压(mmHg)			微循环	
		平均动脉压	收缩压	舒张压	血流态	血流速
放血前	0					
颈总动脉少量放血	0					
(约占全血量的	5					
1/10)	10					
颈总动脉大量放血	0					
(约占全血量的	5					
1/4)	10					

表 6-3　失血性休克的抢救过程中血压及微循环的变化

处理	动脉血压(mmHg)			微循环	
	平均动脉压	收缩压	舒张压	血流态	血流速
抢救前					
输血后					
注射 NE					
注射 654-2					

（李玉芳）

实验三　强心苷对在体蟾蜍心脏收缩功能的影响

【目的和原理】

1. 目的

（1）学习在体蟾蜍心脏的恒压灌流法,掌握蟾蜍左主动脉、后腔静脉插管的方法。

（2）观察心脏后负荷、心肌收缩力及几种药物对蟾蜍心功能的影响。

（3）学习制备实验性心功能不全动物模型的方法。

（4）观察强心苷对蟾蜍衰竭心脏的治疗作用及过量所致中毒表现。

2. 原理

（1）心输出量和有效心功率

1）心脏的主要功能是泵血以适应机体代谢需要。心输出量[心输出量(ml/min)＝每搏量(ml/次)×心率(次/分)]是评价心脏功能的基本指标。影响心输出量在主要因素有前负荷、后负荷和心肌收缩力。

A. 前负荷:前负荷指肌肉收缩前所承载的负荷,它使肌肉在收缩前处于某种程度的拉长状态,具有一定的初长度。心室肌收缩前的初长度就是心室舒张末期容积,它反映心室前负荷的大小。心室舒张末期容积主要由心室舒张末期充盈的血液量决定,充盈量越大,心室舒张末期容积越大。由于测量心室压力比测定心室容积更方便和精确,且心室舒张末期容积和压力又有一定的相关性,因此实际工作中常用心室舒张末期压力反映心室前负荷的大小。在一定范围内,心室舒张末期容积(压力)越大,心肌纤维初长度越长,心肌收缩力量越强,每搏量越大,但超过心室的最适前负荷后,心输出量就不再增加。

B. 后负荷:后负荷指肌肉开始收缩时遇到的负荷或阻力。对于左心室收缩和射血而言,后负荷是主动脉压。主动脉压越高,心脏后负荷越大,则心室射血速度减慢,搏出量减少。而心室壁收缩期张力增大,做功增加。机体可通过异长自身调节和等长自身调节机制使前负荷和心肌收缩力与后负荷相互匹配,从而使机体得以在动脉血压增高的情况下,能够维持适当的心输出量。

C. 心肌收缩力:心肌收缩力是指心肌不依赖于任何负荷而改变其收缩功能(包括强度和速度)的内在特性。当心肌收缩能力增强时,在同一前负荷条件下,等容收缩期的心室内压峰值增高,射血后心室容积缩小的程度增加,同时,室内压的上升速率及射血期心室容积缩小的速率都增加,心搏出量和做功均增加,心脏泵血功能明显增强。

凡能影响兴奋-收缩耦联过程各个环节的因素均能影响心肌收缩能力,其中活化横桥数目及肌球蛋白头部 ATP 酶的活性是调控收缩能力的主要因素。在同一初长度条件下,心肌可以通过增加活化横桥联接数目来提高心肌的收缩能力。活化横桥联接在全部横桥联接中所占的比例,取决于兴奋后胞浆内 Ca^{2+} 浓度和(或)肌钙蛋白与 Ca^{2+} 的亲和力。如儿茶酚胺通过激活心肌 β_1 肾上腺素受体,促进 Ca^{2+} 内流,并通过钙诱导钙释放机制,使胞浆 Ca^{2+} 浓度升高,心肌收缩能力增强。

2) 心脏做功量:心脏做功量比心输出量更能全面地对心脏泵血功能进行评价。在搏出量相同的条件下,随着动脉血压的升高,心肌收缩的强度和心脏的做功量将增加。实验证明,心肌的耗氧量和心肌的做功量相平行,心室射血期压力和动脉压的变动对心肌耗氧量的影响大于心输出量变动的影响。因此,用心脏做功量来评定心脏泵血功能要比单纯用心输出量更为全面,尤其在对动脉压高低不等的各个体之间以及同一个体动脉血压发生变动前后的心脏泵血功能进行比较时更是如此。

心室一次收缩所做的功称为每搏功或搏功,可以用搏出血液所增加的压强能和动能来表示。每搏功=搏出量×射血压力+动能(所占比例<1%,可以略而不计)。

射血压力:射血期左心室内压和舒张末期室内压力之差。由于射血期中左心室内压是不断变化的,测量较困难,故实际应用时以平均动脉压代替射血期左心室内压,左心房平均压代替左心室舒张末期压力,便可计算出每搏功。每分功是指左心室每分钟做的功。等于每搏功乘以心率。

具体计算公式:

每搏功(g·m)=搏出量(cm³)×血液比重×(平均动脉压-平均心房压 mmHg)×
　　　　　　(13.6g/cm³)×(1/1000)

(2) 心力衰竭及其治疗药物

1) 心力衰竭是各种心脏疾病导致心功能不全的一种综合征,大多数情况下是指因心肌收缩功能降低致心输出量减少,不能满足器官及组织代谢需要,出现肺循环和(或)体循环淤血及组织血液灌流不足的表现。

2) 治疗心力衰竭的药物:治疗心力衰竭的药物主要有强心苷类药、利尿药、扩血管药、肾素-血管紧张素-醛固酮系统抑制药、β肾上腺受体阻断药、非苷类正性肌力药等。

强心苷是一类具有强心作用的苷类化合物。临床常用的是地高辛。其他可供使用的制剂还有洋地黄毒苷、毛花苷丙等。强心苷通过增加心肌的收缩力,来保证足够的血液排出量,还可使心率明显减慢,使心室舒张压降低,因而有利于心肌代谢的恢复与心功能的改善。临床上用于治疗心力衰竭及某些心律失常。在应用强心苷时应严格控制剂量,以免引起中毒。

(3) 在体蟾蜍心脏的恒压灌流法:在体蟾蜍心脏的恒压灌流法,消除了神经、内分泌的种种"代偿"机制对心功能的影响,可用于研究心脏前、后负荷对心功能的影响及药物对心脏的直接作用。

前负荷由储液瓶中液体的流速决定:进气管下口水平高度至灌流液插管口水平高度的垂直距离,即为灌流压高度,以 cmH_2O 表示。在灌流过程中,尽管储液瓶中液面不断下降,但只要储液瓶高度不变,液面也不低于进气管下口,则灌流压便可保持恒定不变(在实验前应于贮液瓶中注入一半容积以上的任氏液,且储液瓶应足够大)。

改变心脏主动脉输出管高度,可以调节心室后负荷(cmH_2O)的大小。

(4) 实验性心功能不全动物模型的制备方法

【实验对象】　蟾蜍,体重 $140\sim180g$,雌雄各半。

【器材和药品】

1. 器材　蛙类手术器械一套,HY-100X 在/离体蟾蜍心脏恒压灌流实验装置一套,10ml 量筒,小烧杯,动、静脉插管,蛙板、蛙足钉、蛙心夹、计算器,滴管,张力换能器、BL-420F 生物机能实验系统、计算机等。

2. 药品　任氏液(Ringer's solution),低钙任氏液(所含 $CaCl_2$ 量为一般任氏液的 1/4,其他成分不变),1:10 000 肾上腺素溶液,1:10 000 乙酰胆碱溶液,0.001% 异丙肾上腺素溶液,3% 乳酸,0.01% 地高辛溶液。

【方法与步骤】

1. 制备在体蟾蜍心脏灌流标本　参见第四章第三节中在体蟾蜍心脏灌流标本的制备及图 6-2。

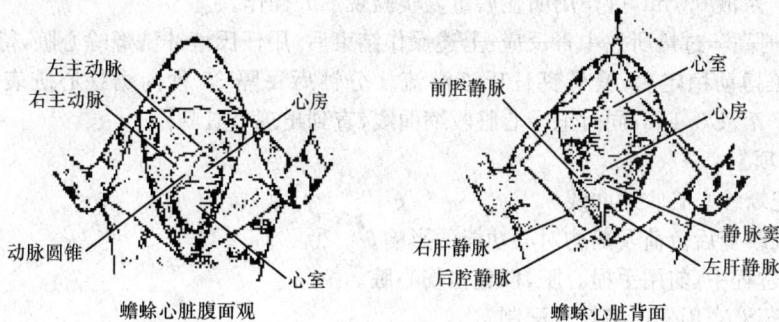

图 6-2　蟾蜍心脏的示意图

2. 实验观察

(1) 观测项目

1) 记录蟾蜍心跳曲线:观察心率及心肌收缩力的变化以及有无心律失常。

2) 心输出量:用小量筒收集心脏搏出的灌流液 $2\sim3$ 分钟,将搏出液量除以收集时间(分钟),得到每分心输出量。

3) 有效心功率计算及绘制心功能曲线

$$后负荷=动脉输出管高度(cm)\times水密度(1g/ml)$$

$$每分功(g\cdot cm/min)=心输出量(ml/min)\times后负荷$$

$$有效心功率(g\cdot cm/min)=心输出量(ml/min)\times动脉输出管高度(cm)\times水密度(1g/ml)$$

绘制心功能曲线:以动脉输出管高度(cm)为横坐标,以不同动脉输出管高度下的有效心功率($g\cdot cm/min$)为纵坐标绘制心功能曲线。

(2) 观察改变后负荷对心功能的影响:待蟾蜍心跳稳定后,使前负荷保持不变(储液瓶高度及静脉插管中液体流速固定不变),分别控制后负荷为 3、6、9、12cmH_2O……(即动脉输出管依次处在 3、6、9、12cm……的高度),观察并测定上述"1"中各项指标、绘制心功能曲线并找出最适后负荷(有效心功率最大时的后负荷)。

注:在实验过程中,每改变一次动脉输出管高度,要稳定1~2分钟,再进行测定;当动脉输出管高度超过心脏代偿范围致有效心功率下降时(即心衰),应不再继续提高输出管高度,把输出管降回到初始位置,保持灌流,待心输出量基本恢复正常时,以此为心肌收缩力恢复的正常对照值,再进行以下的实验。不同输出管高度下的有效心功率应在每次测量心输出量后立即计算出来,并取2位有效数字。

(3) 观察药物对心功能的影响

1) 肾上腺素:蟾蜍心脏搏动稳定后,将1:10 000肾上腺素1~2滴(0.05~0.1ml)用滴管均匀滴加到心脏表面,待效果明显后,重复实验观察2操作。

2) 乙酰胆碱的影响:将肾上腺素冲洗干净,待肾上腺素作用消失且蟾蜍心脏搏动稳定后滴加1:100 000乙酰胆碱1~2滴于心脏表面,待效果明显后重复实验观察2操作。

3) 异丙肾上腺素:冲洗乙酰胆碱,待乙酰胆碱作用消失且蟾蜍心脏搏动稳定后,滴加1:10 000异丙肾上腺素1~2滴于心脏表面,待效果明显后重复实验观察2操作。

(4) 制备实验性心衰标本及观察强心药的作用

1) 制备实验性心衰标本:用任氏液冲洗蟾蜍心脏,待药物作用消失且蟾蜍心脏搏动稳定后,换低钙任氏液灌流3分钟。重复实验观察2操作。

2) 观察地高辛的强心作用:换用任氏液灌流心脏,3分钟后,用滴管向心脏表面均匀滴加0.01%地高辛溶液0.1ml,待作用明显后重复实验观察2操作。

3) 观察地高辛过量所致中毒反应:上述操作结束后,用任氏液冲洗蟾蜍心脏,待药物作用消失且蟾蜍心脏搏动稳定后,换低钙任氏液灌流3分钟后每隔30秒向蟾蜍心脏表面均匀滴加0.01%地高辛溶液0.1ml,同时记录心脏收缩曲线,直到出现心脏骤停。

【注意事项】

(1) 描记蟾蜍心脏收缩曲线。

(2) 记录改变后负荷及药物对心功能的影响。

1) 实验过程中,勿用手捏心脏,以免损伤心脏。

2) 所试药液需用任氏液新鲜配制。

3) 心脏表面应该经常滴加任氏液,以保持湿润。

4) 整个实验过程中,管道不要扭曲。

5) 记录心输出量应尽量减少误差。

6) 实验过程中,应回收、循环实验任氏液。

7) 强心苷中毒时可出现房室传导阻滞(Ⅰ度、Ⅱ度、Ⅲ度)、早搏及心脏骤停。

【思考题】

(1) 影响心功能的因素有哪些?

(2) 心功能不全时的机体可发生哪些病理生理改变?

(3) 通过本实验可以看到强心苷的哪些药理作用及不良反应?

实验四 毛果芸香碱与新斯的明的药理作用观察

【实验目的】

(1) 观察毛果芸香碱的缩瞳作用及其达峰时间。

(2) 观察阿托品对抗毛果芸香碱缩瞳作用。

(3) 观察新斯的明对瞳孔的作用。

(4) 用新斯的明解救硫酸镁中毒(肌无力)。

【实验材料】

1. 动物 家兔 12 只,体重 2~3kg。

2. 药品 生理盐水,20%硫酸镁溶液,0.05%甲硫酸新斯的明溶液,毛果芸香碱滴眼液,0.05%新斯的明溶液。

3. 器材 注射器,滴灌,测量尺,手电筒。

【实验方法】

(1) 全班分成 8 个实验小组,每组 1 只家兔,称重。

(2) 每只家兔用毛果芸香碱滴眼 1 滴;将家兔头部向一侧倾斜,确保用药眼睛呈水平(防止药水外溢)。将下眼睑下拉与眼球分开。将眼药水 1 滴点在下眼结膜穹隆内。眼药水瓶嘴不可以接触到睫毛、眼睛或手指,以防药水污染。合并家兔上下眼睑,并用手指轻轻按压内眼角处的上、下泪小管 2 分钟。每隔 10 分钟用直尺测定一次瞳孔大小。或者用手机等距离拍摄瞳孔大小用电脑测定瞳孔直径,确定缩瞳的达峰时间和药效持续时间。另一只眼睛暂时不给药。

(3) 通过两个实验小组合作,观察阿托品对抗毛果芸香碱的缩瞳作用:一只家兔的用药眼睛用于观察药效持续时间,另一只用药眼睛按着上述方法滴入 2 滴阿托品,观察瞳孔大小的改变,跟另外一只用药眼睛的瞳孔变化作对比,观察阿托品对抗毛果芸香碱缩瞳作用。

(4) 家兔的另一只眼睛滴入新斯的明 2 滴(方法如上所述),观察瞳观察瞳孔改变,并解释现象产生的原因。

(5) 家兔肌无力模型的建立:完成上述实验后,家兔耳缘静脉注射 20%硫酸镁溶液 150mg/kg。待家兔无法站立,立即耳缘静脉注射 0.05%新斯的明溶液 0.075mg/kg,观察新斯的明抢救硫酸镁中毒的作用。

【注意事项】

1. 家兔捉持方法 一只手抓住兔颈背部皮肤,将兔轻轻提起,另一只手托住臀部,使兔呈蹲坐姿势。且不可用手握持双耳提起兔子。

2. 耳缘静脉注射方法 兔耳缘静脉沿耳背后缘走行。将覆盖在静脉皮肤上的毛拔去或剪去,可用水湿润局部,将兔耳略加搓揉或用手指轻弹血管,使兔耳血流增加,并在耳根将耳缘静脉压迫,以使其血管怒张。用左手食指和中指夹住静脉近心端,拇指和小指夹住耳缘部分,以左手无名指和小指放在耳下作垫,待静脉充盈后,右手持注射器使针头由静脉末端刺入,顺血管方向向心端刺 1~1.5cm,放松左手拇指和食指对血管的压迫,右手试推注射器针芯,若注射阻力较大或出现局部肿胀,说明针头没有刺入静脉,应立即拔出针头,若推注不大阻力,可将药物徐徐注入,注射完毕后将针头抽出,随即以棉球压迫止血。

【思考题】

(1) 注射新斯的明家兔瞳孔如何改变,为什么?

(2) 毛果芸香碱滴眼液能产生哪些不良反应?

实验五 强心苷的抗心力衰竭作用以及中毒的救治

【目的和原理】

1. 目的

(1) 通过戊巴比妥钠所复制的心衰动物模型,观察心衰时心脏功能及血流动力学的变化,并观察强心苷类药物对心力衰竭的强心作用及其过量时对心脏的毒性反应。

(2) 观察抗心律失常药物对强心苷中毒引起的心律失常的治疗作用。

2. 原理

(1) 心功能不全是由于各种心血管疾病、代谢性疾病所致的心脏收缩力减弱,泵出的血液不能满足机体的需要,同时血液淤积于静脉系统的病理生理状态,亦称慢性充血性心力衰竭(简称心衰)。

(2)通常用于制造心衰模型的药物有中枢抑制药戊巴比妥、β受体阻断药普萘洛尔、钙通道阻滞药维拉帕米等。这些抑制性药物用量较大时,可使心肌收缩力下降40%以上,左室内压上升最大速率($+\mathrm{d}p/\mathrm{d}t_{max}$)明显降低,心排血量减少30%~40%,中心静脉压显著升高。

(3)兴奋—收缩偶联是心肌收缩的关键环节。戊巴比妥钠通过抑制心肌细胞肌质网对Ca^{2+}摄取,并增加肌质网的膦酸酯与Ca^{2+}的结合,由此降低Ca^{2+}的储存并随之使可利用的Ca^{2+}量减少而抑制细胞膜除极,故可产生负性肌力作用而导致心力衰竭。

(4)强心苷类药物通过抑制心肌细胞膜Na^+,K^+-ATP酶,使细胞内Na^+增加,进而促进或抑制细胞内外的Na^{2+}-Ca^{2+}双向交换,从而使心肌细胞内Ca^{2+}浓度增高,心肌收缩力增强,对心衰发挥治疗作用。

(5)强心苷还能直接抑制蒲肯野纤维细胞的Na^+,K^+-ATP酶而使细胞内失K^+,Na^+出细胞外减少,导致细胞内Na^+增多而使细胞膜最大舒张电位降低(负值减小),与阈电位距离缩短,导致蒲肯野纤维自律性提高,不应期缩短致心室频率加快。这是强心苷导致心脏毒性的重要因素之一。由于强心苷的安全范围较小,且个体对强心苷敏感性不同,因而易发生中毒,出现各种心律失常。对于强心苷中毒的治疗主要根据症状选择使用不同药物。对快速型心律失常可用钾盐滴注,因细胞外K^+可阻止强心苷与Na^+,K^+-ATP酶的结合,缓解中毒症状。对室性期前收缩可用苯妥英钠和利多卡因治疗。如出现缓慢型心律失常,可用阿托品对抗。

【实验对象】 家兔,体质健康,体重2.0~3.0kg,雌雄不限。

【器材和药品】

1. 器材 计算机、BL-420F生物机能实验系统、小动物人工呼吸机、自动恒速推注机、颈静脉插管、压力换能器、中心静脉压测压装置、左心室插管、输液器、手术器械、注射器(5ml、10ml)。

2. 药品 3%戊巴比妥钠、20%氨基甲酸乙酯(乌拉坦)、0.125g/L毒毛花苷K、1%肝素、0.9%氯化钠注射液、0.4%盐酸利多卡因。

【方法与步骤】

(1)取家兔1只,称重,耳缘静脉注射20%乌拉坦溶液4ml/kg麻醉,然后将其仰卧位固定。

(2)颈胸部剪毛,做气管插管(方法参见第四章第二节),连接呼吸机,调节潮气量为10ml/kg,频率为30次/分,呼吸时程比为1.25:1。

(3)在四肢近心端内侧皮下插入心电图电极针,插入顺序为右前肢-红色,左前肢-黄色,左后肢-蓝色(或绿色),右后肢-黑色,记录Ⅱ导联心电图。

(4)分离左侧颈外浅静脉,插入静脉插管(方法参见第四章第二节的第一项"颈部手术及插管"),插入深度约为2.5cm(进胸腔即可)。通过三通分别与输液装置、中心静脉压测压装置及恒速注药装置连接。打开输液开关,调节输液流量约为15滴/分。

(5)分离右侧颈总动脉,从右颈总动脉向左心室插管(方法参见第四章第二节),插入3~4cm后,一边徐徐插入,一边观察生物信号采集分析系统显示器上的压力变化情况,直至典型的左心室压波形出现(图6-3),固定插管。

(6)动物稳定后,经BL-420F生物机能实验系统记录心率,LVSP(左室收缩压)、LVDP(左室舒张压)、LVEDP(左室舒张末压)、$+\mathrm{d}p/\mathrm{d}t_{max}$(左室压上升最大速率)、$-\mathrm{d}p/\mathrm{d}t_{max}$(左室压下降最大速率)、CVP(中心静脉压)及心电图的正常数据。

(7)建立急性心衰模型:从颈静脉插管以0.5ml/min的速度推入3%戊巴比妥钠溶液,当LVSP下降至给药前的40%~50%时表示造模成功,停止推注,稳定10分钟,再次记录上述各项指标。

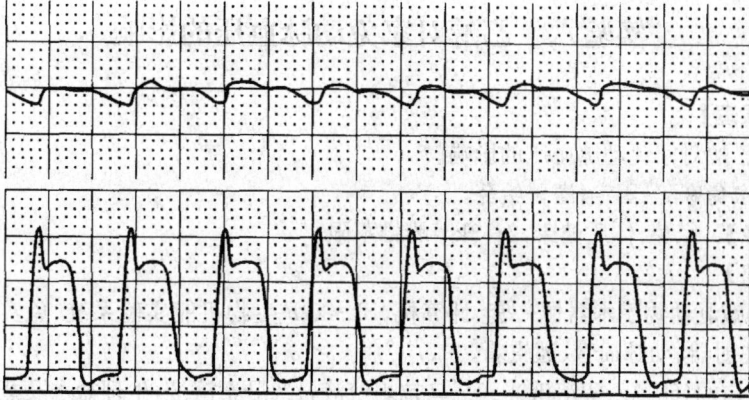

图 6-3　典型的血压波形与室内压波形
上排为血压波,下排为室内压波

(8) 观察强心苷的强心作用:以 0.3ml/min 的速度静脉滴注 0.125g/L 毒毛花苷 K。每5分钟记录一次上述指标,观察强心苷加强心肌收缩力和对心衰的治疗作用,继续按前述速度推注强心苷直至心电图出现异常(中毒)。

(9) 治疗强心苷所致的心律失常:当出现缓慢型心律失常如心动过缓时,可推注 0.2% 阿托品 1ml/kg,然后记录用药后心电图变化。如出现快速性心律失常,经颈静脉推入 0.4% 盐酸利多卡因溶液 3ml/min,记录用药后心电图变化。

(10) 分析结果:数据经计算处理后填入表 6-4 中,分别做出 LVSP、LVDP、LVEDP、$+dp/dt_{max}$、$-dp/dt_{max}$ 随毒毛花苷 K 剂量而变化的量效关系线形图;从表中找出药物对兔的最大有效量、治疗量(1/2 最大有效量)、最小中毒量(引起心律失常的最小值)。

表 6-4　药物对心功能的影响

	LVSP (kPa)	LVDP (kPa)	LVEDP (kPa)	$+dp/dt_{max}$ (kPa/s)	$-dp/dt_{max}$ (kPa/s)	CVP (cmH$_2$O)	心率 (次/分)
给药前							
3% 戊巴比妥钠溶液							
0.125g/L 毒毛花苷 K							
0.4% 盐酸利多卡因溶液							

【注意事项】

(1) 滴入戊巴比妥钠时要密切观察 LVSP 的下降幅度,防止剂量过大引起动物死亡。

(2) 做左心室插管前应在插入管壁上涂抹液体石蜡,以减小摩擦;插管时手法要轻,如遇阻力可旋转插管,或适当退后,再向前插,切勿用力过猛。

【思考题】

(1) 急性心力衰竭时血流动力学有何改变? 为什么?

(2) 强心苷对心肌有哪些作用? 其机制是什么?

(3) 强心苷引起的房室传导阻滞为什么可以用阿托品治疗?

(4) 具有强心作用的药物有哪些?

(赵润英)

实验六　乙醇对家兔动脉血压的影响

【目的和原理】

（1）观察乙醇对家兔动脉血压的影响。

（2）学习家兔麻醉、固定、灌胃给药。

【实验对象】　家兔，体质健康，2～3kg，雌雄不限。

【实验材料】

1. 器材　哺乳动物手术器械一套、计算机、BL-420F 生物机能实验系统、兔实验用手术台、压力换能器、注射器、动脉插管、灌胃管。

2. 药品　白酒（60％乙醇溶液），20％乌拉坦溶液，1％肝素溶液，生理盐水及蒸馏水。

【方法与步骤】

（1）调试记录装置，换能器充满生理盐水，动脉插管端充满 1％肝素。

（2）麻醉：耳缘静脉注射 20％乌拉坦（1～1.2）g/kg。麻醉程度控制到四肢肌张力降低，角膜反射消失，呼吸深而平稳即可。背位固定于手术台上。

（3）手术与插管：将胃管由口腔慢慢插入食管中，将胃管露出端插入水中，观察是否有气泡产生，以鉴别是否成功插入食管。颈部剪毛，至甲状软骨起正中部纵行切开皮肤（长 5～7cm），钝性分离皮下结缔组织，暴露气管。在气管两侧深处见与其平行的左右颈总动脉，颈总动脉旁有一处神经与动脉伴行。用玻璃分针将神经与血管进行钝性分离。分离左侧颈总动脉穿两根线备用。左侧颈总动脉插管，用注射器向与血压换能器相连的动脉插管中注满 1％的肝素溶液。结扎左侧颈总动脉的远心端，用动脉夹住其近心端（结扎与夹住部位之间的动脉长度尽可能要长一些？），用眼科剪在靠近远心端结扎处的动脉上剪斜口，把动脉插管插向近心端，然后用备用线固定。慢慢开放动脉夹，如有出血即将线再扎的紧些。

（4）描记血压，用于对照。

（5）灌胃给"白酒"：每 5 分钟向胃管注射 3ml"白酒"，观察并记录血压变化。

【注意事项】

（1）耳缘静脉注射麻醉药速度缓慢，观察动物呼吸及角膜反射。

（2）颈动脉分离完全，结扎与动脉夹夹住部位之间的动脉长度尽可能要长一些便于插管。

（3）插管内充肝素。

（4）颈动脉插管完成后，稳定 10 分钟在进行血压描记。

【思考题】

"白酒"影响血压的机制是什么？

（赵润英）

实验七　几种药物对在体蟾蜍心脏功能的影响

【目的和原理】

1. 目的

（1）学习在体蟾蜍心脏的恒压灌流法，掌握蟾蜍左主动脉、静脉插管的方法。

（2）观察心脏后负荷、心肌收缩力及几种药物对蟾蜍心功能的影响。

（3）学习制备实验性心功能不全动物模型的方法。

（4）观察强心苷对蟾蜍衰竭心脏的治疗作用及过量所致中毒表现。

2. 原理

（1）心输出量和有效心功率：心脏的主要功能是泵血以适应机体代谢需要。心输出量[心输出量(ml/min)＝每搏输出量(ml/次)×心率（次/分）]是评价心脏功能的基本指标。影响心输出量在主要因素有前负荷、后负荷和心肌收缩力。

1）前负荷：前负荷指肌肉收缩前所承载的负荷，它使肌肉在收缩前处于某种程度的拉长状态，具有一定的初长度。心室肌收缩前的初长度就是心室舒张末期容积，它反映心室前负荷的大小。心室舒张末期容积主要由心室舒张末期充盈的血液量决定，充盈量越大，心室舒张末期容积越大。由于测量心室压力比测定心室容积更方便和精确，且心室舒张末期容积和压力又有一定的相关性，因此实际工作中常用心室舒张末期压力反映心室前负荷的大小。在一定范围内，心室舒张末期容积（压力）越大，心肌纤维初长度越长，心肌收缩力量越强，每搏输出量越大，但超过心室的最适前负荷后，心输出量就不再增加。

2）后负荷：后负荷指肌肉开始收缩时遇到的负荷或阻力。对于左心室收缩和射血而言，后负荷是主动脉压。主动脉压越高，心脏后负荷越大，则心室射血速度减慢，搏出量减少而心室壁收缩期张力增大，做功增加。机体可通过异长自身调节和等长自身调节机制使前负荷和心肌收缩力与后负荷相互匹配，从而使机体得以在动脉血压增高的情况下，能够维持适当的心输出量。

3）心肌收缩力：心肌收缩力是指心肌不依赖于任何负荷而改变其收缩功能（包括强度和速度）的内在特性。当心肌收缩能力增强时，在同一前负荷条件下，等容收缩期的心室内压峰值增高，射血后心室容积缩小的程度增加，同时，室内压的上升速率及射血期心室容积缩小的速率都增加，心搏出量和做功均增加，心脏泵血功能明显增强。

凡能影响兴奋-收缩耦联过程各个环节的因素均能影响心肌收缩能力，其中活化横桥数目及肌球蛋白头部 ATP 酶的活性是调控收缩能力的主要因素。在同一初长度条件下，心肌可以通过增加活化横桥联接数目来提高心肌的收缩能力。活化横桥联接在全部横桥联接中所占的比例，取决于兴奋后胞浆内 Ca^{2+} 浓度和（或）肌钙蛋白与 Ca^{2+} 的亲和力。如儿茶酚胺通过激活心肌 β_1 肾上腺素受体，促进 Ca^{2+} 内流，并通过钙诱导钙释放机制，使胞浆 Ca^{2+} 浓度升高，心肌收缩能力增强。

（2）心脏做功量：心脏做功量比心输出量更能全面地对心脏泵血功能进行评价。在搏出量相同的条件下，随着动脉血压的升高，心肌收缩的强度和心脏的做功量将增加。实验证明，心肌的耗氧量和心肌的做功量相平行，心室射血期压力和动脉压的变动对心肌耗氧量的影响大于心输出量变动的影响。因此，用心脏做功量来评定心脏泵血功能要比单纯用心输出量更为全面，尤其在对动脉压高低不等的各个体之间以及同一个体动脉血压发生变动前后的心脏泵血功能进行比较时更是如此。

心室一次收缩所做的功称为每搏功或搏功，可以用搏出血液所增加的压强能和动能来表示。每搏功＝搏出量×射血压力＋动能（所占比例<1%，可以略而不计）。

射血压力：射血期左心室内压和舒张末期室内压力之差。由于射血期中左心室内压是不断变化的，测量较困难，故实际应用时以平均动脉压代替射血期左心室内压，左心房平均压代替左心室舒张末期压力，便可计算出每搏功。每分功是指左心室每分钟做的功。等于每搏功乘以心率。

具体计算公式：

$$每搏功(g \cdot m)=搏出量(cm^3)\times 血液比重 \times (平均动脉压-平均心房压)(mmHg)\times$$
$$(13.6g/cm^3)\times(1/1000)$$

3. 心力衰竭及其治疗药物

(1) 心力衰竭是各种心脏疾病导致心功能不全的一种综合征,大多数情况下是指因虚心肌收缩功能降低致心输出量减少,不能满足器官及组织代谢需要,出现肺循环和(或)体循环淤血及组织血液灌流不足的表现。

(2) 治疗心力衰竭的药物:治疗心力衰竭的药物主要有强心苷类药、利尿药、扩血管药、肾素-血管紧张素-醛固酮系统抑制药、β肾上腺受体阻断药、非苷类正性肌力药等。

强心苷是一类具有强心作用的苷类化合物,临床常用的是地高辛。其他可供使用的制剂还有洋地黄毒苷、毛花苷丙等。强心苷通过增加心肌的收缩力,来保证足够的血液排出量,还可使心率明显减慢,使心室舒张压降低,因而有利于心肌代谢的恢复与心功能的改善。临床上用于治疗心力衰竭及某些心律失常。在应用强心苷时应严格控制剂量,以免引起中毒。

4. 在体蟾蜍心脏的恒压灌流法 在体蟾蜍心脏的恒压灌流法,消除了神经、内分泌的种种"代偿"机制对心功能的影响,可用于研究心脏前、后负荷对心功能的影响及药物对心脏的直接作用。

前负荷由储液瓶中液体的流速决定:进气管下口水平高度至灌流液插管口水平高度的垂直距离,即为灌流压高度,以 cmH_2O 表示。在灌流过程中,尽管储液瓶中液面不断下降,但只要储液瓶高度不变,液面也不低于进气管下口,则灌流压便可保持恒定不变(在实验前应于储液瓶中注入一半容积以上的任氏液,且储液瓶应足够大)。

改变心脏主动脉输出管高度,可以调节心室后负荷(cmH_2O)的大小。

【实验对象】 蟾蜍,体重 140~180g,雌雄各半。

【器材和药品】

1. 器材 蛙类手术器械一套,HY-100X 在/离体蟾蜍心脏恒压灌流实验装置一套,10ml 量筒,小烧杯,动、静脉插管,蛙板,蛙足钉,蛙心夹,计算器,滴管,张力换能器,BL-420F 生物机能实验系统、计算机等。

2. 药品 任氏液(Ringer's solution),低钙任氏液(所含 $CaCl_2$ 量为一般任氏液的 1/4,其他成分不变),1:10 000 肾上腺素溶液,1:10 000 乙酰胆碱溶液,0.001% 异丙肾上腺素溶液,3% 乳酸溶液,0.01% 地高辛溶液。

【方法与步骤】

1. 制备在体蟾蜍心脏灌流标本 参见第四章第三节"在体蟾蜍心脏灌流标本的制备"方法。

2. 实验观察

(1) 观测项目

1) 记录蟾蜍心跳曲线,并观察心率及心肌收缩力的变化以及有无心律失常。

2) 心输出量:用小量筒收集心脏搏出的灌流液 2~3 分钟,将搏出液量除以收集时间(分钟),得到每分心输出量。

3) 有效心功率及绘制心功能曲线。

$$后负荷=动脉输出管高度(cm)\times 水密度(1g/ml)$$

$$每分功(g \cdot cm/min)=心输出量(ml/min)\times 后负荷$$

$$有效心功率(g \cdot cm/min)=心输出量(ml/min)\times 动脉输出管高度(cm)\times 水密度(1g/ml)$$

绘制心功能曲线:以动脉输出管高度(cm)为横坐标,以不同动脉输出管高度下的有效心功率(g·cm/min)为纵坐标绘制心功能曲线。

(2) 观察改变后负荷对心功能的影响:待蟾蜍心跳稳定后,使前负荷保持不变(储液瓶高度及静脉插管中液体流速固定不变),分别控制后负荷为 3、6、9、12cmH$_2$O……(既动脉输出管依次处在 3、6、9、12cm……的高度),观察并测定上述"1"中各项指标、绘制心功能曲线并找出最适后负荷(有效心功率最大时的后负荷)。

注:在实验过程中,每改变一次动脉输出管高度,要稳定 1~2 分钟,再进行测定;当动脉输出管高度超过心脏代偿范围致有效心功率下降时(即心衰),应不再继续提高输出管高度,把输出管降回到初始位置,保持灌流,待心输出量基本恢复正常时,以此为心肌收缩力恢复的正常对照值,再进行以下的实验。不同输出管高度下的有效心功率应在每次测量心输出量后立即计算出来,并取 2 位有效数字。

(3)观察药物对心功能的影响

1)肾上腺素:蟾蜍心脏搏动稳定后,将 1:10 000 肾上腺素 1~2 滴(0.05~0.1ml)用滴管均匀滴加到心脏表面,待效果明显后,重复实验观察 2 操作。

2)乙酰胆碱的影响:将肾上腺素冲洗干净,待肾上腺素作用消失且蟾蜍心脏搏动稳定后滴加 1:100 000 乙酰胆碱 1~2 滴于心脏表面,待效果明显后重复实验观察 2 操作。

3)异丙肾上腺素:冲洗乙酰胆碱,待乙酰胆碱作用消失且蟾蜍心脏搏动稳定后,滴加 1:10 000 异丙肾上腺素 1~2 滴于心脏表面,待效果明显后重复实验观察 2 操作。

(4)制备实验性心衰标本及观察强心药的作用

1)制备实验性心衰标本:用任氏液冲洗蟾蜍心脏,待药物作用消失且蟾蜍心脏搏动稳定后,换低钙任氏液灌流 3 分钟。重复实验观察 2 操作。

2)观察地高辛的强心作用:换用任氏液灌流心脏,3 分钟后,用滴管向心脏表面均匀滴加 0.01%地高辛溶液 0.1ml,待作用明显后重复实验观察 2 操作。

3)观察地高辛过量所致中毒反应:上述操作结束后,用任氏液冲洗蟾蜍心脏,待药物作用消失且蟾蜍心脏搏动稳定后,换低钙任氏液灌流 3 分钟后每隔 30 秒向蟾蜍心脏表面均匀滴加 0.01%地高辛溶液 0.1ml,同时记录心脏收缩曲线,直到出现心脏骤停。

【实验结果】

(1)描记蟾蜍心脏收缩曲线。

(2)记录改变后负荷及药物对心功能的影响(表 6-5)。

表 6-5 改变后负荷及药物对心功能的影响

后负荷 (cmH$_2$O)	正常组		肾上腺素		乙酰胆碱		异丙肾上腺素		低钙任氏液		地高辛	
	心输出量 (ml/min)	心功率 (g·cm/min)	心输出量 (ml/min)	心功率 (g·cm/min)	心输出量 (ml/min)	心功率 (g·cm/min)	心输出量 (ml/min)	心功率 (g·cm/min)	心输出量 (ml/min)	心功率 (g·cm/min)	心输出量 (ml/min)	心功率 (g·cm/min)
3												
6												
9												
12												
15												
18												
21												
24												
27												

续表

后负荷 (cmH2O)	正常组		肾上腺素		乙酰胆碱		异丙肾上腺素		低钙任氏液		地高辛	
	心输出量 (ml/min)	心功率 (g·cm/ min)	心输出量 (ml/min)	心功率 (g·cm/ min)	心输出量 (ml/min)	心功率 (g·cm/ min)	心输出量 (ml/min)	心功率 (g·cm/ min)	心输出量 (ml/min)	心功率 (g·cm/ min)	心输出量 (ml/min)	心功率 (g·cm/ min)
30												
33												
36												
39												
42												

【注意事项】

(1) 实验过程中,勿用手捏心脏,以免损伤心脏。

(2) 所试药液需用任氏液新鲜配制。

(3) 心脏表面应该经常滴加任氏液,以保持湿润。

(4) 整个实验过程中,管道不要扭曲。

(5) 记录心输出量应尽量减少误差。

(6) 实验过程中,应回收实验任氏液。

(7) 强心苷中毒时可出现房室传导阻滞(Ⅰ度、Ⅱ度、Ⅲ度)、早搏及心脏骤停。

(赵润英)

【案例 6-1】

患者,女性,25 岁,风湿性心脏病二尖瓣狭窄、二尖瓣关闭不全合并心房颤动、充血性心力衰竭。长期服用地高辛、双氢克尿噻、氨苯喋啶等药,2 天前家人发现她把家里的白猫说成黄色,未在意。入院前 13 小时误服地高辛 20 多片。"120"送至笔者所在医院急诊。

体检:体温 36.5℃,脉搏 40 次/分,呼吸 21 次/分,血压 120/80mmHg,入院时意识朦胧,二尖瓣面容,形体消瘦,全身皮肤轻度黄染,巩膜中度黄染,颈动脉搏动明显,颈静脉怒张,双肺满布干、湿性啰音,心率 40 次/分,心律不齐,心尖区可闻及 3/6 级收缩期吹风样杂音和舒张期隆隆样杂音,腹平软,肝剑下 10cm,肋下 7cm,质韧,触痛明显,双下肢呈重度凹陷性水肿。

实验室检查:红细胞 2.2×10^{12}/L,血红蛋白 65g/L,白细胞 7.6×10^9/L,中性粒细胞 0.81。血 K^+ 3.80mmol/L。心电图:心房颤动伴完全性房室传导阻滞(AVB)、交界区逸搏心律、频发室早、QT 0.40 秒。

入院 2 小时出现尖端扭转室速(TdP)、心室颤动,立即行心肺复苏,并给予利多卡因等药物治疗;10 分钟后仍未转复,血压 80/50mmHg,即行 200J 同步直流电复律,一次成功。后出现窦性停搏、心室静止、极缓慢室性逸搏心律,给阿托品等药物后转为窦性心律,血压 120/75mmHg,自主呼吸恢复,持续利多卡因静脉滴注并采用纠正心衰、肺水肿及脑复苏措施;12 小时后意识清楚,维持窦性心律;3 天后又转为心房颤动,但病情显著好转,住院 13 天出院。

问题

(1) 患者入院诊断可能是什么?

(2) 该病例中存在哪些病理过程?

(3) 讨论强心苷抗心衰的作用机制及中毒的救治?

(孙昪燕)

【案例6-2】

患者,男性,68 岁,高血压病史 15 年。10 年前曾患急性前壁心肌梗死,给予保守治疗症状缓解出院,出院后一直未服药。1 年前患者开始出现活动时气短,表现为上 3 层楼出现气短,有时候步行 2 条街以后也需要休息。伴有咳嗽,咳痰,为白色泡沫样痰,无咳血,无发热。自觉腹胀,食欲差,伴有尿少,每天尿量 600ml 左右,下肢浮肿。间断服用利尿剂后症状缓解。未系统诊治。日常活动能耐受。1 周前,患者感冒后咳嗽,黄痰,夜内不能平卧,需要坐起后才能缓解症状。在社区门诊静脉滴注抗生素治疗,1 天前因静脉滴注抗生素(当时输液速度为 80ml/h)时突发呼吸困难加重,端坐位,咳粉红色泡沫痰,急来笔者所在医院急诊。

体检:体温 36.6℃,脉搏 120 次/分,呼吸 24 次/分,血压 180/100mmHg。端坐位,痛苦面容,双瞳孔等大正圆,口唇发绀,颈静脉充盈,甲状腺不大,气管居中,双肺满布湿啰音。心前区无隆起,心尖搏动位于第 5 肋间左锁骨中线外侧 0.5cm,心界向左下扩大,心率 120 次/分,心律齐,各瓣膜听诊区未闻及杂音。腹软,无压痛,肝大肋下 3cm,双下肢中度浮肿,神经系统正常。

辅助检查:血常规,白细胞 $12×10^9$/L,红细胞 $3.54×10^{12}$/L,血红蛋白 104g/L,血小板 $96×10^9$/L。心肌酶谱正常。心电图:窦性心律,$V_1 \sim V_4$ 呈 QS 型,ST 段下移 $0.05 \sim 0.1$mV。X 线:心影增大,左肺上叶可见淡片影。心彩超:左房 40mm,左室 60mm,EF 值 42%。

入院后立即给予乙醇湿化吸氧,吗啡 3mg 皮下注射,硝普钠静脉滴注,西地兰、呋塞米静脉滴注,抗生素静脉滴注,患者排尿 1600ml,血压降至 150/80mmHg,呼吸困难症状逐渐缓解,可平卧。之后静脉滴注硝普钠、抗生素 1 周,口服硝酸甘油、贝那普利(洛汀新)、地高辛、呋塞米、阿司匹林、美托洛尔(倍他乐克)、阿托伐他汀等药物,症状缓解,住院 12 天出院。

问题

(1) 患者入院诊断可能是什么?

(2) 患者为什么会出现呼吸困难?

(3) 病史中 1 年和 1 周前的两次发作与本次患病有无关系?此次来急诊的诱因是什么?试描述从慢性到急性心衰整个发病过程的大致情景。

(4) 哪些机制参与了该患者心力衰竭的发生发展?

(5) 心力衰竭的药物治疗可分哪些种?试述其药理学机制是什么?

(孙昪燕)

(孙昴燕)

实验八　家兔实验性高钾血症及其抢救

【目的原理】

1. 目的

(1) 掌握家兔高钾血症模型的复制方法。

(2) 观察高钾血症时实验动物的表现,重点观察急性高钾血症的心电变化特征,掌握不同血钾浓度对心肌的毒性作用。

(3) 通过对实验动物的抢救,了解高钾血症的抢救治疗方案。

2. 原理

(1) 钾离子是细胞内最主要的阳离子,参与了多种新陈代谢过程,是调节细胞内外的渗透压平衡和酸碱平衡及维持神经和肌细胞膜静息电位的物质基础。正常血清钾浓度为 $3.5 \sim 5.5 mmol/L$。血清钾浓度低于 $3.5 mmol/L$ 称为低钾血症(hypokalemia);血清钾浓度高于 $5.5 mmol/L$ 称为高钾血症(hyperkalemia)。

(2) 高钾血症可以使心肌兴奋性先升高后降低,心肌传导性、自律性及收缩性降低。高钾血症时,由于心肌细胞膜对钾的通透性增高,心肌细胞动作电位的复极 2、3 期 K^+ 外流加速,心电图出现 T 波高尖;由于自律性降低,可出现窦性心动过缓、窦性停搏等;由于传导性降低,可出现各类传导阻滞;复极 3 期加速造成有效不应期缩短形成兴奋折返等因素可引起心室纤维颤动;血钾急剧增高时,可因严重传导阻滞和兴奋性消失而导致心脏停搏。

(3) 高钾血症发生后,可用下述方法进行紧急救治:①静脉内输入钙盐,如葡萄糖钙等,以对抗高钾对心肌的损害;同时,钙还能增强心肌收缩性。②静脉内输入碳酸氢钠等,以提高血液的 pH,促使 K^+ 向细胞内转移;此外,钠还可使心肌传导性增强。③静脉内输入葡萄糖-胰岛素溶液,促使 K^+ 向细胞内转移,以降低高钾对心肌的毒性作用。

(4) 本实验通过静脉滴注氯化钾,使血钾浓度升高,模拟高钾血症;通过观测心电图变化(图 6-4)了解高钾血症对心脏的影响,以及氯化钙对高钾血症的抢救治疗。

【实验对象】 家兔,体重 2.5kg 左右,体质健康,雌雄不限。

【器材和药品】

1. 器材 家兔手术器械,计算机,BL-420F 生物机能实验系统,婴儿称,静脉输液装置,5ml、10ml、20ml 注射器,气管插管。

2. 药品 25％乌拉坦溶液,1％、2％氯化钾溶液,5％氯化钙溶液。

图 6-4 正常及高钾血症时的心电图

【方法与步骤】

1. 动物麻醉 动物称重后经耳缘静脉注射 25％乌拉坦溶液(4ml/kg)行全身麻醉,待动物肌张力降低至无力挣扎时即停止注射。将动物仰卧固定于兔手术台上。

2. 心电描记 将注射针头插入四肢皮下,连接心电图电极。导联线的连接方法:右前肢-红,左前肢-黄,右下肢-黑,左下肢-绿。开启并运行 BL-420 生物机能实验系统,打开循环实验内的全导联心电图模块,观察正常心电图,记录并存盘。

3. 高钾血症模型复制 将头皮针刺入家兔耳缘静脉内,然后与输液装置相连,输液瓶内盛 1％氯化钾溶液 350ml。按下列步骤操作并观察记录心电图。典型的高钾血症心电图变化:P 波低平增宽,QRS 波群低压变宽,T 波高尖,出现短阵室速、心室颤动等。

(1) 记录输入氯化钾前的正常心电图。

(2) 以 30 滴/分速度滴入 1％氯化钾溶液 20 分钟,观察心电图变化。

(3) 以 60 滴/分速度滴入 1％氯化钾溶液 20 分钟,观察心电图变化。

(4) 如以上操作未出现明显心电图变化,取 2％氯化钾溶液 2ml,静脉缓慢注入(5～10 分钟),观察心电图变化,如无明显异常变化可再缓注 2ml 2％氯化钾溶液,直至出现心室颤动时停止推注。

4. 高钾血症抢救 当心电图出现明显的 T 波高尖、宽大 QRS 波群、短阵室速、心室颤动时,立即停止氯化钾注射,并立即用 5％氯化钙溶液静脉推注抢救,同时观察心电图恢复状态,当恢复到注入 2％氯化钾溶液前状态时停止注入氯化钙。

5. 心室颤动的观察 在完成上述实验操作后,注入致死剂量(8ml/kg)的 10％氯化钾生理盐水注射液,快速开胸观察心室颤动及心脏停搏的感觉。

6. 退出实验 返演、剪辑实验结果。将剪辑的实验结果打印。退出 BL-420 生物机能实验系统。关闭计算机。

【注意事项】

(1) 动物麻醉深浅要适度,麻醉过深易抑制呼吸,过浅时动物疼痛则引起肌肉颤动,对心电

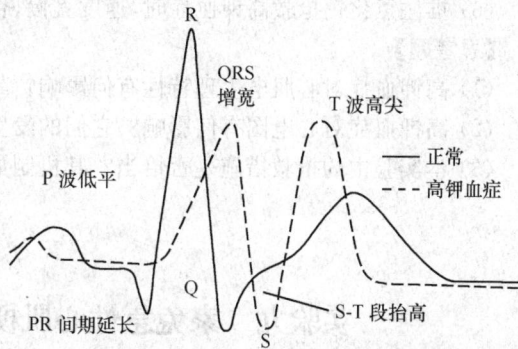

图记录造成干扰。

(2) 保持静脉导管的通畅,确保各种液体能及时、准确地输入。

(3) 设置计算机记录存盘时间要足够长,以免丢失典型心电图改变的信息。

(4) 心电干扰波的处理。针形电极刺入部位要对称,位于皮下,安置导线时要避免纵横交错,实验台上的液体要及时清除。

(5) 给氯化钾速度应缓慢,尤其是高浓度氯化钾时应更慢。若速度太快,极易造成动物死亡。

(6) 推注氯化钙抢救高钾血症时,速度宜慢,否则极易造成高血钙引起动物骤死。

【思考题】

(1) 高钾血症对心肌电生理特性有何影响?其机制何在?

(2) 高钾血症对心电图有何影响?它们的发生机制是什么?

(3) 本实验中的抢救措施是否恰当?其机制如何?临床上还有哪些其他的抢救方法?

(隋　璐)

实验九　家兔急性心肌梗死及药物的治疗作用

【目的和原理】

1. 目的

(1) 学习复制家兔急性心肌梗死模型的方法。

(2) 观察心肌梗死后心电图及血流动力学指标的变化。

(3) 观察心肌缺血-再灌注损伤现象及药物的治疗作用。

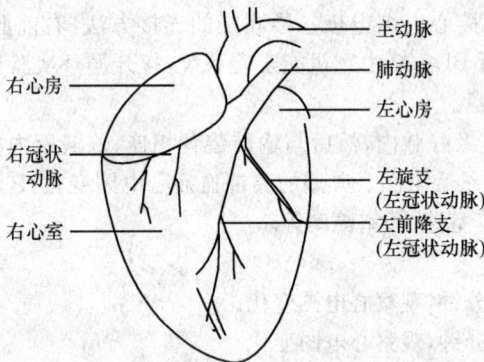

图 6-5　家兔冠状动脉分支走行示意图

2. 原理

(1) 心脏为人体的重要器官,耗氧量极大。它的血液供应来源于左右冠状动脉。冠状动脉主干分布于心外膜,分支常垂直于心脏表面穿过心肌分布于心内膜。左冠状动脉主要供应左心室前部,右冠状动脉供应左心室后部及右心室(图 6-5)。正常心脏的冠状动脉侧支较为细小,血流量很少,因此,当冠状动脉突然阻塞时侧支循环不易建立,导致所支配部位的心肌缺血甚至坏死,称为心肌梗死。

(2) 心电图是临床用于诊断心肌梗死的重要项目,对心肌梗死的定位、范围估计、病情演变及预后均有重要意义。梗死部位不同,则梗死图形出现的心导联亦不同,由此可做出定位判断。在急性心肌梗死的早期,受损心肌除极受阻,即当正常部位心肌除极为负电位时,受损心肌仍然为正电位,心电图表现为 ST 段上升。

(3) 本实验人为夹闭位于家兔心尖部的左冠状动脉,其受累的部位主要是左心室下壁。在 Ⅱ 导联,梗死图形(ST 段上升)表现最为明显。

(4) 心肌梗死救治不及时,可导致心律失常、心源性休克和心力衰竭等严重后果。本实验家兔由于左心室受损,主要出现左心室收缩和舒张的一些血流动力学变化。例如,左心室收缩压(LVSP)降低,左心室舒张末压(LVEDP)增高,左心室压发展速率(LV-dp/dt$_{max}$)降低(图 6-6)。

(5) 当松开钳夹的冠状动脉恢复心肌血液供应时,心脏血流动力学指标变化可能并未得到恢复,甚至缺血更加严重,或出现心室纤维颤动等致死性心律失常,此即为"缺血再灌注损伤"现象。缺血-再灌注损伤是否出现及其严重程度,与缺血时间长短、侧支循环建立与否等因素有关。

(6) 普蔡洛尔为 β 受体阻断剂,通过降低自律性、影响传导速度及不应期而对抗交感神经或儿茶酚胺增多的各种快速性心律失常;同时,对缺血性心脏病患者的室性心律失常有效。维拉帕米为钙通道阻滞剂,通过对钙拮抗和对 α 受体阻断的作用,可用于缺血-再灌注损伤所致的心律失常(缺血-再灌注损伤的机制之一为钙超载)。

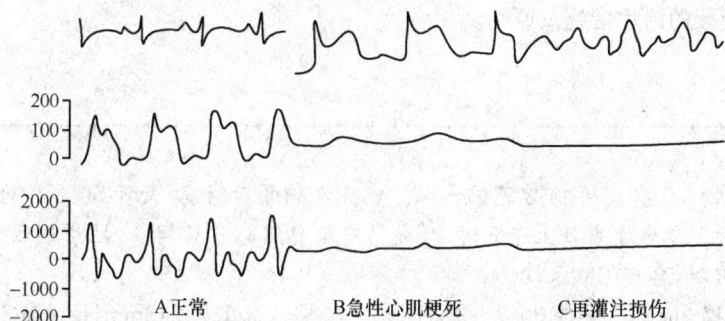

图 6-6 家兔急性心肌梗死及再灌注损伤时的 ECG、LVP 和 dp/dt 的变化图

【实验对象】 家兔,体重在 3kg 以上。

【器材和药品】

1. 器材 计算机、BL-420F 生物机能实验系统、人工呼吸机、颈静脉插管、中心静脉压测压装置、左心室插管、输液器、手术器械、注射器(lml、5ml、10ml)。

2. 药品 1.5％戊巴比妥钠溶液、0.01％普蔡洛尔溶液、125U/ml 维拉帕米溶液。

【方法与步骤】

(1) 取家兔 1 只称重,经耳缘静脉注入 1.5％戊巴比妥钠溶液 2ml/kg (30 mg/kg)。待动物麻醉后,于仰卧位将其固定在兔手术台上,颈胸部剪毛。

(2) 做颈部正中切口,分离气管、左侧颈外浅静脉、右侧颈总动脉。

(3) 在四肢近心端内侧皮下插入注射针头,连接心电图电极(Ⅱ导联)。进入 BL-420F 生物机能实验系统主界面,在实验项目中找到"循环实验"的"血流动力学"模块,观察心电图。

(4) 做气管插管(方法参见第四章第二节),连接呼吸机,调节潮气量为 10ml/kg,频率 30 次/分,呼吸时程比为 1.25∶1。

(5) 做左侧颈外浅静脉插管(方法参见第四章第二节),插入深度约为 2.5cm (进胸腔即可)。通过三通连接输液瓶、中心静脉压测压装置及恒速注药装置。打开输液开关,输液流量约为 15 滴/分。

(6) 做左心室插管,从右颈总动脉稍向左插入 3~4cm 后,一边观察生物机能实验系统的血压显示和计算机显示器上的图形,一边继续插入,直到血压呈负值和左心室压波形出现,固定插管。

(7) 记录心率、LVP、LV-dp/dt$_{max}$、LVP 及心电图的正常数据。

(8) 从左侧胸壁开胸,暴露心脏,剪开心包,可见心尖部小血管。用小止血钳夹闭小血管。观察上述各项指标,若出现心电图 ST 段抬高,表明已出现心肌缺血,记录心肌缺血后上述各项数据。继续观察 15 分钟。

(9) 如出现心律失常则静脉给予普蔡洛尔 0.8ml/kg,观察上述指标改变情况。

(10) 松开止血钳,观察各项指标的变化,可能出现心室纤维颤动,即再灌注损伤。此时,可用维拉帕米 0.5mg/kg 缓慢静脉推注,观察心电图变化及上述数据的变化。

【注意事项】

(1) 做左心室插管前应在插入管上涂抹液体石蜡,以减小摩擦。

(2) 插管时手法要轻,尽量减轻血管刺激,因血管受刺激后收缩会导致插管困难。

(3) 切勿用力过猛刺破血管,如遇阻力可旋转、退后、再前插。

【思考题】

(1) 心肌梗死导致血流动力学改变的主要病理生理机制是什么?

(2) 心肌梗死的治疗措施及原则。

(赵润英)

【案例 6-3】

患者,男性,50 岁,3 年前曾患脑出血。以突发胸骨后闷痛、大汗 50 分钟为主诉来笔者所在医院急诊。患者于当日上午 8 时 10 分早餐后突然胸骨后闷痛,性质剧烈伴大汗,含服硝酸甘油不缓解,急呼 120 来诊。

体检:体温 36.6℃,脉搏 96 次/分,呼吸 24 次/分,血压 75/48mmHg。痛苦面容。口唇轻度发绀,两肺呼吸音清,未闻及干、湿啰音。心率 96 次/分,心律齐,心尖部第一心音低钝,未闻及额外心音,各瓣膜区未闻及杂音,腹软,无压痛及反跳痛,肝脾未触及肿大,四肢及神经系统检查未见异常。

实验室检查:血常规,红细胞 4.18×10^{12}/L,血红蛋白 127g/L,血小板 255×10^9/L,白细胞 10.2×10^9/L,中性粒细胞 0.85,淋巴细胞 0.15;血清心肌酶,磷酸肌酸酶同工酶(CK-MB)170U/L,乳酸脱氢酶(LDH)168U/L,肌钙蛋白 I0.2ng/L。心电图,窦性心律,Ⅱ、Ⅲ、aVF、$V_7 \sim V_9$ 导联,ST段抬高 $0.2 \sim 0.4$mV,弓背向上呈单向曲线,$V_1 \sim V_5$ 导联 ST 段下移 $0.2 \sim 0.3$mV。

入院后立即卧床,心电监护,吸氧,给予吗啡肌内注射镇痛药物治疗,给予降脂、抗血小板、抗凝、改善心肌重构、早期再灌注治疗。口服阿司匹林、氯吡格雷、阿托伐他汀,皮下注射低分子肝素,多巴胺、低分子右旋糖苷等进行升压、扩容治疗。急诊行经皮腔内冠状动脉成形术(PCI)。术中冠脉照影显示右冠状动脉近段 99% 狭窄,前降支中段 40% 狭窄,回旋支正常。拟行右冠 PCI 治疗,9 时 40 分球囊扩张后,患者立即出现心室颤动,给予 360J 电除颤 1 次,恢复窦性心律,9 时 45 分再次出现心室颤动(室颤),立即以 360J 除颤成功,至 10 时 30 分反复发生室性心动过速(室速)、室颤及阿-斯综合征,其中持续时间最长达 3 分钟,共除颤 7 次(300J 2 次、360J 5 次),同时给予利多卡因,胺碘酮后心律转为窦性,血压平稳,意识清楚,10 时 50 分症状消失,生命体征逐渐平稳。置入支架 1 枚,术后安返病房。

问题

(1) 患者可能为何种疾病? 患者为什么会出现心前区疼痛?

(2) 回顾体表心电图的波形特点和各波代表的意义。

(3) 患者使用了吗啡、吸氧,为什么? 有什么依据?

(4) 再灌注治疗采用溶栓和 PCI 应该尽早进行,请利用病理生理学知识分析其理论依据。

(5) 本例患者入院后出现的室速、室颤是否可诊断为再灌注性心律失常? 为什么?

(6) 如果该患者符合再灌注心律失常诊断,其发病机制可能有哪些?

(7) 室颤时为什么应用利多卡因? 简述其药理作用。

(孙昇燕)

实验十 药物对大鼠心肌缺血再灌注损伤的保护作用

（一）药物对大鼠离体心脏缺血再灌注损伤的保护作用

【目的和原理】

1. 目的

（1）学习大鼠离体心脏再灌流技术、复制钙反常和氧反常模型的方法。

（2）观察钙反常和氧反常对心肌的影响，分析钙和自由基在再灌注损伤中的作用机制。

（3）观察丹参注射液对心肌的保护作用。

2. 原理 机体组织器官正常代谢、功能的维持，有赖于良好的血液循环。各种原因造成的局部组织器官的缺血，常常使组织细胞发生缺血性损伤，但在动物试验和临床观察中也发现，在一定条件下恢复血液再灌注后，部分动物或患者细胞功能代谢障碍及结构破坏不但未减轻反而加重，因而将这种血液再灌注后缺血性损伤进一步加重的现象称为缺血再灌注损伤。用低氧溶液灌注组织器官或在缺氧的条件下培养细胞一定时间后，再恢复正常氧供应，组织及细胞的损伤不仅未能恢复，反而更趋严重，这种现象称为氧反常。用无钙溶液灌流大鼠心脏后，再用含钙溶液进行灌流时，心肌细胞的损伤反而加重，称为钙反常。

心肌缺血再灌注损伤（MIRI）是指心肌缺血后再灌注期间导致的心肌细胞损害，其损害程度较心肌缺血本身严重，常表现为心肌细胞收缩功能减弱和心室顺应性改变，出现心律失常、心功能低下等现象。这是目前临床冠脉搭桥术、经皮冠脉内成形术、溶栓术等心脏介入性治疗常见的严重并发症。

心肌缺血再灌注损伤与细胞内钙超载和氧自由基产生增多有关。

丹参中含丹参酮、维生素 E 等，可提高超氧化物歧化酶（SOD）活性，清除氧自由基，增强抗氧化能力；丹参中还含有钙离子拮抗剂，可对抗钙超载，从而减轻心肌细胞的损伤和坏死。

【实验对象】 大鼠，体重 120～200g，雌雄不限。

【器材和药品】

1. 器材 大鼠急性手术器械 1 套、Maclab 仪、大鼠离体心脏等容收缩灌流装置、恒温浴槽、恒流泵、水浴锅、量筒、滴管、玻璃棒、离心管、乳酸脱氢酶测定试剂盒、分光光度计。

2. 药品 25％乌拉坦溶液、1％肝素溶液、KHB 灌流液、丹参注射液。

【方法与步骤】

1. 离体大鼠心脏灌流模型制备

（1）取大鼠 1 只，称重，25％乌拉坦溶液 0.4ml/100g，腹腔注射麻醉，仰卧位固定。

（2）1％肝素溶液按 0.2ml/100g 从尾静脉注射。

（3）前胸、上腹部剪毛，沿肋缘下剪开腹前壁皮肤、皮下筋膜、肌肉、纵向剪开胸壁和横隔前沿，揭开胸骨暴露心脏。将心脏轻轻提起，暴露出各大血管，用弯剪刀将其迅速剪断，放入装有灌流液的大平皿中。

（4）经主动脉将心脏悬挂在灌流装置上，用丝线结扎固定，打开灌流液行逆向灌流，心脏很快恢复自主跳动，小心剪去心脏周围附着组织。

（5）关闭灌流液，用眼科剪剪去左心耳，通过左心耳经房室瓣插入左心室一乳胶球囊，球囊连接一个内充生理盐水的导管，导管经三通管和换能器与 Maclab 仪连接。

（6）在 Maclab 仪的监测下，通过向球囊内注入一定量的生理盐水使左心室的舒张末压调整在 0～7mmHg。

（7）预灌注 10～20 分钟，观察心率、心室内压和 $\pm dp/dt_{max}$ 等心功能指标，待上述各指标平衡后开始以下实验。

2. 心脏钙反常实验

(1) 用含 Ca^{2+} 的 KHB 液做 10 分钟的预灌流。

(2) 待心跳恢复正常后,用无 Ca^{2+} 的 KHB 液灌注心脏 10 分钟,再以含 Ca^{2+} 的 KHB 液灌注心脏 20 分钟,观察心脏跳动状态及心功能变化。

(3) 分别收集冠脉回流液 1ml,测量乳酸脱氢酶含量。

3. 心脏氧反常实验

(1) 用富氧含糖的 KHB 液做 20 分钟的预灌流。

(2) 用乏氧无糖的 KHB 液灌注心脏 90～120 分钟,再以富氧含糖的 KHB 液灌注心脏 5～10 分钟,观察心脏跳动状态及心功能变化。

(3) 分别收集冠脉回流液 1ml,测量乳酸脱氢酶含量。

4. 丹参注射液抗缺血再灌注损伤作用研究

(1) 取大鼠 1 只,以上述相同方法制备大鼠离体心脏标本。

(2) 待心跳恢复后,用含有丹参 $4\mu g/ml$ 的 KHB 灌流液预灌流 10 分钟,观察心脏跳动状态和心功能变化,并收集灌流液检测乳酸脱氢酶含量。

【注意事项】

(1) 葡萄糖在临用时加入,加入葡萄糖的溶液不能久存,以免变质。

(2) 灌流液事先要用混合氧气充分饱和,一般为 30 分钟。

(3) 注意保持心脏在 37℃恒温和保持灌流液的储存液面与心脏之间的高度基本一致。

【试剂配制】

(1) KHB 灌流液:NaCl 118.4mmol/L,KCl 4.7mmol/L,$MgSO_4$ 1.4mmol/L,KH_2PO_4 1.18mmol/L,$NaHCO_3$ 24.5mmol/L,各 20ml 混合溶解。加蒸馏水稀释至 1L,充分混匀后缓慢加入 $CaCl_2$ 2.52mmol,葡萄糖 5.55mmol。

配制乏氧灌流液时,用等当量甘露醇代替葡萄糖。

无钙灌流时不加 $CaCl_2$。

(2) 湿式气体流量剂配制混合气体,然后在 KHB 溶液中通气 10～20 分钟,通气量大约为 20L,富氧灌流液中通入富含氧的混合气,乏氧灌流液中通入乏氧混合气体。

【思考题】

(1) 为什么会选用心脏进行缺血再灌注损伤的实验研究?

(2) 通过此实验提示,临床对缺血组织器官再灌注的条件有何要求?

(二) 在体心脏的缺血再灌注损伤

【目的和原理】

(1) 学习复制整体动物心肌缺血再灌注损伤模型的制备方法。

(2) 观察缺血再灌注时心律失常的表现及心功能指标的改变。

(3) 了解心肌缺血再灌注损伤的救治原则。

心肌缺血可导致心肌的缺血性损伤,而在一定时间后恢复血液供应,常可加重原有的缺血性心肌损伤,即再灌注损伤。对麻醉动物行左冠状动脉前降支结扎术和松解术后,由于左侧主要的冠状动脉闭塞和再通,引起左侧心室肌发生明显的心肌缺血再灌注损伤。缺血再灌注时,心肌氧自由基大量增加、细胞内钙离子超载以及能量代谢紊乱等因素,使心室肌舒缩功能发生障碍和严重的心律失常。因此,降低氧自由基的形成和拮抗钙离子的措施,可以减轻或中断再灌注心肌损伤。

【器材和药品】 BL-420F 生物机能实验系统、压力换能器、小动物呼吸机、心脏导管(聚乙烯导管,长 10cm,直径 0.5～0.8mm)、心电电极输入线、动物手术台、哺乳类动物手术器械、三通管、双凹夹、铁支架、注射器(1ml、2ml、5ml)、25％乌拉坦溶液、0.3％肝素生理盐水、生理盐水。

【实验对象】　大白鼠,体重 250±20g。

【方法和步骤】

(1) 取大鼠称重,25％乌拉坦溶液(4ml/kg)腹腔注射麻醉,仰卧固定,剪去手术野被毛,颈部正中切口,长 2~3cm,钝性分离肌肉,暴露气管并行气管插管。

(2) 以 0.3％肝素股静脉注入做抗凝处理,分离右侧颈总动脉 1~1.5cm,近心端用动脉夹夹闭,远心端用线扎牢,在结扎处稍下剪一斜口,向心脏方向插入带三通开关的自制心导管,导管尾端与压力换能器相接并连于计算机信号处理系统相应通道的输入插座,用线将导管与动脉结扎,缓慢放开动脉夹,观察动脉血压。随后将导管缓慢推入左心室,注意观察左心室收缩压(LVSP)、左室舒张压(LVDP)、左室内压最大上升速率(dp/dt_{max})、左室内压最大下降速率($-dp/dt_{max}$)。

(3) 将针型电极分别插入动物四肢皮下,心电导联线按右前支-红、左前支-黄、右后支-黑、左后支-绿的顺序联接,适当调节增益,连续监测标准Ⅱ导联心电图波形,计算心率和测量心电图参数,作为缺血前对照。心肌缺血后心电图 ST 段抬高,当缺血心肌恢复血液供应后,抬高的 ST 段下降 1/2 以上。

(4) 待记录稳定后,在胸骨左侧旁约 0.5cm 处用电烧灼器从第 3~5 肋间行切开皮肤与肌层;自切口处开胸,立即作正压人工呼吸(吸室内空气,呼气末正压通气,频率 55~60 次/分,潮气量为 3~4ml/100g)。剪开心包,暴露心脏。以左冠状动脉主干为标志,在左心耳根部下方 2mm 处进针,用 5/0 号无创伤缝合线穿过左冠状动脉前降支下方的心肌表层,在肺动脉圆锥旁出针,备结扎用,并将心脏放回原处。待心电图恢复稳定 10 分钟后,描记正常心电图及心功能指标。

(5) 结扎冠脉,结扎时将聚乙烯导管置于结扎线与血管之间,使聚乙烯导管压迫引起冠脉闭塞 15 分钟,造成左室心肌缺血。连续观察并记录心电图和室内压变化。

(6) 于结扎后 15 分钟,小心剪开冠状动脉上的结扎线解除闭塞,恢复冠脉血液灌注,并观察和记录 30 分钟心电图及心功能指标的变化。注意恢复灌注后心律失常发生的时间和类型(异位节律、室速、室颤),动物有否死亡等。

(7) 实验完毕,从主动脉根部注射碳素墨汁来验证左冠状动脉主干是否结扎准确。

【注意事项】

(1) 心导管插入时应小心缓慢进行,密切注意血压变化并判定是否进入左心室。保持插管与动脉方向一致,如遇阻力,可退回导管少许或转动导管重插,忌用力过度,以免促成血管或心脏破裂大出血,造成动物死亡。

(2) 本实验宜选用雄性大鼠。因雌性鼠冠脉结扎缺血时间需 10 分钟以上,且模型不甚稳定。

(3) 严格掌握缺血时间,过长或过短都不易诱发再灌流性心律失常。

(4) 动脉穿线用无创伤小圆缝合针,动作要轻巧,位置准确,进针宜浅,否则易引起传导阻滞而致死。

(5) 实验结束后,缓慢抽出心导管并结扎颈总动脉。

(赵润英)

【Summary】

The main components of the human cardiovascular system are the heart, blood, and blood vessels. It includes: the pulmonary circulation, a "loop" through the lungs where blood is oxygenated; and the systemic circulation, a "loop" through the rest of the body to provide oxygenated blood. An average adult contains five to six quarts (roughly 4.7 to 5.7 liters) of blood, which consists of plasma, red blood cells, white blood cells, and platelets. Also, the digestive system works with the circulatory system to provide the nutrients the system needs to keep the heart pumping. The main of this system is known as cardiovascular disease, which is the class of diseases that involve the heart or blood vessels (arteries and veins). While the term technically refers to any disease that affects the cardiovascular system (as used in MeSH C14), it is usually used to refer to those related to atherosclerosis (arterial disease). These conditions usually have similar causes, mechanisms, and treatments. Most countries face high and increasing rates of cardiovascular disease. Each year, heart disease kills more people than cancer. In recent years, cardiovascular risk in women has been increasing and has killed more women than breast cancer. A large histological study (PDAY) showed vascular injury accumulates from adolescence, making primary prevention efforts necessary from childhood. In this section, we will study the physiology, pathophysiology and pharmacology of the human cardiovascular system.

第二节 呼 吸 系 统

实验一 离体肺静态顺应性的测定

【目的和原理】

1. 目的

(1) 掌握测量肺顺应性的方法。

(2) 加深对肺顺应性和肺泡表面张力之间的关系的理解。

(3) 实验在离体肺上进行,模拟分段屏气下测定肺的压力-容积变化,并绘制成曲线。

2. 原理 肺顺应性是衡量肺弹性阻力大小的一个指标,是指肺在外力作用下的发生变形的难易程度,与肺弹性阻力呈反变关系。肺顺应性可用单位跨肺压改变所引起的肺容积变化来表示,肺顺应性(C)= 肺容积的改变(ΔV)/跨肺压的改变(ΔP)。测量离体肺顺应性时,可采用分步因肺容量不同而导致其肺顺应性不同的特点,描记不同跨肺压所引起肺容积变化的关系曲线,即肺顺应性曲线来反映肺顺应性。

【实验对象】 家兔,体重约 2.5kg。

【器材和药品】

1. 器材 哺乳动物手术器械 1 套,气管插管,支架,橡皮管,水检压计、"T"形三通管 2 个,20ml、100ml 注射器各 1 个,20ml、100ml 烧杯各 2 个,0.1ml 吸管 2 个,弹簧夹。

2. 药品 生理盐水,20%氨基甲酸乙酯,液体石蜡。

【方法与步骤】

1. 制备家兔离体肺标本

(1) 处死家兔。常规麻醉下由股动脉放血致死。

(2) 制备气管-肺标本。家兔仰卧固定在手术台上,颈部及胸部正中备皮。于剑突开腹并剪破膈肌,分离出气管,切断并插入直形气管插管。向胸部延长切口,将胸骨除去,暴露胸腔,提起气管插管,小心将气管与周围组织分离,取下离体肺标本,置于盛有生理盐水的烧杯中。

2. 仪器连接 将肺标本连于肺顺应性测定装置上。

3. 实验步骤

(1) 绘制肺压力-容积曲线:先使检压计的液面在零位,将注射器内吸入 100ml 空气后缓慢推进注射器向肺内分次充气,每次注入 10ml 空气,待水检压计内上升的液面稳定后,分别记录肺容量内压的数值。以压力变量为横坐标(单位为厘米水柱),以容积变量为纵坐标(单位为毫升),绘制压力-容积曲线。

(2)冲洗肺内表面:用注射器抽取生理盐水 15ml,向肺内反复注入和抽出,使肺内气体尽量排除后将肺内液体抽出。

(3)绘制冲洗后的压力-容积曲线:连接充气检压装置,以生理盐水代替空气重复步骤(1),将所得结果记录在曲线(A)的坐标内,描记另一压力-容积曲线并比较两条曲线的不同,说明两曲线分别代表的意义。

【注意事项】

(1)制备无损伤的气管-肺标本,是实验成败的关键,若手术不慎造成一侧肺损伤漏气时,可将该肺的支气管结扎后用单侧肺进行实验,注意注气、注水量应相应减少。

(2)注射器与橡皮管接口处必要时可用棉线结扎以防漏气,保证注气或注水容量准确。

(3)注气、注水速度不宜过快、过多(双侧肺一般不宜超过 80ml),并不能大于肺最大扩容量。

【思考题】

(1)什么是肺顺应性?有何生理意义?

(2)比较注气和注生理盐水的肺顺应性曲线有何不同,并说明其机制。

【案例 6-4】

患者,女性,60 岁,以"进行性呼吸困难 1 年,加重 2 天"为主诉来诊。该患在近 1 年里呼吸困难中逐渐加重,并在劳累和活动后明显,休息可减轻。偶有咳嗽,无咳痰,无发热及四肢浮肿。

既往石棉厂工作 30 年。经常接触石棉类粉尘物质。

查体:呼吸 26 次/分,脉搏 90 次/分。神志清楚,言语流利。口唇略发绀,气管居中。双肺呼吸动度减弱,叩诊清音,呼吸音粗,双肺背部下野可闻及的剥裂音。心律齐,心率 90 次/分,未闻及杂音。双下肢无浮肿。

胸片提示双肺透过度降低,可见弥漫磨玻璃样改变,局部呈网格样改变。肺功能提示限制性通气功能障碍,伴氧弥散障碍。血氧饱和度 88%。

诊断:间质性肺疾病。

限制性通气功能障碍的患者,如各种类型肺间质纤维化、广泛胸膜纤维化及钙化等。肺泡充填性疾病,如肺水肿、肺充血、肺泡出血、肺泡蛋白沉着症等。急性呼吸窘迫综合征。这些病例都会出现肺泡弹性下降而形成肺静态顺应性的下降。

(李玉芳)

实验二 呼吸运动的调节、膈肌放电及呼吸衰竭

【目的和原理】

1. 目的

(1)学习呼吸运动的描记方法,观察不同刺激因素如二氧化碳增多、缺氧、气管狭窄、窒息等对呼吸运动的影响并分析机制。

(2)学习复制油酸性肺水肿动物模型,观察肺水肿时家兔呼吸的变化,分析油酸性呼吸衰竭的发病机制。

2. 原理 呼吸运动是肺通气的原动力,是由呼吸肌的节律性收缩或舒张完成的。呼吸中枢不断地发放节律性的冲动,通过膈神经和肋间神经支配呼吸肌,并造成胸廓节律性的扩大或缩小,导致气体进、出呼吸道,使肺泡扩张或缩小,从而完成呼吸运动与肺通气。体内外各种刺激

可以直接作用于呼吸中枢,也可以通过作用于不同感受器而反射性影响呼吸运动。体内具备完善的调节机制,可以使呼吸运动的幅度和频率能随着体内外环境的变化而发生相应的变化,以适应机体代谢的需要。

油酸是能够引起急性肺损伤的一种化学因素,它能通过趋化因子使中性粒细胞与巨噬细胞在肺内被聚集、激活,并释放大量氧自由基、蛋白酶和炎性介质等,使肺泡-毛细血管膜发生通透性增高等变化,引起换气功能障碍从而导致呼吸衰竭。

【实验对象】 家兔,体重约 2.5kg。

【器材和药品】

1. 器材 计算机,BL-420F 生物机能实验系统,打印机,压力换能器,万能支架台,哺乳类动物手术器械一套,气管插管,引导电极,兔台,体重秤,天平,1ml、20ml 注射器各 1 个,脱脂棉,50cm 长橡皮管。

2. 药品 25％氨基甲酸乙酯溶液、钠石灰、20％醋酸溶液、水碱、油酸、生理盐水。

【方法与步骤】

1. 家兔称重、麻醉与固定 取家兔,称重后用 25％氨基甲酸乙酯溶液按 4ml/kg 由耳缘静脉注射进行麻醉(麻醉成功的标准:角膜反射迟钝或消失,四肢肌张力降低,呼吸深而平稳)。成功后,将其仰卧位固定在兔台上。

2. 颈部手术、气管插管 颈部腹面正中备皮后,自甲状软骨起行正中纵行切口 5～6cm 长,钝性分离皮下组织和肌肉,暴露气管后于其下穿 2 条线备用。钝性分离两侧迷走神经并在其下各穿 1 条线备用。于气管上做一倒“T”字切口,插入气管插管后结扎并固定。将气管插管的侧管与压力换能器相连后输入 BL-420F 生物机能实验系统 2 通道描记呼吸运动。

3. 腹部手术,记录膈肌放电 腹部正中备皮后,行腹正中纵行切口约 3cm,暴露胸骨剑突,将双极引导电极插入剑突下的膈小肌上,输入 BL-420F 生物机能实验系统 1 通道记录膈肌放电。

4. BL-420F 生物机能实验系统的调试 点击计算机桌面上“BL-420F 生物机能实验系统”图标,“肌肉放电”记录膈肌放电;点“输入信号”、“第二通道”、“呼吸”,点“开始”图标,调节气管插管的侧管,使呼吸运动曲线幅值适当,观察及呼吸运动。

5. 观察项目

(1) 观察正常呼吸运动与膈肌放电的关系:在第一、第二通道可见节律性膈肌放电及呼吸运动波形,并通过监听器可以听到膈肌放电的声音。

(2) 增加吸入气体的 CO_2 浓度对呼吸运动的影响:将在大试管内用水碱与 20％乙酸溶液产生的 CO_2 与气管插管的侧管相连,让家兔吸入高浓度的 CO_2,观察并记录呼吸运动的变化。

(3) 缺氧对呼吸运动的影响:将气管插管的侧管与钠石灰瓶相连接,由于家兔呼出的 CO_2 可被钠石灰吸收,但随着呼吸的进行,导致钠石灰瓶中的氧气明显减少,观察缺氧时呼吸运动的变化。

(4) 增大无效腔对呼吸运动的影响:将气管插管的侧管与 50cm 长的橡皮管连接以增大无效腔,观察呼吸运动的变化。

(5) 气管狭窄对呼吸运动的影响:将气管插管侧管用止血钳夹闭管口径约 2/3 以造成气管狭窄,观察呼吸运动的变化。

(6) 窒息对呼吸运动的影响:将气管插管侧管用止血钳完全夹闭以造成窒息,观察呼吸运动的变化。

(7) 复制肺水肿模型

1) 耳缘静脉以 0.06～0.08ml/kg 体重缓慢注射油酸,30 分钟后每只家兔追加注射 0.2ml。

2) 观察家兔呼吸及一般情况改变,记录呼吸频率(次/分)与深度。在注射油酸后 30～60 分钟,见气管插管内涌出粉红色泡沫样液体并伴有呼吸明显变浅变快,提示肺水肿形成。

(8) 迷走神经在呼吸中的作用:切断家兔双侧迷走神经,观察家兔呼吸的深度及频率变化。

(9) 处死家兔:打开胸腔后观察肺脏的变化。结扎肺门,取肺、称重,测肺系数后与正常家兔肺系数进行比较,同时注意观察有无液体从肺脏流出。

$$肺系数＝肺湿重(g)/体重(kg)$$

家兔肺系数正常值:白兔,4.21 ± 0.50;灰兔,4.25 ± 0.62;杂色兔,4.15 ± 0.49。

【注意事项】

(1) 注意保护家兔耳缘静脉,注射时应先从耳尖部进针,如不成功,再向耳根部移位。

(2) 插入气管插管前一定注意把气管内分泌物清理干净后再行插管,以免造成窒息。

(3) 调节家兔基础呼吸时应先调增益至最大,然后逐渐调气管插管侧管的口径大小,使呼吸运动曲线幅值恰当后,在实验过程中不能再改变侧管的口径。

(4) 及时做好各项实验标记。

(5) 上述各实验因素一旦引起呼吸运动的明显改变,应立即去除实验因素,待呼吸运动恢复正常后,再做下一步实验。

【思考题】

(1) 增加吸入气中二氧化碳浓度、缺氧各对呼吸运动有何影响? 机制是什么?

(2) 增大无效腔对呼吸运动有何影响? 机制是什么?

(3) 气管狭窄、窒息各对呼吸运动有何影响? 机制是什么?

(4) 根据实验所得结论,简述油酸性呼吸衰竭的可能发病机制。

【案例6-5】

患者,男性,74岁,以"反复咳嗽、咳痰、喘息30余年,加重1周"为主诉入院。

患者30余年来反复出现咳嗽、咳痰和喘息,多在冬季或感冒后出现。抗炎平喘治疗可好转。30年来咳嗽、咳痰和喘息程度逐渐加重。出现活动后气短。近1周加重,咳痰增多,喘息,活动受限。家人诉其反应迟钝,喜睡,有时伴胡言乱语。为系统治疗送至医院。

查体:体温 $36.7\ ^{\circ}C$,脉搏110次/分,呼吸25次/分,血压130/80mmHg。神志清楚,问答欠合理,自动体位,查体合作。球结膜水肿,口唇发绀。颈静脉充盈。气管居中。桶状胸,双肺呼吸动度增强,触觉语颤减弱,双肺叩诊过清音,可闻及散在干鸣音和双肺底湿啰音。心率110次/分,心律齐,未闻及杂音。腹软,无压痛,肝大,肋下3cm。双下肢轻度浮肿。双病理征阴性。

血气分析:pH 7.32,PO_2 55mmHg,PCO_2 70mmHg(正常人血气分析 PO_2 90～100mmHg,PCO_2 35～ 45mmHg)。

血常规:白细胞 $12.7\times10^9/L$,中性粒细胞0.85,Hb 147g/L。

诊断:慢性阻塞性肺疾病、慢性肺源性心脏病、II型呼吸衰竭。

呼吸运动的增加受低氧和二氧化碳潴留的影响,后者更为明显。缺 $O_2\to$颈 A 窦,主 A 体化学反应感受器→反射性兴奋呼吸中枢增强通气;$PaO_2<30mmHg\to$抑制中枢。$PaCO_2$增加,早期急性时可使通气量增加;长期严重 CO_2 潴留,呼吸中枢、周围感受器反射迟钝,当 $PaCO_2>80mmHg$ 对呼吸中枢产生抑制和麻醉,此时呼吸运动主要靠低 PaO_2,对外周化学感受器刺激兴奋呼吸中枢。

治疗上需要氧疗,以持续低流量给氧为原则,避免快速纠正之氧而加重二氧化碳的潴留。而严重的二氧化碳潴留会由兴奋转为抑制呼吸。

(李玉芳)

实验三 药物对离体豚鼠气管平滑肌的作用

【实验目的】

(1) 观察肾上腺素、沙丁胺醇、乙酰胆碱对豚鼠气管平滑肌的作用。

(2) 学习豚鼠离体气管平滑肌模型的制备。

【实验材料】

1. 药品 0.05%肾上腺素溶液,0.5%沙丁胺醇溶液,0.005%乙酰胆碱溶液。

2. 动物 豚鼠,420~480g。

【实验方法】

(1) 取健康豚鼠,雌雄不拘,体重(450±30)g,8 只,全班学生分成 8 组,每组 1 只豚鼠。

(2) 将动物处死,颈正中切开皮肤,细心分离出气管,立即置于盛有氧饱和的 37℃克-亨(Krebs-Henseleit,KH)营养液的平皿中,将同一气管剪成两段 0.5cm×3.0cm 的螺旋条,一个标本作对照,另一标本用于实验,将标本悬挂于盛有 K-H 液的恒温并通有混合气体的浴管中,标本一端固定于浴管底部,另一端与张力换能器相连,用 BL-420F 生物机能实验系统记录收缩力。预加张力 4g,标本稳定 60 分钟,稳定期间,每 15 分钟用 K-H 液冲洗 2 次平衡 1 小时,标本稳定后即可进行试验。

(3) 给药:①先给单剂量 ACh 和 KCl,使浴管内的药物浓度分别达到 0.5mmol/L、20mmol/L,待气管平滑肌收缩达最大时加入肾上腺素或沙丁胺醇,使其终浓度为 1mg/ml,将加药前后标本张力的差值进行 t 检验。②先做 ACH 量效反应曲线,待标本重新稳定后,对照组加无水乙醇,实验组则加肾上腺素或沙丁胺醇各 2 滴,5 分钟后两组均做 ACh 累积量效反应,以加药前的 ACh 收缩气管平滑肌的最大反应为 100%,计算加药前、后 ACh 各浓度时收缩反应的差值,进行 t 检验。

【注意事项】

(1) 注意提醒学生自行设计实验中的部分细节。

(2) 让学生自学 t 检验的应用及其应用条件。

【思考题】

(1) 肾上腺素和沙丁胺醇舒张支气管平滑肌的作用机制有何不同?

(2) 乙酰胆碱对支气管平滑肌的收缩作用机制是什么?

(王俊平)

实验四 吗啡中毒的呼吸抑制和尼可刹米的解救作用

【实验目的】

(1) 观察吗啡的中毒作用。

(2) 观察尼可刹米的中枢兴奋作用。

【实验材料】

1. 器材 BL-420 多功能生物采样仪,婴儿秤,兔固定箱,铁架台,双凹夹各 1 台(个),导尿管 1 根,5ml 注射器 2 只,胶布、棉花少许。

2. 药品 1%盐酸吗啡溶液、5%尼可刹米溶液、75%乙醇溶液、液体石蜡。

3. 动物 家兔 1 只, 1.5~2kg。

【实验方法】

(1) 取家兔 1 只,称重,放入兔固定箱内,用涂有液体石蜡的导尿管插入家兔一侧鼻孔内,用胶布固定,导尿管另一端与血压换能器相连,血压换能器直接连 BL-420F 生物机能实验系统。

(2) 先描记一段正常呼吸曲线,然后由耳缘静脉注射 1‰盐酸吗啡溶液 1~2ml/kg(注射时,注意呼吸变化,如呼吸抑制已明显,即可停止注射,注射开始时按动"记标按钮",使在标记笔下做出标记信号,观察呼吸频率及幅度变化)。

(3) 待频率极度减慢,幅度显著降低,呼吸明显抑制时,立即由耳缘静脉缓慢注射 5‰尼可刹米溶液 1ml/kg,注射时按动"记标按钮",观察呼吸的变化情况,描记呼吸曲线,注明所用药物及剂量。

【注意事项】

(1) BL-420 调好后,不应再变动,否则会影响实验结果的记录。

(2) 注射盐酸吗啡的速度应快,否则呼吸抑制不明显。

(3) 尼可刹米溶液应事先准备好,当出现呼吸明显抑制时,要及时解救,以免家兔死亡。注射尼可刹溶液速度不宜过快,否则容易引起惊厥。

【思考题】

(1) 吗啡中毒的机制是什么?

(2) 尼可刹米解救吗啡中毒的机制是什么?

(王俊平)

实验五　急性呼吸窘迫综合征

【目的和原理】

1. 目的

(1) 学习掌握复制家兔急性呼吸窘迫综合征实验动物模型。

(2) 观察急性呼吸窘迫综合征的临床表现,并探讨其发生机制。

2. 原理　急性呼吸窘迫综合征(ARDS)是由急性肺损伤(肺泡-毛细血管膜损伤)引起的呼吸衰竭。临床特征包括突发性进行性呼吸窘迫伴进行性低氧血症。病理生理改变主要为广泛性肺损伤、肺血管通透性增加、表面活性物质缺失和肺泡群萎缩。

本实验采用静脉注射油酸的方法,模拟急性呼吸窘迫综合征。油酸能够激活中性粒细胞和巨噬细胞等炎症细胞,并聚集于肺,黏附于肺泡毛细血管内皮,释放氧自由基、蛋白酶和炎症介质等,广泛性损伤肺泡上皮细胞及毛细血管内皮细胞。肺泡-毛细血管膜的损伤及炎症介质的作用进一步导致肺水肿、肺泡萎陷,从而导致呼吸衰竭。

【实验对象】　成年家兔。

【器材和药品】

1. 器材　哺乳动物手术器械 1 套,兔台,气管套管、BL-420F 生物机能实验系统、计算机、体重秤、小天平、听诊器、烧杯、1ml 和 2ml 注射器、

2. 药品　25%乌拉坦溶液、油酸、0.9%氯化钠溶液、0.1%盐酸生理盐水。

【方法与步骤】

(1) 麻醉与固定:动物称重后经耳缘静脉注射 25%乌拉坦溶液(4ml/kg)行全身麻醉,仰卧位固定于兔手术台上。

(2) 颈部手术,气管插管:去被毛,做颈正中切口约 6cm,用止血钳分开颈前正中肌肉,暴露气管,剥离后在气管下穿一粗线备用。于气管上做一倒"T"字切口,插入气管插管后结扎并固定。将气管插管的侧管与压力换能器相连后输入 BL-420F 生物机能实验系统,记录呼吸频率和幅度。

（3）油酸组家兔经耳缘静脉注入油酸（0.1ml/kg，2分钟注射完），生理盐液对照组用0.9%氯化钠溶液经耳缘静脉滴注。

（4）在注药后5、15、30、60、120分钟观察各项指标。包括呼吸频率、幅度和发绀情况，肺部呼吸音（注意有无湿啰音）、气管流出物（注意其量、颜色、性状）。

（5）在注药后120分钟时夹闭气管，打开胸腔后观察肺脏的变化。结扎肺门，取肺，称重，测肺系数后与正常家兔肺系数进行比较。

肺系数计算：肺系数 ＝肺重量(g)/体重（kg）（正常家兔肺系数为4～5）

【注意事项】

（1）颈部手术、气管插管时应注意防止出血过多，以免阻塞气管，造成窒息。

（2）注射油酸时应缓慢在2分钟内完成，并保证全部注入静脉内，以保证复制模型成功。

（3）剖胸取肺时勿损伤肺脏表面，以免影响肺系数的准确性。

【思考题】　静脉注射油酸引起急性呼吸窘迫综合征的机制是什么？

（李玉芳）

实验六　家兔实验性肺水肿

【目的和原理】

1. 目的

（1）掌握实验性肺水肿的复制方法。

（2）观察急性肺水肿的表现及其过程。

（3）分析肺水肿的发生机制。

2. 原理　肺水肿是过多的液体在肺组织间隙或肺泡内积聚的现象。

（1）体内、外液体交换失衡，主要是由于：①排泄器官（肾脏）结构与功能障碍；②体内液体容量与渗透压调节的异常，常导致全身性水肿。

（2）血管内、外液体交换失衡，包括：①毛细血管流体静压增高；②血浆胶体渗透压降低；③毛细血管通透性增加；④淋巴回流受阻。

【实验对象】　家兔，体重2.0～3.0kg。

【器材和药品】

1. 器材　BL-420F生物机能实验系统、计算机、1ml注射器、手术器械一套、天平、兔台、兔盒、听诊器、"Y"字形气管插管、丝线。

2. 药品　25%乌拉坦溶液、1:1000肾上腺素等。

【观察指标】　观察兔肺水肿的表现、肺叶组织标本，具体见表6-6。

表6-6　呼吸频率和幅度、肺部啰音、气管流出物、肺系数、肺大体观

指标分组	呼吸幅度	呼吸频率	发绀	啰音	泡沫痰	颜色	体积	表面	质地	肺系数
实验前										
输液后										
输液前										
输液后										

【方法与步骤】

（1）麻醉与固定。家兔称重后以25%乌拉坦溶液（4ml/kg）经耳缘静脉注射行麻醉，仰卧位固定于兔手术台上。

(2) 颈部手术,气管插管:颈部腹面正中备皮后,自甲状软骨起行正中纵行切口 5~6cm 长,钝性分离皮下组织和肌肉,暴露气管和一侧颈外静脉,并穿 2 根棉线备用。于气管上做一倒"T"字切口,插入气管插管后结扎并固定。气管导管接 BL-420F 生物机能实验系统记录呼吸频率和幅度。

(3) 全身血液肝素化:耳缘静脉注射 0.5% 肝素溶液 2ml/kg。

(4) 颈外静脉插管:把静脉导管连接静脉输液装置,注意排除管道内气体。先结扎左侧颈外静脉的远心端,再用动脉夹夹住其近心端(结扎处与动脉夹夹住部位之间的长度尽可能长一些),用眼科剪刀在靠近远心端结扎处的静脉上剪一斜口,经此切口将静脉导管插向近心端,再用备用线结扎紧导管;最后慢慢放开动脉夹,如有出血,应立即重新穿线结扎。打开静脉输液装置进行输液,缓慢输入生理盐水(5~10 滴/分)。

(5) 利用 BL-420F 生物机能实验系统,观察并记录动物正常的呼吸,并用听诊器听肺部的呼吸音。然后经静脉导管输入 37℃生理盐水(输入总量按 100ml/kg 计算,输液速度为 180~200 滴/分),待滴注接近完毕时经三通管静脉推注肾上腺素(0.9ml/kg)。

(6) 输液过程中应密切观察兔情况:①呼吸频率、深浅,有无呼吸困难、发绀;②肺部是否出现啰音,为何性质;③气管导管中是否有粉红色泡沫液体。

(7) 如证明肺水肿出现时,则夹住气管,处死动物,打开胸腔后观察肺脏的变化。结扎肺门,取肺、用滤纸吸去肺表面的水分后秤重,计算肺系数,肉眼观察肺大体改变。切开肺脏,观察有无粉红色泡沫样液体流出。

肺系数计算:肺系数 =肺重量(g)/体重（kg）（正常家兔肺系数为 4~5）

【注意事项】

(1) 输液速度控制在 180~200 滴/分为宜。

(2) 解剖取出肺时,注意勿损伤肺和挤压肺组织,以防止水肿液流出,影响肺系数值。

(3) 动物对肾上腺素的耐受性个体差异较大,必要时需注入较多量的肾上腺素才出现急性肺水肿。

【思考题】

(1) 根据实验结果,说明肺水肿发生机制。

(2) 说明大量快速输液引起肺水肿的机制。在快速输液后期加注肾上腺素对肺水肿的形成又会有什么影响?

（李玉芳）

【案例 6-6】

患者,女性,80 岁,长期高血压病史 40 余年,平时不规律口服降压药物,血压控制不理想。近 2 年曾多次医院就诊,行心脏彩超提示左心肥厚、扩大,诊断为高血压性心脏病。2 年来经常出现活动后气短,并时有夜间平卧困难。间断口服利尿剂维持。10 分钟前情绪激动生气后突然出现急性呼吸困难,坐立不安、咳嗽、咳痰,呈粉红色泡沫样痰。家人急呼 120 送至医院急诊。

查体:脉搏 140 次/分,呼吸 30 次/分,血压 200/120mmHg。神志清楚,急性病容,喘息貌,端坐位。口唇发绀。双肺呼吸音粗,可闻及双肺底中小水泡音。心率 140 次/分,心律齐,心尖部可闻及 3/6 级收缩期杂音。

诊断:急性左心衰。

治疗上给予取坐位,下垂双腿。呋塞米静脉注射利尿,西地兰静脉注射强心,硝普钠静脉泵入降压扩张血管等治疗,维持吸氧。15 分钟后呼吸困难症状逐渐减轻直至缓解。心率降至 100 次/分,血压 140/75mmHg,双肺底水泡音消失。

【Summary】

Respiration is defined as the gas exchange between the body and the external environment. The goals of respiration are to provide O_2 for the tissues and eliminate CO_2, the major end product of oxidative metabolism in the body. Respiration is composed of three major functional events: (1)external respiration: include pulmonary ventilation and gas exchange in the lung;(2) gas transport in the blood;(3) internal respiration. Pulmonary ventilation is the basis of the whole process of the respiration and is generated by respiratory movement.

Respiration is a very important phenomenon of life. Respiratory diseases become more and more familiar with us accompanied by smoking and industrial air pollution and are serious threats to our health. Respiratory system disease is the first part of internal medicine. Respiratory system disease includes such as pneumonia, asthma, chronic obstructive pulmonary disease, lung cancer, interstitial pulmonary disease, respiratory failure, Acute Respiratory Distress Syndrome (ARDS)and so on. These diseases have different physiologic and pathologic changes, which can cause different clinical manifestations.

In this chapter, we arranged the functional experiment courses for students to master correlation principle of respiratory movement, reflex regulation of respiration and related knowledge about them. For example, to detect the compliance of lung, study the mechanism of bronchodilators, build the model of pulmonary edema and so on. The students should study the course of manufacture of different animal model of different diseases, include pulmonary edema, respiratory failure, ARDS and so on, observe the expression and process, study the characteristics of functional changes on the disease process, combine the pathophysiologic changes of respiratory system diseases discuss the mechanism of occurrence and development of these diseases, clear the principle of treatment and medication, and according to them to carry out the rescue and treatment.

So, the student should learn and master the knowledge not only by the book, but also by the practice. Students can develop skill of scientific research through these interesting experiments, and prepare themselves for internal medicine study and clinical work.

第三节 神经系统

实验一 大鼠体外海马脑片的制备及 CA1 区突触后电位的观察

【目的和原理】

1. 目的 学习大鼠离体海马脑片的制备及神经元电活动的细胞外记录技术,了解脑片制备的基本过程,掌握细胞外微电极记录方法。

2. 原理 离体脑片是把脑组织在特制的切片机上切制而成的脑组织薄片。将切制好的离体脑片放在通有混合气体的人工脑脊液中孵育,存活时间为数小时至数日。脊髓、延髓、小脑、大脑皮质等均可制成离体脑片,其中应用最普遍的是海马脑片。因为海马解剖结构的特点,如边界清楚,易于剥离;为层状结构组织,它的主要细胞和传入、传出纤维排列密集、规整,纤维走行与海马纵轴大致成直角,切片的角度合适,所以制出的海马脑片含有相当高比例的各种投射纤维和联系(图 6-7)。在解剖显微镜直视下,可见海马脑片上颜色较暗的神经元带的分布和走行,易于确定要观察的脑片区域,将电极插入特定的部位。

【实验对象】 健康大鼠,体重 100~200g,雌雄不限。

【器材和药品】

1. 器材 计算机、BL-420F 生物机能实验系统、打印机、微电极操纵器、微电极放大器、脑片浴槽、脑切片机、玻璃微电极、金属刺激电极、控温仪、95% O_2 和 5% CO_2 混合气、手术器械(粗、细剪刀,咬骨钳)、细软毛笔、玻璃培养皿、双目解剖显微镜。

2. 药品 人工脑脊液(artificial cerebrospinal fluid,ACSF)成分(mmol/L):NaCl 124,KCl 5,NaH_2PO_4 1.25,$MgSO_4$ 2,$CaCl_2$ 2,$NaHCO_3$ 24,Glucose 10。pH 7.35~7.40。

【方法与步骤】

1. 海马脑片的制备方法 用乙醚麻醉大鼠后,断头、开颅,取出全脑,立即放入冰的氧合人工脑脊液中浸泡片刻,取出,沿大脑矢状缝将其切成左右两半,取一半大脑,剥离出海马,将海马水平放置在切片台上,沿海马槽纤维的走行方向,用切片刀将海马连续切成400μm的脑薄片4~5片,用毛笔将海马薄片移入浴槽进行孵育,通过控温仪维持浴槽外室的温度在(36±0.5)℃,脑片表面连续充灌温热、湿润的95% O_2 和5% CO_2 混合气体,人工脑脊液的灌流速度为1~2ml/min,孵育1小时左右即可开始实验观察。

2. 仪器连接与记录 刺激电极由直径100μm、尖端裸露、两极相距50μm、表面涂有绝缘漆的不锈钢丝制成。刺激参数为强度2~15V、波宽为200μs的单脉冲刺激。将双极刺激电极一端与计算机的程控刺激器输出相连,而另一端置于脑片表面辐射层或室床层(脑片标本置于浴槽的尼龙网面上,浸在人工脑脊液内)。

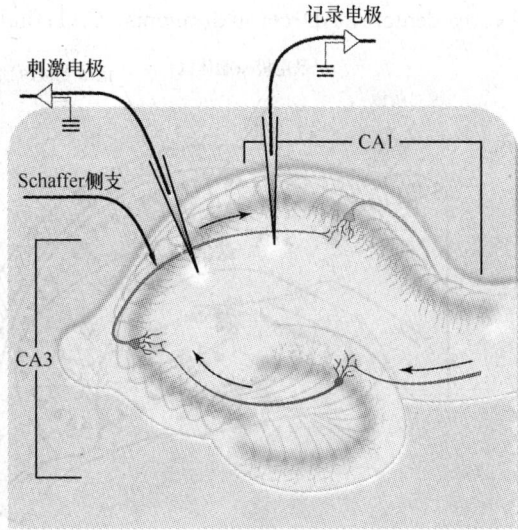

图6-7 Schaffer 传入纤维侧支与海马脑片 CA1 区锥体细胞的树突形成突触联系,而该锥体细胞的轴突则形成传出纤维,沿海马槽向海马以外的脑区投射。因此,当刺激 Schaffer 传入纤维侧支时,可在 CA1 区锥体细胞的胞体或树突区记录到细胞同步兴奋时所产生的场兴奋性突触后电位(field excitatory postsynaptic potential,FEPSP)和群体峰电位(population spike,PS)。如果刺激 CA1 区锥体细胞的轴突,则可在上述区域记录到一个逆向诱发场电位,这些场电位能可靠地反映出神经元群的生物电活动

记录电极为尖端直径1μm、阻抗5~8MΩ的玻璃微电极,内充3 mol/L NaCl溶液,一根细的乏极化银丝插入记录玻璃微电极,另一端与微电极放大器的探头正极相连,无关电极与标本槽内 ACSF 相通并连接到微电极放大器探头的负极,生物电信号经微电极放大器输出到计算机的生物电输入通道,经程控生物放大器放大,A/D 转换,计算机完成生物电信号的采集、处理、贮存,并将其显示在荧光屏上。

3. 记录海马锥体细胞的电活动 在解剖显微镜直视下,将刺激电极放置于 CA1 区辐射层,刺激 Schaffer 侧支;记录电极放置于 CA1 区锥体细胞层或锥体细胞的顶树突区,记录海马锥体细胞群体锋电位或锥体细胞的突触后电位,以此分析锥体细胞的放电活动(图6-7)。

4. 观察项目

(1)离体海马脑片 CA1 区锥体细胞层顺向诱发场电位的观察:在解剖显微镜直视下,刺激电极放置于 CA1 区辐射层,用强度为2~15V、波宽200μs的单脉冲刺激激活 CA1 区锥体细胞的传入纤维 Schaffer 侧支时,可在 CA1 区记录到顺向诱发场电位(图6-8)。

1)FEPSP,它是在刺激伪迹后约2 ms 出现的一个缓慢正向波,是 CA1 区锥体细胞树突产生的兴奋性突触后电位。

2)PS,为重叠在正向 FEPSP 之上的较尖锐的负波,是许多锥体细胞所产生的动作电位,PS 的振幅随刺激强度的增加而增大,但当刺激强度增大到某一值时,波形不变,潜伏期缩短,见图6-7。注:alveus,Alv;subiculum,Sub;mossy fiber,MF;perforant path,PP;Schaffer collaterals,

Sch；area dentate，AD；cornu arnmonis，CA1；fimbria，F.

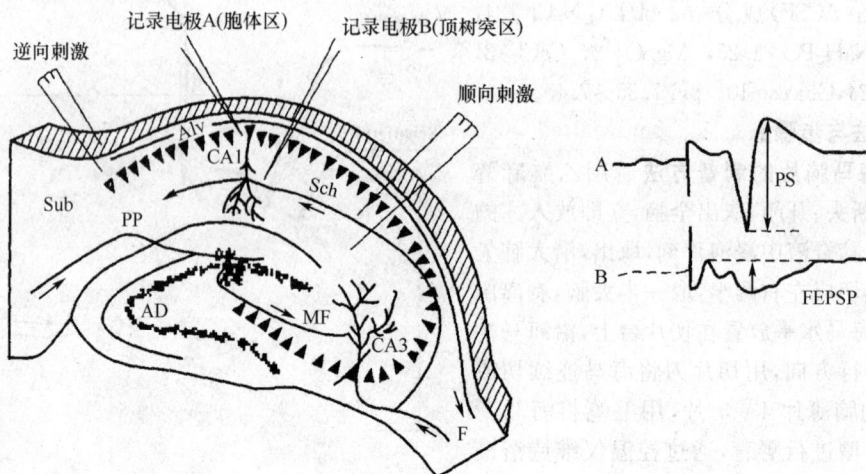

图 6-8　海马脑片结构及刺激电极、记录电极放置示意图（左图）和海马 CAI 区记录
的顺向诱发 PS（右图 A）及其 FEPSP（右图 B）

（2）离体海马脑片 CA1 区锥体细胞层逆向诱发场电位的观察：将刺激电极放置于室床层（海马槽）近下脚处，用强度为 $2\sim15V$，波宽 $200\mu s$ 的单脉冲刺激激活 CA1 区锥体细胞的轴突时，可在 CA1 区锥体细胞层记录到逆向诱发场电位，它是由于 CA1 区锥体细胞轴突被激活，动作电位逆向传导到胞体所产生的一个尖锐的负向 PS，其振幅及波宽随刺激强度的改变而变化，但潜伏期变化不大。

【注意事项】

（1）离体脑片制备的操作要求迅速，断头、取脑、切制成片的全部过程要在 $3\sim5$ 分钟完成。在分离海马时不要扭转和撕扯海马，以减少海马的损伤及缺氧。

（2）一般离体脑片需要孵育 1 小时左右开始实验，如过早开始实验记录可能会因脑组织的功能状态尚未恢复而观察不到所需要的指标。

（3）灌流速度不宜过快，以免造成脑片漂浮。

【思考题】

（1）群体峰电位（PS）的幅值高低与神经元活动数量是否有关？

（2）顺向诱发场电位和逆向诱发场电位的功能意义有何不同？

（朱启文）

实验二　药物对小鼠学习记忆功能的影响

学习与记忆是脑的重要功能，是全脑的高级而极其复杂的整合的结果，这些过程中的许多环节和机制还远不清楚。现代研究表明，学习与记忆过程与中枢神经递质乙酰胆碱、去甲肾上腺素能、多巴胺、5-羟色胺、组胺等等有关，反之这些递质传递障碍，可损伤学习与记忆功能。动物或人学习与记忆情况难以直接观察到，只能根据可观察的对刺激的反应来推测和评估脑内的一些变化。动物学习与记忆实验方法的核心是条件反射，各种方法均由此衍生而来。在研究学习与记忆的药效学实验中，目前有多种动物模型，但它们均有一定的局限性。常用的方法有跳台法、穿梭法、避暗法等，本实验介绍小鼠跳台法研究其学习记忆功能。

【目的和原理】

1. 目的 观察加兰他敏对东莨菪碱引起的记忆功能障碍的改善作用。

2. 原理

(1) 跳台实验属一次性刺激回避反应实验(one trail avoidance test)。跳台法的实验装置一般为一长方形反射箱,其长径被黑色塑料板隔为若干区间,底部铺以间距为 5mm 的铜栅,可通适当的电流,每个小的区间有一个高和直径均为 4.5cm 的小平台。实验时,首先将小鼠放在铜栅上,当铜栅通电时,跳在铜栅上的小鼠受到电击,其正常反应是躲避电击跳上平台,小鼠有可能再次或多次跳下平台受到电击,受到电击时又会迅速跳回平台。如此训练 5 分钟,并记录每只鼠受到电击的次数(错误次数),以此为学习成绩。24 小时后重新测验,此次测验时,首先将鼠放在跳台上,记录第一次跳下的时间(潜伏期)、受电击的动物数和 5 分钟内的错误次数,以此反映记忆保持情况。

(2) 该方法的优点为:操作简便易行,一次可同时观察多只动物,能较客观地反映动物经过一次刺激后记忆获得的情况,尤其适用于药物筛选实验。因为不同的药物引起记忆障碍的机制不同,因而通过观察益智药物对这些模型的药效可分析益智药物的作用机制。缺点:动物的躲避性反应的个体差异较大。

(3) 东莨菪碱为胆碱 M 受体阻断药,进入中枢可阻断神经系统胆碱能神经通路,引起记忆获得障碍。东莨菪碱所致的记忆获得障碍动物表现为潜伏期缩短,实验期间错误次数增加。加兰他敏是胆碱酯酶抑制药,对神经细胞的胆碱酯酶有高度选择性,可拮抗东莨菪碱作用。

【实验对象】 小鼠,雌雄兼用,体重 18~24g。

【器材和药品】

1. 器材 小鼠跳台仪、鼠笼、天平。

2. 药品 加兰他敏、东莨菪碱、0.9%氯化钠注射液(NS)。

【方法与步骤】

1. 分组与给药 取 3 只小鼠,称重,编为甲、乙、丙。它们分别为甲鼠,空白对照组;乙鼠,记忆障碍模型组;丙鼠,记忆障碍模型+治疗组。乙、丙两鼠需要在实验前 15 分钟腹腔注射东莨菪碱 1mg/kg;甲鼠则腹腔注射等容量的 0.9%氯化钠注射液。由于丙鼠还需进行药物干预治疗,需要在实验前 30 分钟腹腔注射加兰他敏 5mg/kg。

2. 训练 先将跳台仪与可变变压器相连,将 3 只小鼠放入跳台仪底部电栅上,然后通电(AC,36V)。小鼠受到电击后跳上跳台,躲避电击。训练 5 分钟后,小鼠获得记忆,表现出在跳台上的时间延长,受到电击的次数减少。

3. 测试 实验时,将动物放入仪器内的跳台上,底部电栅通电(AC,36V),实验时间设置 5 分钟,分别记录潜伏期和 5 分钟内小鼠跳下跳台受到电击的次数,即错误次数。其结果记录在表 6-7。

表 6-7 小鼠跳台实验结果

组 别	腹腔注射用药	潜伏期	错误次数
甲:空白对照	NS+NS		
乙:模型对照	NS+东莨菪碱		
丙:给药治疗	加兰他敏+东莨菪碱		

将更多实验小组的实验结果汇总起来,算出平均值,进行组间比较。

【注意事项】

(1) 尽量避免给小鼠额外刺激,保持实验室安静,光线不宜过强。

(2) 实验中应及时清除铜栅上的粪便等杂物,以免影响刺激鼠的电流强度。

【思考题】

东莨菪碱和加兰他敏的作用机制是什么?

【案例 6-7】

患者,男性,68 岁,因"记忆力差 6～7 年,加重 1 年"来笔者所在医院就诊。患者大学文化,退休前为某大学教授、硕士生导师。患者于 6～7 年前发现自己记忆力减退,备课时本来很熟悉的内容,还需要反复背诵才能记住;有时上课时出现忘词现象,或者遗漏知识点不讲。1 年来说话有时颠三倒四、词不达意,已经无法给学生上课。同样的事情,即使反复询问家人,仍然无法记住。原来空闲时爱和别人聊天,近 1～2 年说话减少,接电话讲得很慢很简单,但是没有语法错误。现在分析判断能力较差,学校组织活动请其担任评委,并点评选手,但患者几乎不发言,说不出选手优缺点。计算能力差,购物时经常算错账、多付款,现在不能独自上街购物。没有时间概念,不知道现在的年份日期。1 年来出门需家人陪同,但生活基本自理,不需要别人帮助。

既往史:高血压病史 10 年,坚持服药;无脑卒中史、心脏病史,无烟酒嗜好。

体检:体温 36.8℃,脉搏 72 次/分,血压 140/90mmHg。时间、地点定向力差,人物定向力尚可。其他神经系统检查,无阳性定位体征。

辅助检查:头部磁共振检查显示双侧半卵圆中心少量点状腔隙灶,额顶颞叶为主的脑萎缩。神经心理学检查 MMSE=21(正常≥26),MoCA=15(正常≥26),Fuld 物体记忆测验 FOM=2(正常≥12)。

诊断:脑萎缩。

治疗经过:患者明确诊断后口服多奈哌齐(乙酰胆碱酯酶拮抗剂)和抗高血压药物,记忆力略有改善,语言较前有所增加,但计算力依然很差,时间定向力不好。服药 3 年以后,患者记忆力较诊断时还是有明显下降,生活无法自理,洗脸刷牙等需要人提醒,有时大小便需家人协助。有时认错儿子,但能够认识老伴。言语很少,不能理解电视节目。复查头部磁共振,显示脑萎缩较前有所加重,余无明显变化。目前服用氨氯地平和盐酸美金刚(NM-DA 受体拮抗剂)。

问题

(1) 此患者的核心症状是什么? 最后诊断是什么?

(2) 记忆的生理过程和哪些神经递质相联系,哪些药物可以影响这些递质系统?

(3) 为什么经过适当的治疗后,患者的病情仍然加重?

新视窗   **阿尔茨海默病的药物治疗**

阿尔茨海默病(Alzheimer disease)是一种神经系统变性疾病,多发于老年人,临床表现是以情景记忆受损为特征的进行性认知障碍,可以伴有精神症状。典型的病理学表现为老年斑(淀粉样蛋白沉积)、神经元纤维缠结(NFT)、神经元减少、颗粒空泡变性等。随着社会老龄化的加剧,本病的发病率呈逐渐上升趋势,严重影响患者的工作能力和生活质量,给家庭和社会带来沉重的经济和心理负担。

以下介绍阿尔茨海默病的治疗药物：

（1）胆碱酯酶抑制剂（AChEI）：脑内胆碱能神经元的变性死亡,导致突触间隙神经递质乙酰胆碱含量减少,这是造成阿尔茨海默病患者记忆和认知障碍的重要原因。基于上述理论,应用胆碱酯酶抑制剂可减少乙酰胆碱的水解而增加其在突触间隙的浓度,从而改善认知功能。此类药物是目前临床最成功的药物,已有多种获准上市,包括多奈哌齐（Donepezil）、加兰他敏（Galanthamin）、卡巴拉汀（Rivastigmine）、石杉碱甲（Huperzine A）等。其中前三者均获美国食品与药品管理局（FDA）批准治疗本病,而石杉碱甲仅在中国上市。胆碱酯酶抑制剂治疗阿尔茨海默病,疗效明确但改善程度有限,而且对本病的病理进展效果不佳,用于改善患者的认知和精神症状。

（2）NMDA受体阻断剂：NMDA受体控制突触钙离子通道,在学习、记忆和突触可塑性方面发挥重要作用。在阿尔茨海默病患者体内NMDA受体被过度激活而产生兴奋性毒性,诱导神经细胞内钙超载和神经细胞死亡。美金刚（Memantine）为中度亲和性、非竞争性的NMDA受体阻断剂,抑制谷氨酸的病理性激活而维持谷氨酸的正常生理功能。研究表明美金刚能够改善中至重度痴呆患者的认知功能,并获得FDA批准用于治疗阿尔茨海默病。美金刚可以单独用药,也可以和胆碱酯酶抑制剂联合用药。

（3）抑制淀粉样蛋白（Aβ）形成、沉积和聚集的药物：Aβ形成过程中的分泌酶是治疗阿尔茨海默病的重要切入点。通过增强α分泌酶活性,抑制β和γ分泌酶,可以减少Aβ的产生和沉积。γ分泌酶抑制剂LY450139（Semagacestat）、MK-0752、PF-3084014、GSI-9531（begacestat）因疗效或副作用等原因先后终止了临床研究。但还有数个γ分泌酶抑制剂正处于临床研究中。抗癌药物Bryostatin-1能刺激α分泌酶,在痴呆动物实验中显示了较好的效果,但临床研究仍在进行中。3-氨基-1-丙磺酸可以与Aβ结合,抑制Aβ与氨基葡聚糖的相互作用而防止聚集物形成,可以预防并阻止淀粉样蛋白在脑组织中的形成和沉积。本类药物针对阿尔茨海默病可能的发病机制,有可能逆转疾病的进展,如果成功其前景将非常光明。目前有多种药物都在开发研究中,均未获得批准用于临床。

（4）其他：包括免疫治疗、抗氧化治疗等。主动免疫是指应用Aβ多肽疫苗刺激机体产生相应抗体,从而达到清除Aβ斑块之目的。AN-1792在转基因小鼠的研究证明能减少Aβ在脑组织中的沉积,改善认知功能。但二期临床试验中约有6%的受试者并发脑膜脑炎,试验被迫终止。因此其他临床研究中的疫苗都力图避免CNS炎症。被动免疫是指直接给阿尔茨海默病患者注射Aβ抗体,临床前期试验已经取得阳性结果,目前数项研究正在进行中,包括Bapineuzumab、Solanezumab等。抗氧化剂Dimebon可通过抑制线粒体渗透转移孔开放等途径减少活性氧毒性,在动物试验中显示有神经保护作用。虽然三期临床试验失败,开发者宣布终止研究,但为阿尔茨海默病的药物开发提供一条思路。本类药物都在开发研究中,尚未用于临床。

实验三　强迫性游泳实验验证抗抑郁药物疗效

大鼠和小鼠强迫性游泳模型是一种简便、可靠的抑郁动物模型,它利用动物不能逃逸出恶劣环境,以致行为绝望,从而建立了一种评价抗抑郁药物的方法。动物在有限空间内游泳一段时间后,就会从拼命挣扎游动状态,转为漂浮少动状态。这反映了动物放弃逃生的绝望行为。很多抗抑郁药物可以对抗这种状态,使其游动起来。二十年来,这一模型在世界各地许多实验室得到了广泛应用。

【目的和原理】

1. 目的　观察丙咪嗪对大鼠强迫性游泳模型的影响,理解其抗抑郁作用。

2. 原理

(1) 该实验方法是一种行为绝望实验法,大鼠的不动时间反映了动物的绝望程度,是判断抗抑郁药物作用的指标。不动时间越短,抗抑郁作用越强。水温、水深、动物、季节是影响实验的4个因素。实验时常常把水温控制在25～30℃。水深的选择应以动物无法逃脱为标准,一般大鼠实验时水深为17～33cm,小鼠实验时水深约10cm。实验受季节影响比较大,冬季动物的不动时间会延长,夏季则相反;但在同一天当中不同时间进行实验,结果是一致的。不同品系的动物对抗抑郁药的敏感性不同,Wistar大鼠是一种常见的选择。

(2) 丙咪嗪为三环类抗抑郁药物,对中枢神经系统突触后膜的5-羟色胺、去甲肾上腺素具有阻断作用,具有较强的抗抑郁效应。

【实验对象】 雄性 Wistar 大鼠,体重 180～200g。

【器材和药品】

1. 器材 透明有机玻璃圆缸(直径18～20cm,高40cm)、秒表。

2. 药品 丙咪嗪、0.9%氯化钠注射液(生理盐水)。

【方法与步骤】

(1) 实验前1天,大鼠应单笼喂养。

(2) 取大鼠2只,编号为甲(对照组)、乙(丙咪嗪治疗组),标记并称重。

(3) 实验第1天:大鼠放入玻璃缸中,每缸1只,缸中水深24cm,水温28～29℃(每缸水仅用1次)。每只大鼠预游15分钟,随后取出于温室烤干,放入笼中。

(4) 实验第2天:腹腔注射丙咪嗪30mg/kg或等量生理盐水,30分钟后将大鼠放入水缸中,连续观察5分钟。累计大鼠在水中停止挣扎,呈漂浮直立状态,仅有偶尔的肢体运动以保持头部浮在水面的持续时间(不动时间)(表6-8)。

表 6-8 大鼠强迫性游泳实验结果

组 别	腹腔注射用药	不动时间(秒)
甲:对照组	生理盐水	
乙:治疗组	丙咪嗪	

将更多实验小组的实验结果汇总起来,算出平均值,进行组间比较。

【注意事项】

(1) 实验结果的判断依赖于主观判断,所以最好应用盲法评估。即观察者事先不知道哪只大鼠为甲,哪只为乙,待观察完成后再揭晓,并记录观察结果。

(2) 实验中要注意保持正确的水温、水深,否则两组动物无法比较。

【思考题】

哪些神经递质与抑郁焦虑的发生有关?

【案例 6-8】

小张是个漂亮的女孩子,刚刚大学毕业,对自己的未来充满了自信和期待。但工作不到3个月,小张却感觉到了无形的压力,让她喘不过气来。开始时她的睡眠不好,早晨很早就醒来,无法继续睡觉。躺在床上就开始胡思乱想,明明是不用担心的事情,可是总是不可遏制的去想。白天上班,小张变得无精打采,整天垂头丧气。在公司里,也不像当初那样活泼乱跳,每天闷在那里,不爱说也不爱动。以前她爱逛街购物、爱做瑜伽,现在却毫无兴趣。领导找她谈话,教导她要把工作做好。可是小张觉得自己处处不如人,一点干劲也没有。慢慢地,小张越来越感到力不从心,在她心里也萌生了一个可怕的念头——自杀。同事见她整日萎靡不振,劝说了几次也没有效果。终于,小张忍受不住,想要吃安眠药来结束自己的生命,还好被家人及时发现,送到医院抢救过来了。

经过医生的诊断,小张患的是"抑郁症"。按照医生的建议,小张每天口服氟西汀20mg,大约在服药1个月后,发现症状明显好转,人有了精神,也爱说爱笑了。此后小张坚持服药1年多,症状基本消失。她在工作上也非常顺利,半年后升职加薪,现在她的生活充满了阳光。

问题

(1) 请总结患者的主要症状是什么?

(2) 治疗抑郁症的药物有哪几类?都影响哪些神经递质的代谢及功能?

实验四　苯巴比妥钠的抗惊厥作用

【目的和原理】

(1) 学习惊厥模型的复制方法。

(2) 观察苯巴比妥钠(sodium phenobarbital)预防性对抗药物引起小白鼠惊厥的作用。

(3) 学习应用 X^2 检验判定实验结果。

【实验对象】　昆明种小白鼠,雌雄各半,体质健康,体重 18~22g。

【器材和药品】

1. 器材　计算机、BL-420F 生物机能实验系统、鼠笼、注射器、石棉网、大烧杯、电子天平。

2. 药品　0.2%苯巴比妥钠溶液;0.006%硝酸士的宁溶液;0.9%氯化钠溶液;标记用苦味酸。

【方法与步骤】

(1) 全班取 48 只小白鼠,称其体重,按小白鼠体重和性别分成若干群。

(2) 按组间一致的原则,将各群中的小白鼠随机地分配到实验组和对照组中去。

(3) 每一实验小组同学从实验组和对照组中取情况相近的小白鼠各 3 只,将各鼠设法用苦味酸标记,并将标记和体重填入记录表 6-9 中。

表 6-9　学生实验小组的实验结果记录表

组别	No.	体重(g)	0.2%苯巴比妥溶液(实验组)生理盐水(对照组)		0.006%硝酸士的宁		惊厥	
			注射量(ml)	注射时间	注射量(ml)	注射时间	时间	百分率
实验组	1							
	2							
	3							
对照组	1							
	2							
	3							

(4) 实验组小白鼠腹腔注射 0.2%苯巴比妥钠溶液,剂量按 0.5ml/20g 体重计算,并将所注药量和时间填于表中。按同样方法,对照组小白鼠腹腔注射生理盐水,剂量同实验组。

(5) 给药 30 分钟后,每只小白鼠皮下注射 0.006%硝酸士的宁溶液,剂量按 0.5ml/20g 计算,并将所注药量和注药时间填于表中。

(6) 从注射硝酸士的宁起,严密观察 30 分钟,看各鼠有无惊厥出现,并记录于表 6-7 中。小白鼠惊厥的指标为双后肢强直性伸直。

【结果及分析】　通过 BL-420F 生物机能实验系统采用 χ^2 检验对全班的实验数据进行显著

性检验,判定实验组和对照组出现惊厥比例之差异是否有意义。

【注意事项】

硝酸士的宁的注射部位,全班要基本一致,否则影响实验结果。

【思考题】

(1) 该实验为什么设立对照组?

(2) 为什么先给抗惊厥药物,后给致惊厥模型药物?

(3) 巴比妥类药物抗惊厥的机制?

实验五　普鲁卡因的蛛网膜下腔阻滞麻醉作用

【目的和原理】

1. 目的

(1) 观察普鲁卡因蛛网膜下腔注射的麻醉作用,肾上腺素对皮下注射普鲁卡因毒性的影响。

(2) 了解血管收缩药预防局麻中毒的作用。

2. 原理　局部麻醉药通过椎管内注射,对注射局部神经膜上的钠通道阻滞,干扰与疼痛等相关的神经兴奋的传递,从而达到局部麻醉作用。普鲁卡因血药浓度高或误入血管可引起一系列中枢神经系统和心血管系统中毒反应,如惊厥和心率减慢、血压下降。肾上腺素为血管收缩药,能减少普鲁卡因的入血吸收,减少其毒副作用。

【实验对象】　家兔 2 只,2~3kg,雌雄不限。小白鼠 4 只,18~22g,雌雄相同。

【器材和药品】

1. 器材　剪刀 1 把,2ml 注射器,7 号针头 1 个,塑料杯 1 只,酒精棉球少许。

2. 药品　2% 普鲁卡因(PC)注射液,含 1:20 000 肾上腺素的 2% 盐酸普鲁卡因注射液。

【方法与步骤】

1. 普鲁卡因的麻醉作用

(1) 观察 2 只家兔正常步态及针刺其后肢的痛觉反应。

(2) 分别称重。

(3) 取家兔 1 只在髂骨间脊椎骨正中将部分兔毛剪去(约 5cm×5cm),用碘酒、酒精棉球依次消毒皮肤。

(4) 一人固定兔体并将兔臀部向腹侧弯曲,使腰骶部凸出,以增大脊突间隙。

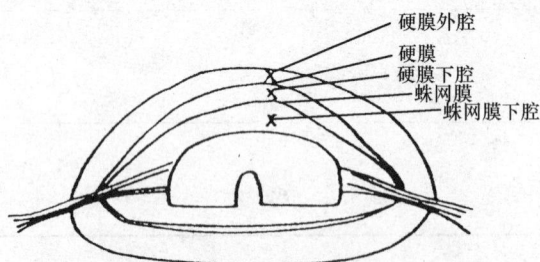

图 6-9　蛛网膜下腔阻滞麻醉示意图

(5) 另一人右手持注射器,自第 1 骶骨前面正中第 7 腰椎间隙(第 7 腰椎与第 1 骶椎之间),插入腰椎穿刺针头,垂直轻轻刺入。当刺到椎管时有似刺透硬膜感觉,此时兔尾巴随针刺而动,或后肢有跳动,证明已刺入椎管。

(6) 固定家兔,以免动物挣扎而损害脊髓,注射普鲁卡因 0.2ml/kg(图 6-9)。

(7) 注射后,继续观察兔的活动情况,并测定后股的痛觉反应,记录麻醉起效时间和持续时间。

(8) 另一只家兔操作步骤相同,椎管内仅注入生理盐水(0.2ml/kg)。同样观察兔的活动情况及测定后股的痛觉反应。

2. 普鲁卡因毒性及肾上腺素的减毒作用

(1) 取雌雄相同、体重相似的健康小白鼠 4 只,称重后分组标记。

(2) 2 只小鼠皮下注射 2%普鲁卡因溶液 0.2ml/10g。

(3) 2 只小鼠皮下注射含肾上腺素之普鲁卡因 0.2ml/10g。

(4) 按照表 6-9 内容观察小鼠发生惊厥的情况。

【结果分析】

(1) 观察家兔注入普鲁卡因后的步态等与给药前有无不同表 6-10。

(2) 观察两组小鼠发生惊厥的潜伏期及死亡率(综合全班实验结果),并进行统计学分析。

表 6-10　家兔普鲁卡因椎管内麻醉作用观察

	给药前			给药后		
	步态	肌张力	痛反应	步态	肌张力	痛反应
普鲁卡因						
生理盐水						

表 6-11　两组小白鼠的惊厥观察

组别	鼠号	体重	给药时间 (min)	出现惊厥时间 (min)	惊厥潜伏时间 (min)	死亡时间 (min)	存活时间 (min)	死亡率
普鲁卡因								
肾上腺素 +普鲁卡因								

【注意事项】

(1) 椎间隙的定位要准确,进针角度要垂直于脊椎。

(2) 家兔的固定要可靠,尤其进针后可见家兔跳动,避免穿刺针伤害家兔。

【试剂配制】　1∶20 000 肾上腺素普鲁卡因的配制,将 0.1%肾上腺素溶液 0.2ml 加入 2%普鲁卡因溶液 200ml 中即可。

【思考题】

(1) 普鲁卡因椎管内麻醉的麻醉平面与麻醉范围的关系如何?

(2) 局麻药中加入肾上腺素的目的是什么?

实验六　中枢性兴奋药与抑制药的相互作用

【目的和原理】

1. 目的

(1) 观察镇痛药吗啡对呼吸的抑制作用和延髓呼吸中枢兴奋药尼可刹米对呼吸抑制的治疗作用。

(2) 观察尼可刹米过量所致的惊厥反应及镇静催眠药的抗惊厥作用。

(3) 观察注射不同剂量尼可刹米对家兔有何不同的影响。

(4) 了解严格掌握用药剂量的重要性,加深对合理用药重要性的理解。

2. 原理

(1) 吗啡为 μ、κ 及 δ 型阿片受体激动剂,有强大的镇痛、镇静及镇咳作用。吗啡可抑制呼吸中枢,降低呼吸中枢对二氧化碳的敏感性。吗啡对呼吸抑制的程度与使用的剂量平行,过大剂量可致呼吸衰竭而死亡。

（2）尼可刹米能选择性地兴奋延髓呼吸中枢,也可通过颈动脉体和主动脉体化学感受器反射地兴奋呼吸中枢,使呼吸加深加快,当呼吸中枢被抑制时其兴奋作用更为明显。临床主要用于疾病或中枢抑制药中毒引起的呼吸及循环衰竭。对吗啡过量引起的呼吸抑制疗效显著。用量过大可产生血压升高、心悸、出汗、呕吐、震颤及阵挛性惊厥等不良反应。

（3）地西泮为中枢神经系统抑制药,具有抗焦虑、镇静催眠、抗惊厥和抗癫痫等作用。

【实验对象】 家兔,2.0～3.0kg,体质健康,雌雄不限。

【器材和药品】

1. 器材 兔固定器、婴儿秤、鼻插管、液体石蜡、胶布、注射器、酒精棉球、呼吸换能器、计算机生物信号采集处理系统。

2. 药品 1％盐酸丁卡因溶液、1％盐酸吗啡溶液、5％及25％尼可刹米溶液、0.5％地西泮针剂。

【方法与步骤】 记录家兔正常呼吸曲线

方法一 取家兔1只,称重,置于兔固定器内,将1％盐酸丁卡因溶液1～2滴滴入家兔一侧鼻孔内。将鼻插管一端连接呼吸换能器,另一端涂以液体石蜡后缓缓插入家兔已经滴入盐酸丁卡因溶液的一侧鼻孔,调节其插入的深度及角度,使家兔呼吸曲线有适当幅度,用胶布固定。记录家兔正常呼吸运动曲线。

方法二 行气管插管(方法参见第四章第二节中的第二项"颈部手术"),记录家兔正常呼吸运动曲线。

（1）由兔耳缘静脉注射1％盐酸吗啡溶液1～2ml/kg,观察并记录家兔呼吸频率及幅度的变化情况。

（2）家兔呼吸抑制明显时(呼吸频率极度减慢,幅度明显降低)立即由耳缘静脉注射5％尼可刹米溶液1～2ml/kg。观察并记录家兔出现呼吸抑制的时间及注射5％尼可刹米溶液后家兔呼吸频率及幅度的变化情况。

（3）家兔呼吸抑制解除后,将兔移出兔固定器,拔出鼻插管。以稍快速度由耳缘静脉推注25％尼可刹米溶液0.5ml/kg,待家兔出现惊厥(躁动、角弓反张等)后,立即由耳缘静脉推注0.5％地西泮溶液0.5ml/kg。观察并记录家兔出现惊厥症状的时间及注射0.5％地西泮溶液后惊厥症状缓解所需的时间。

（4）家兔惊厥症状完全消失后,再由耳缘静脉快速推注25％尼可刹米溶液3ml/kg,观察家兔的反应。

【实验结果】 记录如下内容:

（1）注射1％盐酸吗啡溶液1～2ml/kg后家兔呼吸频率、幅度的变化情况及出现呼吸抑制的时间。

（2）注射5％尼可刹米溶液后家兔呼吸频率、幅度的变化情况及呼吸抑制解除的时间。

（3）推注25％尼可刹米溶液0.5ml/kg后家兔出现惊厥症状的时间及注射0.5％地西泮溶液后惊厥症状缓解所需的时间。

（4）推注25％尼可刹米溶液3ml/kg后家兔的反应。

【注意事项】

（1）注射盐酸吗啡的速度应先快后慢,剂量应根据家兔呼吸抑制情况调节,一旦出现家兔呼吸幅度降低应即刻停止给药。如上述剂量不足时可适当增加。

（2）家兔出现呼吸抑制后注射5％尼可刹米溶液解救时注射速度不宜过快,以免引起惊厥。观察25％尼可刹米溶液的致惊厥作用时注射速度宜快,否则不易引起惊厥。

（3）应将注射器内提前备好解救药品,当家兔出现呼吸明显抑制或惊厥症状时,立即由耳缘静脉注入解救药品,以免家兔死亡。

【思考题】

(1) 中枢兴奋药引起死亡的主要原因是什么?

(2) 尼可刹米产生毒性作用的原理、症状及解救药物?

(3) 吗啡急性中毒时有哪些表现?解救时可用哪些类药物?分别说明其作用机制。

【案例6-9】

女性,22岁,被家人发现神志不清半小时送来急诊,当时发现身边有地西泮空盒及空酒瓶,估计服用地西泮100片,"白酒"250ml。

查体:面色苍白,血压90/60mmHg,昏睡状态,双瞳孔等大正圆,直径1mm,光反应迟钝,刺激四肢可动。立即予以洗胃,速尿40mg静脉推注利尿,纳络酮0.8mg肌内注射。30分钟后患者意识状态无好转,血压80/50mmHg,心率130次/分,血氧85%,呼吸表浅,立即吸氧,并予以尼可刹米1.125mg,洛贝林9mg加入生理盐水250ml静脉滴注,多巴胺100mg加入0.9%生理盐水250ml静脉滴注,纳络酮4mg加入生理盐水250ml静脉滴注,约20分钟后患者血压110/70mmHg,心率102次/分,血氧95%,病情稳定,24小时后神志转清,脱离危险。

问题

(1) 地西泮中毒的临床表现有哪些?

(2) 地西泮中毒的治疗方法是什么?

实验七 局灶性脑缺血动物模型的制备及药物的保护作用

【目的和原理】

1. 目的

(1) 学习制作大鼠局灶性脑缺血模型。

(2) 观察大鼠局灶性脑缺血所致的神经功能障碍及脑组织损伤。

(3) 观察药物对神经功能障碍及脑组织损伤的防治作用并分析可能的作用机制。

2. 原理 通过电凝法阻断大鼠一侧大脑中动脉,造成相应供血区域的急性局灶性脑缺血。缺血区域神经细胞膜受损,细胞内钙超载,导致脑损伤。钙通道拮抗剂通过阻滞细胞膜钙通道而抑制细胞内钙超载,减轻脑损伤,可作为神经保护剂使用。

【实验对象】 雄性SD或Wistar大鼠,体重250～350g。

【器材和药品】

1. 器材 实验手术器械1套,咬骨钳,双目解剖显微镜,脑切片机,光学显微镜,图像分析仪,注射器,试管,加样器,双极电凝器,手术针线,纱布和消毒棉等。

2. 药品 0.9%NaCl溶液,3.5%水合氯醛,皮肤消毒液,0.07%尼莫地平混悬液,0.3%羧甲基纤维素钠溶液,4%氯化三苯基四氮唑(TTC)溶液。

【方法与步骤】

(1) 分组:将实验动物随机分成假手术组、模型组和给药组。

(2) 所有实验大鼠术前禁食12小时,不禁水。于术前60分钟,假手术组、模型组大鼠灌胃0.3%羧甲基纤维素钠,给药组大鼠灌胃0.07%尼莫地平混悬液,均为1ml/100g。

(3) 各组大鼠用3.5%水合氯醛(0.1ml/10g)腹腔注射麻醉后,侧卧固定于鼠解剖板上。

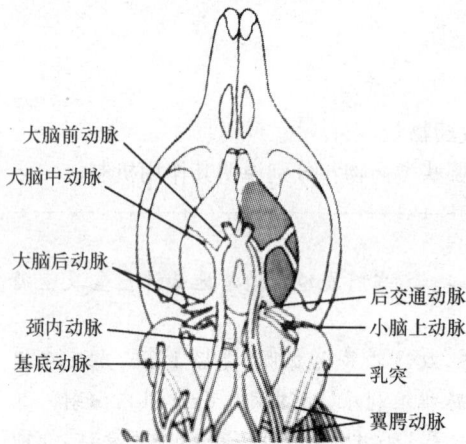

图 6-10 大鼠大脑中动脉解剖图

（4）模型组和给药组大鼠进行以下操作。

1）沿右侧外耳道与右眼外眦连线中点，垂直切开皮肤。在手术显微镜下切开颅骨，暴露颞前凹。

2）在颧骨和颞骨鳞部联合处下方钻一小孔，分离出大脑中动脉，电凝烧灼嗅索内 1mm 至大脑下静脉之间的一段，以阻断大脑中动脉的血流（大鼠大脑中动脉解剖图 6-10）。

3）逐层缝合伤口后，送回笼内饲养。

（5）假手术组仅进行麻醉和相同部位的手术切开及缝合。

（6）神经功能评分：采用 5 分评分标准，分别于术后 3、6 和 24 小时评分：0 分，无神经功能障碍；1 分，不能完全伸展对侧前爪；2 分，向偏瘫侧转圈；3 分，向偏瘫侧倾倒；4 分，不能自发行走，意识丧失。1 分以上即为造模成功。

（7）手术后 24 小时评分后，将大鼠断头取脑，除去嗅球、小脑及低位脑干，在以下 4 处做冠状切片：脑前极与视交叉连线中点；视交叉处；漏斗柄部；漏斗柄与叶尾极之间。将 5 片脑组织置于 4％氯化三苯基四氮唑溶液中，37℃恒温避光温育 30 分钟。正常脑组织染色后呈红色，梗死组织呈白色（图 6-11）。用图像分析仪测定梗死面积与总脑片面积的比例。

【结果分析】 将各组在 3、6 和 24 小时的神经功能评分及梗死面积比例数据（$\bar{x} \pm s$）填入表 6-12，采用计量资料 t 检验方法进行统计学比较。

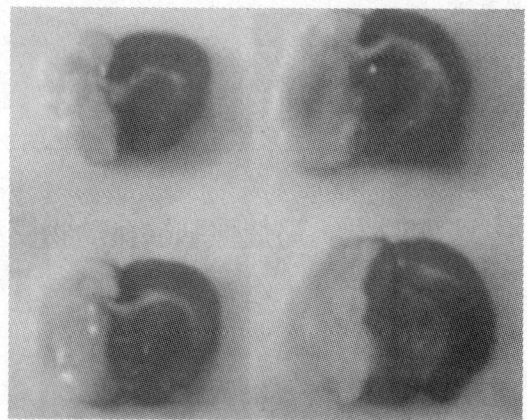

图 6-11 脑梗死 TTC 染色

表 6-12 大鼠局灶性脑缺血后各组神经功能评分及梗死面积百分比的比较（$\bar{x} \pm s$）

	假手术组		模型组		给药组	
	评分	面积％	评分	面积％	评分	面积％
3h						
6h						
24h						
P 值						

【注意事项】

（1）大鼠术前禁食 12 小时，以控制造模时血糖轻度升高，避免脑梗死面积扩大。

（2）尽量保持环境温度在 25～30℃，避免低温对脑的保护作用或高温对脑细胞的损伤。

【思考题】

(1) 通过本实验,了解大鼠局灶性脑缺血所致脑组织损伤的发病机制及其特点。

(2) 试分析神经保护药物尼莫地平的治疗效果及其机制。

【案例6-10】

患者,男性,60岁。以言语不清,右侧肢体活动不灵2天为主诉入院。该病人昨日晨起床时自觉说话不流利,右侧上下肢略感无力,未予在意。白天逐渐感觉言语不清晰,右手持筷不能,右腿行走困难。今日右上、下肢完全不能活动。患者轻度头胀,无恶心、呕吐,无发热,无抽搐,二便正常。既往高血压史10年,间断服用降压药;糖尿病1年,未用降糖药。

体检:体温37℃,呼吸20次/分,脉搏90次/分,血压170/110mmHg。神志清楚,言语含混不清。双侧瞳孔等大正圆,直接间接光反应灵敏,眼球运动正常,右侧鼻唇沟变浅,示齿口角左偏,伸舌右偏。右侧上下肢肌力0级,左侧上下肢肌力正常。右侧面部及右半身痛觉减退。四肢腱反射正常,巴彬斯基征右侧阳性。

实验室检查:白细胞$7.71×10^9$/L,红细胞$4.14×10^{12}$/L,血小板$240×10^9$/L;血清甘油三酯2.86mmol/L,总胆固醇6.10mmol/L,高密度脂蛋白胆固醇1.08mmol/L,低密度脂蛋白胆固醇4.16mmol/L,血糖(空腹)8.60mmol/L。

影像检查:头CT(计算机断层扫描)显示左侧大脑中动脉供血区低密度病灶(图6-12左侧黑色区域)。

患者在住院后采用抗血小板、降脂、降糖、改善脑循环、神经保护剂治疗,并辅以神经康复治疗20天,病情明显好转。出院时能简单言语,右侧上肢肌力恢复至2级,右下肢3级。

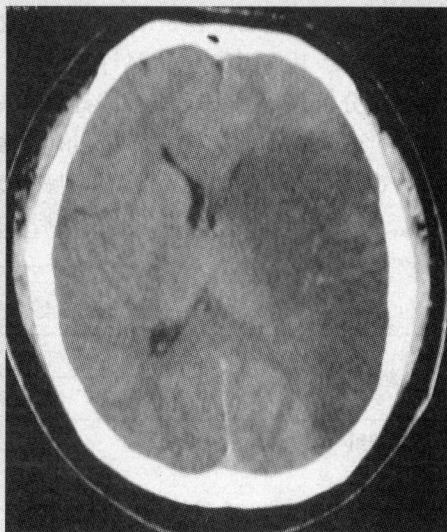

图6-12

实验八　药物的镇痛作用

一、热板法观察药物的镇痛作用

【目的和原理】

1. 目的

(1) 学习用热板法观察药物镇痛作用的实验方法。

(2) 观察度冷丁的镇痛作用。

2. 原理　将小鼠放置于一定温度的恒温热板上,热刺激小鼠足底部产生痛反应,以小鼠出现舔后爪的行为作为痛反应的指标。通过测定自小鼠接触热板到第一次出现舔后爪所需的时间即痛阈,比较用药组与对照组小鼠痛阈的差异,判定药物有无镇痛作用。

【实验对象】　小鼠,体重20~26g,雌性,体质健康。

【器材和药品】

1. 器材　RB-200智能热板仪、电子天平、鼠笼、烧杯(800~1000ml)、注射器(1ml)等。

2. 药品　0.5%盐酸哌替啶溶液(pethidine hydrochloride,杜冷丁)、生理盐水。

【方法与步骤】

1. 仪器调试 开启 RB-200 智能热板仪,使其温度维持在(55±1)℃。

2. 筛选小鼠及其正常痛阈值的测定 将小鼠放置于 RB-200 智能热板仪的有机玻璃罩内,小鼠接触热板,立即开始记录时间,观察小鼠的活动,记录到小鼠第一次出现舔后爪时为止,记录各小鼠的痛阈值。选痛阈值大于 5 秒,小于 30 秒的小鼠作为实验动物。将筛选合格的小鼠重复测定其痛阈值一次,将两次正常痛阈值的平均值作为该小鼠给药前痛阈值。

3. 实验小鼠分组 将筛选合格的小鼠用电子天平称重,按体重差、痛阈差最小原则,将小鼠分为实验组与对照组。

4. 给药及给药后痛阈值测定 实验组小鼠腹腔注射 0.5% 盐酸哌替啶(0.1ml/10g),对照组小鼠腹腔注射生理盐水(0.1ml/10g)。分别在注射后 15、30、45 分钟,测定实验组和对照组小鼠痛阈值 1 次,并记录在表 6-13 中。若小鼠在热板上 60 秒仍不舔后爪,应立即将该小鼠取出,避免烫伤小鼠,其痛阈值按 60 秒计算。

【结果分析】 分别按下列公式计算小鼠用药后 15、30、45 分钟的痛阈增加比例,并将结果记录在表 6-14 中。以给药后时间(min)为横坐标,痛阈增加比例为纵坐标,绘制盐酸哌替啶镇痛作用时-效曲线。采用 t 检验判定盐酸哌替啶的镇痛作用。

$$痛阈增加比例(\%)=\frac{用药后痛阈平均值 - 用药前痛阈平均值}{用药前痛阈平均值}\times100\%$$

表 6-13　腹腔注射盐酸哌替啶(0.1ml/10g)对小鼠痛阈的影响

组别	痛阈平均值($\overline{X}\pm s$,s)			
	用药前	用药后 15min	用药后 30min	用药后 45min
对照组				
实验组				

表 6-14　腹腔注射盐酸哌替啶(0.1ml/10g)小鼠痛阈的增加比例

组别	痛阈增加比例(%)			
	用药前	用药后 15min	用药后 30min	用药后 45min
对照组				
实验组				

【注意事项】

(1) 不要过度刺激小鼠,以免小鼠在热板上不断跳跃,影响实验结果。

(2) 小鼠应选雌性,因为雄性小鼠遇热时阴囊松弛,易与热板接触导致过敏反应而影响实验结果。

(3) 室温以 15℃左右为宜,室温过低小鼠反应迟钝,过高则敏感。

【思考题】 影响热板法镇痛实验准确性的主要因素有哪些? 实验中怎样进行控制?

二、扭体法观察药物的镇痛作用

【目的和原理】

1. 目的

(1) 学习用扭体法观察药物镇痛作用的实验方法。

(2) 观察吗啡或度冷丁的镇痛作用。

2. 原理　将致痛化学物质如乙酸注射入小鼠腹腔,刺激腹膜引起持久的疼痛,该小鼠表现出"扭体反应"即腹部内凹、躯干与后肢伸张、臀部抬起等。该化学法致痛模型敏感、简便易行、重复性好。镇痛药物发挥镇痛作用,降低小鼠的疼痛反应,使发生"扭体反应"的小鼠数减少及"扭体反应"次数减少。

【实验对象】　小鼠,体重 20～26g,雌雄各半,体质健康。

【器材和药品】

1. 器材　电子天平、鼠笼、烧杯(800～1000ml)、注射器(1ml)等。

2. 药品　0.7%乙酸溶液、0.5%盐酸哌替啶溶液或其他镇痛药如 0.1%强痛定溶液、0.2%硫酸罗通定溶液、生理盐水、苦味酸。

【方法与步骤】

(1) 实验小鼠分组:取 6 只小鼠,称重,随机分为实验组和对照组,每组 3 只,用苦味酸编号。

(2) 给药:实验组小鼠腹腔注射 0.5%盐酸哌替啶溶液(0.1ml/10g),对照组小鼠腹腔注射生理盐水(0.1ml/10g)。给药 20 分钟后,各组小鼠每只腹腔注射 0.7%乙酸溶液 0.2ml。

(3) 观察、记录注射乙酸后 15 分钟内各小鼠出现"扭体反应"的次数。将全班的实验结果汇总于表 6-15,每组实验结果以"平均数±标准差"表示,实验结果用分组 t 检验法进行统计学处理,判断实验组与对照组小鼠的"扭体反应"次数是否有显著性差异。

表 6-15　腹腔注射盐酸哌替啶(0.1ml/10g)对小鼠扭体反应的影响

组别	扭体次数平均值($\bar{x}\pm s$,次)							
	小组: 1	2	3	4	5	6	7	8
对照组								
实验组								

【注意事项】

(1) 在临用时新配 0.7%乙酸溶液为宜,存放过久可使其作用减弱。

(2) 室温以 20℃ 为宜,室温低时,小鼠扭体次数减少。

(3) 实验动物的疼痛反应个体差异较大,因此,实验动物数越多,实验结果越可靠。

【思考题】

(1) 比较热板法与扭体法镇痛实验方法。

(2) 疼痛产生的机制。

(3) 镇痛药物有哪些?镇痛药物的镇痛机制有哪些?

实验九　硫酸镁急性中毒及钙剂的解救作用

【目的和原理】

1. 目的

(1) 观察硫酸镁吸收中毒时的症状及钙盐的解救效应,并理解临床意义。

(2) 学习和掌握兔耳静脉注射法或肌内注射法。

2. 原理　Mg^{2+} 是体内多种酶催化作用所需的离子,是 ATP 酶的激活剂,能激活心肌细胞膜上的 Na^+,K^+-ATP 酶,可消除强心甙对酶的抑制作用,从而促使 K^+ 内流,减少 Ca^{2+} 内流,抑制由 Ca^{2+} 引起的快速心率。但当血镁过高时可抑制心脏,引起中毒,并由于对抗 Ca^{2+} 参与神经递质的释放和骨骼肌收缩而引起肌松效应。此时,注射钙剂可对抗 Mg^{2+} 的作用,解救中毒。

【实验对象】 家兔,体重 2.0～3.0kg,体质健康,雌雄不限。

【器材和药品】

1. 器材 婴儿秤,干棉球,酒精棉球,注射器(5ml,10ml),头皮针。

2. 药品 10%硫酸镁(溶液),5%氯化钙(溶液)。

【方法与步骤】 取家兔 1 只,称重。观察活动状态,姿式及骨骼肌的肌张力,并记录呼吸频率。然后,由耳静脉缓慢注射 10%硫酸镁溶液 2.5～3ml/kg,以颈肌出现弛缓为度,再观察上述指标,并记录。当家兔行动困难,低头卧倒即中毒症状明显后,迅速由耳静脉缓慢注射 5%氯化钙溶液 3～5ml/kg,直到四肢立起动物完全恢复正常为止(表 6-16)。抢救后可能再次出现麻痹,应再次给钙剂。

表 6-16 给药后家兔表现情况

组别	全身姿式	骨骼肌张力	呼吸(次/分)
正常家兔			
硫酸镁			
氯化钙			

【注意事项】

(1) 硫酸镁、氯化钙的注射速度需缓慢。

(2) 给药前需将两种药都抽入注射器备好。

(3) 注射硫酸镁时注意家兔的变化,如出现呼吸停止或发绀现象,需立即停药,并注射氯化钙及人工呼吸。

【思考题】

(1) 硫酸镁口服和注射给药有何不同的药理作用? 在临床上有哪些应用?

(2) 钙剂中毒可否用镁剂抢救? 为什么?

【案例 6-11】

患者,女性,28 岁,怀孕 9 个月,下腹不规律阵痛,伴阴道少许流血 2 天,无阴道流水,日内就诊于社区医院,5%GS 500ml＋7.5g 硫酸镁静脉滴注,静脉滴注后病情无好转,继续给予 5%GS 500ml＋7.5g 硫酸镁静脉滴注,因病情仍无好转,于当晚 8 点来笔者所在医院急诊。

查体:体温 36.9℃,脉搏 120 次/分,呼吸 24 次/分,血压 190/100mmHg,感头昏,眼花,听诊心肺正常。产科检查:身高 158cm,体重 62.5kg,宫高 30cm,腹围 90cm。胎位:单胎臀位,胎心 140 次/分,不规律宫缩。辅助检查:B 超提示,单胎存活,臀位,羊水指数 5.2cm;尿生化;尿蛋白(＋＋＋);肾功能,尿素氮 13.1mmol/L,肌酐 189μmol/L,血镁 1.53mmol/L,血钙 2.3mmol/L。

初步诊断:G_1P_0 孕 36 周单胎(臀位)先兆早产、重度子痫。

治疗经过:0.9%NS＋500ml 硫酸镁注射液 10g,患者间断入睡,时感头痛,双膝反射存在,2 点 30 分再给 0.9%NS 500ml＋硫酸镁注射液 10g 静脉滴注每小时 1.5g。4 时 20 分呕吐 2 次,呕吐物为胃内容物,同时伴有头痛,遵医嘱给予开博通 12.5mg 口服,尼群地平 10mg 口服,8 时 30 分患者诉乏力、头晕、头痛、呼吸困难,查体:体温 36.6℃,呼吸 10 次/分,心率 107 次/分,血压 160/104mmHg,一般情况差,神情淡漠,对答切题,心肺听诊无异常,四肢肌力差,膝反射消失,血镁浓度 1.98mmol/L,一夜未排尿。

考虑硫酸镁中毒,停用硫酸镁,给予0.9％NS 100ml＋10％葡萄糖酸钙20ml静脉滴注,9时30分再次给0.9％NS 100ml＋10％葡萄糖酸钙20ml静脉滴注,10时30分患者神志清楚,应答准确,四肢肌力正常,双膝反射存在,病情稳定。

问题

(1) 硫酸镁治疗重度先兆子痫及子痫的机制是什么?

(2) 硫酸镁中毒的临床表现有哪些?

(3) 钙剂解救镁中毒的机制是什么?

新视窗　　　　　　　　　　　　痛觉和镇痛

疼痛(pain)是一种复杂的生理心理活动,它包括痛觉和痛反应,并伴有情绪反应,表现为一系列的躯体运动反应和内脏反应。国际疼痛研究协会(IASP)在确定痛觉的定义时明确指出,痛觉是一种不愉快的感觉和情绪体验,伴有实际或潜在的组织损伤。痛觉是人体重要功能之一,作为机体受到伤害的警告,引起机体产生一系列的防御性反应,具有保护机体避免继续受到伤害的作用,丧失痛觉可使人随时遭到严重伤害;但是,病痛又会给人带来巨大痛苦,是最普遍的临床症状之一,是临床治疗一大难题。

任何性质的刺激只要达到一定强度,持续一定时间都可引起疼痛。伤害性刺激首先引起组织细胞释放内源性致痛物质,如K^+、H^+、组胺、缓激肽、5-HT、ATP、前列腺素、P物质等。这些致痛物质作用于组织中的游离神经末梢(伤害性感受器),使之激活,产生的传入冲动经细的有髓鞘的Aδ纤维、无髓鞘的C纤维传导,经后根进入脊髓后角,与特异性伤害性感受神经元、非特异性伤害性感受神经元形成突触联系,伤害性信息在脊髓进行整合后可分别经脊丘束、脊网束、脊-中脑束、脊颈束、背柱突触后纤维束等上传,最后经丘脑、杏仁核等到达大脑皮质而引起疼痛。研究发现,Aδ纤维传导刺痛,C纤维传导灼痛。还有一类C纤维在生理状态下,对常规的伤害性刺激不反应,但在组织炎症时,它可产生强烈的持续性反应。这类C纤维伤害性感受器被称为"寂静"或"睡眠"伤害性感受器。该现象表明伤害性反应依赖于外周组织的状态。

对痛觉形成原理的认识主要有三种学说,但是,这三种学说各有不足之处,有待进一步研究完善。特异学说认为,和其他的特殊感觉一样,痛觉由特殊的外周感受器、特殊的传导路径及特殊的中枢结构产生。型式学说认为,体内没有特异的痛觉感受器及传入神经纤维,伤害性强刺激作用于非特异的感受器,产生一系列在时间序列和空间序列上构型复杂的特殊冲动型式,在脑内产生了痛觉。闸门控制学说认为,脊髓后角中的胶质区细胞是闸门控制系统的关键,起闸门的作用,可被粗纤维传入冲动所兴奋,闸门关闭,脊髓后角中传递痛觉信息的第一级中枢传递细胞(T细胞)的放电水平降低,外周传入脊髓的伤害性信息被抑制,痛觉被抑制。反之,脊髓后角中的胶质区细胞可被细纤维传入冲动所抑制,闸门开放,脊髓后角中T细胞的放电水平提高,伤害性传入冲动激活作用系统,引起痛觉和一系列的痛反应。另外,外周传入的伤害性信息还可通过脊髓后索上传到高级中枢控制系统,高级中枢控制系统发出指令下行控制闸门控制系统的活动。

脑内存在具有镇痛功能的结构和内源性镇痛物质(如内源性阿片样物质)即内源性镇痛系统,也称为内源性痛觉调制系统。该系统以脑干中线结构(如中脑导水管周围灰质、延髓头端腹内侧网状结构等)为中心,通过下行抑制通路对脊髓后角的痛觉初级传入活动进行调节。

目前,疼痛治疗尚缺乏理想的镇痛方法,主要用局麻药(普鲁卡因、利多卡因等)、镇痛药(吗啡、可待因、哌替啶、芬太尼、美沙酮、阿司匹林等)、外科手术(在痛觉通路的不同水平即从外周神经直到大脑皮质的各个环节切断痛觉传入神经纤维或毁损痛觉中枢)、刺激疗法(针刺穴位、经皮肤电刺激神经、刺激脊髓后柱、刺激脑中枢等)等方法通过阻断伤害性传入冲动的产生、传导、感知或激活内源性痛觉调制系统的活动而达到镇痛治疗的作用。

【Summary】

The central nervous system is the most complex system in human beings, and it is the most elegant computing device that exists. It receives and interprets sensory information, controls simple or complex motor behaviors. The brain can make complex decisions, think creatively, and feel emotions. To understand this elegant system, students must grasp many details, including the organization and physiology of the nervous system and the alterations in nervous system function that occur in various diseases. Well-designed nervous functional experiments are requirement for achieving the integration of the physiology, pathophysiology and pharmacology of nervous system. The functional impairment of nervous system is tightly related with the clinical symptoms and signs. The physicians must take the history of patient carefully, select appropriate neurologic examinations, and finally find the special defect in the nervous system. So the KEY WORD of this chapter is the relationship of the mechanism of the nervous system under normal conditions, and the change in various nervous diseases.

第四节　消 化 系 统

实验一　肝性脑病动物模型的制备及药物的治疗作用

【目的和原理】

1. 目的

(1)掌握肝性脑病动物模型的制备方法。

(2)观察氨中毒引起肝性脑病(肝昏迷)时的动物表现及应用谷氨酸治疗的效果。

2. 原理　肝性脑病是继发于严重肝脏疾病的神经精神综合征。其发病机制,至今尚未完全阐明。目前多数学者主张氨中毒学说,生理状态下,血氨的来源与清除保持动态平衡,而氨在肝中合成尿素是维持此平衡的关键。病理状态时,当肝功能严重受损使肝内尿素合成发生障碍;慢性肝硬化引起门脉高压使肠壁吸收肠道内生成的氨过多,或经侧支循环直接进入体循环,均可导致血氨升高。增高的血氨通过血脑屏障进入脑组织,从而干扰脑的能量代谢和中枢神经系统递质代谢,产生精神神经异常,甚至发生昏迷。

【实验对象】　家兔,体质健康,体重 2.0～3.0kg,雌雄不限。

【器材和药品】

1. 器材　体重称、兔手术台各 1 个,哺乳动物手术器械 1 套,棉绳,注射器(0.25ml、5ml、20ml)。

2. 药品　普鲁卡因(40mg/2ml),2.5%复方氯化铵溶液,2.5%复方谷氨酸钠溶液。营养液:台氏液。

【方法与步骤】

1. 肝性脑病动物模型的制备

(1)取家兔 1 只,称重,仰卧位固定于兔手术台上。

(2)腹部剪毛,自剑突下沿腹壁正中线皮下注射普鲁卡因(8ml/只)浸润麻醉,并做约 10cm 切口。打开腹腔,暴露胃和小肠。用两对皮钳夹住腹壁,把切口的两缘向外上方提起,形成一皮兜。

(3) 暴露红褐色肝脏,左手向下按压肝,右手剪断镰状韧带(连接肝脏与横膈),将肝叶向上翻,剥离肝胃韧带,使肝脏游离(图 6-13)。辨明各肝叶,保留肝右外叶和尾状叶,粗棉线结扎左外叶、左中叶、右中叶和方形叶的根部,使血流中断,肝叶迅速变为暗褐色,从结扎上方逐叶减去该 4 叶,完成肝脏大部分切除手术。

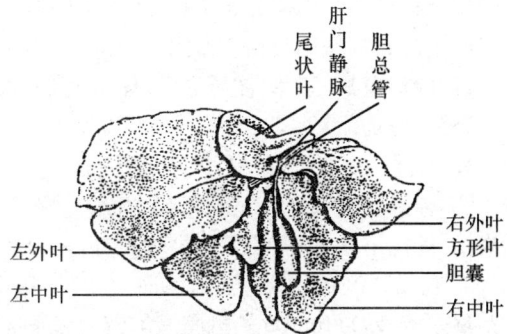

图 6-13　家兔的肝脏

(4) 十二指肠插管:沿胃幽门向下找到十二指肠。选择十二指肠肠壁上的某一血管较少的部位用细线作荷包缝合,在其中用眼科剪刀剪一 3mm 长的小切口,将导尿管从切口处向十二指肠远端方向插入约 5cm 并结扎固定,然后用皮钳对合夹住腹壁切口,关闭腹腔。

(5) 观察家兔一般情况、角膜反射、瞳孔大小、肌张力变化等。

(6) 向十二指肠插管内注入复方氯化铵溶液,每间隔 5 分钟,注入 5ml,仔细观察家兔呼吸、肌张力变化,直至痉挛发作(出现扑翼样震颤)为止。并记录所用复方氯化铵溶液总量及从给药开始至肝性脑病出现的时间。

2. 肝性脑病的治疗　肝性脑病症状出现以后,立即耳缘静脉缓慢注射 2.5% 复方谷氨酸钠溶液 30ml/kg,进行抢救,观察并记录治疗后症状有无缓解。

【注意事项】

(1) 游离肝脏的动作要轻柔,结扎应在肝脏根部(肝组织脆性大,要防止出血)。

(2) 剪镰状韧带时不要刺破膈肌(以防引起气胸、肺不张),剥离肝胃韧带时,勿弄破周围的大血管。

(3) 术后需关闭腹腔,防止腹压升高引起内脏外溢。

(4) 区别挣扎与抽搐(主动与否;抽搐具有节律性)。

【试剂配制】

台氏液的配制:NaCl 8.0g,KCl 0.2g,CaCl$_2$ 0.2g,NaHCO$_3$ 1.0g,NaH$_2$PO$_4$ 0.05g,MgCl$_2$ 0.1g,葡萄糖 1.0g,加蒸馏水至 1000ml。

注意:CaCl$_2$ 溶液需在其他基础溶液混合并加蒸馏水稀释之后,方可一边搅拌一边逐滴加入,否则将生成钙盐沉淀,葡萄糖应在临用时加入,加入葡萄糖的溶液不能久置。

【思考题】　肝性脑病降低血氨措施的原则和意义有哪些?

(邹　丹　刘　凡)

实验二　药物对家兔在、离体十二指肠平滑肌的作用

【目的和原理】

1. 目的

(1) 观察哺乳动物消化管基本运动形式以及传出神经系统药物对胃肠运动的影响。

(2) 学习离体肠平滑肌标本的制备方法,观察传出神经系统药物对离体肠平滑肌的作用。

2. 原理　消化管运动的基本形式是蠕动。在体时消化管运动受神经和体液因素的调节。

根据传出神经系统受体分布的特点,观察胆碱受体激动药、拮抗药及肾上腺素受体激动药、拮抗药对肠平滑肌的作用及相互作用。

【实验对象】 家兔,体质健康,体重 2.0~3.0kg,雌雄不限。

【器材和药品】

1. 器材 计算机,BL-420F 生物机能实验系统,体重称、兔手术台各 1 个,哺乳动物手术器械 1 套,棉绳,注射器(0.25ml、5ml、20ml),吸管(0.1ml、0.5ml、5ml),Magnus 实验装置 1 套(麦氏浴槽、麦氏浴管、恒温装置),供氧装置,张力换能器,铁支架,双凹夹。

2. 药品 0.1% 肾上腺素溶液,0.2% 去甲肾上腺素溶液,2.5% 妥拉苏林溶液,1∶10 000 普萘洛尔溶液,1∶10 000 乙酰胆碱溶液,5% 阿托品溶液,20% 普鲁卡因溶液,台氏液。

【方法与步骤】

1. 在体胃肠运动观察

(1) 取家兔 1 只,称重,仰卧位固定于兔手术台上。

(2) 腹部剪毛,自剑突下沿腹壁正中线皮下注射 20% 普鲁卡因溶液(8ml/只)浸润麻醉,并做约 10cm 切口。打开腹腔,暴露胃和小肠。用两对皮钳夹住腹壁,把切口的两缘向外上方提起,形成一皮兜。

(3) 观察

1) 观察并记录正常胃肠运动形式:注意胃肠的蠕动、紧张度、小肠的分节运动。

2) 观察并记录药物对胃肠运动的影响:在小肠上选择两个不同部位①先后滴加 1∶10 000 乙酰胆碱和 5% 阿托品溶液各 2 滴,分别观察小肠运动的变化。②先后滴加 0.2% 去甲肾上腺素溶液和 2.5% 妥拉苏林溶液各 2 滴,分别观察小肠运动的变化。

2. 药物对离体肠管平滑肌的作用

(1) 标本制备:倒提禁食(空腹 12 小时以上)的健康家兔后肢,使其头部自然下垂,用木棒猛击其枕后部使其猝死,立即剖开腹腔,找出十二指肠,轻轻将肠内容物自幽门端推向下方,轻轻剪取十二指肠,剪除肠系膜和周围脂肪组织后,用冷台氏液将肠内容物洗净,将肠管剪成 2~3cm 长的肠段,放入盛有台氏液的烧杯中备用。

(2) 标本连接:将离体肠标本上、下两端挂在有连线的小钩上,并将其置于麦氏浴管中。上端小钩与张力换能器相连,换能器连于 BL-420F 生物机能实验系统,下端小钩的连线用麦氏浴管出口的胶管固定。用供氧装置从浴管下端胶管处向浴管内加入氧气(1~2 个气泡/秒),让离体肠管在浴管内稳定 20 分钟。

(3) 离体肠管平滑肌实验所需的基本条件:台氏液、温度(38±0.5)℃、氧气。

(4) 观察:调节张力换能器的高度(线的松紧度),在 BL-420F 生物机能实验系统上记录肠平滑肌的收缩与舒张曲线。

BL-420F 生物机能实验系统操作过程:

1) 描记正常曲线(屏幕背景应为黑或蓝色,曲线应为白或黄色)。

2) 观察给药后曲线变化:依次从麦氏浴管上端向浴管内垂直加入下列药物,每次加药后,应观察曲线变化,待作用明显后再加入下一种药。

0.1% 肾上腺素溶液(0.2ml)→2.5% 妥拉苏林溶液(0.2ml)→ 普萘洛尔(0.2ml)→0.1% 肾上腺素溶液(0.2ml)→ 台氏液冲洗(3 次)→正常曲线→1∶10 000 乙酰胆碱溶液(0.1ml)→5% 阿托品溶液(0.1ml)→1∶10 000 乙酰胆碱溶液(0.1ml)。

3) 打印上述实验结果。

【注意事项】

(1) 寻找、剪取、冲洗肠管等操作必须轻柔,避免损伤肠管。

(2) 离体肠管需垂直于浴管,以避免碰到管壁。

(3) 向浴管内加药时,每种药物固定使用同一注射器;避免药物滴在连接线或管壁上。

(4) 实验中不能随意改变记录仪器灵敏度及其他参数。

【思考题】 使离体平滑肌保持其收缩功能的基本条件是什么?

(邹　丹　刘　凡)

实验三　胃溃疡动物模型的制备及药物的防治作用

【目的和原理】

1. 目的

(1) 学习大鼠胃溃疡模型的复制方法。

(2) 观察药物对实验性胃溃疡的防治作用。

2. 原理　消化性溃疡是临床常见病、多发病。治疗消化性溃疡药物的研究方法很多,包括实验治疗法与抗胃酸分泌法。本实验选用急性溃疡模型,并观察部分抗消化性溃疡药对溃疡的防治作用。

【实验对象】　大鼠,体质健康,体重 $200\sim250$g,雌雄不限。

【器材和药品】

1. 器材　大鼠手术板、哺乳动物手术器械 1 套、注射器、塑料管(外径 2.5 mm)。

2. 药品　无水乙醇、乙醚、1%氢氧化铝凝胶、西咪替丁注射液、1%甲醛溶液、生理盐水、0.01%去甲肾上腺素溶液。

【方法与步骤】

(1) 取大鼠 8 只,禁食不禁水 48 小时。

(2) 分组给药:随机将大鼠分成 4 组,每组 2 只。A组大鼠灌胃 1%氢氧化铝凝胶 5ml/只。B 组大鼠灌胃同容量生理盐水。C 组大鼠皮下注射西咪替丁 25 mg/100g。D 组大鼠不给药。

(3) 建立溃疡模型:给药后 1.5 小时,用乙醚麻醉,将动物固定于手术板上,剃去腹部的毛,常规局部消毒,自剑突下腹中线稍左分层切开腹壁 $2.0\sim2.5$cm,用扁平头的镊子将肝脏内侧的胃引出腹腔,寻找幽门和十二指肠的结合部,用粗棉线在幽门和十二指肠的交接处做结扎。将一外径 2.5mm,长 16cm 的塑料管经口插入胃中,用 37 ℃ 生理盐水 4ml 洗净后再将胃内容物全部抽出,然用 0.01%去甲肾上腺素溶液 1ml 滴注在胃外部周围。将胃放回原位,缝合腹壁。向塑料管中注入无水乙醇 1ml 。取出塑料管,将大鼠放入笼内。于手术后 2 小时,将全部大鼠用颈椎脱臼法处死。剪开腹壁缝线,结扎贲门,取出胃。用抽有 $10\sim15$ml 生理盐水的注射器从幽门插入胃内,进行冲洗。向胃内注入 1%甲醛溶液 10ml,并将胃浸入 1%甲醛溶液中固定 20 分钟。

(4) 溃疡面观察:沿胃大弯将胃剪开,用自来水冲洗后平展于玻璃板上,用特制的具有小方格(2mm×2mm)的塑料计数板,测定实验组和对照组胃黏膜的总面积、溃疡面积及溃疡的数目。计算出每只大鼠溃疡面积占胃黏膜总面积的百分比。自行设计表格,将实验结果记入表格中。注意 4 组大鼠实验结果的区别。

【注意事项】

(1) 手术前的饥饿是为了使大鼠排空胃内容物。应将大鼠关在架空的铁丝笼中,以防其吃食粪粒与铺垫物。

(2) 塑料导管中插入一根细铁丝,以便控制塑料管的弯曲度,易于插入胃内。插入时一定要轻,不能用力过猛而戳破食管。

(3) 结扎幽门时不得将胃十二指肠动脉扎死,以致妨碍胃部的血液循环。

(4) 用镊子翻动、夹取胃部时,动作要轻柔,以免器官组织受损。

【思考题】

(1) 分析溃疡病的产生原因及氢氧化铝凝胶、西咪替丁对溃疡病的防治作用机制。

(2) 本实验与自然产生的溃疡病有哪些不同?

(3) 还有哪些方法可诱发实验动物产生溃疡病,并且更接近于临床实际?

(邹　丹　刘　凡)

实验四　肝脏功能损害对药物作用的影响

【目的和原理】

1. 目的

(1) 学习用四氯化碳破坏肝细胞,复制小鼠肝功能损害模型的方法。

(2) 观察肝功能受损后,戊巴比妥钠作用所发生的变化,分析肝功能状态对药物作用的影响。

2. 原理　肝脏是药物在体内进行生物转化的主要器官。肝细胞色素 P450 氧化酶系统是药物生物转化的主要代谢酶,称为肝药酶。凡能够促进肝药酶的合成或增强肝药酶的活性的药物,称为药酶的诱导剂;相反,凡能抑制肝药酶的合成或降低肝药酶活性的药物,称为药酶的抑制剂。若与肝药酶诱导剂或抑制剂同时使用,便会使药物的效应相应减弱或加强;如广谱抗生素氯霉素为肝药酶抑制剂,若与其他药物合用则可能导致后者血药浓度升高,引起疗效增加,甚至出现毒性反应;反之若使用肝药酶诱导剂如苯巴比妥,则能增加在肝转化药物的消除而使药效减弱。肝功能损伤后,药物在肝脏的生物转化减少,易引起药物在体内蓄积,产生过强或过久的药物作用,甚至发生毒性反应。戊巴比妥钠为巴比妥类药物,有中枢抑制作用,属镇静催眠药。

【实验对象】　小鼠,体质健康,体重 18~22g,雌雄兼用。

【器材和药品】

1. 器材　1ml 和 2ml 注射器,5 号针头,棉手套。

2. 药品　四氯化碳,0.4% 戊巴比妥钠溶液,苦味酸。

【方法与步骤】

1. 实验分组　每组取小鼠 4 只,分成实验组和对照组,每组各 2 只。

2. 复制肝功能损害模型　实验组于实验前 24 小时皮下注射四氯化碳 0.02ml/kg,使其部分肝细胞坏死,造成肝功能损害。

3. 两组鼠均自腹腔内注射 0.4% 戊巴比妥钠溶液 0.1ml/10g,以翻正反射消失为观察指标,记录出现麻醉的时间及持续的时间。

4. 将实验结果填入表格中(表 6-16)。

表 6-16　肝功能损害对戊巴比妥钠作用的影响

组　别	动物号(只)	麻醉开始时间(min)	麻醉持续时间(min)
实验组(肝损害)	1		
	2		
对照组(肝功正常)	1		
	2		

【注意事项】　如室温在20℃以下,应给麻醉小鼠保暖,否则动物将因体温下降,代谢减慢而不易苏醒。

【思考题】　肝脏功能损害对药物作用有哪些影响?

(邹　丹　刘　凡)

【案例6-12】

　　患者,男性,48岁,以上腹部疼痛20余年,再发15天,黑便3天为主诉入院。患者于20年前因饮食不规律而逐渐出现上腹部隐痛,范围为手拳大小,疼痛无放散,自服胃铋治、胃舒平等药,症状可缓解,此后上述症状经常因进生冷硬食物发生,5年前患者上腹痛逐渐加重,伴反酸、嗳气,每年冬春易发病,曾于笔者所在医院行胃镜检查诊为"胃溃疡",给予高舒达20mg,2次/日,果胶铋100mg,3次/日,口服,4周后症状消失停药。15天前患者因上夜班劳累,上腹痛再发,为持续性灼痛,阵发性加重,伴反酸、烧心、嗳气,恶心无呕吐,自服高舒达20mg,2次/日,症状时轻时重,3天前患者饮酒及进食水煮鱼后出现黑便,呈柏油状,2次/日,总量约1000g。今晨起患者排黑便后出现头晕、心悸、大汗,站立时出现一过性晕厥,2~3分钟后清醒。立即来笔者所在医院急诊就医,以"上消化道出血"为诊断收入院治疗。此次发病来,无发热、咳嗽、咳痰,无厌油腻,无暴饮暴食,未服用非甾体类消炎药,食欲尚可,睡眠欠佳,体重无变化。

　　体检:体温36.8℃,脉搏92次/分,呼吸16次/分,血压95/60mmHg。神志清楚,急性病容,睑结膜苍白,巩膜无黄染,心肺听诊无异常,腹软,上腹部轻压痛,无反跳痛及肌紧张,肝脾肋下未及,移动性浊音阴性,四肢活动自如,双下肢无水肿。

　　实验室检查:血常规,白细胞9.2×10^9/L,红细胞2.84×10^{12}/L,血红蛋白87g/L,血小板180×10^9/L;便常规,便潜血(十)。胃镜,胃溃疡(A1期)。病理:符合胃溃疡改变,幽门螺杆菌(Hp)(十)。

　　患者入院后给予补液、保护胃黏膜、抑酸、杀灭Hp治疗。给予泮托拉唑静脉滴注,口服铝镁加混悬液,3天后患者大便颜色转黄,10天后患者出院,给予埃索美拉唑20mg、阿莫西林1000mg、克拉霉素500mg均2次/日,口服7天,后继续口服埃索美拉唑、铝镁加混悬液4周。后患者复查胃镜:胃溃疡(S1期)。

　　问题

　　(1) 消化性溃疡的临床表现主要有哪些?

　　(2) 此患者出现了胃溃疡的哪种并发症? 表现有哪些?

　　(3) 消化性溃疡发病原因主要有哪些? 此患者我们是如何治疗的?

【Summary】

The human digestive system is a complex series of organs and glands that processes food. The tubular part, which starts at the mouth and ends at the anus, includes the mouth, pharynx, esophagus, stomach, small intestine, colon, rectum and anus. The outlying glands include the salivary gland, pancreas, and biliary tract (liver, gallbladder, bile ducts). The primary function of the digestive system is to provide the body with a continual supply of water, electrolytes, and nutrients. This function deals with two relatively distinct, but closely interrelated processes: digestion and absorption.

Nearly everyone has a digestive problem, but many people develop these diseases because of lifestyle, poor diet, emotional stress and lack of physical activity. Heartburn or acid reflux is a common digestive disease that irritates the esophagus because of acid that backs up from the stomach. When the esophagus fails, stomach acid can seep back into it. The leading symptom of this disease is a burning sensation in the digestive tract. The esophagus and stomach, the first part of the intestines, is called the GI tract or digestive tract. This area can be compromised by esophageal cancer or peptic ulcers, which can result from tumors in portions of the digestive tract that is exposed to acid and pepsin. Some factors that increase the risk of developing esophageal cancer are use of nicotine, excessive drinking of alcohol and acid reflux.

Other diseases associated with the digestive system are liver disease, stomach cancer and colon cancer. Liver disease is the destruction of liver tissue over time. One particular type of liver disease is fibrosis of the liver. This disease is usually caused by drinking excessive amounts of alcohol. Colon cancer is the result of a high fat diet and cancer of the stomach is known as gastric cancer, a malignant tumor on the lining of the stomach. The exact cause of stomach cancer is unknown, but factors such as male gender, a diet low in fruits and vegetables, a diet high in salt, smoked or preserved foods and nicotine can increase the risk of the disease.

Treating these diseases depends on its cause. The best and safest way to treat diseases of the digestive system is by prevention. Eliminate what is causing the problems such as an unhealthy diet, smoking, drinking alcohol or using aspirin and other painkillers. Proper nutrition and diet can improve and even help to prevent many diseases, including esophageal and liver cancers.

第五节　内分泌系统

实验一　小鼠能量代谢的测定

【目的和原理】

1. 目的　了解能量代谢的间接测定原理及其计算方法。

2. 原理　体内能量全部来源于物质的氧化分解,依据化学反应的定比定律,机体的耗氧量与能量代谢率成正相关,因此,可通过测定耗氧量间接测定机体的能量代谢。在一般混合性食物下呼吸商为 0.82 时,机体消耗一升氧(标准状态)可产生 20.20kJ 的热量。故只需测定被测者单位时间(一般为 1 小时)的耗氧量(以升为单位),将其乘以 20.20 即可间接推算出该时间内被测者能量代谢。

【实验对象】　小鼠,体重 18～24g,体质健康,雌雄各半。

【器材和药品】　玻璃筒(或磨口瓶),橡皮塞,温度计,20ml 注射器,氧气,水检压计,氧气囊,螺旋夹,弹簧夹,钠石灰,液体石蜡。

【方法与步骤】

(1) 实验前小鼠禁食 12 小时。

(2) 实验装置如图 6-14。注射器内涂少许液体石蜡,反复抽送几次,使液体石蜡在注射器内形成均匀的薄层,以防止液体的溢出。

(3) 检查管道系统内有无漏气。方法是夹闭管夹使管道系统密闭,然后用注射器推一定量的气体,使水检压计接触大气侧液面上升,5～10 分钟后如液面高度不变,则表示该管道系统无漏气。

(4) 将小鼠放入装有钠石灰的玻璃瓶内,加塞密闭。

(5) 打开弹簧夹(夹 A),然后松开氧气囊的螺旋夹(夹 C),缓慢送进氧气(不宜过快)。将 20ml 注射器抽取氧气至略超出 10ml 处。

(6) 旋紧氧气囊的螺旋夹(夹 C),然后松开螺旋夹 B,将注射器推到刻度 10ml 处,夹闭弹簧夹(夹 A),不让空气进入,同时记录时间和玻璃筒内的温度。

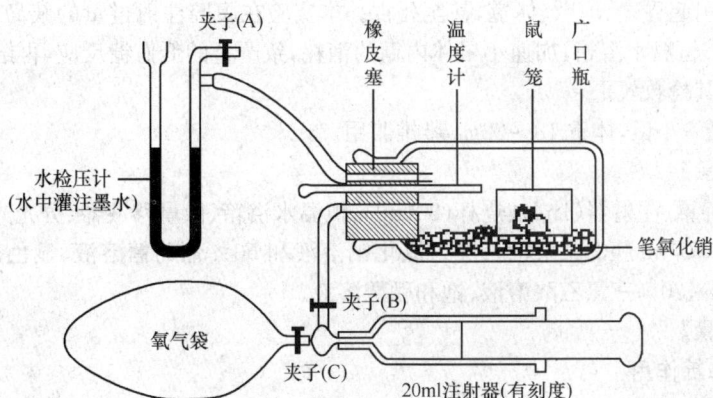

图 6-14　小鼠能量代谢测定装置

（7）将注射器芯向前推进 2～3ml，则水检压计与大气相通侧液面上升。小鼠代谢不断消耗氧气，产生二氧化碳。而产生二氧化碳被钠石灰吸收，故玻璃筒内气体逐渐减少，液面因而回降。待液面降至两液面高度相等时，再将注射器芯向前推进 2～3ml，如此反复，直至共推进 10ml 氧气为止。待液面降至两液面高度达同一水平时，立即记下时间。从夹闭弹簧夹（夹 A）开始至此的时间即为消耗 10ml 氧气所需时间，据此可测得每小时的耗氧量。

（8）计算：根据公式 $V_0 = V_t \times f_{STPD}$，将耗氧量换算为标准状态下的气体容量，假定呼吸商为 0.82，氧热价为 20.20kJ/L，则能量代谢率为 $[kJ/(m^2 \cdot H)] = 20.20 \times$ 耗氧量/体表面积。小鼠体表面积根据雷伯纳（Rupner）公式算出。

$$雷伯纳（Rupner）公式 = 0.0913 \times 体重(kg)^2$$

（9）统计全班结果，并以平均值和标准差表示小鼠能量代谢率。

【注意事项】

（1）最好给动物避光，尽量减少对动物的刺激，使动物安静。如不安静可将动物预先轻度麻醉（戊巴比妥钠 0.04mg/g 作腹腔注射）。

（2）测量期间，不要用手握玻璃筒或注射器，以免管道系统温度升高，影响实验结果。

（3）选用新鲜干燥钠石灰。

（4）水检压计中的水染成红色，便于观察。

【思考题】

（1）本实验所测得的结果是小鼠的基础代谢率吗？

（2）能量代谢主要受哪些因素的影响？

实验二　胰岛素的降糖作用、过量反应及其解救

【目的和原理】

1. 目的　观察胰岛素降低血糖的作用，掌握血糖测定方法；观察胰岛素性低血糖反应及葡萄糖的抢救效果，掌握其解救方法。

2. 原理　胰岛素能促进糖原的合成和储存，加速葡萄糖的氧化和酵解，并抑制糖原的分解和异生，即增加糖的去路，又减少糖的来源，从而发挥其降血糖的作用。血糖在热酸溶液中可与邻甲苯胺缩和成青蓝色的碱，测溶液吸光度可以间接得出血糖的浓度。

应用过量胰岛素可导致低血糖。低血糖反应以交感神经兴奋为主，表现为饥饿感、出汗、心跳加快、焦虑、震颤等症状；严重者血糖浓度下降过快，细胞外液水分向高渗的细胞内转移，导致

或加重脑水肿,引起昏迷、惊厥、休克,甚至死亡。本实验在腹腔注射过量的胰岛素的同时,将小鼠置于37～38℃恒温水浴箱,加速小鼠体内糖的消耗,致严重的低血糖反应,再给予25%葡萄糖注射液,以观察其抢救效果。

【实验对象】 小鼠,体重18～22g,雌雄兼用。

【器材和药品】

1. 器材 钟罩、注射器(1ml)、烧杯(800ml)、恒温水浴箱、微量移液器、分光光度计。

2. 药品 40U/ml胰岛素溶液、0.9%氯化钠溶液和50%葡萄糖溶液、显色剂、葡萄糖标准应用液(1mg/ml)、30%三氯乙酸溶液、饱和硼酸溶液。

【方法与步骤】

胰岛素的降糖作用

(1) 取禁食12小时的小鼠1只,称重。

(2) 眼眶后静脉丛取血40μl,供测定空腹血糖。

(3) 给小鼠皮下注射胰岛素2U/10g。给药后5分钟和10分钟分别取血40μl,供测定血糖。

(4) 按表6-17方法测定血糖浓度。

表6-17　血糖测定方法

项　　目	空白管(ml)	标准管(ml)	测定管(ml)
饱和硼酸溶液	0.2	0.2	0.2
葡萄糖标准应用液(1mg/ml)	—	0.04	—
全血	—	—	0.04
蒸馏水	0.04	—	—
30%三氯乙酸溶液	0.1	0.1	0.1
测定管混合后放置2分钟,4000r/min离心,取上清液,标准管取混合液操作			
吸取上清液(混合液)	0.2	0.2	0.2
显色剂	3.0	3.0	3.0

(5) 沸水中煮沸8分钟,取出用冷水冷却,在640nm波长下,用空白管调零,分别测定各管的吸光度值,计算每升全血所含葡萄糖的毫克数。

血糖(mg/L)=测定管光密度/标准管光密度×1000,正常血糖范围=700～1000 mg/L

胰岛素过量反应及其解救

(1) 调节恒温水浴箱的温度,使之保持在37～38℃,并将烧杯置于水浴箱中。

(2) 取禁食不禁水12～20小时的小鼠2只,称重。一只腹腔注射胰岛素2IU/10g,另一只腹腔注射等容量0.9%氯化钠注射液做对照。然后将两只小鼠装入烧杯内并放入38℃左右的水浴恒温箱内,观察小鼠有何反应。

(3) 当小鼠出现抽搐时(注射胰岛素后20～30分钟,表现为尾上翘或双后肢强直性伸直),迅速将其取出,把预先准备好的50%葡萄糖注射液0.5～1.0ml立即注射于小鼠腹腔内,观察小鼠行为又有何变化。

【注意事项】

(1) 禁食条件一致。

(2) 禁食后小鼠体重应在20g以上。

(3) 应选择安静和光线柔和、均匀的场所实验,因为声、光等外来刺激能增加小鼠对胰岛素的敏感度。

（4）抢救必须及时。

（5）实验完毕后再给小鼠注射一次葡萄糖，以免死亡。

（6）取血时避免发生凝血。

【思考题】

（1）注射胰岛素的小鼠为何产生抽搐，对临床有何意义？

（2）胰岛素降血糖的机制如何？

【案例 6-13】

　　患者，男性，62 岁，因口渴、多饮、多尿 12 年，神志不清 3 小时而来诊。患者于 12 年前无诱因出现口渴、多饮、多尿，并伴体重减轻、乏力，在某院化验血糖 12.5mmol/L，诊断为"糖尿病"。先后口服"二甲双胍"等药，5 年前开始使用胰岛素治疗，平素血糖波动在 5～15mmol/L。2 天前，因着凉而食欲不振，进食较少，但胰岛素照常注射。3 小时前，家人发现其神志不清，呼之不应，大汗淋漓，急送笔者所在医院。

　　查体：体温 37℃，脉搏 92 次/分，呼吸 24 次/分，血压 140/80mmHg。神志不清，压眶有反应。全身皮肤潮湿。四肢刺激可动，双巴氏阴性。

　　实验室检查：血常规，白细胞 $6.8 \times 10^9/L$，红细胞 $4.14 \times 10^{12}/L$，血红蛋白 114g/L。尿常规：蛋白（－），葡萄糖（－），酮体（－）。即时血糖 1.2mmol/L。肝功能、肾功能、离子正常。头 CT：脑萎缩。

　　立即给予 50％葡萄糖注射液 60ml 静脉推注，并予 10％ 葡萄糖液持续维持静脉滴注，患者神志转清，血糖 8.2mmol/L。观察 72 小时，无低血糖再次发作。

　　问题

　　（1）该病例诊断是什么？

　　（2）胰岛可分泌哪些内分泌激素，对血糖的调节作用是什么？

　　（3）临床应用胰岛素需注意哪些问题？

实验三　糖皮质激素抗炎作用

一、大鼠足跖肿胀法

【目的和原理】

1. 目的　掌握炎性肿胀模型的制备和观察蛋清的致炎作用。观察糖皮质激素的抗炎作用。

2. 原理　大鼠腹腔注射糖皮质激素后，在鼠后肢足跖皮下或踝部皮下注入一定剂量的致炎剂，引起炎性介质释放，造成足跖或关节肿胀。然后通过测定足跖或关节容积的变化，观察糖皮质激素的抗炎作用。本实验采用鸡蛋清作为致炎剂，注射新鲜蛋清可刺激注射局部产生大量的炎性刺激物，如前列腺素 E2（PGE2）、组胺、丙二醛等。

【实验对象】　Wistar 大白鼠，体重 180～200g。

【器材和药品】

1. 器材　大鼠后足容积测量器、注射器。

2. 药品　新鲜蛋清、0.25％地塞米松溶液、生理盐水。

【方法与步骤】

（1）选 2 只健康大鼠，分别标记：甲鼠给予生理盐水对照；乙鼠给予地塞米松，并且称重。

（2）腹腔注射：甲鼠，生理盐水 1ml/kg；乙鼠，地塞米松磷酸钠 1ml/kg。

（3）取带有侧管的大鼠后足容积测量器（图6-15），将注射器与侧管相连。盛入适量的水，使液面与20ml的刻度平齐。

（4）用记号笔在甲、乙两鼠右后踝关节的突起点处划圈作为测量标志，将各鼠右后足放入容积测量器内，浸入的深度以划圈处与20ml的刻度重合为宜。当大白鼠的右后足进入液体以后，液面升高，液体自侧管溢出流入注射

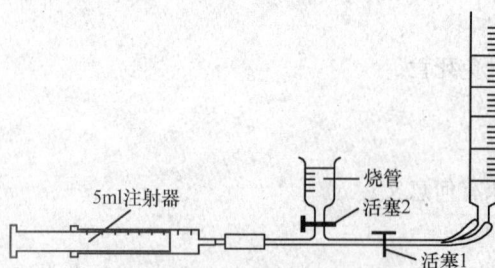

图6-15　大白鼠足跖体积测量装置

器中，该鼠右后足的体积为溢出液体的体积。分别测定甲、乙两鼠右后足的正常对照体积。

（5）各鼠腹腔注药15分钟后，从右后足掌心皮下注射新鲜蛋清0.1ml。

（6）注射蛋清后30、60、90、120分钟，分别测量右后足的体积，各鼠注射致炎剂以后的体积与正常体积之差，即为各个时间的右后足肿胀度。比较各测量时间点，甲、乙两鼠足肿胀度（表6-18）。

表6-18　甲、乙两鼠足肿胀度

组别	体重	药物剂量	致炎前体积(ml)	致炎后体积(ml)				致炎后与致炎前体积之差(ml)			
				30min	60min	90min	120min	30min	60min	90min	120min
生理盐水											
地塞米松											

【注意事项】

（1）踝关节标记线，要清晰持久，易于识别定位，实验中不得改动？

（2）每次测量足的部位要固定，要求所做记号线必须与玻璃筒内液面线保持一致，然后记录，避免误差。

（3）每次测量后，应将鼠足擦拭干净。

（4）严格操作，减少误差，同一人操作，可使误差最小。

【试剂配制】　0.25％地塞米松溶液：取地塞米松0.125g加水50ml，充分混匀后备用。

【思考题】　结合本实验结果，讨论地塞米松的抗炎作用。

二、小鼠耳廓肿胀法

【目的和原理】

1. 目的

（1）掌握采用小鼠耳廓肿胀法制备抗炎模型。

（2）观察糖皮质激素的抗炎作用。

2. 原理　小鼠腹腔注射糖皮质激素后，在动物耳部涂抹二甲苯，能引起局部细胞损伤，促进组胺、缓激肽等致炎物质释放，使耳部毛细血管通透性增加，小鼠耳部增厚，产生急性炎性水肿。根据两耳厚度的不同，可以判断糖皮质激素的抗炎作用。

【实验对象】　小鼠，体重18～22g。

【器材和药品】

1. 器材　电子天平，注射器，滴管，打孔器，粗剪刀。

2. 药品　5mg/ml乙酸地塞米松溶液，二甲苯，生理盐水。

【方法与步骤】

(1) 取小鼠 4 只，随机分为两组，称重并做标记。甲组为地塞米松实验组，乙组为生理盐水对照组。

(2) 实验组分别腹腔注射 5mg/ml 乙酸地塞米松溶液 0.1ml/10g，对照组腹腔注射等容量的生理盐水。

(3) 腹腔注射 30 分钟后，取二甲苯 0.02ml/只，在每只小鼠左耳廓上均匀涂抹。

(4) 1.5～2.0 小时后将小鼠脱白处死，分别将小鼠的左右耳于耳根部剪下，用打孔器取相同部位打孔，电子天平称重。

(5) 各鼠给予致炎剂后，各鼠耳的肿胀度＝左耳片重量－右耳片重量。

(6) 收集全班各组数据，求出其均值和标准差，然后进行两样本比较（t 检验），观察给药组和对照组之间是否存在显著性差异。

【注意事项】

(1) 保证每只耳朵涂二甲苯剂量相同及涂抹范围一致。

(2) 打耳孔部位要一致，最好同一人操作，减小实验误差。

【试剂配制】　5mg/ml 乙酸地塞米松溶液：取地塞米松 250mg 加水 50ml，充分混匀后备用。

【思考题】

(1) 讨论糖皮质激素抗炎作用的分子机制。

(2) 分析本实验出现实验误差的可能原因，如何避免？

【案例 6-14】

患者，女性，22 岁。因发热，咳嗽、咳痰 1 周来笔者所在医院诊治。患者 1 周前着凉后出现发热，体温 39℃，伴有咽部不适，无咳嗽、咳痰，自行口服头孢类消炎药和退热药物，退热不明显。4 天前出现咳嗽、咳痰，痰中少量血丝，体温高达 40.5℃，在某院诊治，肺部 CT 提示右下肺肺炎，给予几种抗生素联合应用 3 天后，体温仍为 39℃以上，同时出现病情加重伴呼吸困难的重症肺炎表现，遂转到笔者所在医院进一步诊治。

患者既往健康，否认家族病史、药物食物过敏史。

体检：体温 39.5℃，脉搏 120 次/分，血压 120/70mmHg，呼吸 24 次/分，神志清楚，双肺听诊呼吸音清，右下肺可闻及湿啰音。

实验室检查：血常规，白细胞 $12×10^9$/L。血气分析，pH 7.42，动脉血氧分压（PaO_2）71.5mmHg，动脉血二氧化碳分压（$PaCO_2$）34.8mmHg。胸部 CT，右下肺可见高密度阴影。临床诊断为重症肺炎、Ⅰ型呼吸衰竭。

入院后积极给予抗感染、痰液引流、营养支持等综合治疗。效果不显著，患者出现呼吸困难加重。调整治疗方案，给予患者在应用抗炎药的同时，注射糖皮质激素甲波尼龙琥珀酸钠，治疗 24 小时后，患者体温逐渐呈下降趋势，4 天后患者症状及各项实验室指标明显好转，并将糖皮质激素逐渐减量至停用。20 多天后患者病情稳定，出院。

问题

(1) 糖皮质激素的药理作用有哪些？糖皮质激素对重症肺部感染有哪些治疗作用？

(2) 既然患者病情已明显好转，糖皮质激素为什么不能马上停药，而采取逐渐停药的方式？

(3) 本例患者入院时病情发展迅速，由于医生在抗炎的同时及时给予了糖皮质激素治疗，使患者病情得到控制。但糖皮质激素就像一把双刃剑，长期大剂量应用糖皮质激素都可引起哪些不良反应？

【Summary】

The endocrine system is made up of various glands and scattered endocrine cells in the organs and tissues of the body, regulating the activities of the various body systems. The main endocrine glands include the pituitary gland, the thyroid gland, the adrenal glands, the pancreas gland, the parathyroid glands, the gonad glands, etc. Endocrine integration is brought about by hormones. The endocrine system, like the nervous system, adjusts and correlates the processes of metabolism, growth and development, reproduction, water and electrolyte balance, and behavior. The excess or absence of hormones would cause the corresponding functional disorder of the body. Experiment of body functional science about the endocrine system in this section mainly includes three aspects: determination of energy metabolism, the hypoglycemic effect of insulin and anti-inflammatory effects of glucocorticoids. The determination of energy metabolism is helpful to clinical diagnosis of some endocrine diseases. The first experiment introduces the basic method and principle of energy metabolism; Insulin can decrease blood glucose levels uniquely in the human body. The second experiment demonstrates the hypoglycemic effect of insulin, and the results and therapeutic methods of excess application of insulin. ; As a very important hormone in the endocrine system, glucocorticoid hormone has comprehensive physiological and pharmacological effects, which has been used widely in clinic for long time. The third experiment demonstrates the anti-inflammatory effects of glucocorticoids by animal models of inflammatory edema. The students will master physiological and pharmacological effects, mechanism of actions, the indications and contraindications of this three hormones, and establishment of animal models by the practice of these three special experiments and the investigation of clinical cases.

第六节　血液系统

实验　影响血液凝固的因素

【目的和原理】

1. 目的　以发生血液凝固的时间为指标,向血液中加入或去掉某些因素或改变某些条件,观察某些因素对血液凝固的影响。

2. 原理

(1) 血液凝固是指血液由流动的液态变成不能流动的凝胶状态的过程,分为内源性凝血系统与外源性凝血系统。后者是指在组织因子的参与下血液凝固的过程。

(2) 本实验直接从动物动脉放血,由于血液几乎没有和组织因子接触,其凝血过程主要由内源性凝血系统所发动。肺组织浸润液中含有很丰富的组织因子,可以加入试管中观察外源性凝血系统的作用。血液凝固受许多因素的影响,除凝血因子可直接影响血凝过程外,血凝还受接触面、温度等影响。

【实验对象】　家兔,体重 2～3kg 体质健康。

【器材与药品】

1. 器材　哺乳动物实验手术器械 1 套、小烧杯、小毛刷、清洁试管 8 支、秒表、水浴装置 1 套、冰块、棉花。

2. 药品　液体石蜡、肝素或草酸钾、生理盐水、肺组织浸液(取兔肺剪碎,洗净血液,浸泡于 3～4 倍量的生理盐水中过夜,过滤收集的滤液即成肺组织浸液,存冰箱中备用)。

【方法与步骤】

1. 家兔手术

(1) 麻醉:25％氨基甲酸乙酯溶液(又名乌拉坦)耳缘静脉注射麻醉,剂量 5ml/kg。

（2）固定动物：仰卧位固定。

（3）颈部手术（方法参见第四章第二节中的第二项"颈部手术"）

1）颈正中切口。

2）气管插管。

3）分离颈总动脉。

4）颈总动脉插管。

2. 实验观察

（1）准备工作：按表 6-19 做好各试管的准备、人员分工等。

（2）取血

1）打开动脉夹，经颈动脉插管放血入各试管，每支试管各采血约 1.5ml。

表 6-19　影响血凝的因素

试管号	实验条件	凝血所需时间
1	加棉花少许	
2	用液体石蜡润滑试管表面	
3	保温于 37℃水浴槽中	
4	放置于冰浴槽中	
5	加肝素 8U（加血后摇匀）	
6	加草酸钾 1～2mg（加血后摇匀）	
7	加肺组织浸液 0.1ml	
8	不加其他物质	

2）取兔动脉血 10ml，注入 2 个小烧杯内，一杯静置，另一杯用毛刷轻轻搅拌，数分钟后，小毛刷上结成红色血团。

（3）实验观察：每隔 30 秒将各试管轻轻倾斜一次，观察其中的血液是否已凝固，发现其中的血液已呈凝胶状而不再流动时记录其时间，最后计算出各试管血液凝固所需的时间（在本实验条件下，如超过 30 分钟血液仍未凝则视为"不凝"）。并观察 2 个烧杯中血液是否凝固，毛刷用清水冲洗，观察上面留下了什么？

【注意事项】

（1）加强分工合作，计时需准确。最好由一位同学负责将血液加入试管，要一次性采血完毕，否则会出现血液凝固于试管内。其他同学各掌握 1～2 支试管，及时计时并将各试管尽快置于其实验条件下，减少计时误差。每隔半分钟观察一次。

（2）试管、注射器及小烧杯必须清洁、干燥。

（3）每支试管加入的血液量要求一致，试管实验前必须标记清楚。

【思考题】

（1）肝素和草酸钾皆能抗凝，其机制一样吗？为什么？

（2）如何加速或延缓血液凝固？试阐明机制。

（3）分析上述各因素影响凝固时间的机制。

【案例 6-15】

患者，女性，72 岁，以"心前区持续疼痛 2 小时"为主诉，以"急性下壁心肌梗死"为诊断于 2008 年 9 月 10 日入中国医科大学附属一院循环科。入院后 3 天因室颤、心肺复苏，气管插管转入 ICU 病房。21 天后因家离医大一院较远而转入笔者所在医院 ICU 病房。

入院时查体：体温 37℃，脉搏 86 次/分，呼吸 20 次/分（气管切开状态，呼吸机辅助通气中），血压 100/60mmHg，血氧饱和度 98%。神志清。双侧瞳孔等大，正圆，直径 3.0mm，对光反射灵敏。查体合作。问话可点头示意。颈软，无颈静脉怒张。胸廓对称，双肺呼吸音清，双肺底可闻及散在湿啰音。心率 86 次/分，心律整齐，心脏各瓣膜未闻及杂音。腹平软，无压痛。肝、脾未触及。移动浊音阴性。肠鸣音：4 次/分。四肢肌力 V 级。

辅助检查：ECG，II、III、avF QS 波形，T 波倒置。胸片：双肺下斑片状阴影。血常规：血红蛋白 105g/L，血小板 $100×10^9$/L。

患者发病以来的治疗:呼吸机辅助通气,抗凝,扩冠,抗感染,保护重要脏器。患者因冠心病,心绞痛,长期服用阿司匹林(每日 1 次,每次 150mg,服用 3 年)。

来笔者所在医院后,继续服用阿司匹林,抗凝,扩张冠状动脉,抗感染,呼吸机辅助通气。治疗 3 个月过程中 7 次出现室颤。经电除颤,心脏按压,抢救成功。来笔者所在医院 2 周后曾出现过呕血、黑便。给予停用阿司匹林,保护胃黏膜,止血,补血等治疗。3 个月后患者脱离呼吸机,气管切开处封好,心肺功能均恢复。痊愈出院。

问题

(1) 患者因急性下壁心肌梗死出现 8 次室颤,为什么?

(2) 阿司匹林抗凝机制及药理作用和副作用有哪些?

(3) 抗凝药物中,哪些药有抗血小板聚集的作用?

新视窗

血液凝固是由凝血因子按一定顺序相继激活而生成的凝血酶,最终使纤维蛋白原变为纤维蛋白的过程。因此凝血过程可分为凝血酶原酶复合物的形成、凝血酶原的激活和纤维蛋白的形成三个基本步骤。

影响血液凝固的因素有凝血因子。其中包括内源性凝血因子和外源性凝血因子。内源性激活途径是指参与血液凝固的所有凝血因子在血浆中。外源性激活途径是指受损组织中组织因子进入血管后,与血管内的凝血因子共同作用启动的激活过程。

(宋　岩)

第七节　泌尿生殖系统
实验一　缩宫素对小鼠离体子宫平滑肌的作用

【目的和原理】

1. 目的

(1) 学习离体子宫平滑肌标本的制备方法。

(2) 观察不同剂量缩宫素对离体子宫的兴奋作用及作用特点。

2. 原理

(1) 缩宫素(oxytocin)由下丘脑生成,对子宫平滑肌有直接的兴奋作用。其收缩子宫的作用可因子宫平滑肌的生理状态不同及使用的剂量不同而有差异。小剂量的缩宫素可加强子宫的节律性收缩,使收缩的幅度加大,张力稍增高,其收缩的性质与正常分娩相似;随着剂量的加大,进一步引起肌张力持续增高,最后可致强直性收缩。

(2) 子宫平滑肌对缩宫素的敏感性与体内雌激素和孕激素的水平有密切关系,雌激素可提高敏感性,孕激素则降低敏感性。

(3) 子宫平滑肌存在缩宫素受体,该受体与 G 蛋白偶联,活化时,通过后者介导激活磷脂酶 C,促进磷酸肌醇的生成,增加细胞质中钙离子的浓度,从而增强子宫平滑肌的收缩活动。

【实验对象】　未孕雌性小鼠,体重 30～40g。

【器材和药品】

1. 器材　计算机、BL-420F 生物机能实验系统,张力换能器,HW-40S 恒温平滑肌槽,常规手术器械一套,注射器,黑色细丝线。

2. 药品　0.2U/ml、2U/ml 的缩宫素溶液各 5ml,雌二醇 1g/L。

【方法与步骤】

1. 仪器准备

(1) HW-40S 恒温平滑肌槽标本关加乐氏溶液,温度调节恒定至 38℃,pH 为 7.3～7.5,通入 95%O_2 和 5% CO_2 混合气体。

(2) 张力换能器-BL-420F 生物机能实验系统-计算机相连。

2. 给药 每组取小鼠 1 只,于手术前 24 小时腹腔注射雌二醇(estradiol)0.1mg/kg,使小鼠处在发情期。

3. 制备小鼠离体子宫平滑肌标本 腹腔注射雌二醇 24 小时后,制备小鼠离体子宫平滑肌标本(方法参见第四章第三节中"离体子宫平滑肌标本的制备")。

4. 标本安装 取一侧子宫平滑肌标本,将一端固定于标本板的小钩上,另一端连接在张力换能器的感应片上,置于 HW-400S 恒温平滑肌标本槽内,平衡 30 分钟后开始实验。子宫收缩信号经张力换能器通过 BL-420F 生物机能实验系统输至计算机系统内并记录。

【观察项目】

(1) 记录正常的子宫收缩张力曲线;舒张强度,以每次曲线的最低点表示;收缩强度,以每次曲线所达最高点表示;收缩频率,由曲线密度反映,以每分钟收缩的次数表示;子宫的活动力,以收缩强度和收缩频率的乘积表示。

(2) 加入 0.2U/ml 的缩宫素 0.1ml,观察并记录给药前后子宫收缩的变化。

(3) 3 分钟后,再加入 2U/ml 的缩宫素 0.1ml,观察并记录给药前后子宫收缩的变化。

(4) 记录实验数据,剪辑打印实验图像,分析实验结果。

【注意事项】

(1) 制备标本时注意鉴别子宫与肠管。

(2) 避免对标本用力牵拉或过度刺激。

(3) 乐氏溶液的 pH 与浴槽内的温度要正确,否则将影响标本的反应性。

【思考题】 缩宫素的临床应用及注意事项有哪些?

(赵润英)

实验二 水肿动物模型的制备与利尿药的作用

【实验目的】

(1) 通过阻断下腔静脉回流来复制腹腔积液(腹水)模型,了解体循环静脉压增高致水肿发生的机制。

(2) 通过利尿药的使用了解其临床应用。

【实验原理】

人的体液包括血液和组织液,两者总量相对恒定。这种衡定靠两者的液体交换和组织液与体外液体交换平衡来维持。如果某种因素导致过多的液体在组织间隙或体腔中积聚,即打破上述平衡,形成临床所谓的水肿。

水肿的发病机制包括以下几方面:

(1) 血管内外液体交换失衡:充血性心力衰竭、肿瘤压迫静脉、动脉充血均可使静脉压增高,毛细血管流体静压增高,平均实际滤过压增大而使组织液生成增多;肝病或营养不良、肾病综合征、慢性消耗性疾病可使血浆蛋白含量降低而致血浆胶体渗透压降低,平均实际滤过压增大而使组织液生成增多;各种炎症和昆虫叮咬导致微血管壁损伤或通过组胺、激肽类作用使微血管壁通透性增加,平均实际滤过压增大而使组织液生成增多;恶性肿瘤、寄生虫病(丝虫病)使淋巴管阻塞,导致淋巴液回流受阻,含蛋白质的淋巴液在组织间隙中积聚导致水肿。

(2) 体内外液体交换失衡:充血性心力衰竭使有效血液循环量减少,肾血流量下降,肾疾病使滤过面积减少,均使肾小球滤过率下降而导致钠、水潴留而致水肿;肾皮质交感神经兴奋性过高或肾素含量过高,引起小血管收缩而使肾血流重新分布,导致钠、水潴留而致水肿。

(3) 近曲小管重吸收钠、水增多:心力衰竭、肾病综合征等疾病使利钠激素(心房利钠多肽,NAP)分泌减少,一方面直接使近曲小管重吸收钠增多,另一方面通过醛固酮分泌增加使近曲小管重吸收钠增加;再如,肾小球滤过分数增加使血浆中非胶体成分滤过增多,当血浆通过肾小球后,流入肾小管周围毛细血管中的血浆胶体渗透压增高,流体静压下降,由此使近曲小管重吸收钠和水增加,因而钠、水潴留而形成水肿。

(4) 远曲小管和集合管重吸收钠、水增加:病理情况下,由于直接因素或肾素-血管紧张素-醛固酮系统激活,可使醛固酮、血管升压素分泌增加;或肝细胞灭活醛固酮能力下降,由此使远曲小管、集合管重吸收钠、水增多而导致水肿。

(5) 水肿按范围可分为全身水肿、局部水肿(如肺水肿、脑水肿);体腔过多液体积聚称为积液或积水(如心包积液、脑积水、腹腔积液);也可按病因分为肾性水肿、肝性水肿、心性水肿、营养不良性水肿、淋巴性水肿、炎性水肿等。

【实验对象】 家兔,雄性,体质健康,体重 2.0～3.0kg。

【器材和药品】

1. 器材 呼吸机、兔手术台、大止血钳、小止血钳、粗剪刀、带针头塑料管、眼科镊、眼科剪、动脉夹、静脉输液装置、记漏器、哺乳类动物手术器械、导尿管插管、10ml 注射器、烧杯、纱布。

2. 药品 1.5％戊巴比妥钠溶液,0.9％氯化钠注射液,1％呋塞米溶液。

【方法与步骤】

(1) 麻醉、固定、剪毛:取雄性家兔 1 只,称重后由耳缘静脉注射 1.5％戊巴比妥钠 2ml/kg。待动物麻醉后,将其于仰卧位固定在兔手术台上,颈部剪毛。

(2) 颈静脉插管:颈部剪毛。做颈部正中垂直切口。在外侧皮下找到颈外静脉,择一粗段并分离 3cm,穿线 2 根,结扎远心端,另 1 根备用。在结扎点近心处,左手持眼科镊轻提静脉壁,右手用眼科剪做一"V"形切口,插入连于输液装置的充满生理盐水之塑料管,立即用线扎牢。插管内充满充满 0.9％氯化钠注射液。缓慢输入(5～10 滴/分)0.9％氯化钠注射液,以保持静脉通畅。

(3) 气管插管:分离气管,在气管下穿入一根粗线绳以备结扎用,在气管正中部做倒"T"字形切口,在切口处插入气管插管,用粗线结扎气管和插管,并将气管插管的一端连接到呼吸机上,调节呼吸机,使呼:吸＝1.25:1,呼吸频率为 23 次/分。如呼吸机无潮气量显示,潮气量调节以动物胸腹部有轻度起伏即可。

(4) 尿道插管:于尿道口滴入 2～3 滴盐酸普鲁卡因溶液,导尿管头端涂上少量液体石蜡。将导尿管经尿道口插入膀胱,见尿液流出后再推进 2cm,使插入总长度为 10～12cm。

(5) 右侧胸壁剪毛,沿胸骨右缘做长度为 6～7cm 的纵行切口,钝性分离骨骼肌,暴露第 7、8、9 肋骨,用大止血钳靠紧胸骨右缘平行地自 9、10 肋间隙插入,从 6、7 肋间隙穿出,并夹紧止血钳,再用同法平行夹上另一把大止血钳。用大剪刀从两止血钳间剪断 7～9 肋骨,打开右侧胸腔,找到下腔静脉。用动脉夹大部(不少于 2/3)或完全夹闭下腔静脉。用止血钳关闭胸腔。

(6) 调节静脉滴注速度至 120 滴/分,然后记录输液瓶中液面刻度并计时。当液体输入约 250ml 时停止输液。至 50～60 分钟时打开腹腔,观察有无腹腔积液及肝、肾颜色等外观有无改变。

(7) 给予 1％呋塞米溶液 1～1.5ml/kg,观察尿量变化及腹部、肝、肾改变情况。实验中一组放开下腔静脉同时给药,另一组放开下腔静脉但不给药,第三组在不放开下腔静脉情况下给予利尿药,比较 3 组上述观察项目的结果差异。

【注意事项】

(1) 手术过程中,勿损伤血管、膈肌、纵隔及心脏等重要器官,手术切口不宜过大。

(2) 防止动脉夹脱落。

【思考题】

(1) 讨论腹水形成的机制及临床可能引起腹水的病因?

(2) 利尿药在上述情况下使用结果的为什么有所不同?

实验三　家兔泌尿功能、肾功衰竭及其治疗

【目的和原理】

1. 目的

(1) 通过神经体液因素来改变肾血流量,血浆胶体渗透压及肾小管对电解质的重吸收,观察它们对尿生成的影响。

(2) 复制肾前性急性肾衰动物模型。

(3) 观察利尿剂对急性肾功能衰竭的治疗效果,并分析其可能的作用机制。

2. 原理 肾脏的主要功能是生成尿。尿的生成包括三个过程:肾小球的滤过、肾小管与集合管的重吸收、肾小管与集合管的分泌和排泄。凡影响以上过程的因素(特别是滤过和重吸收)均可引起尿量的改变。肾小球滤过受肾血流量、肾小球有效滤过压、肾小球滤过膜的面积和通透性等因素影响,而肾小球有效滤过压又受毛细血管血压,囊内压和血浆胶体渗透压影响。其中,肾血流量和毛细血管血压受交感神经和肾上腺素、去甲肾上腺素等体液因素的影响。

当肾血流量减少,肾小球滤过率下降或肾小管排泌重吸收功能障碍时,肾的泌尿功能受到影响,从而导致肾功能衰竭。急性肾功能衰竭分为肾前性、肾性和肾后性。

【实验对象】 家兔,体重 2.0～3.0kg。

【器材和药品】

1. 器材 兔台、手术器械 1 套、膀胱插管、注射器、试管、加样器、722 分光光度计、水浴锅、离心机等。

2. 药品 0.9%NaCl 溶液、25%乌拉坦溶液、1%速尿(呋塞米)溶液、1:10 000 去甲肾上腺素溶液、25%葡萄糖溶液、2%焦锑酸钾溶液。

【方法与步骤】

(1) 家兔麻醉,固定。家兔称重,耳缘静脉或腹腔注射 25%乌拉坦溶液(4.0ml/kg),待动物麻醉后,固定于兔台。

(2) 经耳缘静脉建立静脉通路。

(3) 分组:对照组和实验组(肾功能衰竭组)。

实验组,复制肾前性急性肾功能衰竭模型。将实验组家兔,经耳缘静脉注射 0.01%去甲肾上腺素溶液 1.5ml/kg 后等待 30 分钟。

(4) 家兔腹部手术

1) 暴露膀胱。耻骨联合上 1～1.5cm 处剪毛,做一 4～5cm 的切口,暴露膀胱,用注射器取 2ml 尿液测尿钠(测定管 1)。

2) 膀胱插管。用手将膀胱轻拉出腹腔,在膀胱底部找出双侧输尿管,认清两侧输尿管在膀胱的开口部位。在膀胱顶部血管较少处剪口,插入膀胱插管,用线结扎固定。膀胱插管应对着输尿管开口处并紧贴膀胱壁。

（5）观察影响尿生成的因素及速尿的治疗效果。

进行以下各项观察前先记录5分钟的尿量作为对照（表6-20），然后再开始以下操作。

1）耳缘静脉迅速注射37℃的生理盐水20ml，然后观察动物尿量的变化，观察时间为5分钟。

2）耳缘静脉注射25％葡萄糖溶液5ml，观察同前。

3）耳缘静脉注射1:10 000去甲肾上腺素溶液0.3ml，观察同前（注：实验组不做）。

4）耳缘静脉注射1％速尿溶液（10mg/kg），5分后开始观察尿量，观察时间为10分钟，并收集2ml尿液备测尿钠含量（测定管2），与给药前尿钠进行比较。

（注意，以上观察如无尿量可记尿液滴数）

表6-20　尿量纪录

单位	0.9％生理盐水		25％葡萄糖溶液		0.01％去甲肾上腺素溶液		1％速尿溶液	
(ml)	前5min	后5min	前5min	后5min	前5min	后5min	前10min	后10min
尿量								

（6）尿钠测定——比浊法

1）原理：用无水乙醇沉淀尿中蛋白，其上清液与焦锑酸钾作用生成焦锑酸钠沉淀，与标准管比较求尿钠含量，其化学反应式：$NaCl + K[SB(OH)_6] \rightarrow Na[SB(OH)_6]\downarrow + KCl$。

2）试剂：无水乙醇。

2％焦锑酸钾溶液：称取一级或二级试剂的焦锑酸钾10g溶于沸水（蒸馏水）500ml，冷却后加10％氢氧化钾15ml，过滤后保存于塑料瓶或有石蜡的棕色玻璃瓶中备用。

Na标准液：取分析纯氯化钠置于110～120℃烤箱内15小时以上，使其干燥。称此干燥氯化钠0.3815g，用水50ml溶解，再以无水乙醇加至1000ml，并充分混合。

3）步骤：取尿液0.1ml，加无水乙醇1.9ml后用力振摇，置10分钟后，离心机离心5分钟（2500r/min），取上清液按下表混匀后，立即用722分光光度计在520nm波长比色，以空白管调零点，读OD值（表6-21）。

钠含量计算：Na^+（mmol/L）＝ OD测/OD标×6.5

表6-21　比浊法测尿钠

单位(ml)	标准管	测定管1	测定管2	空白管
尿上清液	—	0.2	0.2	—
Na标准液(6.5mmol/L)	0.2	—	—	—
蒸馏水	—	—	—	0.2
2％焦锑酸钾	5.0	5.0	5.0	5.0

注：1. 加无水乙醇后用力振荡；2. 标准液临用前现配；3. 操作后即刻比色。

【注意事项】

（1）实验前给家兔喂食足量的青菜或水，否则应在手术时给予静脉补液。

（2）膀胱插管需防止插入肌层或插漏。

（3）每项实验前后，均应有尿量的对照记录，以便分析比较。

（4）每项实验必须等到前一项实验作用基本消失后方可进行。

【试剂配制】

1. 钠标准液　取分析纯氯化钠置于110～120℃烤箱内15小时以上，使其干燥。称此干燥氯化钠0.3815g，用水50ml溶解，再以无水乙醇加至1000ml，并充分混合。

2.2%焦锑酸钾　取一级焦锑酸钾 10g 溶于 500ml 蒸馏水中,煮沸 3～5 分钟,流水冷却,加 10% KOH 溶液 15ml,过滤保存于塑料或棕色瓶中(避光保存)。

【思考题】

(1) 分析各种因素引起尿量变化的机制。

(2) 分析速尿的治疗效果及其作用机制。

【案例 6-16】

患者,男性,30 岁,因"头晕 3 年,加重伴恶心、呕吐、水肿、气短 1 个月"来笔者所在医院诊治。患者于 3 年前凉后出现头晕、头痛,就诊当地医院发现血压 150/100mmHg,血尿、蛋白尿,诊断"急性肾炎",治疗 2 个月后,复查尿常规正常。1 个月前着凉后再次出现头晕加重,尿量减少至 24 小时 450ml,颜面和双下肢水肿,伴有恶心、呕吐,活动时胸闷、气短,就诊门诊测血压 200/120mmHg,化验尿蛋白(＋＋)、红细胞 30～35/HP 和蜡样管型,为进一步诊治入院。

入院时查体:体温 37.8℃,脉搏 92 次/分,呼吸 24 次/分,血压 190/100mmHg。慢性病容,贫血貌,双肺可闻及水泡音,心浊音界稍向坐下扩大,肝在肋缘下 1cm,全身凹陷性水肿。

入院时实验室检查:血常规,白细胞 14×10^9/L,红细胞 2.14×10^{12}/L,血红蛋白 64g/L,血小板 100×10^9/L;尿常规,比重 1.010～1.012,蛋白(＋＋),尿沉渣镜检发现红细胞管型和蜡样管型。血浆蛋白 50g/L,其中白蛋白 28g/L,球蛋白 22g/L。血 K^+ 6.5mmol/L,血 Ca^{2+} 1.82mmol/L,血磷 4.42mmol/L,血 Na^+ 130mmol/L。血尿素氮 38mmol/L,肌酐 1100μmol/L,HCO_3^- 11.22mmol/L。

入院后,患者及家属拒绝血液净化治疗,虽给予优质低蛋白饮食、积极抗感染、降血压、利尿等对症治疗,病情未见好转。几天后患者出现左侧胸痛,查体可闻及心包摩擦音,之后出现昏迷、抽搐、呼吸心跳骤停、呕出咖啡样胃内容物,抢救无效死亡。

问题

(1) 病史中 3 年前的病情与本次患病有无关系?

(2) 就肾功能而言,本次入院时,应做何诊断? 有何根据?

(3) 整个病程中继发了哪些病理生理变化? 这些变化是如何引起的?

(4) 临终前为何呕出咖啡样液体?

【Summary】

This chapter was designed to verify the theoretical knowledge of urogenital system and improve the practical abilities of students. ①The uterous of mouse which is in oestrous period after treatment by estradiol injection is excised. The smooth muscle of the uterous is isolated and shows significant contraction and dose dependence with the application of oxytocin. ②Right thoracic cavity of the rabbit is opened. The model is made by IVC blocking. After diuretics application, the volume of the decreases and the color of liver and kidney are relieved. ③Urinary bladder intubation is used to record the urine volume. It is found that normal saline, high glucose and furosemide, etc, increase the urine volume, whereas NE decreases it; the acute renal failure model is made by NE injection. Application of furosemide increases the urine volume and relieves the renal failure. This chapter had the students learn the basic operative techniques of urogenital system such as urinary bladder intubation and urethral catheterization; master that how to make the isolated smooth muscle model of mouse uterous, the model of the rabbit and the acute renal failure model of the rabbit; master the pharmacological action of oxytocin, several factors that affect the urine formation and the mechanisms underlying edema treatment by diuretics and renal failure treatment by furosemide.

第八节 运 动 系 统

实验一 刺激强度、频率对蟾蜍腓肠肌收缩的影响

【目的和原理】

1. 目的

(1) 观察刺激强度与蟾蜍腓肠肌收缩反应的关系,理解阈刺激、阈上刺激、最大刺激的概念。

(2) 观察刺激频率变化对蟾蜍腓肠肌收缩形式的影响,分析蟾蜍腓肠肌产生不同收缩形式的条件。

2. 原理

(1) 活的神经肌肉组织具有兴奋性。刺激坐骨神经能引起腓肠肌产生收缩。标志单一细胞兴奋性大小的刺激指标一般常用阈值即阈强度表示,其对应的刺激称为阈刺激。对于一根骨骼肌纤维,只要刺激强度达到阈值,就可以引起它的收缩。但对于整块肌肉,在一定范围内,其收缩力的大小与刺激强度呈正变关系。这种大于阈值的刺激称为阈上刺激。当刺激增大到某一强度时,肌肉将出现最大的收缩反应,这种刚能使肌肉产生最大收缩的最小刺激强度称为最适强度,其对应的刺激称为最大刺激。如再继续增大刺激强度,肌肉的收缩力也不再增加了。

(2) 肌肉对于一个短促的阈强度刺激发生一次迅速的收缩反应,叫单收缩。若增大刺激频率,使两次刺激间隔时间大于一次肌肉收缩的收缩期时间,而小于单收缩时,肌肉呈现不完全强直收缩;若继续增加刺激频率,使两次刺激间隔时间小于一次肌肉收缩的收缩期时间,肌肉则表现出完全强直收缩。

【实验对象】 蟾蜍或蛙。

【器材和药品】

1. 器材 计算机、BL-420F 微机实验系统、张力换能器、肌槽、刺激电极、万能支柱、蛙类手术器械。

2. 药品 任氏液等。

【方法与步骤】

1. 制备坐骨神经腓肠肌标本 将制备好的坐骨神经腓肠肌标本浸泡在任氏液中备用。

2. 仪器连接 将已制备好的标本与张力换能器连接,调节换能器的水平位置,拉紧丝线给标本以一定的前负荷,标本功能状态正常、收缩稳定后,开机并启动 BL-420F 系统,即可开始实验。

3. 刺激强度对蟾蜍腓肠肌收缩的影响 BL-420F 生物机能实验系统→实验项目→神经肌肉实验→刺激强度与反应的关系→程控。实验时逐渐增大刺激强度,找出刚能引起肌肉出现微小收缩的刺激强度(阈强度)。刺激强度达到阈强度的刺激为阈刺激。继续增强刺激强度,观察肌肉收缩反应是否也相应增大,直至肌肉收缩曲线不能继续升高为止。找出刚能引起肌肉出现最大收缩的最小的刺激强度,即最适强度。使收缩曲线达到最高的最小刺激即为最大刺激。停止实验,保存结果,编辑打印。

4. 刺激频率对蟾蜍腓肠肌收缩的影响 BL-420F 生物机能实验系统→实验项目→神经肌肉实验→刺激频率与反应的关系→经典。用最适强度,不断增加刺激频率,可得到不同的收缩形式,即单收缩、复合收缩(不完全强直收缩,完全强直收缩)。停止实验,保存结果,编辑打印。

【注意事项】

(1) 在实验中经常用任氏液湿润标本以防干燥。

（2）实验中每次肌收缩后必须间隔一定时间（0.5~1 分钟）再给刺激，以保证肌肉的收缩力和兴奋性。

（3）刺激强度及频率应从小到大逐渐增加。

【思考题】

（1）实验过程中，组织的阈值是否会产生改变？为什么？

（2）在一定范围内，蟾蜍腓肠肌的收缩幅度有何变化？为什么？

（3）随着刺激频率的增加，蟾蜍腓肠肌的收缩形式有何变化？为什么？

（倪月秋）

实验二　神经干动作电位引导、传导速度及不应期测定

【目的和原理】

1. 目的

（1）学习离体神经干复合动作电位的记录方法。

（2）学习分析和判别离体神经干复合动作电位的波形，测量其幅值、时程和潜伏期。

（3）学习神经干复合动作电位传导速度和不应期的测定方法。

2. 原理

（1）神经兴奋时，其在静息电位的基础上会发生一次膜两侧电位的快速而可逆的倒转和复原，即由安静状态下的膜外为正膜内为负的状态变为兴奋时膜外为负膜内为正的状态，当动作电位通过后，兴奋部位的膜外电位又恢复到安静时的水平，并以局部电流方式向兴奋区的两侧传播。这种电位变化叫做动作电位，它是神经兴奋的客观标志。

（2）坐骨神经由许多兴奋性不同的神经纤维组成，兴奋时产生的动作电位为许多神经纤维的复合动作电位，即由许多不同阈值、传导速度和幅值的动作电位总和组成。其幅度在一定范围内随刺激强度的增加而增大。

（3）神经干复合动作电位传导速度可以通过电生理学方法测量，根据两对引导电极的距离和记录到的动作电位波峰之间的时间差，即可算出神经干复合动作电位的传导速度。

（4）神经纤维发生兴奋后，该兴奋部位的兴奋性将发生一系列变化。首先兴奋性下降为零（绝对不应期），然后兴奋性逐渐恢复（相对不应期），继之兴奋性高于正常（超常期），然后又低于正常（低常期），最后又恢复到静息时的水平。采用双脉冲阈上刺激，先施加给神经一个条件刺激使其兴奋，再用一个检验性刺激落在兴奋过程的不同时相，根据检验性刺激引起动作电位的幅度，判定神经组织的兴奋性变化。

【实验对象】　蟾蜍或蛙。

【器材和药品】　计算机、BL-420F 生物机能实验系统、神经屏蔽盒、蛙类手术器械、蛙板、烧杯、滴管、培养皿、棉花、任氏液等。

【方法与步骤】

1. 制备坐骨神经-胫、腓神经标本　将标本放入屏蔽盒，神经粗的一端搭在刺激电极端，盖上屏蔽盒。

2. 仪器连接　将 2 根引导输入线分别连接于屏蔽盒记录电极 C1、C2 和 C3、C4 上，刺激输出线连接于刺激电极上（如图 6-16）。开机进入 BL-420F 生物机能实验系统，即可开始实验。

3. 神经干复合动作电位引导　BL-420F 生物机能实验系统→实验项目→肌肉神经实验→神经干动作电位引导。引导神经干复合动作电位，观察双向复合动作电位波形，测量该复合动

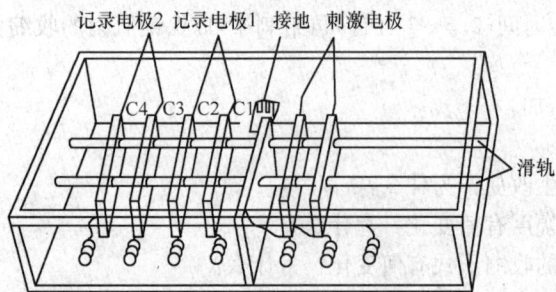

图 6-16 神经标本盒

作电位的潜伏期、幅值、时程。

4. 阈强度与神经干复合动作电位关系 BL-420F 生物机能实验系统→实验项目→肌肉神经实验→阈强度与动作电位关系。点击屏幕右下角刺激器图标开启刺激器，改变刺激强度，调整强度值找到阈强度、最适强度。

5. 神经干复合动作电位传导速度测定 BL-420F 生物机能实验系统→实验项目→肌肉神经实验→动作电位传导速度测定→设置两电极之间距离→确定。记录该神经干复合动作电位的传导速度。

6. 神经干复合动作电位不应期测定 BL-420F 生物机能实验系统→实验项目→肌肉神经实验→神经干动作电位不应期测定。点击屏幕右下角刺激器图标开启刺激器，设置刺激强度为最适强度，可见到一前一后两个振幅相同的动作电位。第一个动作电位由条件性刺激引起，第二个动作电位由检验性刺激引起。逐渐减小波间隔，待第二个动作电位振幅降低时，表明检验性刺激开始落入条件性刺激的相对不应期，记录下刺激波间隔 t_1。继续减小波间隔直至第二个动作电位消失，表明检验性刺激开始落入条件性刺激的绝对不应期，记录此时的刺激波间隔 t_2。t_1 与 t_2 的差值则为相对不应期。

7. 观察单相动作电位 以上观察到的都是双相动作电位。用小镊子将两根引导电极间的神经干夹伤，可见动作电位的第二相消失，变为单相动作电位(图 6-17)。

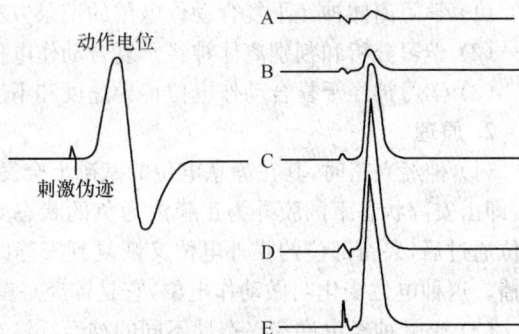

图 6-17 双相及单相动作电位的波形
A、B、C、D、E 分别代表随着刺激强度的增加。动作电位幅度逐渐增加

【注意事项】

(1) 制作标本实验过程中应注意保护神经，切勿损伤，且坐骨神经干标本应尽量长些。

(2) 标本在屏蔽盒内不得接触盒壁或发生折返。

(3) 在实验中经常用任氏液湿润标本以防干燥。

(4) 严格按照微机使用程序来操作微机。

【思考题】

(1) 随着刺激强度的逐步增加，神经干复合动作电位的幅度和波形有何变化？为什么？这个事实和"全或无"现象是否矛盾？

(2) 如果神经干标本足够长(可达 10cm)，刺激电极和记录电极之间的距离足够长，所记录的动作电位可出现数个波峰，试解释这些波峰产生的原因。

(3) 如果条件刺激与检验刺激的参数独立可调，请设计如何观察坐骨神经干一次兴奋后其兴奋性变化的超长期和低常期？

(倪月秋)

第九节　感　官　系　统

实验　豚鼠一侧迷路破坏效应及耳蜗微音器电位的引导

【目的和原理】

1. 目的

(1) 观察迷路与姿势的关系。

(2) 学习豚鼠耳蜗微音器的记录方法,了解微音器效应与刺激声波的声学性质的关系。

2. 原理　正常姿势的维持有赖于前庭器官。前庭器官由内耳中的 3 个半规管、椭圆囊和球囊组成。当破坏或消除动物一侧前庭器官的功能时,机体的肌紧张协调将发生障碍,动物在静止和运动时身体的平衡失调,有些动物还同时出现眼球震颤。

微音器电位是耳蜗受到声音刺激后所引起的一种感受器电位,它是引发听神经纤维动作电位的关键因素。如果将这种电变化经过放大后输入扩音器,可听到与刺激声波相同的声音,使用引导电极在圆窗上可获得微音器效应。

【实验对象】　豚鼠,体重 200～300g,击掌反应阳性。

【器材和药品】

1. 器材　计算机、BL-420F 生物机能实验系统,扩音器,银丝引导电极,常用哺乳动物手术器械,滴管。

2. 药品　20%氨基甲酸乙酯溶液,氯仿。

【方法与步骤】

1. 豚鼠一侧迷路破坏效应实验　首先观察动物的正常姿势、行走姿态和有无眼球震颤。然后将动物侧卧拽住耳廓,用滴管向外耳道深处滴入氯仿 2～3 滴,握住动物片刻,令其不动。注入氯仿 10～15 分钟后,动物一侧的迷路机能即可被消除。此时可观察到豚鼠的头偏向被消除迷路机能的一侧,同时出现眼球震颤。若握住豚鼠的后肢将它提起来,则其头及躯干皆弯向被消除迷路机能的一侧。如果任豚鼠自由活动,则可见动物沿躯干纵轴旋转而不能正常行走。

2. 耳蜗微音器电位的引导实验

(1) 手术暴露圆窗:取豚鼠一只(或用豚鼠一侧迷路破坏效应实验的豚鼠),用 20%氨基甲酸乙酯溶液,按 6ml/kg 做腹腔注射。待动物麻醉后,沿耳廓根部后缘切开皮肤,分离组织,剔净肌肉,暴露外耳道口后方的颞骨乳突部。注意勿伤及血管。用针头在乳突上刺一小孔,再仔细扩大成直径为 3～4mm 的骨窗,经此处向前方深部窥视,在相当于外耳道口内侧的深部。可见一边缘不规整的小孔即为圆窗,其直径约为 0.8mm(图 6-18)。

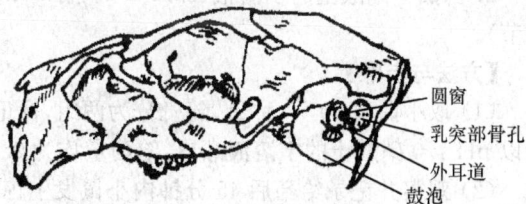

图 6-18　豚鼠颅骨侧面图

(2) 引导微音器电位:将豚鼠头侧卧以便于电极插入。将引导电极轻轻插入,使电极球端与圆窗膜接触,注意勿将圆窗膜触破,否则外淋巴液流出,微音器效应将明显减小。无关电极可夹在伤口皮肤上,动物接地。

(3) 仪器连接:将引导电极连至 BL-420F 生物机能实验系统的第一通道,其输出端接至扩音器。调节好各仪器参数(AC,放大倍数:1000X;滤波频率:1kHz;时间常数:0.01 秒)。

(4) 耳蜗微音器电位的引导:开机并启动 BL-420F 系统,对豚鼠的耳廓说话或唱歌,从扩音器里可听到同样的声音,在显示器上观察随声音变化的耳蜗微音器电位。

【注意事项】

(1) 氯仿是一种高脂溶性全身麻醉剂,滴入豚鼠外耳道的量不宜过多。

(2) 掌握好动物的麻醉深度,以动物安静、无肢体活动为宜。

(3) 安放电极时,必须准确,操作不可粗暴。

【思考题】

(1) 破坏动物的一侧迷路后,机体功能会出现哪些变化? 如何解释这些变化?

(2) 微音器电位有哪些特点?

(3) 微音器电位产生的原理是什么?

(倪月秋)

第十节 其 他

实验一 体液 pH 对药物吸收的影响

【目的和原理】

1. 目的 观察不同 pH 对士的宁溶液灌胃后吸收速率的影响。

2. 原理

(1) 药物吸收的快慢与其所处环境的 pH 有关。胃肠道酸碱性影响药物的解离度,从而影响其吸收。

(2) 士的宁为弱碱性中枢兴奋药,小剂量能提高脊髓反射兴奋性,使骨骼肌张力明显提高;剂量过大可引起肌张力过高且减弱或消除对抗肌(伸肌和屈肌)之间的交互抑制,引起所有骨骼肌全部强直性收缩,出现惊厥。

(3) 本实验通过小鼠发生惊厥的潜伏期、惊厥率来反映药物的药效,药效强者说明药物吸收率较高。惊厥发生时间早、死亡率高说明药物的药效较强。

【实验对象】 小白鼠,体重 18～22g,雌雄各半。

【器材和药品】

1. 器材 电子秤、烧杯、石棉网、标记用染料、小鼠灌胃器。

2. 药品 硝酸士的宁溶液 (pH 8.0,用 1 mol/L NaOH 调节;pH 1.0,用 0.1 mol/L HCl 调节)。

【方法与步骤】

(1) 取小白鼠 40 只,称重,随机分为两组,标记。一组以 pH 8.0 硝酸士的宁溶液灌胃,另一组以 pH 1.0 硝酸士的宁溶液灌胃,给药量均为 0.3ml/10g。

(2) 观察并记录给药后 45 分钟内小鼠发生惊厥的潜伏期和惊厥次数。士的宁致小鼠惊厥的标志为双后肢强直性伸直。

【实验结果】

(1) 硝酸士的宁的 pH 对其吸收的影响,可用其药效来说明,结果如表 6-22 所示。

表 6-22 药液 pH 对硝硝酸士的宁致惊厥作用的影响

组别	药液 pH	动物数	惊厥潜伏期(min) $(x \pm s)$	惊厥数	惊厥比例(%)
甲组					
乙组					

(2) 将两组动物惊厥潜伏期进行统计学分析（t 检验），判定药物 pH 对硝酸士的宁的吸收的影响。

【注意事项】

(1) 掌握灌胃技巧，充分保障药物全部灌入胃内。

(2) 记录给药时间，密切观察。

【思考题】

影响药物吸收的因素有哪些？

实验二　不同给药途径对药物作用的影响

【目的和原理】

1. 目的　观察不同给药途径给予 $MgSO_4$ 或戊巴比妥钠后对药物作用的影响。

2. 原理　绝大多数药物需进入血液循环再分布到作用部位才能发生作用。给药途径不同，则药物吸收快慢不同。在绝大多数情况下，不同给药途径对药物作用的影响，只是"量"的不同，即药物作用起效快慢或产生的作用大小或是作用时间长短不同，但药物作用性质没有改变，仍是同一种反应。但有时药物作用出现"质"的差异，产生了不同性质的反应。如硫酸镁口服给药和注射给药，其作用完全不同。口服很少吸收，产生导泻和利胆作用，而注射能抑制中枢和外周神经系统，产生肌松作用和降压作用。

【实验对象】　小白鼠，体重 18～22g，雌雄各半。

【器材和药品】

1. 器材　1ml 注射器 2 支，小鼠灌胃器，电子天平。

2. 药品　15％ $MgSO_4$ 溶液，0.4％戊巴比妥钠溶液。

【方法与步骤】

1. 不同途径给予 $MgSO_4$ 的作用　取体重相近小鼠 2 只，一只鼠经口灌入 15％$MgSO_4$ 溶液 0.7ml，另一只鼠皮下注射等量药液，分别置于鼠笼中，观察二鼠表现，并记录结果（表 6-23）。

表 6-23　不同途径给予 $MgSO_4$ 的作用结果

鼠号	给药途径	大小便	肌张力	步态	死亡
1					
2					

2. 不同途径给予戊巴比妥钠的作用　取体重相近小鼠 4 只，禁食至少 6～8 小时，按下表的剂量给予 0.4％戊巴比妥钠溶液，观察记录结果（表 6-24），并对结果进行分析讨论。

表 6-24　不同途径给予戊巴比妥钠的作用结果

鼠号	体重 (g)	戊巴比妥钠剂量 (0.1ml/10g)	给药途径	给药时刻	翻正反射 消失时间	翻正反射 恢复时间	诱导时间 (min)	作用维持时间 (min)
1								
2								
3								
4								

注：若动物背向下的姿势保持 30 秒以上，则认为翻正反射消失，后者为睡眠的指标。

【思考题】　举例说明不同途径给药对药物作用有怎样的影响？

实验三 药物血浆半衰期($t_{1/2}$)的测定

【目的和原理】

1. 目的 学习用比色法测定水杨酸钠的血浆药物浓度并计算其血浆半衰期。

2. 原理 水杨酸钠在酸性环境中解离为水杨酸。水杨酸与三氯化铁生成一种紫色的络合物,在波长520nm下比色,其光密度与水杨酸浓度成正比。

当测定药物半衰期时,药物经单次静脉注射给药后,可在不同时间取血检测药物浓度,以判断曲线类型。若以药物浓度的对数为纵坐标,时间为横坐标作图,可得一直线,由直线上任意两点计算出斜率。

$$斜率(b) = \frac{\lg C_1 - \lg C_2}{t_1 - t_2}$$

式中 C_1 和 C_2 为直线上任意两点浓度,t_1 和 t_2 分别为该浓度相对应的时间。

当符合一室模型的药物静脉注射后,可准确地测知两个不同时间(t_1, t_2)的血药浓度(C_1, C_2)后,即可代入 $b = -k_e/2.303$,求出消除率常数 k_e。

$$k_e = \frac{\lg C_1 - \lg C_2}{t_1 - t_2}$$

而 $t_{1/2}$ 与 k_e 的关系如下:

$$t_{1/2} = \frac{0.693}{k_e}$$

另一个描述药物消除规律的有用参数是药物体内留存率(Rt),即每隔 T 小时体内留存药量占原药量的比率。$t_{1/2}$ 与 Rt 的关系如下:

$$t_{1/2} = \frac{T}{\lg gRT} = \frac{-0.301(t_2 - t_1)}{\lg C_2 - \lg C_1}$$

式中 C_1, C_2 为不同时间的血药浓度。$t_2 - t_1$ 为两次取血的时间间隔。本实验以水杨酸钠为例介绍药物半衰期 $t_{1/2}$ 的测定方法。求出该药物的血浆半衰期 $t_{1/2}$。

【实验对象】 家兔,体重 2.0～3.0kg,雌雄均可。

【器材和药品】

1. 器材 722 型分光光度计、离心机、BL-420F 生物机能实验系统、计算机、兔手术台、哺乳类手术器械、体重秤、动脉夹、颈动脉插管、注射器(10、20ml)、吸管(0.5、1、5、10ml)、吸球、玻璃棒、刻度离心管、试管、试管架、记号笔、药棉、纱布。

2. 药品 10%水杨酸钠溶液、0.02%水杨酸钠标准溶液、10%三氯醋酸溶液、10%三氯化铁溶液、0.5%肝素溶液、20%乌拉坦溶液;蒸馏水。

【方法与步骤】 参见表 6-25 中的流程。

表 6-25 水杨酸钠血药浓度测定流程表

试管 (编号)	10%三氯醋酸 (ml)	血 (ml)	蒸馏水 (ml)	10%三氯化铁 (ml)	光密度	药物浓度 ($\mu g/ml$)
空白对照管(1)	3.5	1.0	1.0	0.5		
标准管(2)	3.5	1.0	标准液 1.0	0.5		
给药 5 分钟管(3)	3.5	1.0	1.0	0.5		
给药 10 分钟管(4)	3.5	1.0	1.0	0.5		
给药 30 分钟管(5)	3.5	1.0	1.0	0.5		
给药 60 分钟管(6)	3.5	1.0	1.0	0.5		

(1) 麻醉:取一只家兔,称重后耳缘静脉注射 20%乌拉坦溶液(5ml/kg)麻醉,背位固定于兔手术台上。

(2) 取 6 只离心管(预先用 0.5%肝素溶液浸润)分别编号,各管中加入 10%三氯醋酸溶液 3.5ml 备用。

(3) 分离:选用颈总动脉(或股动脉)。手术区剪毛,切皮约 6cm 左右,钝性分离皮下组织和肌肉,分离出一侧颈总动脉 2～3cm 左右。在其下穿两根棉线,结扎远心端,保留近心端备用。

(4) 全身肝素化:耳缘静脉注射 0.5%肝素溶液,剂量为 2ml/kg。

(5) 插管:用动脉夹夹动脉近心端,再于两线中间的一段动脉上剪一"V"形切口,插入动脉插管(已充满 0.5%肝素溶液),结扎固定,以备取血。

(6) 取血:打开动脉夹取空白血样 2ml,分别放入 1 号管(对照管)和 2 号管(标准管)各 1ml,摇匀,静置。

(7) 耳缘静脉注射 10%水杨酸钠溶液(2ml/kg)。水杨酸钠对血管有刺激性,要固定好兔子。分别于注射后的 5、10、30、60 分钟时,由动脉取血 1ml 加到含有 10%三氯醋酸 3.5ml 的试管中摇匀。然后向标准管加入 0.02%水杨酸钠溶液标准液 1ml,其余各管加蒸馏水 1ml 摇匀。

(8) 离心:将上述各管离心 5 分钟,3000 转/分,吸取上清液 3ml,分别放入另一套已编号的试管中(预先用 0.5%肝素溶液浸润),每管加 10%三氯化铁溶液 0.5ml,摇匀显色。

(9) 测定:在分光光度计 520nm 波长下以 1 号管为对照测定其余各管的光密度值。

(10) 计算血中药物浓度:根据同一种溶液浓度与光密度成正比的原理,可用空白血标准管浓度及其光密度值计算出样品管的水杨酸钠浓度。公式如下:

$$\frac{样品管光密度}{标准管光密度} = \frac{样品管浓度(\mu g/ml)}{标准管浓度(\mu g/ml)}$$

$$样品管浓度(\mu g/ml) = \frac{样品管光密度 \times 标准管浓度(\mu g/ml)}{标准管光密度}$$

(11) 血浆半衰期计算:

$$t_{1/2} = \frac{-0.301(t_2 - t_1)}{\lg C_2 - \lg C_1}$$

【注意事项】

(1) 本实验属定量试验,取血量及所加试剂的量要准确,应严格按规定的顺序操作,每次加液后均应摇匀,以保证显色反应的完全进行。

(2) 顺利地采集足够量的血液是保证实验成功的关键。采血方法有多种:一次性试验用麻醉动物作动脉(颈总动脉或股动脉)插管,给药后可准确按时取血,但应注意每次采血前要放掉残血再取新血样。重复性试验用耳缘静脉取血,有时静脉不充盈而取不到血标本。可用灯泡加温或热吹风加温等方法使静脉充盈。如静脉取血不顺利而超时应记下实际取血时间。

【思考题】

(1) 测定药物血浆半衰期有何临床意义?

(2) 药物的消除半衰期类型如何影响血浆半衰期?

实验四　对乙酰氨基酚在家兔体内药物动力学研究

【目的和原理】

1. 目的

(1) 通过实验初步掌握兔体内血药浓度测定方法。

（2）掌握血药浓度法计算药物动力学参数的方法。

2. 原理　血管外给药一般属于一级吸收和一级消除，一级吸收药物动力学参数的求算，可以采用计算机拟合的方法求得。一级吸收药物血药浓度的经时过程可用下式表示：

$$C = \frac{KaFXo}{V(Ka-K)}(e^{-Kt} - e^{-Kat})$$

当 $Ka \gg K$，$t \to \infty$ 时，则 $e^{-Kat} \to 0$，C 的计算公式为

$$C = \frac{KaFXo}{V(Ka-K)}e^{-Kt}$$

C 对数形式为

$$\log C = \log \frac{KaFXo}{V(Ka-K)} - \frac{Kt}{2.303}$$

以 logC 对 t 作图得二项指数曲线，其末端为一直线，其斜率为 $-Kt/2.303$，可求得 Kt。消除相以前某时点实测血药浓度减去消除相该点外推浓度的残数 Cr 为

$$C_r = \frac{KaFXo}{V(Ka-K)}e^{-Kat}$$

Cr 计算公式两边取对数：

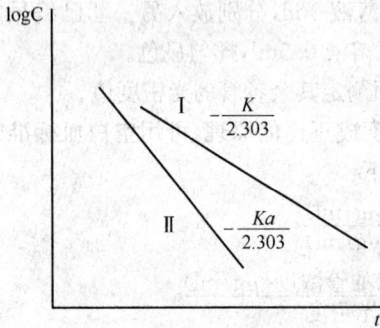

图 6-19　残数法求 K 及 K_a

$$\log C_r = \log \frac{KaFXo}{V(Ka-K)} - \frac{Kat}{2.303}$$

以 logCr 对 t 作图可得直线，其直线斜率为 $-Ka/2.303$，可求得 Ka 值。残数法计算 K 与 Ka，如图 6-19 所示。

血药浓度额测定原理是基于对乙酰氨基酚水解生成对氨基苯酚。对氨基苯酚在次溴酸钠的存在下，能与苯酚产生反应，生成靛蓝染料，在 620nm 处有最大吸收。为了排除血浆中蛋白的干扰，测定血药浓度时，首先应加入适量 20％的三氯醋酸溶液沉淀蛋白，然后即可以采用分光光度计测定乙酰氨基酚血浆药物浓度。

【实验对象】　家兔，2～3kg。

【器材和药品】

1. 器材　婴儿秤，注射器，离心管，分光光度计。

2. 药品　对乙酰氨基酚，肝素，丙二醇，乙醇，次溴酸钠，三氯醋酸硫酸锌，氢氧化钡。

【实验方法】

1. 标准曲线的制备　精密称取对乙酰氨基酚精品 10mg，置 100ml 容量瓶中，以蒸馏水溶解并稀释至刻度，使成 100μg/ml 的标准溶液，分别吸取 0.1、0.2、0.4、0.6、0.8、1.0ml，加蒸馏水使成 10ml，然后各加家兔血 400μl 混匀，各加 0.06mol/L 氢氧化钡溶液 3.5ml，摇匀，放置 4 分钟，再各加 2％硫酸锌溶液 3.5ml、蒸馏水到 10ml，用一层滤纸过滤，取适量滤液，用分光光度计在 245nm 处测定吸收度，用空白全血作空白对照。空白对照液的配制：取空白全血 400μl，加蒸馏水 1ml，以下操作同标准曲线的制备。数据按直线回归，得到回归方程式，用于计算血药浓度。

2. 血药浓度的测定　将采取的血样吸取 400μl，加蒸馏水 1ml，以下操作同标准曲线的制备，根据标准曲线的回归方程计算血样中药物的浓度。

3. 药品配制

（1）先准备 10 支离心试管：洗净，并经 100U/ml 肝素溶液（配法为肝素注射剂一支溶于 250ml 生理盐水中）处理，烤干（105℃），标上号码备用。

（2）注射液的配制：称取对乙酰氨基酚 0.5g，置小烧杯中，加 50％丙二醇水溶液 5ml，加热，使溶解，得对乙酰氨基酚溶液，浓度为 100mg/ml，备用。

（3）空白（无药）血样的制备：将家兔耳缘静脉处毛除掉，涂擦乙醇，用红外灯烤 2 分钟，将耳静脉纵向切开，用肝素化试管采血，在刀口处敷以棉球，用竹制试管夹止血。

4. 给药及取血方法　取体重 3kg 左右健康家兔，按 100mg/kg 剂量于家兔后肢肌内注射对乙酰氨基酚溶液，给药后于 10、20、30、60、90、120、150、180、210、240、300、360 分钟时采血 2～3ml，置于肝素化的离心试管中。立即精密量取全血 400μl。然后按标准曲线项下测定血药浓度。

【注意事项】　家兔肌内注射选用 6 号或 7 号针头；对乙酰氨基酚在 50％丙二醇溶液中加热可溶解，放冷可析出沉淀，给药时取刚放冷的溶液（沉淀尚未析出）。为防止在注射过程中药物析出，针头及注射器也要在水中预热；实验期间家兔自由进食和饮水。

【思考题】

（1）做好本实验的关键是什么？操作中应注意什么问题？

（2）如果所求结果不理想，可能的原因是什么？怎样改进？

（3）本实验设计有哪些不足？

（4）相对生物利用度应怎样进行实验设计？

实验五　去氧肾上腺素的 pD_2 和哌唑嗪的 pA_2 测定

【目的和原理】

1. 目的

（1）掌握测定和计算 pD_2 和 pA_2 的方法。

（2）了解研究药物量效关系的实验方法。

2. 原理　pD_2 是指激动剂产生最大反应 50％时的摩尔浓度的负对数。pD_2 是亲和力指数，pD_2 值越大，说明激动剂与受体的亲和力越高，作用越强。pA_2 是指激动剂浓度增加一倍仍产生同样反应时所需拮抗剂摩尔浓度的负对数。pA_2 是拮抗参数，代表竞争性拮抗剂对其受体的亲和力，pA_2 值越大，拮抗效力越大。去氧肾上腺素为 α_1 受体激动剂，可引起大鼠肛尾肌收缩。按对数剂量给药可得到"S"形累加剂量反应曲线，即量效曲线。根据其累加量效曲线求得其 pD_2。哌唑嗪为 α_1 受体拮抗剂，可使去氧肾上腺素的累积剂量反应曲线右移，根据公式即可求出 pA_2。

【实验对象】　大鼠，雌雄均可。

【器材和药品】

1. 器材　手术器械 1 套，玻璃平皿，铁架台，双凹夹，张力换能器，气泵，麦氏浴管，恒温装置 1 套，BL-420F 生物机能实验系统，烧杯，"L"形通气管，温度计，弹簧夹，橡皮管，量筒，注射器，注射针头，木槌，棉线。

2. 药品　5×10^{-2} mol/L 去氧肾上腺素溶液，2×10^{-2} mol/L 去氧肾上腺素溶液，2×10^{-5} mol/L 哌唑嗪溶液，Kreb 液。

【实验方法与步骤】

（1）离体标本制备：取大鼠 1 只，重击头部致死，剖开下腹部，沿直肠寻找并分离出肛尾肌，剪取 2cm 小段置于盛有温 Kreb 液的平皿内备用。

（2）标本固定：将大鼠肛尾肌一端用丝线结扎后固定于"L"形通气钩上，置于盛有 20ml 37℃ Kreb 液的麦式浴管中，将气泵连于通气钩上，调节气体量为 2～3 个气泡/秒，另一端用丝线结扎后连接于张力换能器上，麦式浴管与恒温装置相连接，以保持麦式浴管内 Kreb 液的温度在 37℃ 左右。

（3）将张力换能器连接到 BL-420F 生物机能实验系统，进入实验软件菜单，选择适当的张力参数，调节好基线，稳定标本 20 分钟后开始记录，记录速度为 $1\sim2.5$ mm/min。当收缩曲线平稳，肌肉自律性消失时即可给药。

（4）给药：依次加入 2×10^{-6} mol/L 去氧肾上腺素溶液 0.1mol（终浓度为 $2\times10^{-6}\times0.1/20=10^{-8}$ mol/L），0.2ml（终浓度为 3×10^{-8} mol/L）；2×10^{-5} mol/L 去氧肾上腺素溶液 0.07ml（终浓度为 10^{-7} mol/L）……与麦式浴管内，见表 6-26 每次给药是在前一剂量达最大反应时。

表 6-26　1/2log 累积给药法

给药次序	1	2	3	4	5	6	7	8	9	10	11
原浓度(mol/L)	2×10^{-6}		2×10^{-5}		2×10^{-4}		2×10^{-3}		2×10^{-2}		5×10^{-2}
剂量(ml)	0.1	0.2	0.07	0.2	0.07	0.2	0.07	0.2	0.07	0.2	0.28
终浓度(mol/L)	10^{-8}	3×10^{-8}	10^{-7}	3×10^{-7}	10^{-6}	3×10^{-6}	10^{-5}	3×10^{-5}	10^{-4}	3×10^{-4}	10^{-3}

（5）当增大去氧肾上腺素剂量后，反应不再增加时放掉浴管内液体并冲洗肛尾肌标本 5 次。待收缩曲线恢复正常后，向麦式浴管内加入 2×10^{-5} mol/L 哌唑嗪 0.1ml，10 分钟后再重复步骤(4)。

（6）增大去氧肾上腺素的剂量后，反应不再增加时结束实验。画图并按公式计算 pD_2 和 pA_2 值，完成实验。

【结果与计算】

1. 绘制累积量效关系曲线图　以去氧肾上腺素的摩尔浓度的反复对数为横坐标，纵坐标为效应（E，先找出曲线累积高度，然后各自计算出各剂量的效应比例）。做图画出"S"形累加剂量反应曲线，见图 6-20。

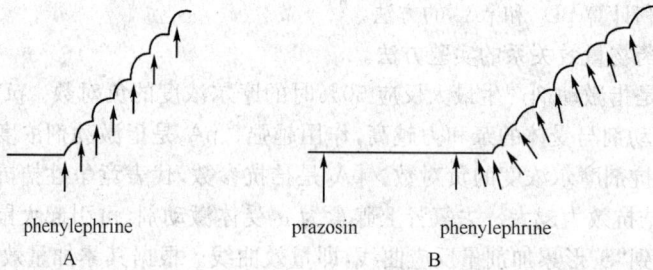

phenylephrine
A

prazosin　　phenylephrine
B

图 6-20　累加去氧肾上腺素对大鼠肛尾肌的收缩曲线
A. 未加拮抗剂；B. 加拮抗剂后

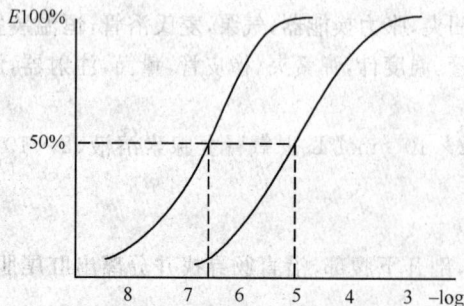

图 6-21　加哌唑嗪后，量效曲线平行右移，
Emax 不变，pD_2 变小

2. 计算去氧肾上腺素的 pD_2　从量-效曲线上找到引起 50% 反应的点在横坐标上的投影即为 pD_2，见图 6-21。

3. 计算哌唑嗪的 pA_2　计算公式 $pA_2=pAx+\lg(x-1)$，求出 pA_2，其中 pAx 为拮抗剂的摩尔浓度的负对数，x 为拮抗剂前后产生 50% 最大反应时的激动剂摩尔浓度之比，$x=k_{D后}/k_{D前}=10^{-pD_2后}/10^{-pD_2前}$。

【注意事项】

（1）悬挂肛尾肌时，不要过度牵拉，肛尾肌及连线勿紧贴浴管壁。

（2）加药时不要滴在悬挂线或管壁上，应将药液直接注射到 Kreb 液下。

（3）为了正确地累积反应，应在对某剂量的反应达到最大后立即给予第二个记录，若第一个记录达到最大反应后慢慢观察，再给第二个剂量，反应就难于累积，故可稍微提前一点加第二个剂量。

（4）每只注射器只用来抽取一种浓度的药液。

（5）水浴箱应保持在（37±1）℃，浴池内营养液的容积在洗涤标本前后要保持一致。

【思考题】

（1）与整体实验比较，离体实验有何优点？

（2）简述量效曲线的特征以及受体动力学参数 KD、pD_2、Emax、pA_2 的意义。

实验六　新斯的明半数致死量测定

【目的和原理】

1. 目的　掌握半数致死量（LD_{50}）测定方法。

2. 原理　根据公式 $LogLD_{50} = Xk - d(\sum P - 0.5)$，计算 LD_{50}。

式中：Xk ＝ 死亡率为 100％组的对数剂量；d＝对数组距；$\sum P$＝各组死亡率之和。

按下述公式计算 d：

$$d = (X_k - X_1)/(G\text{-}1),$$

式中：X_1 为下限剂量的对数值，G 为组数。

当最大浓度组死亡率低于 100％（但不得低于 80％，即有 1～2 只存活），或最小浓度组存活率低于 100％（但不得低于 80％，即有 1～2 只死亡）时，可用下述校正公式计算：

校正公式：　　　　　$LogLD_{50} = Xk - d[\sum P - (3 - P_m - P_n)/4]$

式中，P_m 为最大死亡率，P_n 为最小死亡率。

测定方法：改良寇氏法（Karber 法）

【实验对象】　小白鼠，体重 18～22g，雌雄各半。

【器材和药品】

1. 器材　鼠笼，电子天平，1ml 注射器，苦味酸溶液，电子计算器。

2. 药品　7 个不同浓度的新斯的明溶液。

【方法与步骤】

本方法要求：①剂量按等比级数排列。②每组小鼠数相等（不能少于组数，一般为 10 只）。③剂量范围接近或等于 0～100％死亡率，一般分为 5～8 个剂量组。

1. 预备实验

（1）探索上下限：即用少量动物逐步摸索出使全部动物死亡的最小剂量（Dm）和一个动物也不死的最大剂量（Dn）。方法是根据文献资料或经验定出一个估计值，给三只小鼠注射，如全死，则降低剂量，如全不死，则加大剂量再进行摸索，直到找出 P_m＝100％和 P_n＝0 的剂量，此两剂量分别为上下限。

（2）确定组数，组距及各组剂量组数（G）：一般为 5～8 组，可根据适宜的组距确定组数。有时也可根据动物死亡的情况来决定增减组数。组距（d）：指相邻两组剂量的对数差。d 不宜过大，过大可使标准误增大。也不宜过小，过小使组数增多，各组间死亡率重叠，组距大小主要取决于实验动物对被试因素的敏感性。上下限的距离可作为敏感性的标志。一般要求 d 应小于 0.155，多在 0.08～0.1。确定组距的方法：把上下限的剂量换算成对数值，设上限剂量的对数值为 Xk，下限剂量的对数值为 Xi。组数为 G，则 d＝（Xk－Xi）/（G-1）确定各组剂量：由 Xi 逐次加 d（或由 Xk 逐次减 d），得出各组剂量的对数值，再分别查反对数，即得出各组剂量。

(3) 配制等比药液,使每只小鼠在给药容积上相等(0.5ml/20g)体重。

以上预备实验已由教师准备完毕,本实验的上限(100%)的剂量是 0.63mg/kg,下限(0 死亡)的剂量是 0.16,组距为 0.1,组数为 7,等比药液配制如表 6-26。

2. 正式实验

(1) 实验动物称重:各学生实验小组分别派 1 名同学负责称重,分装于不同的鼠笼中。

(2) 统计各个体重小鼠数量,记录于黑板表格中。

(3) 动物分组:在雌雄各半的前提下,按体重差最小原则,将动物分成 7 组,每组 10 只。分组原则为每组动物数必须多于组数。

(4) 学生分 10 组,每组负责 7 只动物给药,每组动物体重尽量一致(不一致的,注意标记)。

(5) 注射剂量计算:每组动物注射容量相等,均为 0.5ml/20g。

(6) 给药:全班同时进行小鼠腹腔注射给药物。注射完一只立即送到前面相应的鼠笼里。

(7) 观察记录:给药后,全班同学分成 7 组,分别观察、记录各笼小鼠中毒表现及死亡数,并计算每组的死亡率。观察时间应到小鼠不再因药物的作用而死亡为止(本药物观察时间为 1 小时即可)。

(8) 最后将实验结果填入表 6-27:

表 6-27　新斯的明 LD_{50} 结果记录表

组别	剂量(mg/kg)	对数剂量(Log)	药液浓度(%)	死亡数(r)	死亡率 P(r/n)
1	0.1600	−0.7959	0.640		
2	0.2105	−0.6959	0.842		
3	0.2770	−0.5959	1.108		
4	0.3645	−0.4959	1.450		
5	0.4796	−0.3959	1.918		
6	0.6311	−0.2959	2.524		
7	0.8303	−0.0807	3.332		

3. 实验结果计算

(1) 基本公式:$LogLD_{50} = Xk - d(\sum P - 0.5)$

式中:Xk=死亡率为 100%组的对数剂量;d=对数组距;$\sum P$=各组死亡率之和。

(2) 校正公式:当 $P_m \geqslant 0.8$ 及/或 $P_n \leqslant 0.2$ 时,可用下述校正公式计算:

$$LogLD_{50} = Xk - d[\sum P - (3 - P_m - P_n)/4]$$

(3) $LD_{50} = Log^{-1} LogLD_{50}$;单位为 mg/kg 或 g/kg

(4) 95%可信限:$LD_{50} \pm 4.5 SLogLD_{50} \cdot LD_{50}$

$$SLogLD_{50} = d\sqrt{\frac{\sum p(1-p)}{n-1}} = d\sqrt{\frac{\sum pq}{n-1}}$$

式中:$SLogLD_{50} \cdot LD_{50}$ 为 $LogLD_{50}$ 的标准误。p=各组死亡率;n=每组动物数。

【注意事项】

(1) 称重要准确,动物分组按人为加随机原则,切勿将大体重,活泼的小鼠都分在一组。

(2) 给药量要准确,注射部位要正确,切勿因注射部位或给药量不正确造成动物死亡。

(3) 注射顺序从低浓度到高浓度,注射器不必冲洗。

(4) 给药后动物放入相应浓度的鼠笼中,不要投错笼。

【思考题】

(1) 寇氏法测定 LD_{50} 应具备哪些条件?

(2) 各组剂量如何确定?

(3) 测定 LD_{50} 有何意义?

【测定 LD_{50} 的原理及公式来源】 为了解 LD_{50} 测定原理,首先需了解剂量与反应的关系。某被试因素对动物的毒性也是一种反应,其大小往往以使动物致死的量表示。致死量小说明毒性大,反之说明毒性小。根据剂量与反应的关系,可绘出剂量反应曲线(量效曲线)(图 6-22)。图中表示的是以死亡频率和死亡率为反应指标的质反应量效曲线。它们具有如下特点。

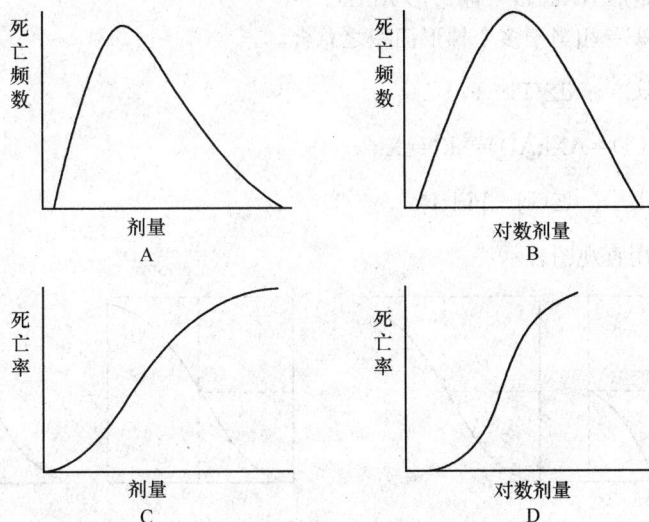

图 6-22 质反应量效曲线

1. 剂量与死亡频数的关系 是一条中间高,两侧底,右侧延伸较远的曲线(图 6-22A)。

2. 对数剂量与死亡频数的关系 是一条正态分布的曲线(图 6-22B)。

3. 剂量与死亡率的关系 是一条长尾"S"形曲线(图 6-22C)。

4. 对数剂量与死亡率的关系 是一条正"S"形曲线(图 6-22D)。

从对数剂量与死亡频率的正态分布(图 6-22B)可见,$LogLD_{50}$ 恰在正态曲线中点所对应的横轴上,按此剂量给药,动物恰好死亡半数。因在正态曲线中,其中点恰是均数所在处,所以,$LogLD_{50}$ 就是全部实验动物最小致死剂量的平均值。从对数剂量与死亡率关系的正"S"形曲线(图 6-22D)中可见。$LogLD_{50}$ 恰为正"S"形曲线的中点所对应的横轴上的对数值,因此,正"S"曲线中点所对应的纵轴(死亡率)恰为 50%。这条曲线的特点:①死亡率是 50% 时的斜率最大。由于其位于曲线中央,故灵敏度最高。②曲线两端平坦,接近 0 或 100% 附近的灵敏度最差,剂量不易确定,而且,即使确定了也常不可靠。所以,采用半数致死量作为判定某因素的毒性大小的指标是恰当的。总之,求出正态曲线中点所对应的横轴上的对数值或正"S"曲线中点所对应的横轴上的对数值,即可求出 $LogLD_{50}$ 及 LD_{50}。

公式推导:根据对数剂量与死亡率关系的量效曲线(图 6-23),通过面积法可得出公式:

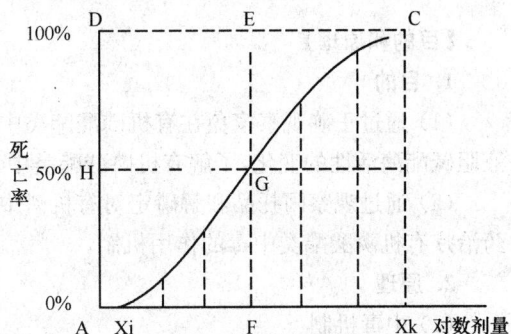

图 6-23 LD_{50} 公式推导(面积法)

$$LogLD_{50} = Xk - \frac{1}{2}d\Sigma(Pi+Pi+1)$$

图中横坐标为对数剂量,纵坐标为死亡率 P,G 为正 S 曲线的中点,它对应的纵轴 H 点为 P=50%,横轴 F 点 X=Log LD$_{50}$,A 点 P=0,D 点 P=100%=1,B 点 Xk 为 P=100% 的对数剂量。由图可知:

矩形 AFED= AF · AD=LogLD$_{50}$×1= LogLD$_{50}$

又∵曲边△X,FG=曲边△GCE(=边一角相等)

∴炬形 AFED=曲边形 AX · CD=LogLD$_{50}$

则 LogLD$_{50}$=矩形 AXkCD—曲边形 XiXkC

∵曲边形 XiXkC=相当于多个梯形面积之总合,

∴曲边形 XiXkC=$\frac{1}{2}$dΣ(Pi+Pi+1)

又∵矩形 AXkCD=AXkAD=Xk1=Xk

∴LogLD$_{50}$=Xk-$\frac{1}{2}$dΣ(Pi+Pi+1)

上述推导过程用直观图表示:

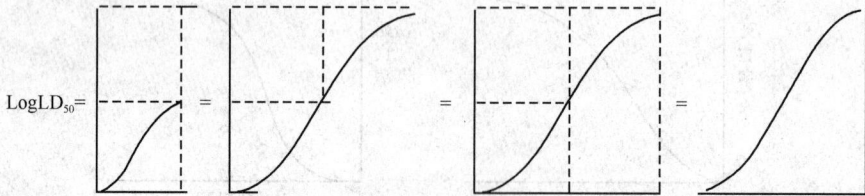

公式演变:

$$LogLD_{50} = Xk + \frac{1}{2}d\Sigma(Pi+Pi+1)$$

$$= Xk - \frac{1}{2}d[(P_1+P_2)+(P_2+P_3)+\cdots+(P_{k-2}+P_{k-1})+(P_{k-1}+P_k)]$$

$$= Xk - \frac{1}{2}d[(P_1+P_2+P_3+P_4+\cdots+P_{k-2}+P_{k-1}+P_k)]$$

$$= Xk - \frac{1}{2}d[2\Sigma P-(P_k+P_1)]$$

$$= Xk - d(\Sigma P-0.5)$$

实验七　有机磷酸酯类中毒及解救

【目的和原理】

1. 目的

(1) 通过正确观察家兔在有机磷酸酯类中毒时的症状及准确测量有机磷酸酯类中毒前后血液胆碱酯酶活性的变化,了解有机磷酸酯类中毒时的临床表现。

(2) 通过观察阿托品和解磷定对有机磷中毒的解救效果,初步分析阿托品和胆碱酯酶复活药治疗有机磷酸酯类中毒的作用机制。

2. 原理

(1) 中毒机制

1) 有机磷酸酯类可通过消化道、呼吸道、皮肤及黏膜等多种途径进入机体。有机磷酸酯类能抑制许多酶,但对人和动物主要表现在抑制胆碱酯酶。有机磷农药进入体内后与胆碱酯酶的酶解部位结合成稳定的磷酰化胆碱酯酶且失去分解乙酰胆碱的能力,从而使递质乙酰胆碱蓄积,引起中毒症状。时间稍长胆碱酯酶活性难以恢复造成抢救治疗困难。

2)人体胆碱酯酶的实有量比生理需要的量多,故少量有机磷酸酯类侵入,可以不出现中毒症状,在体内经过分解后排出体外,但有机磷酸酯类大量侵入时使胆碱酯酶活性下降,引起生理功能障碍,一般认为胆碱酯酶活性下降30%(即达正常的70%)时,即可能出现中毒症状。

(2)急性中毒表现:轻度中毒以对胆碱能神经突触影响所致的 M 样症状为主,中度中毒同时出现明显的 M 样和对胆碱能神经肌肉接头影响所致的 N 样症状,重度中毒时除 M 样和 N 样症状加重外,还有明显的中枢症状。死亡原因主要为呼吸中枢麻痹和循环衰竭。

(3)常用解毒药

1)阿托品:通过竞争性阻断 M 受体而迅速解除有机磷酸酯类中毒时的 M 样症状,如呼吸道和胃肠平滑肌的痉挛,心血管系统的抑制等;同时又能通过血脑屏障进入脑内消除部分中枢神经系统中毒症状。但阿托品不能阻断 N_2 受体,对骨骼肌震颤无效,也不能使胆碱酯酶复活,疗效不易巩固,对中度和重度中毒者,必须与胆碱酯酶复活药合用。

2)胆碱酯酶复活药:既能与磷酰化胆碱酯酶的磷酰基形成共价键结合,使胆碱酯酶游离、恢复水解乙酰胆碱的活性;又可直接与游离的有机磷酸类结合成为无毒的产物由肾排出,阻止毒物继续抑制胆碱酯酶。胆碱酯酶复活药用于各种有机磷酸酯类中毒时能迅速解除 N 样症状,消除骨骼肌震颤,但对 M 样症状效果差,故应与阿托品同时应用。

【实验对象】 家兔,2.0～3.0kg,体质健康,雌雄不限。

【器材和药品】

1. 器材 兔固定箱、恒温水浴箱、V-1100 型可见分光光度计、试管架、试管、吸管(0.2、1、2、5ml)、滤纸、注射器(2、5ml)、测瞳孔尺、刀片、采血杯(杯内预先滴入1%肝素溶液2滴,自然干燥后备用)、动脉夹、干棉球、酒精棉球。

2. 药品 0.1%硫酸阿托品溶液、5%敌百虫溶液、1%肝素溶液、2.5%碘解磷定注射液、磷酸盐缓冲液(pH 7.2)、0.007mol/L 乙酰胆碱溶液、碱性羟胺溶液、4mol/L HCL 溶液、10%三氯化铁溶液。

【方法与步骤】

1. 观察指标及记录方法

(1)呼吸:记录家兔每分钟的呼吸频率(次/分),用-(无)、+(浅)、++(正常)、+++(深)表示其呼吸幅度。

(2)瞳孔:直接用测瞳孔尺测量双侧瞳孔直径(单位:mm)。

(3)唾液:用滤纸按吸家兔嘴部,看纸上水印大小,用-(无)、+(少)、++(较多)、+++(很多)表示其分泌程度。

(4)大小便:按量多少用-(无)、+(有)、++(较多)、+++(很多)表示。

(5)骨骼肌活动:-(无肌震颤)、+(局部有肌震颤)、++(全身肌震颤)、+++(全身肌震颤并站立不稳或瘫卧于桌上)。

2. 实验步骤

(1)观察家兔正常状态:取家兔3只,以甲、乙、丙编号,称重,观察并记录其呼吸(频率、幅度等)、瞳孔直径大小、唾液分泌、大小便、骨骼肌活动等。

(2)家兔耳缘静脉取血(正常对照):由每只家兔耳缘静脉取血0.5～1.0ml后向空白管(甲0、乙0、丙0)、标准管(甲 S、乙 S、丙 S)和给药前管(甲1、乙1、丙1)中各滴加0.1ml,用于测定正常家兔血胆碱酯酶活性。

(3) 家兔耳缘静脉注射 5% 敌百虫溶液:分别给甲、乙、丙兔按 1.5ml/kg 耳缘静脉注射 5% 敌百虫溶液。密切观察并记录给 5% 敌百虫溶液后家兔各项指标的变化。若给药 20 分钟后无任何中毒症状,可在追加 0.5ml/kg 5% 敌百虫溶液。

(4) 家兔耳缘静脉取血(中毒时):待家兔瞳孔明显缩小、呼吸浅而快、唾液大量分泌(流出口外或不断吞咽)、大小便失禁、骨骼肌震颤等中毒症状明显时,再次由每只家兔耳缘静脉取血约 0.2ml,取 0.1ml 放入中毒管(甲 2、乙 2、丙 2),用于测定中毒时家兔血胆碱酯酶活性。

(5) 注射解救药物:取血后,甲兔立即由耳缘静脉注射 0.1% 硫酸阿托品溶液 1ml/kg,乙兔立即由耳缘静脉注射 2.5% 碘解磷定注射液 4ml/kg,丙兔立即由耳缘静脉注射 0.1% 硫酸阿托品溶液 1ml/kg 和 2.5% 碘解磷定注射液 4ml/kg。密切观察并记录各兔中毒症状及各项指标有何变化(表 6-28)。

(6) 家兔耳缘静脉取血(解救后):在家兔中毒症状明显改善后,再次由每只家兔耳缘静脉取血约 0.2ml,取 0.1ml 放入解救管(甲 3、乙 3、丙 3),用于测定注射解救药物后家兔血胆碱酯酶活性。

(7) 甲、乙两兔分别补注 2.5% 碘解磷定注射液 4ml/kg 和 0.1% 硫酸阿托品溶液 1ml/kg。

【实验结果】 记录甲、乙、丙三只家兔中毒前后和用不同药物解救后各项生理指标及血胆碱酯酶活性。

表 6-28　阿托品和碘解磷定对敌百虫中毒的解救作用及其机制

兔号	体重(kg)	用药情况	呼吸		瞳孔(mm)		唾液分泌	大小便	骨骼肌活动	胆碱酯酶测定 OD 值	胆碱酯酶活性(U/ml)
			频率(次/分)	幅度	左	右					
甲		用药前									
		敌百虫									
		阿托品									
乙		用药前									
		敌百虫									
		解磷定									
丙		用药前									
		敌百虫									
		阿托品＋解磷定									

注:OD 值反映的是血中剩余乙酰胆碱的量,OD 值越低说明剩余乙酰胆碱量越少、血胆碱酯酶活性越高

【注意事项】

(1) 测量瞳孔时应注意保持每次测定时光源的一致性,避免光线强弱对瞳孔的影响。

(2) 敌百虫溶液为剧毒性杀虫剂且有较强的刺激性,可从皮肤吸收,注射时应避免药物外漏,如与手等接触后,应立即用水清洗。

(3) 解救药品应提前抽取到注射器中,待中毒症状明显后立即行静脉注射。

(4) 在测定血胆碱酯酶活性过程中,每加入一种试剂均需将试管中液体充分摇匀,并严格控制实验的预热及保温时间。

【思考题】 比较本次实验中药物对各兔的解救效果,分析阿托品和胆碱酯酶复活药的解毒特点和二者合用于解毒的重要性。

取血方法 1:用乙醇棉球擦拭兔耳缘静脉,当其充血明显时,用刀片横割耳缘静脉(切口不要

过大、过深、不要割断),使血液自然流入采血杯中。

取血方法 2:用 2ml 注射器逆血流方向于耳缘静脉采血后滴入采血杯中。

注:血液进入采血杯过程中需轻轻振荡采血杯以防止凝血。取血后如取血切口流血不止,可用干棉球按住后夹动脉夹止血。

血胆碱酯酶活性测定步骤(以测定 1 只家兔血胆碱酯酶活性为例)

(1) 取试管 5 只(分别作空白管、标准管和测定管 1、2、3),做好标记后各加入 pH 7.2 磷酸盐缓冲液 0.9ml 和全血 0.1ml(空白管和标准管均加给药前血样,3 支测定管分别加入注射敌百虫前、中毒时、注射解毒药物后的血样),充分摇匀,置于 37℃水浴预热 3 分钟。

(2) 3 支测定管各加入 0.007mol/L 乙酰胆碱 1.0ml,充分摇匀,置于 37℃水浴保温 20 分钟。

(3) 5 支试管各加入碱性羟胺溶液 4.0ml,标准管另外加入 0.007mol/L 乙酰胆碱 1.0ml,充分摇匀,室温静置 2 分钟。

(4) 5 支试管各加入 4mol/L HCl 溶液 2.0ml 和 10% 三氯化铁溶液 2.0ml,空白管另外加入 0.007mol/L 乙酰胆碱 1.0ml,充分摇匀。

(5) 5 支试管中的液体分别用滤纸过滤。于 15 分钟内用 722 型分光光度计比色,以空白管调零,于波长 525nm 处测光密度值(OD 值)。按下式计算胆碱酯酶活性。

$$胆碱酯酶活性(U/ml) = \frac{标准管光密度 - 测定管光密度}{标准管光密度} \times 70$$

(通常以 1ml 血液在规定条件下能分解 $1\mu mol$ 乙酰胆碱定为 1 个胆碱酯酶活性单位。公式中的"×70"是因每试管中加入 $7\mu mol$ 乙酰胆碱和 0.1ml 血液)

(宋 岩)

【案例 6-17】

患者,女性,30 岁,农民,以"恶心、头晕、大汗、抽搐 1 小时"为主诉来笔者所在医院急诊就诊。就诊时因出现呼吸骤停,立即行气管插管,收入 ICU 病房。详细询问病史,其家属述 2 小时前在家中喷洒农药 1059(内吸磷),1 小时前自感恶心、头晕、大汗、四肢抽搐急来笔者所在医院。

入 ICU 病房时查体:体温 36.7℃,脉搏 50 次/分,呼吸 12 次/分,血压 90/60mmHg,神志不清,压眶反射存在,双瞳孔针尖样,对光反射消失,皮肤潮湿、大汗,口腔分泌物较多。颈软,无颈部静脉曲张,胸廓对称,双肺满布湿啰音,心率 50 次/分,心律整齐,未闻及病理性杂音,胸、腹及四肢可见明显肌肉颤动。

辅助检查:血 ChE 活力 26%,血常规正常,血钾离子 3.3mmol/L,钠离子 138mmol/L,氯离子 97mmol/L,血气分析,pH 7.35,PO_2 58mmHg,PCO_2 38mmHg,ECG 窦性心动过缓。

入院诊断:有机磷农药中毒,呼吸衰竭,低钾血症。

治疗原则:①呼吸机辅助通气。②脱去污染衣物,用肥皂水清洗皮肤。③给予阿托品、解磷定治疗,达到阿托品化。④营养支持,保护心脑肾等重要脏器功能。⑤保持水、电解质酸碱平衡。⑥监测生命体征及血胆碱酯酶活力。

问题

(1) 如何根据患者临床表现诊断有机磷中毒?

(2) 如何观察有机磷农药中毒治疗中的阿托品化?

(3) 如何预防有机磷中毒治疗中的反跳现象?

实验八　弥散性血管内凝血动物模型的制备及治疗

【目的和原理】

1. 目的

(1)了解复制弥散性血管内凝血(DIC)动物模型的方法。

(2)观察急性DIC时血液凝固性发展变化过程,并分析这些变化原因及病理意义。

(3)了解DIC的诊断标准及有关的实验室检查。

2. 原理　DIC是指在某些致病因子作用下凝血因子和血小板被激活,大量可溶性促凝物质入血,从而引起一个以凝血功能失常为主要特征的病理过程(或病理综合征)。在微循环中形成大量微血栓,同时大量消耗凝血因子和血小板,继发性纤维蛋白溶解(纤溶)过程加强,导致肾脏、肺、肝脏等各个器官发生功能障碍,严重或持续时间较长可导致受累脏器功能衰竭。

　　因此,启动凝血过程是DIC发病的重要方面。常见的有:①血管内皮广泛受损,如细菌及内毒素、病毒、缺氧和酸中毒等引起的内源性凝血系统。②组织破坏,如严重创伤、烧伤、外科大手术、恶性肿瘤时,损伤和坏死组织可释放组织因子入血等引起的外源性凝血系统。③促凝物质释放。

　　实验中,通过静脉注入兔脑粉浸液,可启动体内的外源性凝血系统而导致DIC的发生,是本实验的机制所在。

【实验对象】　家兔,雌雄皆可,体重2.0～2.5kg。

【器材与药品】

1. 器材　双孔恒温电热水浴锅、秒表、小试管架、5ml玻璃试管、0.5ml吸管、动脉夹、动脉插管、离心机、722型分光光度计、显微镜、兔固定台、婴儿秤、家兔急性手术器械1套。

2. 药品　4‰兔脑粉生理盐水溶液、P试液、1‰硫酸鱼精蛋白液、0.025mol/L $CaCl_2$溶液、

20％氨基甲酸乙酯、3.8％枸橼酸纳溶液、饱和 NaCl 溶液。

【方法与步骤】　实验分对照组和实验组（模拟 DIC 模型）。

1. 称重,麻醉　用 20％氨基甲酸乙酯溶液（乌拉坦）按 5ml/kg 由耳缘静脉缓慢注入实行全麻,然后仰卧固定于兔台,颈部剪毛备皮。

2. 颈总动脉插管　将麻醉好的家兔仰卧固定于兔台上,剪去颈部被毛,暴露一侧颈总动脉,用线结扎颈总动脉的远心端,用动脉夹夹闭颈总动脉之近心端,在近结扎处用眼科剪呈 45°剪一小口,插入动脉插管并用线固定,做取血样材料用。

3. DIC 模型制备（对照组注射生理盐水）　取 4％兔脑粉生理盐水溶液,按 2.0ml/kg 计算,用生理盐水稀释至 30ml,经耳缘静脉注射,15 分钟内注射完毕。注入速度为:第一个 5 分钟为 1.0ml/min;第二个 5 分钟为 2.0ml/min;最后 5 分钟为 3.0ml/min。

4. 血样采集　注入兔脑粉浸液前 15 分钟、注入开始后 15 分钟及 45 分钟,分别由颈总动脉取血样 10ml(取血样前先废弃血液数滴)。3.8％枸橼酸纳溶液(抗凝剂)与血液体积比为 1:9 混合,经离心机(3000 转/分)离心 15 分钟,获得含微量血小板血浆作为实验测定用。每次取血样时,采血 1～2 滴供血小板计数用。另用 1.5～2.0ml 置于不含抗凝剂的干净试管内,作为测定纤维蛋白降解产物(fibrin degradation product,FDP)用。

(注:对照组注射生理盐水,其注入途径、总量和速率及取血样时间等均同实验兔。)

5. 检查急性 DIC 的常规方法

(1) 凝血酶原时间(PT)测定:取被检血浆 0.1ml,置于小试管内,放于 37℃水浴中。加入 P 试液 0.2ml,开动秒表,轻轻地侧动,直至液体停止流动或出现粗颗粒,即为凝血酶原时间。重复 3 次,取平均值。家兔正常值:6～8 秒。

(2) 凝血酶(TT)测定:取被检血浆 0.2ml,置于小试管内,放于 37℃水浴中。加入适当浓度的凝血酶悬液 0.2ml,开动秒表,观察方法同上,测定其凝固时间。重复 3 次,取平均值。

(3) 鱼精蛋白副凝实验(3P 实验):取被检血浆 0.9ml,置于小试管内。加入 1％硫酸鱼精蛋白液 0.1ml,混匀,室温下放置 30 分钟,于观察终点前,将试管轻轻地摇动,有白色纤维或凝块为阳性,均匀混浊、无白色纤维为阴性。

(4) 血清纤维蛋白(原)定量测定(饱和盐水法):取被检血浆 0.5ml,置于 12mm×100mm 的试管中,加入饱和氯化钠溶液 4.5ml,充分混匀,置于 37℃水浴中孵育 3 分钟,取血后再次混匀,用 722 型分光光度计比色,测定光密度。以生理盐水代替饱和 NaCl 溶液,进行同样操作作为对照。以对照管调零,在波长 520nm 下测出光密度,按下式计算纤维蛋白原 mg％＝测定管光密度/0.5×1000。

【注意事项】

(1) 每次采血后要用生理盐水冲洗塑料插管,以防血栓形成,但是不能用抗凝剂。

(2) 所取的血液标本需在 4 小时内测定。测定前可保存在 4℃冰箱中,但是使用前需 37℃水浴 1 分钟。

(3) 鱼精蛋白副凝试验应在采血后立即进行,一面影响结果。

【试剂配制】

1. 兔脑浸液　称取兔脑粉(实验前检测其活力,以凝血酶原时间不超过 12 秒为宜)400mg,加入生理盐水 10ml,充分搅匀后放入 37℃恒温水浴箱内孵育 60 分钟,每隔 15 分钟搅拌一次,然后离心(1000 转/分)5 分钟,取上清液过滤后供静脉注射用。

2. P 试液　称取兔脑粉 200mg,加入 5ml 生理盐水,充分混匀后放入 37℃恒温水浴箱内孵育 1 小时,在此过程中,用玻璃棒搅拌 3～4 次,并颠倒混匀,然后用离心机(1000 转/分)离心 5 分钟,吸取上清液,加入等量的 0.025mol/L $CaCl_2$ 溶液,用前摇匀。

【思考题】

(1) 在 DIC 发展过程中,血小板、血细胞、凝血时间、凝血酶原时间、3P 试验及纤维蛋白等指标有何变化? 为什么?

(2) 如何判定 DIC 的几个时期? 其特点各是怎样?

(隋　璐)

实验九　酸碱平衡紊乱动物模型的制备与实验性治疗

【目的和原理】

1. 目的

(1) 学习复制急性酸碱平衡紊乱的动物模型的方法。

(2) 通过血气分析,观察各型酸碱平衡紊乱的特点及其对呼吸功能的影响。

(3) 观察补碱对代谢性酸中毒的治疗效果。

2. 原理

(1) 人体维持正常的代谢和生理活动,其体液环境必须具有适宜的酸碱度。人体血液的 pH 经常保持在 7.35~7.45,平均值为 7.4。这种相对的稳定是靠各种缓冲系统,以及肺和肾的调节活动来实现的,它们使机体对酸碱负荷有很大的缓冲能力和有效的调节能力。体液 pH 相对稳定性的维持称为酸碱平衡。但许多因素可以引起酸碱负荷过度或调节机制障碍导致体液酸碱度稳定性破坏,这种稳定性破坏称为酸碱平衡紊乱。它一旦发生,往往会使病情更加严重和复杂,甚至威胁患者的生命。

(2) 本实验采用静脉直接输入酸性药物(磷酸二氢钠/盐酸)和碱性药物(碳酸氢钠)的方法复制单纯性代谢性酸中毒和代谢性碱中毒的动物模型。采用气管夹闭法抑制呼吸,复制呼吸性酸中毒。

【实验对象】　家兔,体重 2.0~3.0kg,雌雄不限。

【器材和药品】

1. 器材　兔手术器械 1 套,兔手术台,2、5、10ml 注射器及针头,小软木塞,三通管,气管导管,棉线,纱布,血气分析仪,721 型分光光度计。

2. 药品　1％普鲁卡因溶液、0.3％肝素溶液(用 0.9％氯化钠溶液配制)、12％磷酸二氢钠溶液、0.5 moL/L 盐酸溶液、5％碳酸氢钠溶液、0.9％氯化钠溶液、20％乌拉坦溶液。

【观察指标】

(1) 血液酸碱参数(血气分析):动脉血 pH、氧分压(PO_2)、二氧化碳分压(PCO_2)、标准碳酸氢盐(SB)、实际碳酸氢盐(AB)、剩余碱或碱缺失(BE)。

(2) 观察呼吸频率、深度和节律。

(3) 动脉血压、脉压差、心率。

【实验分组】　磷酸二氢钠组;盐酸组。

【方法与步骤】

1. 动物称重、麻醉　将兔称体重,向腹腔内缓慢注射 20％乌拉坦溶液 5ml/kg。将其仰卧固定于兔手术台上,剪去颈部和一侧股部的毛发。

2. 气管插管与颈总动脉插管　局麻下行颈前部正中切口,分离气管和一侧颈总动脉(长 2.5~3.0cm),穿棉线,在甲状软骨下方做气管的倒"T"字形切口,插入气管导管并固定。

将分离好的颈总动脉远心端结扎,近心端用动脉夹夹闭,在靠近远心端结扎线处用眼科剪呈 45°角沿近心端方向剪开血管(为血管直径的 1/3~1/2),将与三通管活塞相连的充满 0.3％肝素的细塑料导管尖端插入血管内,然后结扎并固定,以防滑脱。

3. 血样采集 用 2ml 注射器吸取少量 0.3％肝素钠溶液,将管壁湿润后推出,保证注射器死腔和针头内都充满肝素,然后将针头插入小软木塞,以隔绝空气。打开三通活塞松开动脉夹,弃去最先流出的 2～3 滴血液后,迅速去掉注射器上的针头立即将注射器头插入三通活塞取血1.5ml(勿在血中混入气泡),关闭三通活塞,拔出注射器并立即套上原针头,用双手搓动注射器30 秒,使血液与肝素钠溶液混合,防止凝血。将血样经血气分析仪检测各项酸碱指标,作为实验前的正常对照值。

4. 复制代谢性酸中毒并进行治疗

(1) 磷酸二氢钠组经耳缘静脉注入 12％的磷酸二氢钠溶液(5ml/kg);盐酸组经耳缘静脉注入 0.5mol/L 盐酸(3ml/kg)。

(2) 在给药后 10 分钟,经三通活塞取血样,检测各项酸碱指标。

(3) 根据注入酸性溶液后测得的 BE 值,按下式计算出治疗酸中毒所需的补碱量(5％碳酸氢钠溶液的毫升数)。

所需补充 5％碳酸氢钠溶液的量(ml):BE 绝对值×体重(kg)×0.3/0.6

式中常数 0.3 是 HCO_3^- 进入人体内分布的间隙,即体重×30％;常数 0.6 则是因为 5％的碳酸氢钠溶液 1ml 相当于 0.6mmol 的碳酸氢钠绝对量。

(4) 经 5％碳酸氢钠溶液治疗后 10 分钟,取血样检测各项酸碱指标,观察指标是否恢复,如接近正常水平,继续进行下面实验。

5. 复制呼吸性酸中毒 用止血钳完全夹闭气管导管(乳胶管)1～2 分钟,立即取血样测定各项酸碱指标。此时,可见血液呈暗紫色,家兔因窒息面挣扎,故取血后应立刻解除夹闭,以免家兔窒息死亡。

6. 复制代谢性碱中毒 待家兔从呼吸性酸中毒中恢复后,经家兔耳缘静脉注入 5％碳酸氢钠溶液 3ml/kg,10 分钟后取 1.5ml 血样测定各项酸碱指标。此后,血液酸碱参数在短期内难以恢复正常,所以该兔不宜再做其他实验。

【注意事项】

(1) 取血时注意使血液与空气隔绝,否则 pH 偏高。

(2) 复制酸、碱中毒时,注意要给家兔一定的恢复时间。

(3) 如家兔因手术切口疼痛而挣扎时,可滴加少量 1％普鲁卡因溶液麻醉。

(4) 注意控制麻醉深度,麻醉过深 pH 偏高,过浅则使 pH 偏低。

【思考题】

(1) 你所复制的几种酸碱平衡紊乱中血气和酸碱参数有什么变化? 是怎样发生的?

(2) 磷酸二氢钠组与盐酸组的实验结果有何异同? 阴离子隙在其中起何作用?

(隋 璐)

实验十 感染性休克动物模型的制备及药物的治疗作用

【目的和原理】

1. 目的

(1) 复制家兔内毒素休克动物模型。

(2) 观察内毒素休克时动物的表现及微循环变化。

(3) 观察地塞米松的抗休克作用。

2. 原理

（1）感染性休克是由病原微生物（细菌、病毒、立克次体、原虫与真菌等）及其代谢产物（内毒素、外毒素、抗原抗体复合物）在机体内引起微循环障碍及细胞与器官代谢和功能损害的全身反应性综合征。其中以革兰阴性杆菌感染引起的内毒素性休克在临床最为常见。

（2）内毒素引起休克的机制尚未完全阐明。一般认为，内毒素在体内可激活单核/巨噬细胞、内皮细胞等合成和释放各种细胞因子和炎症介质，导致血管通透性增加、血浆渗出，有效循环血量下降；同时还可引起血管扩张，管床容量增加，导致有效循环血量相对不足。另外，内毒素及内源性生物活性物质还可直接损伤心肌细胞，导致心泵功能障碍。

（3）休克可分为三期。休克初期：心率加快，血压正常或略升高，但脉压差减小，尿量减少。皮肤苍白，四肢冰冷。休克期：血压呈进行性下降，神志淡漠；少尿或无尿；脉搏细弱、频速；发绀和花斑。休克晚期：血压极度降低，重要器官衰竭。

（4）肾上腺皮质激素具有抗毒素作用，可保护机体免受细菌内毒素的攻击；肾上腺皮质激素具有抗休克作用，对痉挛的血管有解痉作用，改善微循环，且对心脏有直接增加收缩力的作用。

【实验对象】 家兔，雌雄不限，体重 2.0～3.0kg。

【器材和药品】

1. 器材 家兔手术器械，BL-410 生物机能实验系统，水检压计，婴儿秤，静脉输液装置，5、10、20ml 注射器，气管插管，输尿管导管，温度计，止血纱布。

2. 药品 25％乌拉坦溶液、粗制内毒素（自制）、地塞米松注射液、微循环灌流液（含 1％明胶的台氏液）、0.3％肝素钠溶液、0.9％氯化钠溶液、95％乙醇溶液。

【方法与步骤】

（1）动物麻醉、固定、备皮：动物称重后经耳缘静脉注射 25％乌拉坦（4ml/kg）行全身麻醉，仰卧位固定于兔手术台上，颈部、下腹部剪毛。

（2）颈部手术行气管插管、左颈总动脉和右颈外静脉插管（方法参见第四章第二节中的第二项"颈部手术"）。

1）气管插管，接 BL-420F 生物机能实验系统记录呼吸频率和幅度。

2）左颈总动脉插管，经压力传感器接 BL-420F 生物机能实验系统（动脉导管和压力传感器导管内注满 0.3％肝素钠生理盐水，以防止凝血后堵塞血压传导通路），记录平均动脉压（MAP），脉压（Ps-d），心率（HR）。

3）右颈外静脉插管，通过三通管连接水银检压计测量中心静脉压（CVP）。

（3）用液状石蜡浸润导尿管后行尿道插管，记录尿量（滴/分）。

（4）将涂有润滑剂的温度计插入直肠，观测体温变化。

（5）给药并观察动物一般情况，皮肤、黏膜颜色及上述各项指标。

1）内毒素休克组：经右颈外静脉在 2 分钟内注入粗制内毒素（即灭活大肠埃希菌 Ecoli.）1ml/kg 体重，观察注射粗制内毒素后 15、30 和 60 分钟的各项指标。

2）地塞米松＋内毒素组：接受上述剂量内毒素＋地塞米松（5mg/kg）静脉注射。

观察指标见表 6-29。

表 6-29 观察指标

观察指标	正常	内毒素休克组			内毒素休克组＋地塞米松		
		15 分	30 分	60 分	15 分	30 分	60 分
呼吸（次/分）							
心率（次/分）							

续表

观察指标	正常	内毒素休克组			内毒素休克组＋地塞米松		
		15分	30分	60分	15分	30分	60分
MAP(mmHg)							
Ps-d(mmHg)							
CVP(mmHg)							
体温(℃)							
尿量(ml/15分)							
皮肤及口腔黏膜颜色							

【注意事项】

（1）尽量减少手术性出血,注意防止血管导管内凝血。

（2）注射粗制内毒素前应将死菌沉渣摇匀,保证死菌能完全注入静脉。

【思考题】

（1）内毒素是如何引起休克的? 地塞米松可能通过哪些机制防治内毒素休克?

（2）想一想在注射内毒素前、后分别给予地塞米松,其疗效会一样吗? 为什么?

（张丽艳）

实验十一　人体体温的测量

【目的和原理】

1. 目的　掌握临床上测量体温的方法和注意事项。

2. 原理　体温一般是指机体深部的平均温度。深部温度较表层温度高,并且相对稳定。由于血液循环使深部温度趋于一致,因此机体深部血液温度可代表深部温度的平均值。由于机体深部血液温度不便测量,一般采用食道中段的温度和鼓膜的温度代表右心房内和下丘脑的温度。而临床上常常以口腔、直肠和腋窝温度作为体温的指标,这是因为这些部位是体腔的自然开口或为人工体腔,其温度与体温非常接近。

【实验对象】　人,家兔。

【药品和器材】　数字温度计、体温计、诊察床、液体石蜡、凉开水、75％乙醇溶液。

【方法与步骤】

（1）取消毒后的体温计置于受试者口腔舌下,每隔1分钟取出,读数并记录,直至温度值不变为止。

（2）将消毒后的体温计置于受试者一侧腋窝内,令受试者此侧上臂紧贴胸壁构成腋窝腔。每隔1分钟读数并记录,直至温度值不变为止。

（3）将消毒后的测温探头末梢涂抹液体石蜡、轻轻插入家兔直肠内约6cm。每隔1分钟读数并记录,直至温度值不变为止。

比较人体测量的口腔温度和腋窝温度值高低及上述所测温度达到稳定值时所经历的时间长短。

（4）令受试者口腔含满冷水漱口若干次,再测口腔温度,与1比较测量结果的差异。

（5）用凉水涂湿受试者一侧腋窝,再测腋窝温,与2比较测量结果的差异。

【注意事项】

(1) 实验时实验室温度要保持稳定。

(2) 体温计使用前必须进行消毒,并应检查是否完好。使用前用拇、食指捏紧体温计上端向下甩,将水银柱降至35℃以下,并注意避免碰坏体温计。

(3) 正常测量受试者腋窝温时应该先擦干受试者腋窝内的汗液。

【思考题】

(1) 测量体温的部位与适用范围。

(2) 人体腋窝温度、口腔温度和直肠温度的正常值。

(3) 测量体温时的注意事项。

实验十二　人体皮肤温度的测量

【目的和原理】

1. 目的　熟悉测量皮肤温度方法及计算平均皮肤温度的方法,观察皮肤温度的部位差异和影响皮肤温度的因素。

2. 原理　机体的表层温度的变动大,各部位的温度差异也大。表层温度易受外界环境温度、皮肤血流的变化以及汗腺分泌的影响。表层温度与机体的散热量有关,在维持体温恒定中有重要作用。机体表层的最外层温度称为皮肤温度。

【实验对象】　人。

【药品和器材】　数字温度计、诊察床、75%乙醇溶液。

【方法与步骤】

(1) 受试者仅着短裤仰卧于床上。将测温探头按表6-29的位置固定于受试者身上。

(2) 将消毒后的测温探头置于受试者一侧腋窝内,令受试者此侧上臂紧贴胸壁构成腋窝腔。

(3) 每隔1分钟记录一次各测试点温度。持续15分钟。

(4) 给受试者全身盖上毯子,再记录15分钟。

(5) 令受试者做上下台阶持续运动15分钟,然后再测量各测试点温度,记录10分钟。

(6) 按照表6-30内的各部位比例,计算测量每次测量结果的平均皮肤温并分析比较。

表 6-30　平均皮肤温测算比例表

部　位	比　例	部　位	比　例
额正中	0.07	手臂中线(从上往下1/2处)	0.05
右乳头下方	0.35	小腿腹外侧(从上往下1/3处)	0.13
前臂外侧	0.14	足背中线(从上往下1/2处)	0.07
大腿正中	0.19		

(7) 按照体温×0.7,平均皮肤温×0.3,二者相加,计算各条件下测量结果的平均体温,并比较分析。

【注意事项】

(1) 测试时室温要保持稳定。

(2) 测温探头应该采用平面圆形探头(皮肤温探头),固定必须牢固可靠。

(3) 测量受试者腋窝温时应该先擦干受试者皮肤内的汗液。

【思考题】

(1) 分析比较盖上毯子前后平均皮肤温度、平均体温的变化及其机制。

(2) 分析施加运动负荷前后平均皮肤温度、平均体温的变化及其机制。

实验十三　家兔发热模型的建立与阿司匹林的解热作用

【目的和原理】

1. 目的　熟悉测量家兔体温的方法,了解建立发热模型的原理和方法,观察阿司匹林对正常体温和发热时的体温的影响并分析其解热机制。

2. 原理　恒温动物具有维持体温相对恒定的能力,主要是下丘脑体温调节中枢通过对产热及散热两个过程的调节来实现的。某些病理情况下,机体会出现调节性体温升高即发热。能引起人体或动物发热的物质,统称为致热原,分为外源性致热原和内生致热原。外源性致热原、如大肠杆菌内内毒素(LPS)可导致机体产生内生致热原、如白介素-1,作用于体温调节中枢,中枢合成与释放前列腺素增多,使调定点上移,致使产热增加、散热减少,体温升高。阿司匹林(乙酰水杨酸),具有解热镇痛抗炎等作用,属于非甾体抗炎药,为非选择性环氧酶抑制药,可通过抑制中枢前列腺素的生物合成发挥解热作用,但对正常体温无降温作用。

【实验对象】　家兔,体重在 2kg 左右。

【药品和器材】　数字温度计,兔固定架,婴儿秤,1ml 注射器,10%阿司匹林溶液,0.5μg/ml LPS,生理盐水,液体石蜡。

【方法与步骤】

(1) 家兔的体温测量:固定家兔,将测温探头末端涂少许液体石蜡,轻轻插入肛门 6～8cm,并固定于尾部。待显示温度数值稳定后读取并记录家兔的体温。测量完毕后应轻柔地拔出测温探头。

(2) 筛选体温在 38.2～39.0℃,波动范围在 0.3℃以内的家兔 6 只,称重并随机标记编号为 1～6 号。

(3) 测量并记录基础体温:间隔 5 分钟重复测量家兔体温 3 次,取平均值为其基础体温。

(4) 注射药物

1) 1 号和 2 号家兔分别经耳缘静脉注射 0.5μg/kg LPS,5 号家兔经耳缘静脉注射等体积的生理盐水。

2) 3 号和 4 号家兔分别经耳缘静脉注射 1.0μg/kg LPS,6 号家兔经耳缘静脉注射等体积的生理盐水。

(5) 待给予 LPS 的家兔体温升高超过 0.5℃后,注射解热药。

1) 3 和 5 号家兔经腹腔注射 10% 阿司匹林溶液 1ml/kg。1 号家兔经耳缘静脉注射等体积的生理盐水。

2) 4 号和 6 号家兔经腹腔注射 10% 阿司匹林溶液 2ml/kg。2 号家兔经耳缘静脉注射等体积的生理盐水。

(6) 体温的测量与记录:分别在给予 LPS 每间隔 30 分钟测量体温一次,共 6 次,记录于下表内,并画出随时间变化的体温曲线,比较其结果(表 6-31)。

表 6-31　体温的测量与记录

家兔编号	体重(kg)	基础体温(℃)	药物剂量	用药后体温(℃)					
				30′	60′	90′	120′	150′	180′

【注意事项】

(1) 正常家兔的体温在38～39.5℃。体温偏高的家兔对致热原反应不敏感,本实验中不应采用体温超过39.0℃的家兔。

(2) 实验时室温要保持稳定,应尽量使家兔安静,避免家兔过度活动引起体温波动影响而实验的结果。

(3) 本实验中使用致热原时应该注意个人防护。

(4) 插入和拔出测温探头时手法要轻柔,避免损伤家兔的直肠黏膜。

【思考题】

(1) 阿司匹林的降温作用机制及特点是什么?

(2) 阿司匹林的药理作用有哪些?

(3) 为什么阿司匹林对正常体温无降温作用?

实验十四 氯丙嗪对体温的调节作用

【目的和原理】

1. 目的 熟悉测量小白鼠体温的方法,观察不同环境温度下氯丙嗪对机体体温的影响。

2. 原理 氯丙嗪是吩噻嗪类抗精神病药物的代表,为中枢多巴胺受体的阻断剂。大剂量时可抑制体温调节中枢,使体温降低,基础代谢降低,器官功能活动减少,耗氧量减低而呈"人工冬眠"状态。氯丙嗪与解热镇痛药物不同,不但能降低发热状态下的体温,也能降低正常状态下的体温。氯丙嗪的降温作用与环境温度明显相关,环境温度越低其降温作用越明显。因此如与物理降温同时应用,其作用更明显。

【实验对象】 小白鼠。

【药品和器材】 数字温度计、人工气候箱、小鼠鼠笼、小动物电子秤、1ml注射器、0.03%氯丙嗪、生理盐水、液体石蜡、苦味酸。

【方法与步骤】

(1) 测量小白鼠体温:捉拿固定小白鼠,将测温探头末端涂少许液体石蜡,轻轻插入肛门约1cm,并固定于尾部。待显示温度数值稳定后读取记录小白鼠的体温,然后轻轻拔出测温探头。

(2) 筛选体温在36.5～37.5℃,波动范围在0.3℃以内的小白鼠6只,称重并随机标记编号为1～6号。人工气候箱设置到30.0℃。

(3) 1、2和3号小白鼠为给氯丙嗪组,将肌内注射0.01ml/g氯丙嗪,4、5和6号小白鼠为对照组,将肌内注射等体积的生理盐水。

(4) 测量并记录基础体温:每只小白鼠在给药前,间隔5分钟重复测量体温3次,取平均值为其基础体温。

(5) 注射药物、测量体温并记录

1) 人工气候箱温度恒定在30.0℃后,小白鼠1号和4号给药并立即放入鼠笼、置于人工气候箱内,30分钟后取出,分别测量小白鼠的体温。人工气候箱设置到20.0℃。

2) 人工气候箱温度恒定在20.0℃后,小白鼠2号和5号给药并立即放入鼠笼、置于人工气候箱内,30分钟后取出,分别测量小白鼠的体温。人工气候箱设置到10.0℃。

3) 人工气候箱温度恒定在10.0℃后,小白鼠3号和6号给药并立即放入鼠笼、置于人工气候箱内,30分钟后取出,分别测量小白鼠的体温。

(6) 比较操作前后各小白鼠的体温变化。

【注意事项】

(1) 实验时室温要保持稳定。

（2）人工气候箱温度调节从高到低变化时速度较快。如果没有人工气候箱,可以以恒温水浴和冰块替代。

（3）小白鼠正常体温在 36.5~37.5℃,应注意选择,体温过高或过低对实验结果有影响。

【思考题】

（1）氯丙嗪的降温的机制及特点是什么? 有何临床意义?

（2）何谓"人工冬眠"? 临床多用于哪些病症的辅助治疗?

（李亘松）

实验十五 中医基础实验

（一）肺主"通调水道"的实验观察

【目的和原理】

1. 目的 通过改变肺容积观察家兔的尿量变化,用以论证肺主"通调水道"与肾脏在水液代谢过程中的相互作用。

2. 原理 中医理论认为,肺主"通调水道"是其生理功能之一,肺为水之上源,肺气的宣发与肃降对体内水液的输布、运行和排泄起着疏通和调节的作用。《素问·经脉别论》:"饮入于胃,游溢精气,上输于脾,脾气散精,上归于肺,通调水道,下输膀胱,水精四布,五经并行。"阐明了肺气有参与体内水液代谢和直接影响肾主水液代谢的机能。

【实验对象】 健康家兔 1 只,雌雄不限,体重均在 2~3kg。

【器材和药品】

1. 器材 婴儿秤,兔实验台,气管插管,静脉插管,手术器械 1 套,直径 2mm 细塑料管,BL-420S 生物机能实验系统,呼吸换能器,尿滴换能器,20ml 注射器,输液器,结扎线,纱布,棉球。

2. 药品 20％乌拉坦溶液,生理盐水,5％葡萄糖溶液。

【方法与步骤】

（1）动物麻醉手术:称动物体重,25％乌拉坦溶液,按 5ml/kg 耳静脉注射,固定于兔台上,麻醉后进行分离气管,行气管插管,颈外侧皮静脉插管,接生理盐水输液,调节输液速度至 8~10 滴/分,在耻骨上方做切口暴露膀胱,进行双侧输尿管插管。

（2）人工扩肺:呼吸换能器连接 BL-420S 生物机能实验系统上,描记呼吸曲线,在家兔吸气过程中,经气管插管侧管向肺内注入空气 30~40ml,夹闭插管,使肺处于扩张状态,呼吸 10~15 秒,之后打开插管,自主通气 5~10 秒,如此反复进行 10 分钟。BL-420S 生物机能实验系统同步记录家兔呼吸(振幅和频率)的变化。

（3）家兔正常通气 10 分钟,使呼吸和尿量恢复正常,在家兔呼气过程,中经气管插管侧管由肺内抽出气体 20~30ml,夹闭插管,使肺处于萎缩状态,呼吸 10~15 秒,之后打开插管,自主通气 5~10 秒,如此反复进行 10 分钟,观察呼吸和尿量的变化。

（4）实验中,排出尿量的记录,通过换能器连接在 BL-420S 生物机能实验系统上进行描记。以滴/分计尿量。

【注意事项】

（1）手术过程中丝线要扎紧,在实验过程中不要漏气,以免影响实验的进行。

（2）注入或抽出空气时要保持时间和速度的一致,否则会导致实验数据不准。

（3）实验前家兔喂一定量的青菜或饮水适量,以保证基础尿量。

【试剂配制】 配制 20％氨基甲酸乙脂 100ml。用电子天平称量氨基甲酸乙脂 20g,放入量杯中加蒸馏水至 100ml。

【思考题】 比较呼吸深度变化对尿量的影响,阐述其机制。

【案例 6-18】

张某,86 岁,本县居民。1994 年 1 月 4 日初诊。

主诉:小便点滴不通 2 天。家属代诉于 7 天前即见小便不畅,尿线细小,尿有灼热感,无疼痛,无间断,腹部胀满难忍来本县医院住院治疗,B 超诊为前列腺肥大,未发现泌尿系统结石。经消炎、利尿及服中药知柏地黄汤加减治疗,病情未见好转,于 2 天前出现小便点滴不通,小腹急胀难忍而插置导尿管导尿,导出之尿经化验正常,于 9 月 3 日自行出院。

家人邀余出诊,症见如前,检见膀胱中度充盈,舌质稍红,苔少,脉细涩,余诊为阴虚气化不利之癃闭证,施中药治疗。余在前方之中加入杏仁一味:黄柏 10g,知母 10g,生地30g,玄参 15g,泽泻 10g,淮山 15g,茯苓 15g,牛膝 20g,丹皮 10g,甘草 6g。1 付水煎服。

二诊:9 月 5 日

今晨患者家属来报,服上药后昨天已能自行解小便 3 次,每次约下 500ml。余往诊之,见患者精神尚佳,已能出街行动,见尿色正常,舌质淡,脉细弱。小便虽通,然前列腺肥大之患未解,且似兼有气虚,恐其再发,处方:黄芪 30g,茯苓 30g,生地 30g,白术 15g,陈皮 10g,丹参 30g,赤芍 15g,甘草 6g。日 1 剂,服 5 剂改 2~3 日 1 付,于 1 月 15 日随访未见复发,诸证消除告愈。

问题

(1)患者经知柏地黄汤加减治疗,为什么病情未见好转?后加杏仁一味,仅服 1 剂,疗效立见,分析其机制。

(2)就疾病表现来看,前 1 剂中药治疗与后几剂治疗有什么不同?

(二)肺与大肠相表里实验观察

【目的和原理】

1. 目的 通过阻断大肠的血液供应表观察肺组织的病理变化,探讨祖国医学关于肺与大肠相表里的论述。

2. 原理 中医理论认为,肺为脏,大肠为腑。脏与腑的关系实际是中医理论的表里关系,肺与大肠通过经脉的络属而构成表里关系,肺气的肃降有助于大肠传导功能的发挥,大肠传导功能正常,则有助于肺的肃降。

【实验对象】 健康家兔 4 只,性别一致,体重 2~3kg 左右。

【器材和药品】

1. 器材 消毒动物手术器械 4 套,兔台 4 个,兔笼 4 个,动脉夹 3 个。

2. 药品 0.01%苯巴比妥钠溶液,10%甲醛溶液,生理盐水,敷料若干,50%葡萄糖溶液,链霉素。

【方法与步骤】

(1)四只兔随机抽样分别为:①1 号,钳夹肠系膜上动脉 1 小时;②2 号结扎肠系膜上动脉24 小时;③3 号钳夹左肾动脉 1 小时;④4 号对照。

(2)分别称重,耳静脉注入苯巴比妥钠 1ml/kg 仰卧固定兔于兔台上,自剑突下剪掉腹部兔毛(4cm×10cm)。

(3)常规消毒铺孔布,行腹部正中切口,沿腹白线打开腹膜,暴露腹腔脏器,找出肠系膜上动脉,按编号,钳夹肠系膜上动脉 1 小时和结扎该动脉。对③号兔钳夹左肾动脉 1 小时,④号兔只暴露腹腔 1 小时,尔后分别取动脉夹,关闭腹腔,常规缝合皮肤。

（4）每只家兔耳静脉注入 50％葡萄糖溶液 30ml,肌内注射链霉素 0.5g。放入兔笼。

（5）如 24 小时死亡者,立即开胸取全肺,切取心脏,胸腺右肾上腺,右肾等组织,进行肉眼观察,记录,然后放入 10％甲醛溶液内固定,制片,染色,镜检,记录。如术后 24 小时仍存活,在乙醚麻醉下,开胸,开腹取各脏器,方法如上(表 6-32,表 6-33)。

表 6-32　肉眼及镜下肺脏病变分级标准

肺脏病变分级	肉眼观察	镜　　检
0	色泽及外形正常	肺泡及间质正常
I	双肺轻度水肿、充血	肺泡及间质轻度充血水肿
II	双肺中度充血水肿并有散在大片状出血	肺泡及间质中度充血水肿并有局部出血和肺泡不张
III	双肺高度充血水肿并有密集大片状出血	肺泡及间质高度充血水肿有大片状出血及肺泡不张

表 6-33　实验记录

肺脏病变分级	①号钳夹肠系膜上动脉 1 小时兔	②号结扎肠系膜上动脉 24 小时兔	③号夹左肾动脉 1 小时兔
0			
I			
II			
III			

【注意事项】

（1）无菌操作。

（2）麻醉不要过深。

（3）随时观察,一旦死亡,立即取脏器。

【试剂配制】 链霉素现用现配。0.01％苯巴比妥钠溶液要用精密天平配制。

【思考题】 比较各组肺脏损伤的不全,结合其他脏器情况,得出理论性结论。

【案例 6-19】

贺某,男性,83 岁,因"发热伴咳嗽、咳痰 2 天"急症收入呼吸科,入院时患者体温在 38℃左右、畏寒、咳嗽、咳白黏痰,喉间可闻及痰鸣音,无气喘及胸痛,进食少,尿频,尿不畅,大便调。入院查体:神志清楚、精神差,全身皮肤黏膜无出血点,双肺呼吸音粗、未闻及湿性啰音,心率 93 次/分,心律齐,腹软,下肢无水肿,舌质红,苔腻微黄,脉弦滑。入院时血常规:白细胞 22.02×10⁹/L,中性粒细胞 0.0093,淋巴细胞 0.0001,HGB 140g/L,PLT 37×10⁹/L。胸 X 线示,心影增大,纵隔略增宽,双肺纹理粗乱伴少许炎症。既往有慢性支气管炎、前列腺增生病史 5 年。中医诊断为咳嗽,证属痰热郁肺,予宣肺解表,止咳化痰汤药治疗。西医诊断为肺炎,予抗生素,化痰药物静脉滴注治疗。经 1 周治疗后患者热退,咳嗽,痰量较前减少,但仍精神差,进食少,大便 2 天未解。住院第 9 天,患者诉腹胀,听诊肠鸣音弱。急查立位腹平片:小肠广泛积气,无明显气液平面。结肠内有气体。外科会诊考虑为不完全性肠梗阻。给予中药大承气汤加减灌肠治疗两次后,患者腹胀好转,咳嗽基本消失而出院。

问题

大承气汤具有峻下热结的功效,试分析该患者临症的中西医机制。

参 考 文 献

陈宝琅. 2007. 生理学实验. 北京:人民军医出版社

崔红霞,赵红晔,金香兰. 2009. 医学机能实验学. 北京:北京大学医学出版社

单德红,柴纪严. 2008. 中西医结合结合基础实验教程. 大连:辽宁大学出版社

董薇. 2008. 机能实验学. 北京:人民卫生出版社

方家选,郝洪. 2007. 中西医结合机能实验学. 北京:北京大学医学出版社

金惠铭. 2008. 病理生理学. 第7版. 北京:人民卫生出版社

李涛,朱坤杰. 2011. 医学机能实验学. 北京:科学出版社

马吉庆,王德山. 1984. 肺主"通调水道"的现代医学基础". 辽宁中医杂志,11:40-41

任旷. 2008. 医学机能学. 北京:中国医药科技出版社

王维治. 2006. 神经病学. 北京:人民卫生出版社

吴俊芳. 2006. 现代神经科学研究方法. 北京:中国协和医科大学出版社.

肖丹秦. 2009. 机能实验学教程. 西安:第四军医大学出版社

张均田,张庆柱. 2005. 神经药理学研究技术与方法. 北京:人民卫生出版社

周岐新. 2008. 人体机能实验学. 北京:科学出版社

祝世功. 2008. 医学机能学实习教程. 北京:北京大学医学出版社

Lingappa VR. 2003. Renal disease. In:McPhee SJ, Lingappa VR,Ganong WF. Pathophysiology of Disease. An introduction to clinical medicine. 4th ed. New York:McGraw-Hill Companies, 444-501

William FG. 2003. Cardiovascular Disorders:Vascular Disease. In:McPhee SJ, Lingappa VR, Ganong WF. Pathophysiology of Disease. An introduction to clinical medicine. 4th ed. New York:McGraw-Hill Companies, 444-501

第七章 人体机能实验

实验一 正常青年人腕正中神经皮层体感诱发电位正常参考值测定

【目的和原理】

1. 目的

（1）探讨及建立青少年腕正中神经皮层体感诱发电位正常参考值范围。

（2）熟悉体感诱发电位的基本原理、测量的影响因素、异常标准及临床应用。

（3）了解体感诱发电位在植物状态患者预后评估中的作用。

2. 原理 诱发电位是评价神经功能电生理变化的一个重要手段，其原理是对神经系统某一特定部位（包括从感受器到大脑皮层）给予相应外在刺激，使大脑对刺激（正性或负性）的信息进行加工，在该系统和脑的相应部位产生可以检出的、与刺激有相对固定时间间隔（锁时关系）和特定位相的生物电反应。体感诱发电位（SEP）的原理：当感觉刺激经感觉传入纤维、后根进入脊髓以后，在脊髓中上行（一般认为其上行途径很可能是后柱），然后在楔束核（上肢）或薄束核（下肢）发生突触联系，其纤维再通过脑干（丘系）上行至丘脑，与腹后外侧核发生突触联系，最后，冲动经第三级神经元到达感觉皮层。因此，SEP 可用来研究脊髓、脑干、丘脑或感觉皮层的感觉传导通路的病变。

【实验对象】 10 名健康青年人，年龄在 23～35 岁，男性 5 名，女性 5 名。

【设备】 丹麦 DANTEC 公司产 Keypoint 肌电诱发电位仪。

【方法与步骤】

（1）受检者平卧位，闭目，全身肌肉放松。

（2）安放电极，按脑电图国际 10-20 系统电极安放法安放，记录电极分别置于刺激侧 erb's 点，颈 7 棘突和刺激对侧的顶部头皮处（C3'/C4'），参考电极分别置于刺激侧肩峰处和头部 FPz 处。

（3）电极安放完毕测头皮电极间阻抗，应小于 5KΩ，而且各电极阻抗应基本匹配。

（4）在腕横纹正中偏尺侧处以双极电极刺激正中神经（恒流方波电脉冲，波宽 0.2ms，波频 1.9Hz，强度为 8～10mA，以出现拇短展肌收缩为准）。记录带宽 20～2000Hz，分析时间 5ms，灵敏度 5mV，平均叠加 200 次。

（5）左右侧正中神经分别刺激记录，每个值均重复测量两次取平均值。

（6）分析各记录点产生波形的早期成分，包括 P9（潜伏期约 9ms 的正向波）、N13（潜伏期约 13ms 的负向波）及 N20（潜伏期约 20ms 的负向波）。分析指标包括 PLP9（P9 的峰潜伏期），PLN13（N13 的峰潜伏期），PLN20（N20 的峰潜伏期）。

（7）统计：采用多元回归模型，各峰潜伏期为因变量，身高、年龄、性别为自变量，以 stepwise 法进入回归方程，删除不显著影响因素后，进行线性回归，得到线性回归方程。计算左右侧差异时用配对 t 检验。定义正常值的范围为预测值 $\pm 2.5s$（98.5% 置信区间）。利用 SPSS 13.0 进行统计分析。

（8）计算结果。

【注意事项】

（1）检测应在隔音的电磁屏蔽暗室内进行，室温 22～24℃。

（2）受检者应处于放松状态。

【思考题】

（1）根据体感诱发电位的原理，分析其临床应用和价值。

（2）简述腕正中神经皮层体感诱发电位测量过程。

【案例7-1】

患者，男性，39岁，以"头部外伤后意识不清1个月余"为主诉于2010年6月4日入院，入院1个月前病人因车祸后头部受伤，当即昏迷，急送至沈阳市奉天医院行头颅CT检查提示"脑挫裂伤、颅内血肿"，入院后行血肿清除术，术后半月可自发睁眼，有睡眠觉醒周期。转来中国医科大学附属盛京医院康复科，门诊以"颅脑损伤"收入院，入院时病人植物状态，可自发睁眼，无目的性眼球运动，气管切开，鼻饲饮食，留置尿管。

体格检查：体温36.6℃，脉搏88次/分，呼吸18次/分，血压120/80mmHg，自发睁眼，外界刺激无反应。左侧头颅颞部一手术瘢痕，局部颅骨缺损，眼睑无水肿，结膜无充血，巩膜无黄染，双侧瞳孔不等大，左侧5.0mm、右侧2.0mm，对光反射迟钝，气管居中，正中一气管切开金属套管未堵管，双侧呼吸运动一致，未触及胸膜摩擦感，双肺呼吸音清，未闻及干、湿性啰音，心前区无搏动，叩诊心界无扩大，心率88次/分，心律齐，各瓣膜听诊区未闻及病理性杂音，腹平软，肠鸣音无亢进。肛门外生殖器无异常。脊柱四肢发育无畸形，四肢痉挛（肌张力高所致），左侧上、下肢无活动，右侧上、下肢时有无自主意识关节活动，右侧肌张力较左侧稍低，膝腱反射亢进，双侧巴氏征阳性。

临床辅助检查：头颅CT（奉天医院，3/5/2010）提示，脑挫裂伤，颅内血肿；头颅MRI（奉天医院，1/6/2010）提示，脑挫裂伤、颅内血肿术后改变；脑干听觉诱发电位（盛京医院，8/6/2010），正常；脑电图（盛京医院，8/6/2010），双侧弥漫性慢波；视觉诱发电位（盛京医院，9/6/2010），双侧P100潜伏期延长和波幅减低；体感诱发电位（盛京医院，9/6/2010），双侧皮层N20潜伏期延长。

患者在住院期间内采用促神经功能恢复的药物（包括鼠神经生长因子、奥拉西坦等）及高压氧、针灸、经颅磁刺激、运动疗法、作业疗法、低频电刺激等综合康复治疗，患者病后第3个月开始出现有目的性眼球追踪活动及疼痛定位反应，进入微小意识状态，病后每个月动态监测头CT，第6个月头CT示慢性脑积水，遂行脑室-腹腔分流术，病后第7个月患者苏醒。查体患者神志清醒，自主语言出现，吐字较清，可以喊"妈"、"知道"、"吃"、"谢谢"等，饥饿及排便有求助性语言，对简单问题可对答，情绪稳定，睡眠规律，眼球活动灵活，对光反射灵敏，对声音扭头追视，可正确辨认家人、朋友和孩子照片，右上肢可准确抓物，右下肢关节可自主运动，左侧上、下肢无活动，四肢肌张力仍高。

问题

（1）植物状态的诊断标准有哪些？什么是持续性植物状态？

（2）什么是微小意识状态？

（3）患者病程发展过程中出现慢性脑积水，慢性脑积水的诊断标准是什么？

（4）植物状态患者的综合促醒治疗措施有哪些？

新视窗　　　　　　持续性植物状态的诊断、预后评估和综合康复治疗

植物状态（vegetative state，VS）是一种临床特殊的意识障碍，主要表现为对自身和外界的认知功能完全丧失，能睁眼，有睡眠-醒觉周期，丘脑下部及脑干功能基本保存。凡VS患

者持续 1 个月以上者可诊断为持续性植物状态(persistent vegetative state,PVS),引起持续性植物状态的原因很多,常见的有重型颅脑损伤、脑血管病、各种中毒、脑缺血缺氧性疾病、中枢神经系统感染和慢性代谢性脑病等。外伤性 PVS,凡病程超过 1 年的,病情恢复可能性很少,称之为永久性植物状态;而非创伤性 PVS 病程超过 3 个月的为永久性植物状态。PVS 病人给家庭和社会都带来巨大痛苦和负担,传统观念认为 PVS 病程长、疗效差、预后不好,许多医务人员及患者家属对 PVS 的治疗态度不积极。随着科学技术的发展,近年来对 PVS 有了新的认识,在治疗上有许多突破,部分 PVS 患者预后较满意。

目前,临床上常用的评价意识状况及其严重程度的方法:Glasgow 昏迷量表、Rappaport 昏迷量表、JFK 昏迷恢复量表、Glasgow 昏迷量表等。但这些量表难以捕获意识状态的微小变化,特别是植物状态、最小意识状态及失语症患者。下列因素可能对从无反应状态到苏醒有积极的预测意义:低龄,瞳孔反应及眼联合运动,去皮质姿势而非去脑或弛缓状态,早期自发睁眼,不依赖呼吸机或无脑积水。对预后评估有参考意义的检查还包括:①脑电图,植物状态的脑电图表现多样,其诊断价值也有争论。对植物状态而言,脑电图的长程观察和多次随防的意义较常规描记更有价值。②诱发电位,主要指脑干听诱发电位(BAEP)和体感诱发电位(SEP)。BAEP 一般表现为 V 波以上波形消失或不清楚,但作为诊断工具价值不大。SEP 是诊断植物状态最敏感和可靠的指标,主要表现为 N14-N20 的中枢传导时间(central conduction time,CT)延长和 N20 波幅降低。有人认为 SEP 波形正常,患者的意识可望恢复,而病后一周 SEP 波形仍消失则为预后不良的指标。③脑代谢,植物状态患者的脑代谢明显降低,用正电子发射 CT 断层扫描术(PET)检查植物状态患者,发现大脑皮层、底节和小脑的葡萄代谢率降低 50%~60%。脑代谢率降低最明显部位是顶枕叶及额叶正中部位。④脑电非线性分析,能够定量评估 PVS 患者大脑皮层受抑制的程度,可能在 PVS 苏醒预测中存在价值,对痛刺激有良好反应的患者可能预后良好。

持续性植物状态康复的方法是综合促醒康复治疗,即采取一切对患者利大于弊的治疗措施进行促醒,包括感觉刺激(痛觉、声、光、味觉、嗅觉、触觉、本体感觉等)、针灸、高压氧、电刺激[包括脊髓电刺激(如颈部脊髓硬膜外刺激)、深部脑刺激、周围神经刺激(包括正中神经刺激、迷走神经刺激等)]、环境刺激、亲情疗法、中医药治疗等。尽管目前国内外对长期植物状态的治疗方法较多,但目前还没有发现可加速患者恢复感知能力的特异性治疗方案。所以,对长期植物状态患者单纯依靠一种治疗是不够的,应早期积极实施综合治疗方能收到满意的疗效。

【Summary】

The aims of the experiment are to investigate and establish normative values for the median nerve cortical somatosensory evoked potentials in puber and observe the influence factors affecting the measurement; to further investigate the clinical values underlying it. During the experiment, the subject must relax and the impedance between electrodes must be measured to be matched for each other . needle electrodes can be used for stimulation to reduce the stimulus artifact. Recording electrodes are placed on the scalp and over the cervical spine as well as over the Erb point. The key point of the experiment is successful matching of impedance between electrodes and accurate electrode position.

Persistent Vegetative State (PVS) is a common problem with ethical, social, and legal consequences, somatosensory-evoked potentials (SSEP) result especially cortical response (N20) is high sensitive in predicting the outcome of PVS. in addition, brain functional metabolism measurement(PET-CT, fMRI) and activate responses examine(including brainstem auditory evoked potentials, visual evoked potentials, EEG) may be helpful in predicting at persistent vegetative state patients.

No treatment for persistent vegetative state exists that would satisfy the efficacy criteria of evidence-based medicine up to now. General rehabilitation principle is comprehensive and promoting awake rehabilitation therapy to recover the consciousness, which can be verified by reliable evidence of awareness of self and the environment, consistent voluntary behavioral responses to visual and auditory stimuli, and interaction with others. Acupuncture, hyperbaric oxygen, electrical stimulation, including spinal cord electrical stimulation (such as cervical spinal epidural stimulate), deep brain stimulation, peripheral nerve stimulation can also be helpful.

（张　辉）

实验二　大鼠慢性轻度应激模型的构建及行为学探讨

【目的和原理】

1. 目的

（1）构建模拟人类抑郁症的大鼠慢性轻度应激模型。

（2）观察抗抑郁药物对慢性轻度应激模型鼠的抑郁行为的疗效。

2. 原理　大鼠慢性轻度应激模型是目前与人类抑郁症最为接近的动物模型，它通过给予动物持续数周、各种不同的轻度应激刺激，使动物表现出兴趣丧失、活动减少、睡眠改变、体重减轻及性行为减少等与人类抑郁症相似的行为表现。其中模型动物蔗糖摄入量减少可以看做是抑郁症核心症状"快感缺乏"的表现。

【实验对象】　生后 8 周龄，雄性 Wistar 大鼠，体重 250～300g。

【方法与步骤】　大鼠慢性轻度应激模型的构建及抑郁行为特征探讨分以下几个步骤进行具体流程见图 7-1。

1. 确立蔗糖水摄入基线值

（1）生后 8 周龄的雄性 Wistar 大鼠（体重 250～300g）单笼饲养，在实验环境[12～12 小时明暗周期；控制湿度(50±5)％；温度(20±3)℃]，适应环境 2～3 周后，进行蔗糖水摄入基线测试。

（2）测试前晚，禁水禁食。

（3）测试当天早上，将水瓶装入 150ml 的新鲜蔗糖水[重量(g)/体积(ml)比为 1％]，让动物饮用 1 小时后移开水瓶。计算测试前后的水瓶重量之差，即为动物蔗糖摄入量。每次测试 1 小时后恢复动物的自由摄食和饮水。

（4）上述测试每周 2 次，4～5 周后蔗糖摄入基线可达稳定，在最后 1 次基线测试结果的基础上随机将动物分成两组，即对照组和应激组，两组蔗糖摄入基线无统计学差异。

2. 实施慢性轻度应激

（1）对应激组动物实施连续（昼夜不停）、单个（每次一种），以及随机（每周改变应激次序）的应激，包括频闪照明、禁水和禁食、群养、脏笼子等刺激。

（2）重复上述应激程序和每周一次的蔗糖测试，直到应激动物摄入的蔗糖量下降并低于末次基线测试的蔗糖摄入量（约需 3 周时间）。

（3）经过 3 周的应激，根据蔗糖摄入量，将模型鼠分成药物干预亚组和非药物干预亚组。

（4）对照组的非应激动物除了蔗糖摄入测试前晚禁食禁水外，均自由摄食饮水及自由活动。

（5）重复上述的应激程序，每周 1 次的蔗糖摄入测定和每日给予 SSRI 类抗抑郁药"氟西汀"

进行药物干预(慢性给药),直到应激鼠减少的蔗糖摄入量恢复到对照组的水平。

(6) 对照组和应激组的药物处理相同。

(7) 给药剂量根据动物与人的每公斤体重等效剂量换算,给药剂量如下:每公斤体重大鼠2.4mg氟西汀。给药方式:腹腔注射法。给药次数:1次/日(图7-1)。

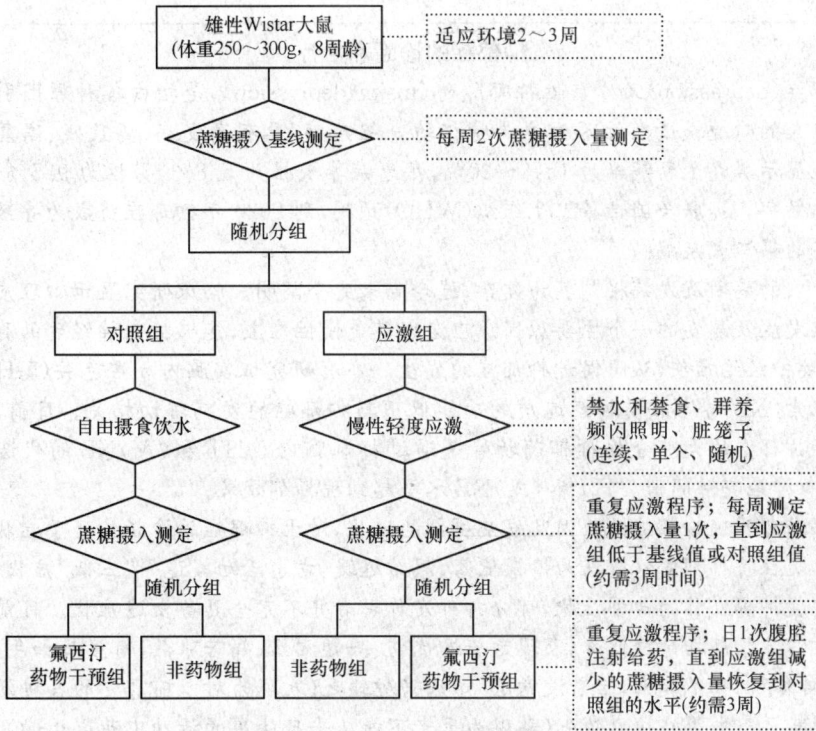

图 7-1 大鼠慢性轻度应激模型的构建及其行为特征探讨流程图

【案例 7-2】

一般情况:王某,女性,30岁,离异,工人。

主诉:心情差,少眠、少语、少动2个月,加重2周。

现病史:患者2个月前与丈夫离婚,渐起心情差,高兴不起来,对什么事都不感兴趣,有时觉得活着没意思,自己活着拖累家人,自觉乏力,不想做事,不愿出门,话少,语速慢、语调低,自觉脑子不好使。2个月来常常心烦,夜眠差,清晨2、3点钟即醒,醒后难以再次入睡。近2周来,上述症状加重,自觉死亡是一种解脱,反复有自杀念头,又因害怕死亡而未采取行动。患者病来无感冒发热史,无显著而持久的情感高涨,无冲动伤人言行,饮食睡眠欠佳,大小便正常,首次就诊。

既往史:无脑外伤史,无抽搐史,无肝炎、结核等传染病史,无高血压、糖尿病史,无药物及食物过敏史。

个人史:第一胎,足月顺产,母孕期健康,婴幼儿期生长发育正常,7岁上学,学习成绩好,和老师同学关系良好,大学本科毕业后参加工作,和同事关系佳,无烟、酒不良嗜好,无毒品接触史,月经正常,无痛经。病前性格较内向。

家族史:父母二系三代无精神疾病史。

躯体检查:未见阳性体征。

辅助检查:心电图、脑电图、血常规、尿常规、肝功能、肾功能均未见异常。

诊断:心境障碍-抑郁发作。

新视窗 抑郁症的诊断和治疗

抑郁症(depression)又称重性抑郁障碍(major depression),是指由各种原因引起的以显著而持久的心境或情感低落为主要特征的一组疾病,具有高发病、高致残、高复发的特点。研究显示其终生患病率为15%~20%,年患病率女性为5.8%,男性为9.5%,这是一个惊人的数字。据联合国世界卫生组织(WHO)预测,到2020年抑郁症将成为导致人类死亡和残疾的第二大疾病。

抑郁症的病因及发病机制甚为复杂,迄今尚未完全阐明。临床研究显示心理应激是导致抑郁症发生及复发的一个主要原因。应激尤其是慢性应激,能够抑制神经元的再生和可塑性,导致神经元损伤,从而促进抑郁症的发生。亦有研究证实脑内5-羟色胺(5-HT)和去甲肾上腺素(NE)等单胺类神经递质的功能低下与抑郁症的发病密切相关。目前,临床上用于治疗抑郁症的大部分抗抑郁药物皆是通过抑制脑内5-HT和(或)NE的代谢或再摄取,以提高神经突触间隙5-HT和(或)NE水平起到抗抑郁效果。

基于尚未明确抑郁症的病因及发病机制的现状,对于抑郁症的诊断仍处于症状学的诊断水平。既往将抑郁发作概括为情感低落、思维迟缓、意志活动减退等"三低"症状,现在认为这是重度抑郁发作的典型症状,部分抑郁发作患者并不完全具备上述症状。目前认为抑郁症的核心症状包括情绪低落(表现为苦恼忧伤、兴趣索然、痛苦难熬,有度日如年、生不如死之感,自称"高兴不起来,活着没意思"等);兴趣缺乏(表现为对以前喜爱的各种活动兴趣显著减退甚至丧失等);快感缺失(表现为患者不能从平日从事的活动中获得乐趣);同时可伴有躯体症状(如睡眠障碍、食欲减退、性欲减退、体重下降、躯体疼痛不适、乏力、自主神经功能失调症状等);以及自杀观念和行为等。抑郁发作应至少持续2周,并且不同程度地损害患者的社会功能,给本人造成痛苦或不良后果。

抑郁症的治疗主要以药物治疗为主,并且心理治疗应贯穿始终,特殊情况下可使用电抽搐治疗。抗抑郁药是当前治疗各种抑郁障碍的主要药物,能有效缓解抑郁心境及伴随的焦虑、紧张和躯体症状,有效率60%~80%。常用的抗抑郁药:选择性5-HT再摄取抑制剂(SSRIs),如氟西汀、帕罗西汀、舍曲林、氟伏沙明、西酞普兰;去甲肾上腺素(NE)和5-羟色胺(5-HT)再摄取抑制剂(SNRIs):如文拉法辛,度洛西汀;NE和特异性5-HT能抗抑郁药(NaSSAs),如米氮平;三环类及四环类抗抑郁药,如米帕明(丙咪嗪)、氯米帕明(氯丙咪嗪)、阿米替林、多塞平(多虑平)、马普替林;以及其他抗抑郁药:曲唑酮、噻奈普汀等均有较好的抗抑郁作用。

心理治疗应在药物治疗的同时合并应用,尤其是有明显心理-社会应激的患者,心理治疗更为重要。心理治疗的技术方法较多,如支持性心理治疗、认知疗法、行为治疗、人际心理治疗、婚姻及家庭治疗等一系列的治疗技术,能够从根本上帮助患者识别和改变认知歪曲,矫正患者适应不良行为,改善患者人际交往能力和心理适应功能,从而减轻或缓解患者的抑郁症状,促进康复。

电抽搐治疗主要适用于有严重消极自杀或抑郁性木僵,以及药物治疗无效的患者。其优点是起效快,但治疗后仍需用药物维持。

抑郁症是一种慢性易复发的疾病,在治疗过程中,提高患者治疗的依从性,选择疗效确切、不良反应较少的抗抑郁药物,早治疗、足量、足疗程治疗,全病程贯穿心理治疗,是提高抑郁症临床治疗愈率的关键。《中国抑郁障碍防治指南》(2007年)推荐的抑郁症疗程为:首次抑郁发作,维持治疗为6~8个月以上;有两次以上的复发至少治疗2~3年;多次复发者主张长期治疗。

【Summary】

Major depressive disorder (MDD) is a common and serious psychiatric condition with significant public health implications. To understand the molecular mechanism underlying MDD, the rat chronic mild stress (CMS) model was developed. Male Wistar rats, weighing $200\sim250$g, age of 8 weeks, were housed under standard laboratory conditions [12h light：12 h dark cycle, at (22 ± 3)℃, relative humidity of (50 ± 5)%; free access to food and water]. Rats were randomly assigned to four main experimental groups-two control groups without stress exposure treated with either saline or fluoxetine (2.5mg/kg), and two groups exposed to CMS and treated with either saline or fluoxetine. Rats were exposed to a long chronic mild stress procedure, consisted of a restricted space, food deprivation, water deprivation, and reversed light/dark cycle over a period of 6 weeks. During the last 3 weeks of CMS, animals were given daily injections of saline or fluoxetine. All animals (controls and CMS-exposed) were performed sucrose preference tests weekly over the 6 weeks of exposure to CMS. Sucrose preference was calculated according to the formula：sucrose preference $=$ [sucrose intake/(sucrose intake $+$ water intake)]$\times100$. Anhedonia was defined as a reduction in sucrose preference relative to baseline levels.

（朱　刚）

实验三　运动生理学实验

【目的和原理】

1. 目的

(1) 通过实验课学习使学生初步了解运动生理学实验的基础理论。

(2) 通过实验了解运动生理学实验的基本实验仪器操作技术、基本实验方法和实验项目内容。

(3) 通过实验观察,了解人体主要系统、器官的机能水平,以及人体对运动的反应和适应能力的评定,初步掌握人体机能能力及疲劳的评价,为今后从事全民健身指导服务和运动训练医务监督服务打下应用的知识基础。

2. 原理　运动生理学是人体生理学的分支,是专门研究人体的运动能力和对运动的反应与适应过程的科学。运动生理学研究方法有动物实验法和人体实验法,常用的人体实验法有运动现场测试法和实验室测试法。运动现场测试法是指在运动现场直接监测运动员运动前、运动中和运动后的恢复过程中,某些生理机能变化,借以了解不同运动项目的生理特点,或不同人群在完成同一运动项目时的生理反应。实验室测试法是指让受试者在实验室进行按照一定的研究目的而设计的运动方案运动时,利用各种仪器设备测试受试者在运动过程中的各种生理机能指标变化,以了解不同形式的运动对人体某些生理机能的影响。在新世纪,我国运动生理学研究面向全面健身和运动实践,运动生理学研究任务是增强全民体质、延缓衰老、提高工作效率和生活质量,提高竞技运动水平。

运动生理学基础实验按器官系统分主要设有:

1. 心血管系统实验项目 心率与血压测试,心电图测试等。

2. 血液与物质代谢实验项目 红细胞计数、红细胞比容、血红蛋白测定、血型鉴定、血糖测定、血脂测定等。

3. 呼吸系统与气体代谢实验项目 肺活量、时间肺活量、连续肺活量与最大通气量的测定,最大摄氧量的测定,运动时能量消耗的测定等。

4. 神经系统与感觉机能实验项目 反应时测定,闪光融合率,两点辨别阈测定,视力和视野的测定等。

5. 运动系统与身体素质实验项目 握力、背力测定,最大摄氧量的测定,乳酸阈测定,无氧功率测定,身体素质的测量与评价,肌力与肌电测试,运动性疲劳测定,运动训练水平评定等。

本实验教材中运动生理学实验以大众健身指导与健康促进为目的,重点介绍 3 项综合实验:心血管系统功能测试与评定,呼吸系统功能测试与运动时能量消耗评定,运动性疲劳的测量与综合评价。在运动生理学实验课开课时可以根据实验设备条件、实验对象、实验课学时数等选择其中部分内容进行。

【实验对象】 学生、普通人或运动员

【器材和药品】

1. 器材 心电图机、血压计、听诊器、秒表、节拍器、分规、JAGER 肺功能仪、功率自行车、体重计、呼吸口罩、一次性纸制吹嘴、鼻夹、握力计、背力计、反应时测试仪、闪频融合仪、膝反射阈测定器、皮肤空间阈辨别仪、肌电图机、脑电引导电极、脑电极帽、脑电图机、一次性心电记录电极、疲劳自觉症状测定表、落尺、钢尺。

2. 药品 导电膏、75%酒精棉球。

【方法与步骤】

1. 心血管系统功能测试与评定

(1) 安静时心率和动脉血压的测量方法

1) 安静时心率的测定:以食指、中指、无名指轻压在被试者的桡动脉上,以 10 秒为单位连续记数每 10 秒的心率,如连续三个 10 秒的心率是一样的,即以这个数字乘6,得出被测试者每分钟的心率。若被测试者的心率是相邻两个 10 秒的频率只差一次,连续测试每两个 10 秒的情况都是这样,即可以用邻近两个 10 秒的频率相加乘三,求得安静时每分的心率。如 10 次/10 秒、11 次/10 秒、10 次/10 秒、11 次/10 秒、10 次/10 秒、11 次/10 秒,即可以(10+11)×3 得出 63 次/分,为其安静时的心率。

安静时的心率也可用听诊心音的方法测定心跳频率得出。

2) 测定安静时动脉血压的方法(图 7-2):①将脉压带绑在被测试者的上臂上,其下缘应在肘关节上约 3cm,松紧应适宜。②以手指寻找肘窝处的肱动脉,然后把听诊器的听头放在肱动脉上。③把气球的气门旋紧,打气,随脉压带内的压力升高,逐渐可听到有节奏的"咚咚"声,继续打气等声音消失时再使压力升高 20~30mmHg,然后旋开气门徐徐放气。④在放气时注意听有节奏的"咚咚"声响的第 1 声出现时,汞柱面所指示的压力即为最高血压(收缩压)。⑤继续放气,随压力逐渐下降,听到突然变音(或声音消失)时,汞柱面所指示的压力即为最低血压(舒张压)。⑥记录所得结果,例如最高血压为 110mmHg,最低血压为 70mmHg,可以写成 110/70mmHg。

(2) 30 秒 20 次蹲起试验

1) 测安静时心率和动脉血压:受试者静坐 15 分钟后,连续测 3 次 10 秒心率,取其稳定值(即其差数不大于1),再测血压,并做好记录。

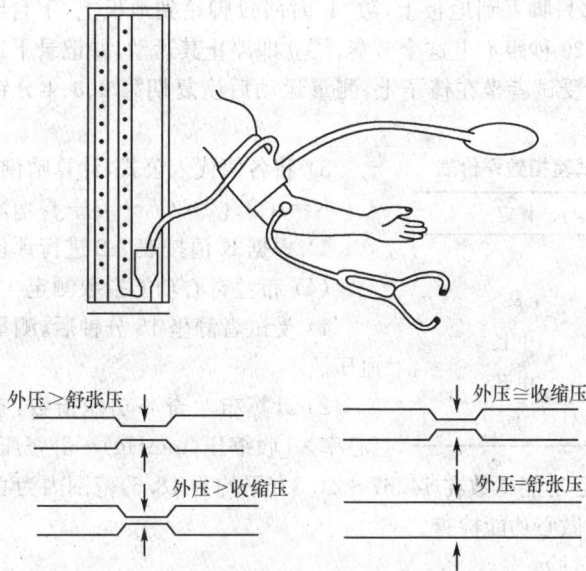

图 7-2 动脉血压测定原理及方法

测过血压后不要将袖带解下,截断脉压带和血压计间的连接,让脉压带仍绑在被测者上臂,受试者手托气球,以备继续测量运动后血压时用。

2) 30 秒 20 次蹲起:受试者站立,两腿分开与肩同宽,按节拍器 20 次/30 秒的节奏,做蹲起运动 20 次。下蹲时足跟不能离地,全蹲时两上肢前平举,起立后双臂自然下垂。

3) 测运动后恢复期心率和血压:①运动后立即坐在桌旁,先测量运动后第 1 分钟前 10 秒的心率,然后测定血压,并记录结果。②运动后第 2 分钟开始时,仍先测定第 2 分钟前 10 秒的心率,然后测定血压,并记录结果。③第 3 分钟的测定同第 2 分钟。

将所测定结果记录在表 7-1 中,然后进行分析。

表 7-1 定量运动后的心率和血压(20 次蹲起/30 秒)

指标	受试者	安静时	运动后时间(分钟)				
			1	2	3	4	5
心率	甲						
	乙						
血压	甲						
	乙						

4) 根据心率和血压的变化进行评定:运动后心率上升的比例=(运动后心率—安静心率)/安静心率×100。

运动后心率上升不多,收缩压中度升高,舒张压适当下降,3 分钟内心率、血压基本恢复到安静水平,评定为机能良好。运动后心率比安静时上升达 70% 以上,收缩压上升不明显或明显上升,舒张压下降 20mmHg,3 分钟内心率、血压均未能恢复到安静水平,评定为机能较差。

(3) 哈佛(Harvard)台阶试验指数

1) 受试者以 30 次/分的节奏连续蹬台阶 5 分钟(成年男蹬 50cm 高度,成年女蹬 42cm 高度)。1 次蹬台阶分 4 步完成,数"1"时一只脚跨到台阶上;数"2"时两腿站到台阶上,两腿伸直;

数"3"时先上台阶的那只脚下到地板上;数"4"时两只脚站到地板上,下台阶时不可以用脚尖站立。若运动中有连续 20 秒跟不上这个节奏,要立即停止其运动,并记录下运动时间 t(s)。

2) 运动完成后让受试者坐在椅子上,测量运动后恢复期第 2、3、4 分钟前 30 秒的心率 f_1、f_2、f_3。

表 7-2 哈佛台阶试验指数评价表

指数	评定
≥90	优
80~90	良
65~79	中上
55~64	中下
≤55	差

3) 将各值代入公式,计算哈佛台阶指数 K。

$K = t(s)/[2 \times (f_1 + f_2 + f_3)] \times 100$。

4) 根据 K 值按表 7-2 进行评价。

(4) 布兰奇心功能指数测定

1) 受试者静坐 15 分钟后,测量 1 分钟心率,然后测血压。

2) 计算布兰奇心功能指数:布兰奇心功能指数 = {心率×[收缩压(mmHg)+舒张压(mmHg)]}/100。

3) 评定:布兰奇心功能指数在 14.67~21.33(平均为 18.6)范围内为心血管功能正常,如果超过 26.66,应进一步做心功能检查。

(5) 心电图运动试验

1) 安静时心电图的测量:①接好心电图机电源线、接地线和导联线,打开电源开关,预热3~5 分钟。②让受试者静卧于检查床上,放松肌肉。在手腕、足踝和胸前安放引导电极(电极用乙醇棉球擦拭并涂少许导电膏)(图 7-3),接上导联线。导联线联结方式:左手——黄色、右手——红色、左足——绿色、右足——黑色(接地)、胸导联——白色。③将运转控制键置于"准备"档,

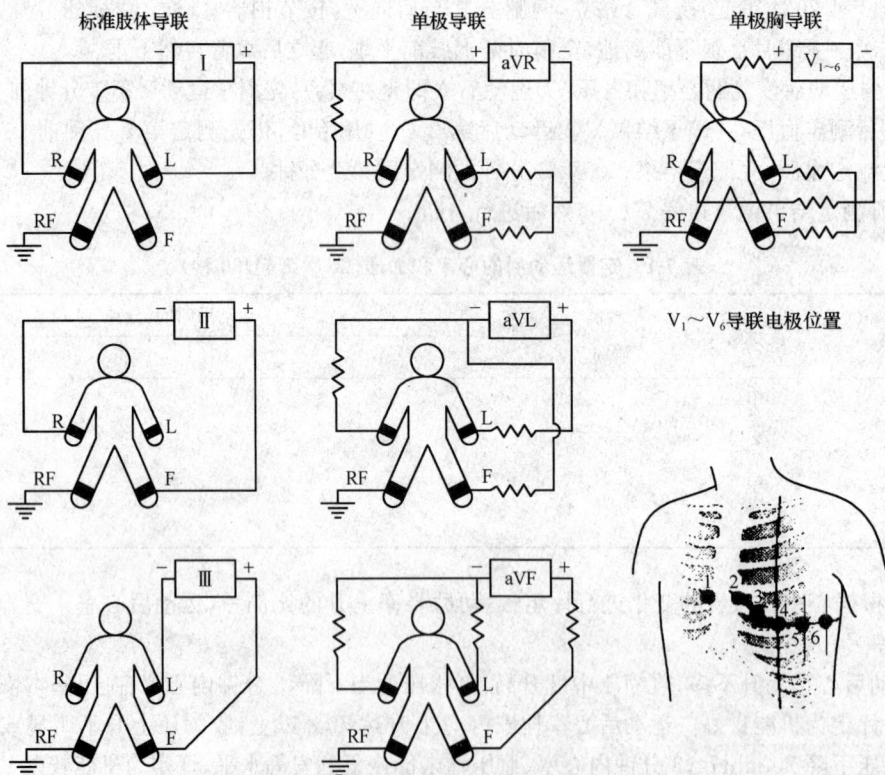

图 7-3 胸导联的探测电极安放的位置

胸前引导电极安放位置:①胸骨右缘第 4 肋间;②胸骨左缘第 4 肋间;③为②~④的中点;④左锁骨中线与第 5 肋间交点;⑤为④水平与左腋前线交点;⑥为④水平与左腋中线交点

导联选择开关置"0"位。旋动"调 0 位"旋钮,使描笔居中,然后将运转控制键转换到"记录"档,此时开始走纸,走纸速度设为 25mm/s。④调整心电图机放大倍数(调节增益):按下"标准电压"键,使 1mV 标准电压推动描笔向上移动 10mm。然后旋动导联选择开关,依次记录Ⅰ、Ⅱ、Ⅲ、aV_R、aV_L、aV_F、V_1～V_6导联的心电图。每个导联记录时间约 10 秒,然后关闭运转控制键,使走纸停止。取下记录心电图的纸,在纸上注明每个导联,用于测量分析,心电图测量与分析方法见图 7-4,表 7-3。

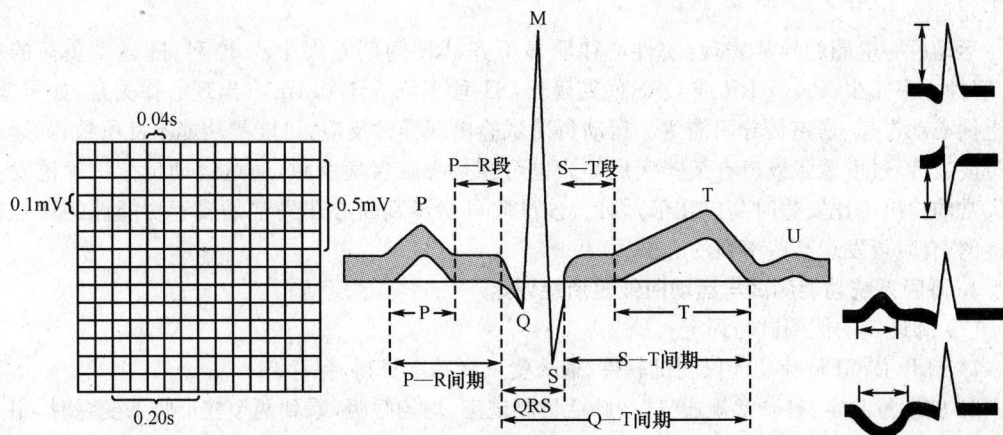

图 7-4　心电图的测量

表 7-3　人体心电图各波及间期的正常值及其特征

名称	时间(s)	电压(mV)	形态
P 波	≤0.11	Ⅰ、Ⅱ、Ⅲ<0.25	Ⅰ、Ⅱ、aVF、V_4～V_6 直立
		aVF、aVL<0.25	aVR 倒置,Ⅲ、aVL、V_1～V_3 直立、平坦、双向
		V_1、V_5<0.15	或倒置
		V_1、V_2 双向时其总电压<0.2	
P—R 间期	0.12～0.20*		
QRS 波	0.06～0.10	Q<1/4R(以 R 波为主的导联)	aVR 呈 Qr,rS 或 rSr 型
	(Q<0.04)	RaVR<0.5	V_1 呈 rS 型
		RaVL<1.2	V_5 呈 Rs、qRs、qR 或 R 型
		RaVF<2.0	
		RV_1<1.0;V_1R/s<1	
		RV_5<2.5;	
		V_5P/s>1	
		RV_1+SV_5<1.2	
		RV_5+SV_1<4.0(男)	
		RV_5+SV_1<3.5(女)	
S—T 段		Ⅰ、Ⅱ、aVL、aVF、V_4～V_6 抬高不超过	
		0.1,降低不超过 0.05,V_1～V_3 抬高	
		不超过 0.3	
T 波		>1/10R(R 波为主的导联)	Ⅰ、Ⅱ、aVFV_4～V_6 直立,aVR 倒置,Ⅲ、
			aVL、V_1～V_3 直立、平坦或倒置
Q—T 间期	<0.40		
u 波	0.1～0.3	肢导联<0.1,心前导联<0.2	其方向应与 T 波一致

2）运动负荷：可选择 30 秒 20 次蹲起等。

3）运动后心电图的测量：测完安静心电图后，立即解下身体上的导联线（但不解下电极），让受试者按规定的负荷运动，完成运动后使其立即躺在检查床上，接好导联线，分别在运动后第 2、4、6 分钟重复记录上述导联的心电图。如果发现有心律失常者应适当延长记录时间。

4）评定：运动后心电图的正常表现：窦性心率加快，心律齐，PR 及 RR 间期缩短，ST 段下移但不超过 0.1mV。

运动后心电图的异常表现：窦性心律明显不齐，RR 间期差大于 0.30 秒；随运动负荷的增加，窦性心率减少，PR 及 RR 或 QRS 间期延长，ST 段下降大于 0.1mV，出现心律失常，如早搏、室上性心动过速、房室传导阻滞等。运动负荷试验出现异常反应，可能是功能不良所致，如运动员过度疲劳、过度紧张或患有某些疾病等。也可能是心脏疾病所致，通过运动负荷试验诱发心律失常的检出率比安静时高出几倍，因此，该试验可初步判断心律失常是属于功能性的还是器质性的，有时可发现某些潜在的心脏病。

2. 呼吸系统功能测试与运动时能量消耗评定

（1）肺通气功能测试与评定

1）打开 JAGER 肺功能仪测试软件，输入受试者基本资料，保存。

2）肺活量测定：打开常规通气，按肺活量测试键，均匀呼吸，看到两个柱形竖条变绿时，用力深吸气后，再用力呼气，然后恢复正常呼吸，点击计算，可见到肺活量测量曲线及数据。

3）时间肺活量测定：打开常规通气，按时间肺活量测试键，均匀呼吸，看到两个柱形竖条变绿时，用力深吸气后，再快速用力呼气，然后恢复正常呼吸，点击计算，可见到时间肺活量测量曲线及数据。

4）最大通气量测定：打开常规通气，按最大肺活量测试键，均匀呼吸，看到两个柱形竖条变绿时，按照 1 次/秒的呼吸频率进行呼吸 12 秒，测试完成后点击计算，可见到最大通气量测量曲线及数据。

5）安静时 5 次肺活量试验（洛金塔里试验）：打开常规通气，按肺容量环测试键，用力深吸气后再用力呼气，受试者取立位，每 15 秒测量 1 次肺活量，共测 5 次。15 秒时间，既包括吹气时间，也包括休息时间，因此，在 75 秒内测量 5 次肺活量。测试完成后点击计算，可见到 5 次肺容量环测量曲线及数据。

6）以上测试结束后点击计算，可见到所有测试曲线及数据。除此之外，还可以得到一些间接计算的肺功能评价指标数据，如潮气量、深吸气量、深呼气量、呼吸频率、肺容量等。

7）评定

A. 肺活量是评价呼吸系统功能的生理指标之一，肺活量越大则肺功能越好。肺活量的大小与性别、年龄、身高、体重、胸围及体育锻炼等因素有关。我国正常男子的肺活量为 3500～4000ml，女子为 2500～3000ml。训练水平高的运动员可达到 5000ml 以上。肺活量的测定可以反映人体呼吸的机能。

B. 时间肺活量是指在最大吸气之后，以最快速度进行最大呼气，记录在一定时间内所能呼出的气量。正常成人最大呼气时，第 1 秒末、第 2 秒末和第 3 秒末呼出的气体量分别占总肺活总量的 83%、96% 和 99%，在 3 秒末人体基本上可呼出全部肺活量的气量，其中第 1 秒的时间肺活量的百分率最有意义。时间肺活量不仅反映肺活量的大小，而且还能反映肺的弹性是否降低、呼吸气道是否狭窄、呼吸阻力是否增加等情况。

C. 最大通气量则能反映肺的全部潜在通气贮备量。以适宜的呼吸频率和呼吸深度进行呼吸时所测得的每分通气量，称最大通气量。一般只做 12 秒钟通气量的测定，并将所测得的值乘以 5，即为每分最大通气量。肺通气功能的贮备能力，可用通气贮量的百分比来表示，正常通气贮量的百分比值应大于或等于93%。

通气贮量%＝(最大通气量－安静时通气量)/最大通气量×100%。

D. 连续地测五次肺活量,根据五次所测数值的变化趋势,判断呼吸肌的机能能力。若肺活量后一次的比前一次的大,或与前一次的一致,则认为后一次所做的肺活量都把前一次呼吸肌的收缩当做准备活动,表示了呼吸肌的机能能力强,可看做是身体机能状况的良好表现;如果肺活量越测越下降,则认为呼吸肌处于疲劳状态,表示身体机能状况恢复不佳,或表示身体的疲劳现象未能及时的消除。所以,用测定五次肺活量的结果,可以简单、快速地判断呼吸肌的疲劳及身体的机能状况。

(2) 运动时的能量消耗的测定

1) 安静时能量消耗的测定

A. 将耶格的 Oxycon 运动心肺功能仪主机通过模拟口与功率自行车相连。打开测试软件LAB5,输入受试者基本信息,保存。

B. 打开常规通气测试,选择测试指标,戴好呼吸口罩,按气体代谢测试键,均匀呼吸 3 分钟,通过特殊设计的管路结构,仪器抽取口鼻处呼吸口罩的气体样本,通过氧和二氧化碳气体分析器,就可以得到呼出气的平均气体浓度,从而进一步得到摄氧量和二氧化碳排出量。仪器记录气体代谢测量的主要参数为摄氧量、二氧化碳排出量、通气量、呼吸熵、功率等,同时可记录十二导心电图。

C. 算出每分钟摄氧量和二氧化碳的排出量。

每分钟摄氧量＝每分钟肺通气量×耗氧%

每分钟二氧化碳排出量＝每分钟肺通气量×呼出二氧化碳%

D. 算出呼吸商(RQ):呼吸商(RQ)＝ 每分钟二氧化碳排出量/每分钟摄氧量

E. 利用呼吸商从表 7-4 中查出消耗 1L 氧所产生的热量(称氧的热价)。

F. 求出安静时的每分钟能量消耗。每分钟能耗＝每分钟摄氧量×1L 氧产生的热量(Kcal/min)

表 7-4　消耗 1L 氧气所产生的热量(氧的热价)

RQ	热量(Kcal)	RQ	热量(Kcal)	RQ	热量(Kcal)
0.70	4.686	0.81	4.813	0.92	4.948
0.71	4.769	0.82	4.825	0.93	4.960
0.72	4.702	0.83	4.838	0.94	4.973
0.73	4.714	0.84	4.850	0.95	4.985
0.74	4.727	0.85	4.863	0.96	4.997
0.75	4.737	0.86	4.875	0.97	5.010
0.76	4.752	0.87	4.887	0.98	5.022
0.77	4.764	0.88	4.900	0.99	5.034
0.78	4.776	0.89	4.912	1.00	5.047
0.79	4.789	0.90	4.924		
0.80	4.801	0.91	4.936		

2) 运动时能量消耗的测定

A. 让受试者以 30 次/分的频率上下台阶(台阶高度男子 50cm,女 42cm),连续做 3 分钟,也可让受试者进行蹬功率车或跑运动跑台等 3 分钟。仪器同时记录运动气体代谢数据和运动十二导心电图,气体代谢测量的主要参数为潮气量、呼吸频率、通气量、摄氧量、二氧化碳排出量、通气量、呼吸熵、功率等。

B. 按照上述方法,分别算出运动时第1、2、3分钟的摄氧量和二氧化碳的排出量。然后求出呼吸商。

C. 按照上述方法,分别算出运动时第1、2、3分钟的热量消耗,将三者相加,即得运动时总耗能量。

3) 求出运动的耗能量:由于运动时的总的耗能量包括运动所需要消耗掉的能量及安静时供人体各器官代谢活动所需要消耗掉的能量。因此,运动的耗能量=运动时总耗能量-安静时的耗能量。

3. 运动性疲劳的测定法　人体疲劳时,各器官系统功能都下降。下降的程度和疲劳深度有关。因此测定运动前后一些生理指标的变化,可以判断是否出现疲劳及疲劳程度。

(1) 用肌力来判断疲劳:疲劳时参与工作的肌肉(或肌肉群)的力量会下降。因此,测定工作前后的肌肉力量,可判断参加工作的肌肉是否出现疲劳及疲劳的深度。

1) 背肌力、握力、臂力的测定:①背肌力的测定,采用背力计测定背部肌肉力量。测量时受测者站在背力计踏板上,两手握住把柄,两膝伸直,用力向上拉。此时指示盘上的指针所指的数字刻度,即为受试者的背力数值。连续测量3次,取最大数值并记录下来。在工作前测1组,在工作后测1组,然后进行比较、观察肌力在工作前后的变化,判断有无疲劳出现和疲劳的深度。②握力的测定,测量时受试者手持握力计,侧平举(注意测握力时不要挥动上肢),用最大力量握握力计。这时指示盘上的指针所指示的数字刻度,即为受试者的握力数值。左右各测3次,记录最大值。在工作前测1组,在工作后测1组,然后进行比较、观察肌力在工作前后的变化,判断有无疲劳出现和疲劳的深度。③臂力的测定,受试者两臂与肩同宽,两手正握单杠悬垂于单杠上,然后屈肘拉身体向上。要求受试者的下颌超过单杠的水平面算达标1次。每次的间隔时间为2~3秒。记录其完成的次数。在工作前测1组,工作后测1组,然后进行比较、观察肌力在工作前后的变化,判断有无疲劳的出现和疲劳的深度。

2) 呼吸肌力的测定:连续测定5次肺活量(每隔15秒测定1次),将5次测定值进行比较。运动前后各测1组,进行观察对比。疲劳时肺活量逐渐下降。

(2) 用神经系统和感觉机能评定来判断疲劳

1) 反应时测定法:①用反应时测试仪测试,受试者取坐姿,连续测定5次红灯信号反应时,每次间隔10秒,取其平均值。②反应时简易测试法,用一直径2~2.5cm、长50cm的圆棒,上面画有相间1cm的刻度作为实验器材(也可用长木尺代替)。准备时将木棒置于右手食指与拇指形成的水平面上,手掌微张开(实验人员手持木棒上端,使木棒与地面成垂直)。受试者注视木棒10cm左右处。当实验人员松手木棒下落时,受试者应尽快将木棒握住。木棒下端及相当于右手食拇指平面间的距离为下落距离(S)。然后将S代入下列公式,计算出反应时(T)。

$$T = \sqrt{2S/g}$$

g:重力加速度=980cm/s²

此实验也可用落尺来完成,落尺上的刻度是根据公式换算成以时间为单位的,受试者在落尺下落时所握住的刻度就是反应时间。(具体方法与上同)

身体疲劳后反应时延长。通过运动前后或运动后的反应时测试可以判断运动导致人体疲劳的程度。

2) 皮肤空间阈:实验人员持触觉计(可用圆规代替),拉开一定幅度,将其两端以同样的力轻触被试者皮肤(如前臂)。让受试者闭目诚实地回答自己感到的是"两点"还是"一点"。将受试者回答是两点的最小距离作为皮肤空间阈值。

疲劳时该阈值较安静时大 1.5 倍以上者,为轻度疲劳;2.0 倍为重度疲劳。

在工作前后各测量一次,然后根据两次的结果,进行比较,以判断是否有疲劳出现。

注意:在工作前后进行测定时,要在同一部位进行测定。以防止造成测量误差。测定部位:手指指腹,足趾趾腹、掌心部、足前掌、前臂内侧。

3) 闪光频率融合:受试者注视闪光融合仪的光源。告诉受试者"当看不到灯闪时,向实验者报告"。然后旋转调节频率的旋钮,由低频到高频,当受试者报告时,记下该闪光频率。然后,再从高频到低频,按同样方法记录受试者报告时的频率。

上述方法各做 3 次,共做 6 次,求出平均值。疲劳时闪光率会下降,依据下降数值评定疲劳程度(表 7-5)。

4) 膝反射阈:受试者闭上眼睛,坐在椅子上,小腿下垂,检测者将膝反射阈测定器上的重锤(H 为 200g)调节到正好对准膝盖下髌韧带的中央,从角度计(M)5°的高度上开始让重锤落下,叩打腱部,以后每次增加下落角度 5°,间隔 5 秒让重锤落下叩打腱部,直至引起膝跳反射动作的最小落下角度,就是阈值(表 7-6)。

5) 时间再生法:随着疲劳的发生,时间再生能力下降。测定方法:①让受试者看秒表的秒针走动 1 分钟。②受试者闭眼实验,令其每隔 20 秒举手做信号,做 15～20 次。③实验人员记录受试者举手信号的间隔时间,计算出平均值(m)及标准差(δ)。根据以上 2 值算出动摇度(δ/m)^2。若动摇度在 0.03～0.07 为轻度(Ⅰ度)精神疲劳;0.08 以上为重度(Ⅱ度)精神疲劳。

表 7-5 "闪光融合"测定的评定标准(依中西光雄)

疲劳程度	闪光频率减少(Hz)	恢复速度
轻度	1.0～3.9	休息后当日可以恢复
中度	4.0～7.9	睡一夜才能恢复
重度	>8.0	休息一夜不能完全恢复

表 7-6 膝反射阈评定表

疲劳程度	增加角度	恢复速度
轻度	5～10	睡一夜能恢复
中度	15～30	直到次日才能恢复
重度	>35	休息一周才能恢复

(3) 用心血管系统指标评定来判断疲劳

1) 心率评定:心率是评定运动性疲劳最简易的指标,一般常用基础心率、运动后即刻心率和恢复期心率对疲劳进行诊断。

A. 基础心率:基础心率是指清晨清醒后起床前静卧状态下的心率,正常情况下都相对稳定。如果大运动负荷训练后,经过一夜的休息,基础心率较平时增加 5～10 次/分以上,则认为有疲劳累积现象,如果连续几天持续增加,则表明运动量过大,应调整运动负荷量。

B. 运动中心率:运动中心率随运动强度的增大而增加。通常用遥测心率方法测定运动中心率变化,或用运动后即刻心率来代替运动中心率。按照训练一适应理论,随着训练水平的提高,若一段时期内从事同样强度的定量负荷,运动中心率增加,则表示身体机能状态不佳,有疲劳累积现象。

C. 运动后恢复期心率:人体进行定量负荷后心率恢复时间长,表明身体欠佳。如进行 30 秒 20 次蹲起的定量负荷运动,一般心率可在运动后 3 分钟内完全恢复,而身体疲劳时,恢复时间明显延长。

2) 血压体位反射:植物性神经调节机能也会因疲劳而下降,使血管运动调节的反射机能随之发生障碍。故常用下列方法测定:①受试者取坐姿,安静 5 分钟后测量血压。②受试者随即平卧在诊断床上,保持卧姿 3 分钟。③使受试者返回坐姿(推受试者背部,使其被动坐起,不要其自己主动坐起),立即测定血压,每 30 秒测一次,共测 2 分钟。

在 2 分钟内完全恢复为正常,说明没有出现疲劳。在 2 分钟内恢复一半以上为调节机能欠佳,说明出现了轻度疲劳。完全不能恢复者为调节机能不良,说明疲劳较深。

（4）用生物电测定判断疲劳的方法

1）心电图：运动后的心电图50%可以改变。在疲劳的情况下，15秒疾跑后的心电图，可见如下变化：P—R间期延长，QRS间期延长，K值延长超过0.484秒。出现期前收缩，S—T段下移超过1mm，呈向下斜坡状或水平下移，T波方向改变。心电图的改变，对判断疲劳有一定参考价值，但要注意同其他心脏疾病鉴别。

2）肌电图：肌电图是肌肉兴奋时所产生的电位变化，运动过程中的肌电图可评定神经系统和骨骼肌的机能状态，通过肌电图也可反映肌肉的疲劳程度。疲劳时，积分肌电增大，均方根振幅增加，频率降低，电机械延迟延长。

3）脑电图：脑电图可反映中枢神经系统机能状态，负荷强度愈大，运动员中枢神经系统的兴奋性也愈高，在脑电图功率谱上表现为，α频段的能量增高和θ频段的能量减低。疲劳时由于神经元抑制过程的发展，脑电图可出现慢波成分增加，脑电图可以作为判断疲劳的参考指标。一般认为，短时间运动所引起的疲劳主要出现在肌肉，而持续40～50分钟以上的运动，中枢神经系统电活动的变化就逐渐明显。定量负荷运动后，与安静时比较，负荷中枕区α波波幅增高，β波指数显著增加，未见病理波，休息时恢复得快，这说明运动中大脑的兴奋性增高，且调节亦佳。训练程度高的运动员对定量负荷的反应是波幅升高，而缺乏训练或处于疲劳状态的运动员则呈降低。

（5）运动实验

1）准备活动：受试者蹬自行车功量计，按功率50W，转速60转/分，运动3分钟。

2）疲劳实验：准备活动后休息1分钟，然后按规定的逐级递增负荷连续进行运动，男性从150W，女性从100W起始，每3分钟递增50W，直到精疲力尽，跟不上测功器的转速为止。

3）运动后立即测定运动前所测部位的同一生理指标，观察运动后变化，参考标准，判断有无疲劳和疲劳的程度。

（6）主观疲劳程度的评定方法

1）询问表格法——询问疲劳的主观症状（表7-7）。

表7-7　疲劳自觉症状测定法（依中西光雄）

A 身体症状	B 精神症状	C 神经感觉症状
1. 头沉	1. 脑子不清醒，头昏眼花	1. 眼睛疲劳眼冒金星，眼无神
2. 头痛	2. 思想不集中厌于思考问题	2. 眼发涩、发干
3. 全身懒倦	3. 不爱动不爱说话	3. 动作不灵活，做出错误
4. 身体某处无力身体某处痛身体某处抽筋	4. 针扎似的疼	4. 脚跟发软脚步不稳
5. 肩发酸	5. 倦	5. 味觉改变味觉厌腻
6. 呼吸困难	6. 精神涣散	6. 眩晕
7. 腿无力	7. 不积极	7. 眼皮或其他肌肉跳动
8. 没有唾液口发干、发黏	8. 很多事想不起来	8. 听觉吃顿、耳鸣
9. 打哈欠	9. 做事没有信心做事错误	9. 手脚发颤
10. 出冷汗	10. 对事情放心不下、事事操心	10. 不能安静

注：体力活动后，在A栏中出现症状较多，其总的症状出现也较多。脑力活动后，在B、C两栏里出现症状较多，其总的症状出现也较多，强迫性的工作出现症状多，而有兴趣的工作出现症状较少

2）简易判断疲劳程度的方法（表7-8）。

表 7-8　简易判断疲劳程度的方法

内容	轻度疲劳	中度疲劳	重度疲劳
自我感觉	无不适	疲乏、腿痛、心悸	疲乏、腿痛、心悸；头痛、胸痛、恶心、呕吐等，时间较长
面色	稍红	相当红	十分红、苍白、紫蓝色
排汗量	不多	稍多，特别是肩带部	非常多、整个躯干
呼吸	中等度，加快	显著加快	显著加快、表浅、有时呼吸节奏紊乱
动作	步伐轻稳	步伐摇摆、不稳	摇摆明显、出现不协调动作
注意力	比较好，准确执行口令	执行口令错误、方向错误	执行口令缓慢，只有大声口令才能接受

3）运动过程中主观感觉判断疲劳：瑞典生理学家冈奈尔·鲍格（Borg，1973）研制了主观体力感觉等级表（表 7-9），可以半定量分析疲劳程度。具体测试方法是锻炼者在运动过程中根据主观体力感觉等级表指出自我感觉的等级，以此来判断疲劳程度。如果用主观体力感觉等级表的等级数值乘以 10，相应的得数就是完成这种负荷的心率。

（7）疲劳的客观表现

1）颜貌：一般面色不佳、无光泽、面肌松弛、表情僵化不活泼。

2）眼睛：眼睑下垂，眼窝凹陷发黑，瞳孔缩小，眼睑跳动。

3）动作：不灵活、反应迟钝、易出差错、脚步沉重、无精打采。

4）语言：不愿说话或说话十分勉强。

表 7-9　主观体力感觉等级分级表

主观体力感觉等级	主观运动感觉	主观体力感觉等级	主观运动感觉
6……	安静	14	
7……	非常轻松	15……	累
8		16	
9……	很轻松	17……	很累
10		18	
11……	尚轻松	19……	精疲力竭
12		20	
13……	稍累		

【注意事项】

（1）30 秒 20 次蹲起试验负荷较小，适用于初参加体育锻炼者和青少年。做蹲起时动作要规范，速度要均匀。

（2）心脏功能不良者不宜进行台阶试验，测试当天不宜进行剧烈运动。正式测试前可让受试者练习几次蹬台阶适应节奏。

（3）布兰奇心功能指数测试，当天不宜参加剧烈运动，测量时要保持室内及周围环境安静，并使受试者完全安静后方可进行测试。

（4）心电图测量胸导联放置位置要准确，否则波形可能会改变而造成误诊。评定时注意受试者运动前后心电图的变化对比。

（5）进行运动负荷试验时，受试者要避免过饱或过饥，一般在餐后 2~4 小时内进行。试验前 2 小时内不能吸烟和饮酒。试验前一天不能服用会影响结果的药物，如硝酸甘油、咖啡因、心得安等。

（6）JAGER 肺功能仪实验使用过程要规范。测试前，受试者可做必要练习，掌握测试方法，不能看着描记呼吸。不同受试者使用口嘴前,均应进行消毒,做到口嘴一用一消毒,或使用一次性呼吸口嘴。

（7）受试者要密切合作,疲劳测试时要求运动前后要坚持同一指标和同一部位进行测定,以防测量误差。

（8）受试者身体健康,若发现有呼吸道感染、心动过速、高血压、心电图异常、口腔温度高于37.5℃等,则不能进行实验。

【思考题】

（1）根据实验结果判断受试者疲劳程度。

（2）设计一个新的试验方法,任选3个测试指标评价中枢精神疲劳,并分析3个测试指标评价结果的相关性。

【案例 7-3】

患者,男性,47 岁,长跑教练员。1975 年 5 月 2 日晨起跑步,先慢跑 1000m 后又与年轻人比赛 100m 快跑,跑后突然觉得呼吸困难、头晕、恶心、意识模糊、昏倒在地、伴全身冷汗。遂原地卧位休息。10 小时后,下地活动仍有头晕、出冷汗等症状,被送往医院。心电图显示急性下壁心肌梗死而住院。第 1 周卧床,第 2 周下地活动,病情稳定而出院。既往体健。1953 年开始系统训练长跑,曾获全国 3000m、5000m、10000m 冠军,曾破全国马拉松跑记录。1960 年开始当长跑教练员,每日长跑 6000～7000m,健康状况良好。

问题

（1）患者症状为运动引起的非创伤性意外,应做何诊断? 有何依据?

（2）整个病程发展有何特点? 应如何防治?

新视窗　　　　　　　　**运动与非创伤性意外**

运动引起的非创伤性意外主要有三大类:运动与心血管意外,运动与脑血管意外,运动与其他非创伤性意外。据统计,在运动引起的各种非创伤性意外中,心血管意外占首位,在年轻人运动性意外病例中,心脏性疾病占 82%。

运动时发生心血管意外的常见疾病中,以冠心病引起的心肌梗死的发生率居首位,尤其是在 40 岁以上的人运动时发生的心血管意外,精神紧张和体力过累是运动员急性心肌梗死的主要原因。年轻人的心肌梗死大致有两种类型。第一种类型为血栓形成型,患者有心肌梗死的临床症状,心电图改变和血清酶的变化,血管造影上不伴有或仅伴有单支冠状血管病变。男性多见,梗死发生前一般无典型的心绞痛、高血压等症状,有的甚至很“健康”。常常在剧烈运动时骤然发病。心肌梗死后多数患者症状较轻,有并发症较少,恢复较快,预后较好的特点。梗死部位以左室前壁或下壁较多见。过一段时间再进行冠状动脉造影,原先血管病变可出现逆转。第二种类型为冠状动脉硬化型,常伴有多支血管阻塞性病变,病程进展缓慢,与老年人的梗死类型相同。除冠心病引起的心肌梗死外,年轻运动员发生心血管意外的重要疾病是心脏瓣膜病、心肌病及心脏传导系统的结构异常。近年来,马方综合征引起运动员猝死也是引起警觉的先天性异常,关于心肌硬化、退行性变和心肌纤维化是否为运动员运动时猝死的直接原因尚有争议。对于运动时发生心血管意外的原因尚不十分清楚,分析其可能的原因:冠状动脉急性供血不足、相对性局部缺血、冠状动脉急性栓塞或阻塞、心肌代谢障碍、心脏传导系统的急性紊乱等,一般这些原因不是孤立的,而是相互影响的。认为在某些诱因存在下,运动是发生心血管意外的促进因素。

非创伤性意外是可以预防的。首先预防在前,参加运动前进行体格检查,采用运动试验评定运动能力,高危人群慎重进行运动,运动员预防过度训练和过度紧张,密切观察运动时出现的各种症状,加强预防工作。其次科学健身,由于年龄、性别、身体状况、运动习惯和运动能力因人而异,因此,运动方式和运动量要遵守个别对待原则;应循序渐进,结伴活动,以快走、慢跑等有氧活动较好,加强自我监督,最终实现身心健康的目的。

【Summary】

The study task of sports physiology is to build up people's health, anti-aging, improve the working efficiency and the quality of life and enhance the standards of competitive sports. Athletic training and sports exercises should follow the bodies' reactions to sports, adaptive rules, sports principles and methods. The evaluation of people's physical condition and the ability to exercise is of great importance to scientifically guide athletic training and sports exercises. Therefore, the assessment of cardiovascular system function, respiratory system function and exercise-induced fatigue will be introduced. The methods for measurement and assessment of cardiovascular system function include: the testing of heart rate and arterial blood pressure in rest, the testing of 20 time squatting and rising load in 30s, the index of Harvard step experiment, the testing of Blanche' heart function index, ECG exercise test and so on. The indices for the testing of respiratory system function are: vital capacity, timed vital capacity, maximal voluntary ventilation, the test of 5 times vital capacity and so on. The measurement of energy consumption is the major consideration basis for establishing the exercise intensity and volume for body fitness, which has also been explained here. The comprehensive evaluation of the human sports ability is attained by the test experiment of exercise-induced fatigue, which has respectively introduced the testing of muscle strength, determination on reaction time, the testing of skin two-point threshold, the testing of flicker fusion frequency, the testing of knee-jerk threshold, time-regeneration methods, postural reflex on the heart rate and blood pressure, electrocardiogram, electromyography, electroencephalography, exercise tests, the appraisal of subjective fatigue and so on. Through case studies and exercise and non-trauma accidents window background, we intend to provide practical reference and guidance for fitness instructors, medical supervisors and sports enthusiasts to be used as a technique for self control and medical supervision.

（张日辉）

实验四 人体血压、血型、心音、心电检测

一、人体动脉血压的测定

【目的和原理】

1. 目的

(1) 学习袖带法测定动脉血压的原理和方法。

(2) 掌握测定人体肱动脉的收缩压与舒张压的方法。

2. 原理 动脉血压是动脉血管内血液对管壁的压强。人体动脉血压测定的最常用方法是袖带法(图 7-5)。它是利用袖带压迫动脉造成血管变窄,并通过听诊器听取由此产生的"血管音"来测量血压的。测量部位一般多在肱动脉。血液在血管内顺畅流动时通常没有声音,但当血管受压变狭窄或时断时通时,血液则发生湍流,此时可发生所谓的"血管音"。用充气袖带缚于上臂加压,使动脉被迫关闭,然后放气,逐步减低袖带内的压力。当袖带内的压力超过动脉收

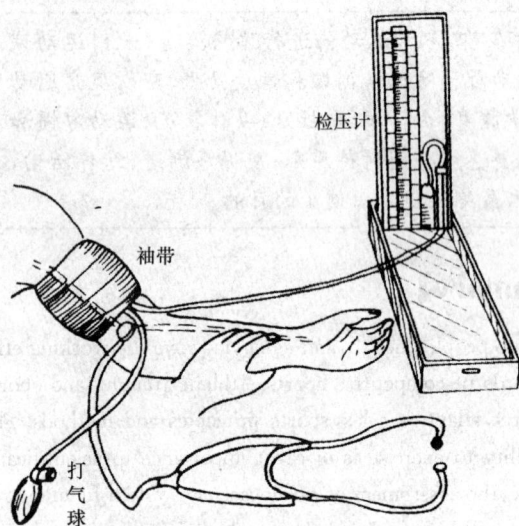

图 7-5　人体动脉血压的测量

缩压时,血管受压,血流阻断。此时,听不到"血管音",也触不到远端的桡动脉搏动。当袖带内压力等于或略低于动脉内最高压力时,血液在动脉压的作用下间歇地通过压闭区,在其远端血管内引起湍流,用听诊器在肱动脉远端可听到管壁震颤音,并能触及脉搏,此时袖带内的压力即为收缩压,其数值可由压力表水银柱读出。在血液以湍流形式通过压闭区的过程中一直能听到声音。当袖带内压力等于或稍低于舒张压时,血管处于畅通状态,失去了造成湍流的因素而无声响,此时袖带内压力为舒张压,数值亦可由压力表水银柱读出。

【实验对象】　人。

【器材和药品】　血压计、听诊器。

【方法与步骤】

(1) 受试者端坐位,脱去右侧衣袖,静坐 5 分钟。

(2) 松开血压计橡皮球螺丝帽,排尽袖带内气体后将螺丝帽旋紧。

(3) 受试者手掌向上,前臂伸平,置于桌上,令上臂中段与心脏处于同一水平,外展 45° 将袖带卷缠在距离肘窝上方 2～3cm 处,松紧度适宜,以能插入两指为宜。

(4) 于肘窝处靠近内侧触及动脉脉搏,将听诊器胸件置于其上。

(5) 测量收缩压:一手轻压听诊器胸件,一手紧握橡皮球向袖带内充气使水银柱上升到听不到“血管音”时,继续打气使水银柱继续上升 20～30mmHg,一般达 180mmHg。随即松开气球螺帽,徐徐放气,以降低袖带内压,在水银柱缓慢下降的同时仔细听诊。当突然听到第一声“砰、砰”样的声音(“血管音”)时,血压计上所示水银柱刻度即代表收缩压。

(6) 测量舒张压:继续缓慢放气,这时声音发生一系列变化,先由低到高,而后突然变低钝,最后完全消失。在声音由强突然变弱这一瞬间,血压计上所示水银柱刻度即代表舒张压。

【注意事项】

(1) 室内需保持安静,以利于听诊。

(2) 袖带不宜绕得太松或太紧。

(3) 动脉血压通常连续测 2～3 次,每次隔 2～3 分钟。重复测定时袖带内的压力需降到 0 位后方可再次打气。一般取最低值为准。

(4) 上臂位置应与右心房同高;袖带应缚于肘窝以上 2～3cm。听诊器胸件放在肱动脉位置上面时不要压得过重或压在袖带下测量,也不能接触过松以致听不到声音。

(5) 如血压超出正常范围,让受试者休息 10 分钟后再作测量。受试者休息期间,可将袖带解下。

(6) 注意正确使用血压计,开始充气时打开水银柱根部的开关,使用完毕后应关上开关,以免水银溢出。

【思考题】

(1) 如何判定收缩压和舒张压?

(2) 动脉血压受哪些因素影响? 测量动脉血压时怎样避免这些因素干扰?

二、ABO 血型的测定

【目的和原理】

1. 目的

（1）学习用标准血清测定 ABO 血型的方法。

（2）观察血细胞凝集现象,加深理解血型分型的依据及检查血型在输血中的意义。

2. 原理
红细胞表面存在的特异性抗原(凝集原)决定了血型,根据红细胞膜上是否含有 A、B 凝集原而分为 A、B、AB、O 四型。根据同名凝集原与凝集素相遇出现凝集反应的关系,用已知的凝集素(血清)鉴定被检者红细胞上未知的凝集原。

血型鉴定就是将受试者的红细胞加入标准 A 型血清(含足量的抗 B 凝集素)与标准 B 型血清(含足量的抗 A 凝集素)中,观察有无凝集现象,从而测知受试者红细胞上有无 A 和(或)B 凝集原。

【实验对象】
人。

【器材和药品】
A 和 B 标准血清、采血针、75%乙醇溶液、棉球、载玻片、玻璃铅笔、玻璃棒和显微镜等。

【方法与步骤】

（1）取载玻片一块,用铅笔在左上角写 A 字,在右上角写 B 字。

（2）在 A 侧滴加标准血清 A 1 滴,在 B 侧滴加标准血清 B 1 滴,二者切勿相混。

（3）用 75%酒精棉球消毒耳垂,用采血针刺破皮肤,待血流出,用玻璃棒两端自血滴中各取少许,分别放入 A 和 B 血清中混匀(放入 A 玻璃棒中的一端切不能再放入 B 中,反之亦然)。

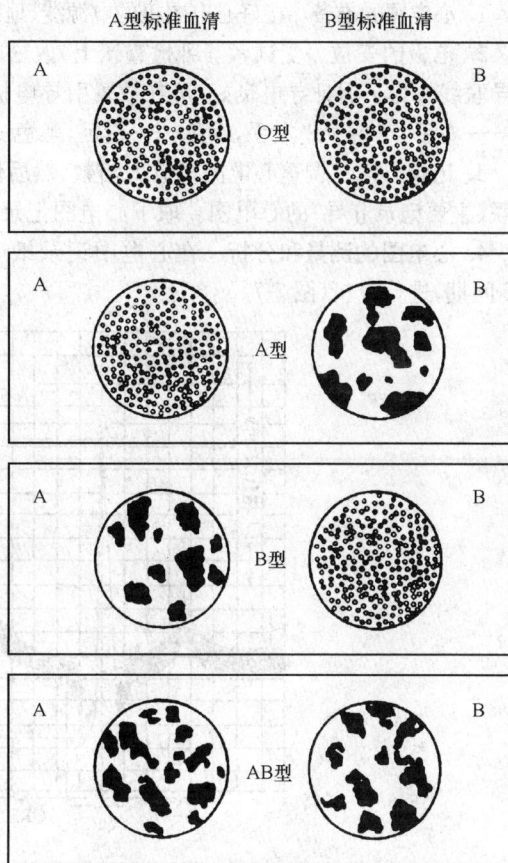

图 7-6　ABO 血型检测结果的判断

（4）静止 10 分钟后,观察是否发生凝集反应,如不能确定,可放在低倍显微镜下观察或 30 分钟后再最后确定。根据有无凝集现象判定血型(图 7-6)。

【思考题】

（1）血液有何生理作用? 临床输血原则是什么?

（2）在没有标准血清的条件下,已知某人的血型为 B 型,你能进行其他人的血型鉴定吗?

三、人体心电图的描记

【目的和原理】

1. 目的

（1）初步学习人体心电图的描记方法。

（2）辨认正常心电图的波形并了解其生理意义和正常范围。

2. 原理 心肌在发生兴奋时,首先出现电位变化。心脏的兴奋有一定的顺序,出现一系列的电位变化,这些电位变化通过心脏周围的组织和体液传导到全身。在体表,按一定的引导方法,把这些电位变化记录下来,所得到的图形就称为心电图。

【**实验对象**】 人。

【**器材和药品**】 心电图机、电极糊(导电膏)、分规、放大镜。

【**方法与步骤**】

1. 心电图的准备 接好心电图机的电源线、地线和导联线。打开电源开关,预热 3~5 分钟。

2. 电极的安放 受试者静卧检查床上,放松肌肉。在手腕、足踝和胸前安放好引导电极,接上导联线。为了保证导电良好,可在放置引导电极部位涂少许电极糊。导联线的连接方法是红色——右手、黄色——左手、绿色——左足、黑色——右足(接地)、白色——胸导线。

3. 记录心电 调整心电图机放大倍数,然后依次记录Ⅰ、Ⅱ、Ⅲ、aVR、aVL、aVF、V_1、V_3、V_5 导联(主要记录Ⅱ导)的心电图。取下心电图记录纸,进行分析。

4. 心电图的测量和分析 在心电图记录纸上辨认出 P 波、QRS 波群、T 波和 P—R 间期、QT 间期,进行分析(图 7-7)。

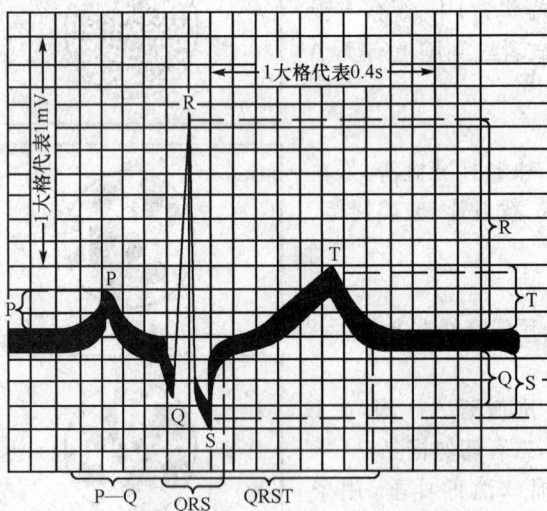

图 7-7　正常心电图各波幅值及间期的测量法

(1) 波幅和时程的测量

1) 波幅:1mV 的标准电压使基线上移 10mm,纵坐标每一小格(1mm)代表 0.1mV。测量波幅时,凡向下的波形,其波幅应从基线的下缘测量至波谷的底点。而向上波形,其波幅应从基线上缘测量至波峰的顶点。

2) 时程:心电图纸的走纸速度由心电图机固定转速的马达所控制,一般分为 25mm/s 和 50mm/s 两种。常用的是 25mm/s,这时心电图纸上横坐标的每一小格(1mm)代表 0.04 秒。

(2) 心率的测定:测量相邻的两个心动周期中的 P 波与 P 波的间隔时间或 R 波与 R 波的间隔时间,按下列公式进行计算,求出心率。如心动周期之间的时间间距显著不等时,可将五个心动周期的 P—P 间隔时间或 R—R 间隔时间加以平均,取得平均值,代入公式。

$$心率=60/P—P 或 R—R 间隔时间(秒)$$

(3) 心律的分析:心律的分析包括主导节律的判断、心律是否规则整齐、有无期前收缩或异位节律出现。

窦性心律的心电图表现:P 波在Ⅱ导联中直立,aVR 导联中倒置;P—R 间期在 0.12 秒以上。如果心电图中最大的 P—P 间隔和最小的 P—P 间隔时间相差在 0.12 秒以上,称为心律不规整或心律不齐。成年人正常窦性心律的心率为 60~100 次/分。

【注意事项】

(1) 描记心电图时,受试者应静卧,使全身肌肉放松,以避免肌电干扰。

(2) 冬季气温低时可导致肌紧张增强,应注意保暖。

(3) 电极和皮肤应紧密接触,以防止干扰和基线漂移。

【思考题】　简述心电图各波和间期的意义。

四、人体心音听诊

【目的和原理】

1. 目的

(1) 学习心音听诊方法。

(2) 了解正常心音的特点及其产生原因,为临床心音听诊奠定基础。

2. 原理　心音是在心动周期中,由心脏瓣膜关闭和心肌收缩引起的振动所产生的声音。第一心音:音调低钝,持续时间长,是由房室瓣关闭和心肌收缩的振动所产生的,与心尖搏动或颈动脉搏动同时出现;第二心音:音调高亢,持续时间短,主要由半月瓣关闭而产生的振动造成的。将听诊器置于受试者心前区的胸壁上,在每一心动周期中可以听到两个声音,但以心瓣膜在体表的投影区域更为清晰。

【实验对象】　人。

【器材和药品】　听诊器。

【方法与步骤】

1. 确定听诊部位

(1) 受试者解开上衣,面向亮处坐好。检查者坐在对面。

(2) 认清心音听诊部位,参照图 7-8。

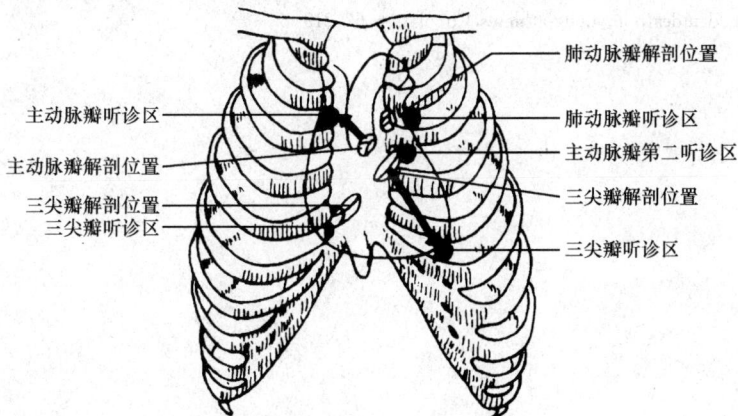

图 7-8　心音听诊的部位

1) 二尖瓣听诊区:左第 5 肋间锁骨中线稍内侧(心尖部)。

2) 三尖瓣听诊区:胸骨右缘第 4 肋间或剑突下。

3) 主动脉瓣听诊区:胸骨右缘第 2 肋间。

4) 肺动脉瓣听诊区:胸骨左缘第 2 肋间。

5) 主动脉瓣第二听诊区:胸骨左缘第 3 肋间。

2. 听心音

（1）检查者戴好听诊器。以右手的拇指食指和中指轻持听诊器头（胸件），置于上述听诊部位按二尖瓣、主动脉瓣、肺动脉瓣、三尖瓣听诊区顺次进行听诊。在心前区胸壁上的任何部位都可以听到两个心音。

（2）边听心音、边用手指触诊心尖搏动或颈动脉搏动。根据两个心音的性质（音调高低及持续时间长短）、间隔时间、与心搏的关系，仔细区分第一心音与第二心音。结合两心音的产生时间，思考两心音的产生机制。

（3）比较不同部位上两心音的声音强弱。

【注意事项】

（1）保持室内安静。如果呼吸音影响听诊时，可嘱受试者暂停呼吸。

（2）听诊器的耳器方向应与外耳道一致（向前）。听诊器的胸件按压得不要过紧或过松。胶管勿与它物摩擦，以免产生杂音影响听诊。

【思考题】

（1）心音的听诊区是否就在各瓣膜的相应解剖部位？

（2）试述第一心音和第二心音产生机制。

（3）怎样区别第一心音和第二心音？

（倪月秋）

参 考 文 献

曲绵域,于长隆.2003.实用运动医学.第4版.北京:北京大学医学出版社

孙飙.2005.运动生理学实验指导,北京:人民体育出版社

王瑞元.2002.运动生理学,北京:人民体育出版社

Cantu RC. 1992. Congenital cardiovascular disease-the major cause of athletic death in high school and college. Med Sci Sports Exerc,24(3):279

Maron BJ,1982. Sudden death in young athletes. Circulation,62:218

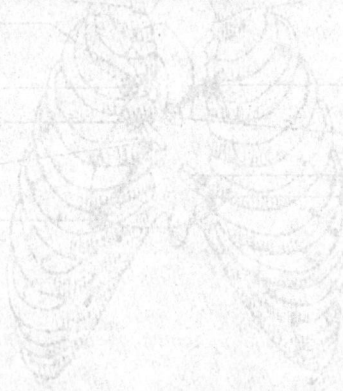

第八章　虚拟实验室系统

　　虚拟实验室是一种基于 Web 技术、虚拟仿真技术构建的开放式网络化的虚拟实验教学系统，是现有各种教学实验室的数字化和虚拟化。虚拟实验室由虚拟实验台、虚拟器材库和开放式实验室管理系统组成。虚拟实验室为开设各种虚拟实验课程提供了全新的教学环境。虚拟实验台与真实实验台类似，可供学生自己动手配置、连接、调节和使用实验仪器设备。教师利用虚拟器材库中的器材自由搭建任意合理的典型实验，或实验案例，这一点是虚拟实验室有别于一般实验教学课件的重要特征。在虚拟实验室中，学生既可以在虚拟实验台上动手操作，又可自主设计实验，有利于培养操作能力、分析诊断能力、设计能力和创新意识。在虚拟实验室中，学生更易获得相关的知识，科学的指导和敏捷的反馈。虚拟实验室是未来实验室建设的发展方向。

　　随着虚拟实验技术的成熟，人们开始认识到虚拟实验室在教育领域的应用价值。它除了可以辅助高校的科研工作外，在实验教学方面也具有利用率高，易维护等诸多优点。近年来，国内许多高校都根据自身科研和教学的需求建立了一些虚拟实验室，比如 VBL-100 虚拟实验室系统、OWVLab 等。

第一节　建立虚拟实验室的意义

（一）数字化的虚拟实验室是未来实验室建设的发展方向

　　1. 建立开放实验室的需要　实验室是高等学校实施素质教育、培养学生创新精神与实践能力的重要基地。实验室规范有序地开放，能充分发挥实验室在高素质人才培养过程中的重要作用。

　　实验室开放是指各类实验室在完成计划内教学、科研任务的前提下，利用现有仪器设备、场地、设施等资源，本着面向全体、因材施教、形式多样的指导思想，以培养学生的创新意识和实践能力为重点，面向学生开放、为学生提供更多的实践训练与能力培养机会的管理运行模式。

　　医学实验与文史工科实验开放特点不同。通常只要有一个实验室和一套多媒体设备，文史工科实验就能很好开展实验课和开放实验，并且效果较好。而医学实验本身的特点，开放实验室往往会受到以下诸多因素的影响：

　　（1）实验动物、试剂、器材、实验准备、带教老师、实验场所、时间协调和一些特殊设备的影响。

　　（2）购买实验动物、试剂配置、仪器检修、人员配套等实验运作成本一直居高不下的限制，因此，真正开放实验室有一定困难，而虚拟实验室的建立可以在较大程度上缓解实验室开放的压力。

　　2. 是对书本教学的补充　对于书本中一些非常见实验，教师为协调整体课时的安排通常不能讲解得很深入，这些实验同学们对其感性认识非常肤浅。同时这部分实验效果通常不佳，如果为此去增设一些实验课很不现实。在虚拟实验室能够模拟出各种药物对机体的影响，让同学们能够一目了然。

　　3. 医学院校构建实验体系　借助实验平台，构建具有本医学院校特色的、与外界交流信息的展示平台。

　　4. 医学院校开拓应用现代化的网络信息技术进行教学　利用校园网络，逐步建立起实验教学的网络教育和远程教育。学员在实验课上不再面对实验动物,而是一台智能化的计算机。实验者通过计算机选择适当的实验模型,保证了模型的稳定性、直观性,同时给定相同的实验条件,实验结果完全相同。实验者个人也可以充分发挥自己的想象,在给定的实验模型上改变实验条件做出不同的实验数据,达到深层次探讨疾病机制的目的。

(二)为何建立仿真实验室

掌握一定量的动物实验方法是医学研究的主要手段,也是基础医学机能学实验课的一个主要目的,但是要熟练掌握一定量的动物实验方法,势必要牺牲大量的动物,特别是课堂教学时间有限,不可能每个学员都有充足的训练机会。而计算机的仿真现实技术可以实现实验动物手术的仿真。实验者在计算机显示器下,对仿真的动物进行手术,似乎就是在进行一次真实的手术,又可以反复练习,反复修改,如此教学,不仅节省了人力、物力、财力,还可使众多学生都有机会操作,都能熟练掌握实验方法。

网络教学的个体性和交互性能有效地激发学生的学习兴趣,学生可以在校园内任何一个联网的终端上自学、答疑、查资料,彻底打破以往"以教师、教材、课堂为中心"的传统教学观念,实施"以学生为主体、以教师为主导、以网络为场所"的教学新模式。学生可以充分发挥自己学习的主动性和创造性,针对自己的学习进度、学习方式,有选择地学习。打破教学过程、时间、空间的界限,随时随地地在计算机上解决问题、探索发现、模拟、仿真教学,以增加教学的灵活性和针对性,这种方便、快捷的教育形式,无疑是迈向高等教育信息化的新路径。

(三)建立仿真实验室的益处

1. 节约机能实验室费用　仿真实验通过在计算机系统中建立的仿真实验环境,使实验者可以像在真实的实验环境中一样运用各种仿真实验器械和设备,对"实验动物或标本"进行仿真操作,完成各种预定的实验项目,起到学习训练的作用。去除繁琐的实验准备工作,省去人力、物力,减少了动物的培养、试剂的消耗、实验器材的损坏。既可节约实验费用,又能充分调动学生学习的兴趣,培养学生的创造力,锻炼学生的想像力。

2. 提高机能实验室开放性　仿真实验的动态开放模式,使得实验器材展示、手术操作视频、生物信号采集成为无限扩展的模块。通过机能学仿真实验,既能解决了开放实验时间、场所、设备的限制问题,又能使学生掌握机能学实验的基本方法,了解机能学常用仪器使用方法,明确实验的基本内容、目的、原理、要求、操作关键步骤及注意事项,使得开放实验变得高效、方便快捷、有趣。

3. 拓展机能实验室实验项目　对于一些不常用的,或者实验课无法顾及的实验,可以通过仿真实验来熟悉这些实验,使得学生对整个生物体机制有更加全面深刻的了解。

4. 突破传统实验模式　虚拟实验室使得实验不再受时间、空间、实验动物、实验试剂、实验器材等的限制,使得实验更加方便。

5. 突出实验的自主性　学生可以根据自我需求选择实验,也可以为学生定制实验,强调了学生在实验中的主导地位。

6. 是真实实验的补充　虚拟实验室提高了真实实验的准确率和实验效果,提高了学生的学习兴趣。仿真实验是在建立的仿真环境中完成的实验,而仿真实验的出现使得规范了许多复杂实验,也使得实验的成功率和实验效果大大提高。

7. 充分利用机能实验室电脑、网络、实验仪器等信息化资源　为机能实验室在教学手法和手段上开辟了一个新领域,迎合了现代计算机化、网络化的教学模式,能够提高学生计算机操作水平,提高机能实验室网络应用技术水平。

第二节 虚拟实验室建设方案

我们可以建设专门的、混用的或广泛的虚拟实验室,三种实验室各有优缺点(表 8-1)。

表 8-1 三种虚拟实验室建设方案优缺点对比表

序号	专用实验室	混用实验室	广泛的虚拟实验室
优点	1. 有利于形成虚拟实验教学的专门课堂 2. 学生在这种实验室任务单一,因此容易学习到虚拟实验室上介绍的各种知识 3. 有利于学生查询知识,而不与正规试验冲突 4. 有利于教学评估时专家的考察和认同(很多学校都需要这个) 5. 有利于兄弟院校的参观访问	1. 可利用机能实验中心的原有计算机资源和场地资源,节约成本 2. 学生可以将虚拟实验和真正的机能实验有机结合起来,达到印象深刻的目的	广泛的实验室是指将虚拟实验室挂接到校园网上,供同学在任何地点学习 1. 使用不受时间、地点的限制,同学可以在寝室、实验室、图书馆等场地使用虚拟实验室 2. 节约资源,不再提供专用的场地和计算机 3. 受益面广泛
缺点	1. 要占用专门的房间 2. 要占用专门的计算机资源 3. 投资较大	1. 容易和真实实验造成冲突,比如,老师在让学生做真实实验时,学生却自己用虚拟实验 2. 不利于专家评估 3. 不利于参观访问	1. 无法监管学生的学习小效果,可能会有一部分学生去访问学习,大部分学生则根本不去学习,很可能达不到真正学习的效果(因为没有学习的环境) 2. 不利于专家评估 3. 不利于参观访问

从表 8-1 我们可以看出,无论采用哪种方式,都有优缺点,因此学校可根据自己学校的情况选择适合于自己学校要求的虚拟实验室建设方案,实际上,广泛的虚拟实验室(挂接在校园网上)可以和前面两种实验室同时使用,只要能够满足足够的访问站点数,就可以达到既挂接于校园网又满足专业虚拟实验的要求,这可能是一种比较好的教学方式。

第三节 教学型虚拟实验室建设的发展方向

建立一个完整的虚拟现实系统是成功进行虚拟现实应用的关键,而要建立一个完整的虚拟现实系统,首先要做的工作是选择切实可行的虚拟现实系统解决方案。

1. 感知性 所谓多感知性就是说除了一般计算机所具有的视觉感知外,还有听觉感知、力觉感知、触觉感知、运动感知,甚至包括味觉感知、嗅觉感知等。理想的虚拟现实就是应该具有人所具有的感知功能。

2. 沉浸感 又称临场感,它是指用户感到作为主角存在于模拟环境中的真实程度。理想的模拟环境应该达到使用户难以分辨真假的程度。

3. 交互性 交互性是指用户对模拟环境内物体的可操作程度和从环境得到反馈的自然程度(包括实时性)。例如,用户可以用手去直接抓取环境中的物体,这时手有握着东西的感觉,并可以感觉物体的重量,视场中的物体也随着手的移动而移动。

4. 真实性 是指虚拟环境中物体依据物理定律动作的程度。例如,当受到力的推动时,物体会向力的方向移动、翻倒、从桌面落到地面等。

第四节 VBL-100 虚拟实验室系统在医学院校中应用

VBL-100 医学机能虚拟实验室系统是机能学实验仿真软件,该软件采用计算机虚拟仿真与

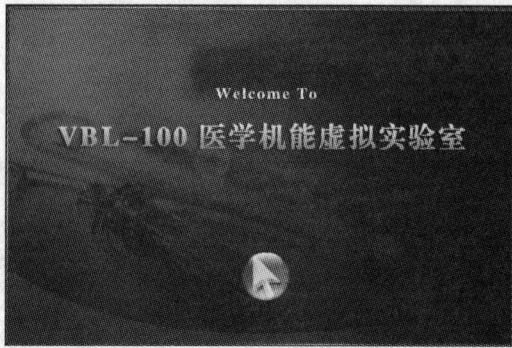

图 8-1　VBL-100 医学机能虚拟实验室系统

网络技术,运用客户/服务器的构架模式,涵盖了 50 多个机能学实验的模拟仿真,由于模拟仿真实验无需实验动物,无需实验准备即可帮助学生理解实验的操作步骤以及实验效果,可以作为机能学实验教学的一个有益补充。对教师而言起到辅助教学的作用,对学生而言,则起到知识的预习、熟悉及强化的作用。该系统由动物简介、基础知识、实验录像、模拟实验、实验考核等部分组成,结构完整、内容丰富(图 8-1)。

一、VBL100 虚拟实验室系统主要特点

(1) 系统内容丰富,包含实验室常见仪器设备,手术器械、实验常用药品及实验动物图文并茂地介绍,起到辅助教师教学的效果。

(2) 仿真大约 20 多个机能学实验,使用虚拟仿真技术模拟动物实验的整个操作步骤,包括:动物的麻醉,手术及信号的记录。

(3) 每个实验的操作仿真,充分应用多媒体丰富直观的表达形式,将仿真动画,实验录像以及操作说明有机结合起来,既表达整体,也表达细节,便于学生对实验操作的充分理解和掌握。

(4) 实验结果的模拟,对于机体在各种不同实验条件下产生的各种波形进行实时仿真,对于一些学生平时难于完成的实验起到示范的作用。

(5) 学生实验技能考核,通过内置的考试系统,对学生进行实验掌握情况的考核。

(6) 药物考核可以通过对未知药物对动物机体造成的反应让学生对药物进行识别,对于已知药物则可进行用量考核,比如不同麻醉药品的剂量考核。

(7) 进行各种药理学参数的计算,比如 PA_2、LD_{50}、半衰期等,使学生在进行药理学实验的同时理解各种药理学参数的意义及计算方法,帮助学生建立科研的思维能力。

(8) 系统具有开发性,用户可以将自己的实验图片,实验录像,实验原理和操作的文字加入到系统中,从而扩充系统的适用性。

二、VBL-100 虚拟实验室系统技术指标

(1) 系统采样网络结构,分为客户端和服务器端软件,服务器上存放仿真实验素材,便于教师管理与日后的内容添加、系统升级、维护等。

(2) 系统包含基础知识库、实验准备室、动物房(不少于 8 种动物的介绍的详细介绍),生理实验仿真、药理实验仿真、病理生理实验仿真、机能实验网络考试等。

(3) 系统不低于 30 种常见和最新的生理、药理仪器设备原理、适用范围、操作介绍,基本的仪器包括生物机能实验系统、Langendorff 心脏灌流系统、血管环张力系统,足趾容积仪、热刺痛仪等常用仪器的介绍。

(4) 系统包含对各种手术器械(不少于 25 种手术器械的介绍)、实验常用药品的用途及配置的介绍,包含手术器械的三维动画。

(5) 系统具有各种生物机能实验操作技能介绍。

(6) 系统包含不低于 45 个各种机能学实验的全面介绍,针对于每个仿真试验,按需要包含有简介、原理、实验操作录像,操作过程仿真以及波形模拟等几个部分内容,包含以下仿真实验:

1) 生理学：刺激强度与反应的关系、刺激频率与反应的关系、神经干动作电位的引导、神经干传导速度的测定、神经干不应期的测定、兔大脑皮层诱发电位、离体心肌细胞动作电位、兔减压神经放电、期前收缩与代偿间歇、心电图的描记、兔动脉血压调节、离体蛙心灌流、呼吸运动调节、影响尿生成的因素、ABO 血型鉴定、离体肠肌运动等。

2) 药理学：药物对动物学习记忆的影响（避暗法）、药物的镇静作用实验、药物的抗焦虑作用实验、药物的抗抑郁作用实验、药物的镇痛作用实验（热板法、光热刺痛法）、地塞米松对实验大鼠足趾肿胀的影响、抗疲劳实验（转棒法、跑步机测试法）、药物的抗高血压实验、Langendorff 心脏灌流实验、离体大鼠主动脉环实验、药物的急性毒性实验。

3) 病生学：急性高钾血症、急性左/右心衰竭、急性失血性休克及微循环变化等实验项目。

4) 其他

A. 综合性实验：主要包括尼克刹米对抗度冷丁抑制呼吸作用、磺胺半衰期测定等实验项目。

B. 人体实验：主要包括人体指脉信号的测定、人体全导联心电信号的测量等实验项目。

C. 包含至少六个药代动力学实验。

(7) 具有无纸化的网络考试功能：可以考查学生实验技能等基础知识进行答卷式考核，自动评分。

三、VBL-100 虚拟实验室系统的结构

VBL-100 虚拟实验室系统的结构见图 8-2。

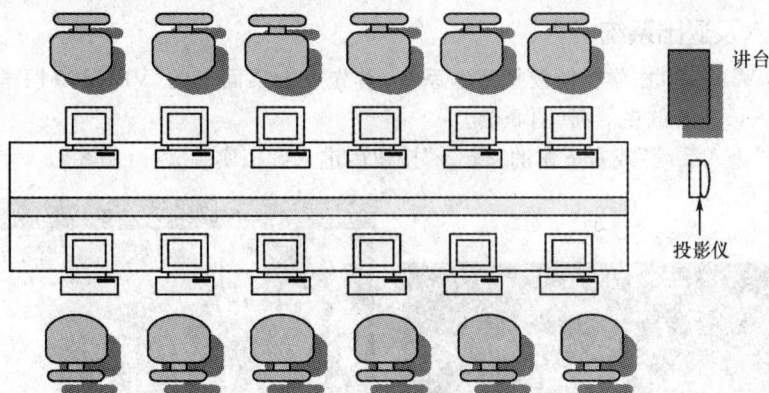

图 8-2　虚拟实验室示意图

(一) 总体结构

系统采用服务器/客户机的模式，服务器上主要用于存放素材和进行数据库管理，而客户机则主要用于对素材的表达。

(二) 客户机结构

客户机用于用户使用该系统进行学习，是用户直接与这套系统打交道的接口，客户机本身相当于一个浏览器，请求并解释从服务器得到的数据（图 8-3，图 8-4）。

服务器结构　服务器作为虚拟实验系统的数据源，起到提供数据和修改数据两方面的工作（图 8-5）。

(1) 提供数据包括接受客户机的请求，然后从数据库中查找数据，并得到数据或数据的详细位置，然后将数据分发给请求的客户机。

(2) 修改数据则包括修改数据、添加数据和检查数据三个部分的内容，服务器上提供修改数据的界面，我们可以对数据的内容，访问路径进行修改；添加数据用于添加新的实验内容或数

据;检查数据根据数据库的信息检查资源的可用性。

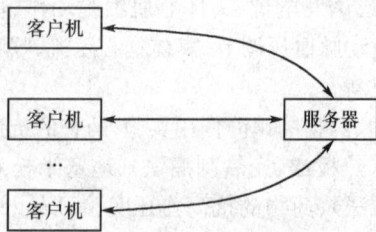

图 8-3　VBL-100 虚拟实验室总体结构示意图　　图 8-4　VBL-100 虚拟实验室客户结构示意图

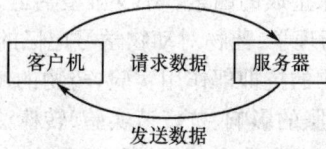

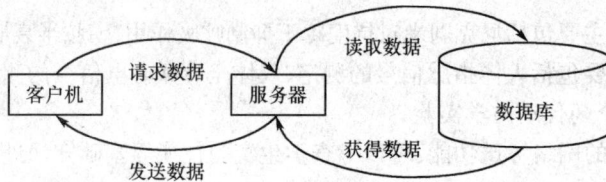

图 8-5　VBL-100 虚拟实验室服务器结构示意图

四、VBL-100 的使用方法

（一）进入及退出系统

（1）使用 VBL-100 医学机能模拟实验系统,首先点击桌面上的"VBL-100 医学机能虚拟实验室"按钮进入该系统的主界面(图 8-6)。

（2）点击"进入系统"或右下角的"Enter"按钮后进入虚拟实验大厅(图 8-7)。

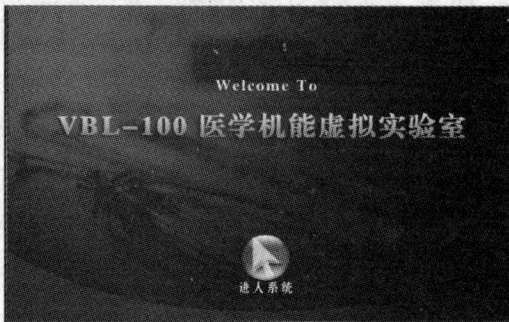

图 8-6　系统进入界面

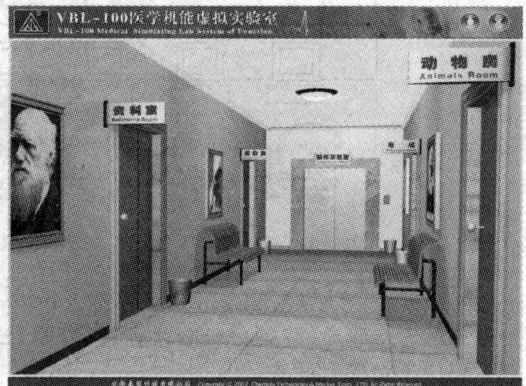

图 8-7　系统大厅界面

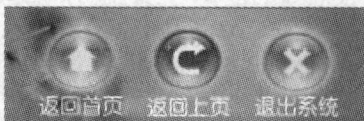

图 8-8　系统退出按钮

（3）点击"返回上页"、"返回首页"和"退出系统"等按钮,可以分别返回到上一级菜单和大厅界面,或退出本系统(图 8-8)。

（二）动物房

动物房通过生动的动物形象及简洁的文字介绍了各种实验动物的生物学特性、一般生理常数以及在生物科学研究中的应用,另外这部分还包括了实验动物的编号、选择以及实验动物的品系等知识。

（1）点击实验大厅中的"动物房"实验室标牌，进入动物房内。动物房内有实验动物的选择及编号、实验动物的品系以及每种动物的介绍等内容（图8-9）。

（2）分别点击墙上的"选择及编号"表格和"品系及分类"记录本等标签后，进将入各部分内容的菜单界面，点击菜单中任一条目即可查看相应的介绍。

（3）点击相应动物即可进入该动物的介绍，如点击金黄地鼠可查看其生物学特性、生理常数及应用。

（三）资料室

在资料室内可以阅读书架上的书本，也可观看实验操作的录像，桌上的实验报告也可以查看。

书本知识的介绍主要包括多种基本实验操作的讲解以及信号采集与处理技术、传感器技术、生理学实验、病理生理学实验、药理学实验等基础知识的介绍。

实验录像部分包括了气管插管、颈动脉插管、颈部神经分离等颈部手术，输尿管插管、肠系膜微循环标本制备等腹部手术的演示。

实验报告部分通过一张模拟仿真的实验报告呈现了实验报告的内容，学生可以通过点击相应项目查看撰写要求。

（1）在实验大厅点击"资料室"的实验室标牌，进入资料室内容界面（图8-10）。进入资料室后，书架上每本书都有相应的丰富内容，包括《机能学实验概述》、《机能学实验常用技术》、《传感器技术》、《信号采集与处理技术》、《生理学实验》、《病理生理学实验》、《药理学实验》、《VBL-100使用指南》等书。

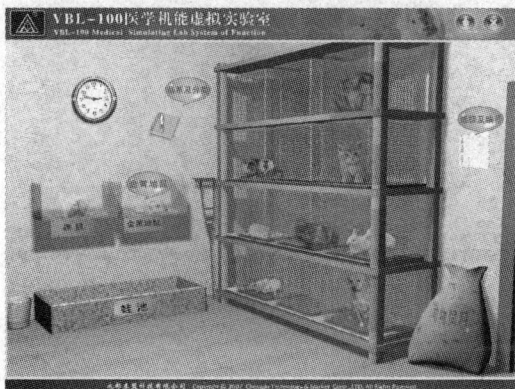

图 8-9 动物房

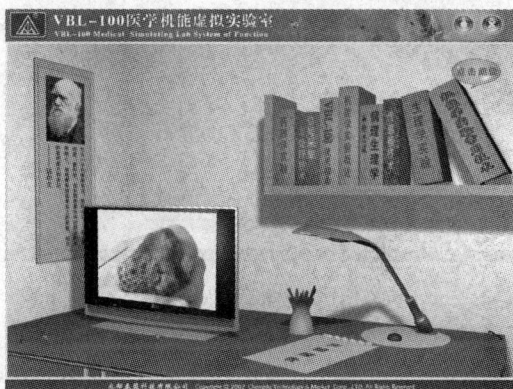

图 8-10 资料室内容界面

（2）分别点击各种资料，将进入各书内容，例如：

1）《机能学实验常用技术》包括多种基本实验技术以及常用局部手术的文字、图示以及操作视频的演示（图 8-11）。

2）点击《生理学实验》、《病理生理学实验》、《药理学实验》后，将进入各书内容，包括多项生理学、病理生理学、药理学等实验的详细介绍（图 8-12）。

（3）点击《传感器技术》后，进入该书内容，包括传感器技术的基本原理以及多种医学实验用传感器的详细介绍（图 8-13）。

（4）点击《机能学实验概述》后，进入该书内容，该书主要对机能学实验的教学目的、实验方法、研究范围等进行了详细介绍。

（5）点击《VBL-100 使用指南》后，进入该书内容，该书主要对 VBL-100 医学机能学虚拟实验系统的结构、组成及使用等方面进行了详细的介绍。

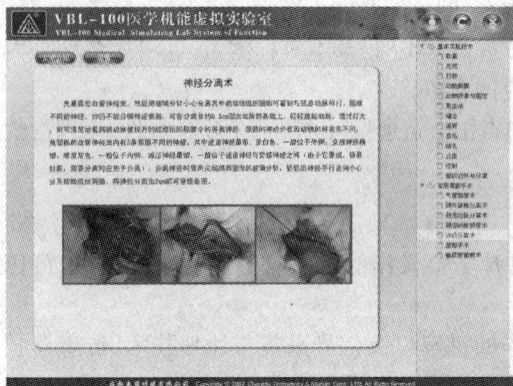

图 8-11　机能学实验常用技术介绍

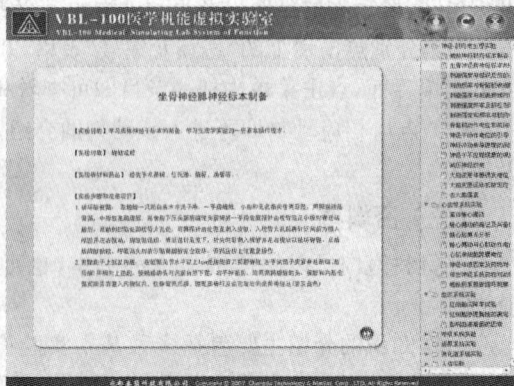

图 8-12　生理学实验介绍

（6）点击《信号采集与处理技术》后，进入该书内容，该书主要对信号采集与处理技术的历史、现状、原理、分类等进行了详尽的介绍。

（7）点击液晶电视屏幕可观看基本实验操作技术的录像（图 8-14）。

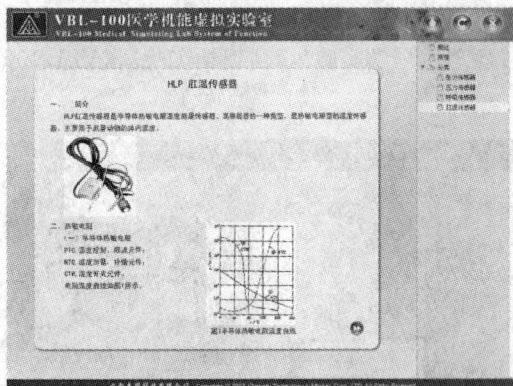

图 8-13　传感器技术介绍

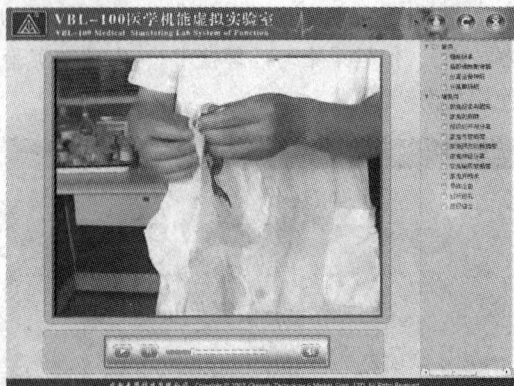

图 8-14　实验操作技术录像

（8）点击桌上的实验报告可以查看实验报告内容（图 8-15），点击实验报告各部分可查看该部分的撰写要求。

（四）准备室

准备室内有一个物品柜，用于存放实验仪器、实验试剂及手术器械，用户可以通过点击观看相应实验素材的文字、图片及三维模型介绍，如同身处真实的实验室中一般。

（1）在实验大厅点击"准备室"的实验室标牌进入该实验室（图 8-16）。

（2）分别点击"仪器介绍"、"试剂介绍"和"器械介绍"标签，各种资料，将进入各部分内容，例如：

1）点击"仪器介绍"标签，进入该部分内容的菜单，可以查看主要介绍了 BL-420 生物机能实验系统、BI-2000 医学图像分析系统、HW-1000 超级恒温水浴系统、GL-2 离体心脏灌流系统、HX-300S 动物呼吸机、PV-200 足趾容积测量仪等仪器的原理及使用方法，包括软件界面的详细操作步骤，可以点击需要了解的按钮查看其功能介绍。

2）点击"试剂介绍"标签，进入该部分内容的菜单，可以查看的内容有常用生理溶液、常用麻醉剂以及常用抗凝剂。

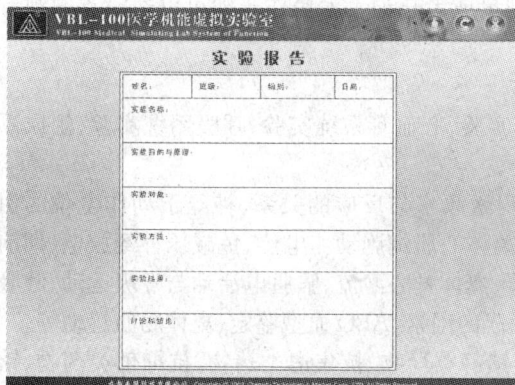

图 8-15　实验报告内容

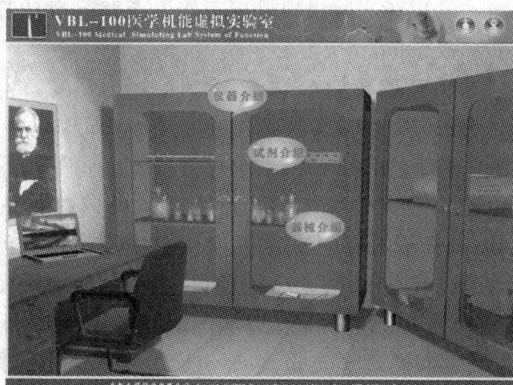

图 8-16　准备室陈设

3）点击"器械介绍"标签，进入该部分内容的菜单，可以查看的内容有常用手术器械、蛙类手术器械、哺乳类手术器械，每种器械都包括文字、图片和三维模型的介绍。

（五）考试室

考试室主要通过大量的机能学试题考查学生课后的知识掌握能力，学生可以在机房上机进行自测，系统自动生成测试结果及分数；教师还可以添加试题以充实题库内容，并可以灵活设置试卷格式及题型，系统自动生成考卷，可以节约大量人力物力及时间资源。

（1）在实验大厅点击"考场"的实验室标牌进入该实验室（图 8-17）。

（2）在考场内点击考桌上的考卷，即进入考试菜单。

（3）菜单内有多套试题可供选择，选择一套试题开始考试，考试过程中，当选择答案错误时系统会提示"错误"，而当选择到正确的答案后会显示对正确答案的解释（图 8-18）。

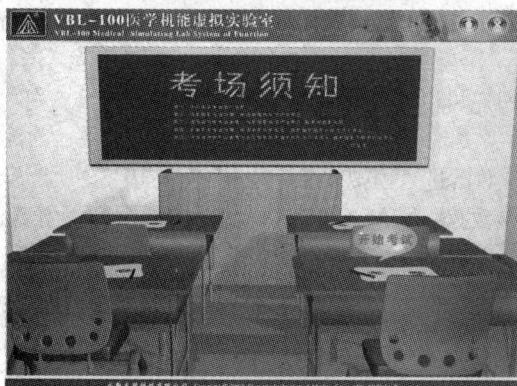

图 8-17　考场内部陈设

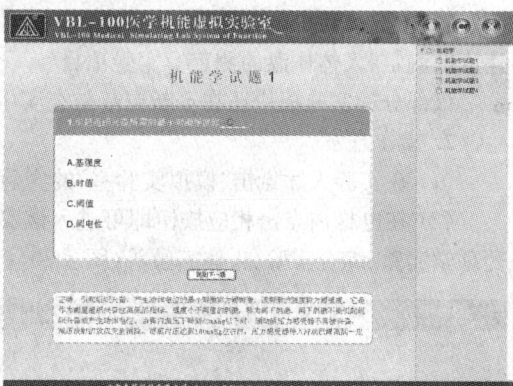

图 8-18　考试界面

（六）模拟实验室

模拟实验部分涵盖了生理学、病理生理学、药理学、人体实验等 50 多个实验模块，以系统、专业的机能学知识为基础，辅以各种多媒体表现手段。

学生可以逐步点击相应的实验素材模拟实验操作过程，操作过程中穿插对药物及操作的考核。

实验结果的演示也是在学生进行相应操作后呈现，如给予不同频率电刺激后骨骼肌出现的完全强直性收缩与不完全强直性收缩波形，动脉血压调节实验中学生给予肾上腺素后血压的波形上升等。

学生在实验模拟过程中如果需要查看药物剂量或者忘记手术操作步骤可以适时点击观看演示及录像。

1. 实验模块

（1）生理学实验：主要包括神经-肌肉电生理实验、心血管系统实验、呼吸系统实验、泌尿系统实验、血液系统实验、消化道系统实验等几部分。

涵盖的实验项目：刺激强度与反应的关系、刺激频率与反应的关系、神经干动作电位的引导、神经干不应期的测定、兔大脑皮层诱发电位、离体心肌细胞动作电位、兔减压神经放电、期前收缩与代偿间歇、心电图的描记、兔动脉血压调节、离体蛙心灌流、膈肌电活动与呼吸运动、呼吸运动调节、吗啡对家兔呼吸的抑制作用、影响尿生成的因素、ABO血型鉴定、离体肠肌运动等。

（2）药理学实验：主要包括学习记忆类药物、镇静类药物、抗焦虑类药物、抗抑郁类药物、镇痛类药物、抗生素类药物、抗疲劳类药物、心血管类药物、药物的安全性试验等几大部分。

涵盖的实验项目：药物对动物学习记忆的影响（八臂迷宫法、避暗法）、药物的镇静作用实验、药物的抗焦虑作用实验、药物的抗抑郁作用实验、药物的镇痛作用实验（热板法、光热刺痛法）、地塞米松对实验大鼠足趾肿胀的影响、抗疲劳实验（转棒法、跑步机测试法）、药物的抗高血压实验、药物对离体兔心的作用、离体大鼠主动脉环实验、药物的急性毒性实验、注射剂的热原检查、尼克刹米对抗度冷丁抑制呼吸作用、药物对豚鼠离体气管条的作用、磺胺半衰期测定。

（3）病理生理实验：主要包括急性高钾血症、急性左/右心衰竭、急性失血性休克及微循环变化、体液分别改变在家兔急性失血中的代偿作用、家兔血液酸碱度变化与血气分析、血浆胶渗压降低在水肿发生中的作用等实验项目。

（4）综合性实验：主要包括理化因子及药物对消化道平滑肌的生理特性的影响、神经体液因素及药物对心血管活动的影响、影响尿生成的因素及利尿药的作用、兔呼吸运动的调节与药物对呼吸的影响等实验项目。

（5）人体实验：主要包括人体指脉信号的测定、人体全导联心电信号的测量、人体肺功能的测定、人体前臂肌电的测定、人体眼电的测定、人体脑电的测定、人体握力的测定、人体指脉血流速度的测定、人体体温的测定等实验项目。

该部分的实验模块还在不断更新与充实中，用户可以通过升级包获取。

2. 操作方法

（1）在实验大厅点击"模拟实验室"的实验室标牌，进入模拟实验室电梯（图8-19）。

（2）在电梯内点击相应按钮即可进入该实验室的菜单，包括生理学实验、病理生理学实验、药理学实验、综合实验、人体实验等（图8-20）。

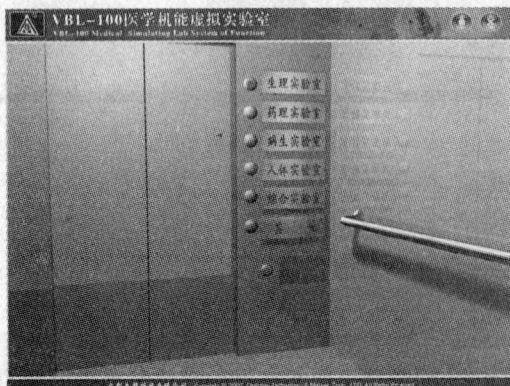

图8-19　模拟实验室电梯　　　　　　图8-20　综合实验室菜单

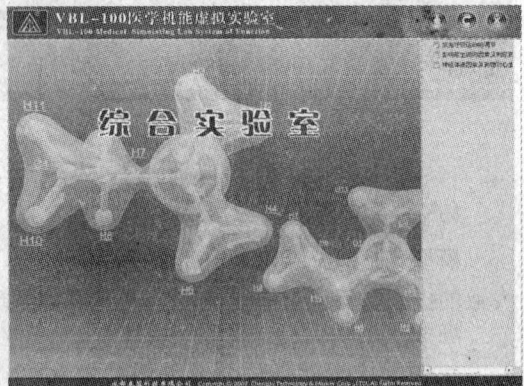

（3）点击菜单中的实验项目，即进入该实验的模拟。每个模拟实验都包括实验简介、实验原理、模拟实验、实验录像、实验波形五部分，通过模拟实验页面右下方的按钮进行切换（图8-21）。

1）实验简介部分：主要是对该模拟实验进行简要的介绍，主要包括实验目的、实验动物、实验药品及实验器械等。

2）实验原理部分：根据该实验的内容，按照循序渐进的方式分为多个部分介绍，通过多个按钮来切换。

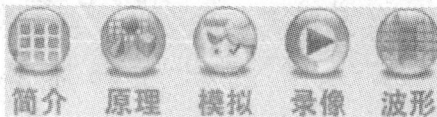

图8-21　模拟实验按钮

3）模拟实验部分：通过拖动相应的实验材料、实验动物和实验仪器进行模拟真实的实验操作步骤，模拟过程中有些操作通过一小段录像展示，每一步操作均有下一步提示可选择隐藏或者显示（图8-22）。

4）实验录像部分：采取分段观看的方式，根据实验项目不同，每个实验的录像内容不同，用户可以选择性的观看需要的手术录像部分（图8-23）。

5）实验波形部分：主要的作用是显示实验中采集到的生物信号的调节参数以及给药后观察波形变化等。通过调节走纸速度可以随意将波形压缩或拉伸，通过点击药品或者器械可以观察到该药品或者器械引起波形的相应变化（图8-24即为静脉给予去甲肾上腺素后的家兔颈总动脉血压波形变化），信息显示区内可以查看如心率、血压、药品介绍等其他信息。

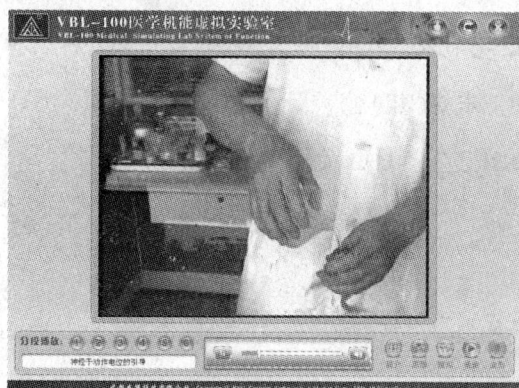

图8-22　模拟实验的模拟部分

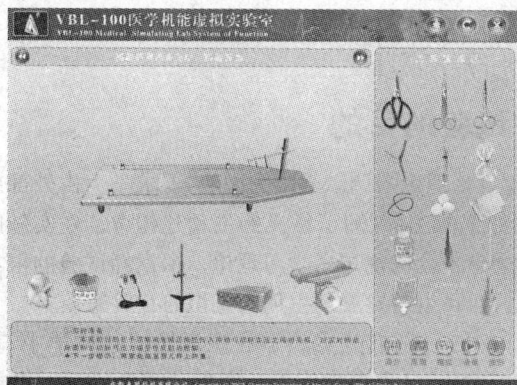

图8-23　模拟实验的录像部分

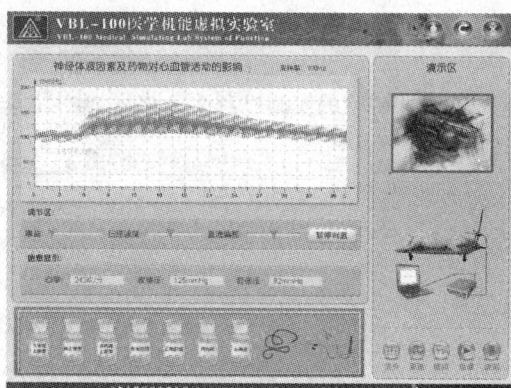

图8-24　模拟实验的波形部分

（赵润英）

第九章　探索性试验

第一节　探索性试验的性质和目的

一、探索性试验的性质

随着我国改革开发的不断深入,人们越来越认识到,社会的竞争,主要是人才的竞争,而人才竞争的实质就是人才创造力的竞争。新世纪教育改革的纵深发展,旨在全面提高学生的素质,特别是培养学生的创新能力。探索性实验的基本性质就是培养和提高学生们的创新能力。探索性实验是从实验入手,通过师生有目的、有计划、有步骤地做试验,从直观具体的试验现象入手,利用学生动眼观察、动口表述、动脑思维等活动,让学生的注意力高度集中,使学生的学习积极性大为激发,学生的思维整体开发,提高学生的学习质量。

二、探索性试验的目的

建构主义学习理论特别适用于医学基础教育。该理论强调以学生为中心,要求学生由外部刺激的被动接受者和知识的灌输对象,转变为信息加工的主体、知识意义的主动建构者。在实施医学基础教育中的实验教学加强探索性试验教学,完全符合构建主义学习理论。探索性试验的根本目的,不仅是培养、发展学生思维能力的重要渠道,而且也是发展学生创新意识的有效途径。

现代心理学认为,一切思维都是从"问题"开始的。在机能实验学的探索性试验教学中,教学内容是以问题形式间接地呈现出来,同时鼓励学生们自己提出问题。问题是探索性学习的核心,探索性学习都是围绕问题而展开的,学生是问题的探索者和发现者。

第二节　探索性试验的实施过程

一、基　本　要　求

探索性试验的实施过程多种多样,基本包括如下步骤(图9-1)。

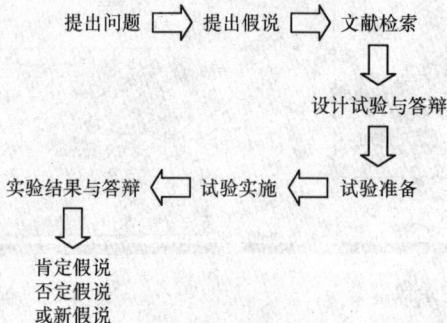

提出问题 $\Rightarrow$ 提出假说 $\Rightarrow$ 文献检索

设计试验与答辩

实验结果与答辩 $\Leftarrow$ 试验实施 $\Leftarrow$ 试验准备

肯定假说
否定假说
或新假说

图 9-1　探索性试验的实施过程

二、时间安排与实施方案

首先把一个班级的学生分成6～8个小组。提出问题是探索性试验的关键步骤,一般可以安排 4 个学时有教师结合自己的科研实践,讲解如何提出问题,包括文献检索方法。期间,教师应准备好一些实物、文献、录像资料等,启发学生们发现问题。学生的问题一般有两种,一种是有答案而学生们不知道,另一种是没有答案。此外,教师要做好充分准备,应该做到能够筛选出没有答案的问题,并结合实验室条件引导学生归纳出比较有意义且具有可行性的问题,供学生们探索,并安排学生们以小组为单位,课后自行查阅文献寻找相关问题的研究情况和研究方法。一般可以给学生们 2~3 周的时间,做到三思而后行、谋定而后动。然后,安排一次可行性报告的答辩会。会上,各个小组派出代表(其他成员协助)对试验方案进行可行性答辩,所有学生都有提问的权利,教师要根据各个科研小组的表现进行打分,并且要点评可行性方案。确保试验能够顺利进行。同时,安排学生们课后自行修改完善试验方案,需要 1~2 周的时间,期间学生们利用课余时间和实验员沟通共同完成试验准备工作。然后,安排一次预备试验 4 个学时,之后再安排一次正式试验 4 个学时。然后,学生们利用课余时间完成研究报告,用 1~2 周时间。最后,学生们参加研究结果的答辩会,全体学生都有提问权利,小组全体成员全体参与问题解答,一般需要 4 学时,教师要根据学生们的表现打分。

三、几点说明

(1) 教师的准备工作很重要,一般需要归纳出 6~8 个问题,确保每个实验小组一个问题。

(2) 试验准备工作,是探索性试验的成功与否的关键之一。实验室一定要做到试验材料充足,要考虑到学生们试验操作失误。

(3) 教师打分一般可以按 300 制,即问题与假说占 100 分,可行性方案占 100 分,试验结果、讨论和结论占 100 分。期末,按一定比例折算成期末考试总成绩。

第三节　探索性试验的实验设计

一、探索性实验设计的基本原则

(一) 随机化原则

随机化原则就是要使总体中的每一个观察单位都有同等的机会被选入到样本中来。

(二) 对照的原则

设立对照是为了研究假设是否正确及消除实验过程中非实验因素的影响。对照原则很重要,一般来说对照包括如下几种:

1. 空白对照　对照组不施加任何处理措施。

2. 安慰剂(placebo)**对照**　对照组采用一种外形与实验药物一样,内容为毫无治疗作用的制剂称安慰剂。

3. 实验对照　实验组加入有效成分,而对照组则无。

4. 标准对照　用公认的有效药物、现有的标准方法或常规方法作对照。

5. 自身对照　对照和实验措施都在同一实验对象上实施。

(三) 重复的原则

试验样本若例数太少,则难以反映出试验因素的真实效应,所以必须有足够的实验例数,即样本含量。

二、探索性试验设计的基本步骤

(一) 建立研究假设

首先，要分清研究的主要问题和次要问题。现以研究某药治疗慢性胃炎的疗效举例说明。

1. 主要问题 某药治疗慢性胃炎是否有效（治愈率是否高于对照组）？

2. 次要问题

(1) 中青年组和老年组的慢性胃炎治愈率是否相同？

(2) 该药有无副作用（肝、肾功能损害的情况）？

(3) 受试对象的依从性如何？

(二) 明确研究范围

设计者要明确基本要素，即处理因素、实验效应和受试对象。受试对象的选择，要明确纳入标准和排除标准，即研究者可以通过规定适宜进入实验的患者（或对象）的标准。确定纳入标准时应注意的问题主要有三个：

(1) 在某些试验中，应注意纳入那些对处理因素的效应反应灵敏的患者作为研究对象，避免无反应对象的干扰。

(2) 某些处理措施对一些特殊的人群将会产生有害的作用，也应排除于实验之外。

(3) 纳入标准和排除标准应当用条文明确规定成为书面形式。

(三) 确立处理因素

处理因素是根据研究目的而施加的特定实验措施。在确定处理因素时应当注意以下几点：

(1) 分清处理因素和非处理因素。

(2) 处理因素应当标准化。

(四) 明确观察指标

实验效应主要指处理因素作用于实验对象的效应，主要包括如下指标：

(1) 选用客观性较强的指标。

(2) 选用灵敏度较高的指标。

(3) 选用精确性较强的指标。

(五) 控制误差和偏倚

影响试验研究结果的因素主要包括：①真正由于实验中采用的处理因素作用的影响。②受到偏倚（或称偏性）的干扰。③受到各种误差的干扰。

1. 误差（error） 实测值与真值之差，主要包括两种：

(1) 随机误差：一类不恒定的、随机变化的误差，亦称偶然误差。随机误差是不可避免的，在大量重复进行的测量中，随机误差的出现或大或小、或正或负，有一定规律性。

(2) 非随机误差

1) 非系统误差：在实验过程中由于偶然的失误造成的误差，亦称为过失误差。

2) 系统误差：一致性的增大或减小，可控制，可避免。

2. 偏倚（bias） 在试验中由于某些非实验因素的干扰所形成的系统误差，歪曲了处理因素的真实效应，是一种系统误差，主要包括：

(1) 选择性偏倚：由于纳入观察对象的方法不正确而产生的偏倚。防止选择性偏倚的措施主要有：正确拟定观察对象的纳入和排除标准；采用分层抽样的方法；正确设立对照；贯彻随机此原则。

(2) 测量性偏倚:在实验过程中对研究对象进行观察或测量而造成的偏倚。在实验研究中,常见的因素:

1) 沾染:对照组的实验对象接受实验组的处理措施。

2) 干扰:实验组从实验外接受了对实验因素有效的药物或措施。

3) 依从和非依从:受试者对于干预措施及实验过程的执行程度称为依从性。

4) 失访:受试者在实验过程中由于各种原因退出实验称为失访。

5) 检查和诊断结果的不一致。

6) 观察记录的失误。

7) 心理因素的干扰。

学生们若知道所接受的处理措施的实质内容(实验药物或安慰剂),容易造成心理因素对研究结果的影响,某些症状如疼痛、咳嗽、反酸的加重或减轻等极易受患者主观因素的影响。

为防止偏倚,可以采取盲法,即研究课题的主持人采取措施使参与的研究者和研究对象(人)都不知道实验过程中谁接受实验措施或对照措施(一般使用安慰剂或标准药物)。科研主持人为了更好的避免偏倚,实验前将药物送至药厂生产,要求外表一样、味觉无明显差别,并由厂方编号,如抗癌一号、二号,在总结时再公布各自的内容。

三、试验设计的基本要求

试验设计的基本要求是科学性、安全性和可行性。科学性是指实验原理和实验方法的科学性。具体说来要做到:

1. 科学 实验原理首先要遵循实验的科学性原则。实验中涉及的实验设计依据必须是经前人证明的科学理论。如还原糖的鉴定,还原糖与斐林试剂产生砖红色的沉淀;淀粉的鉴定,淀粉遇碘变蓝,这都是科学理论。

2. 可行 可行性主要是指从仪器选取、实验条件和操作等方面来看,实验是否符合实际情况,能否达到实验目的。

3. 安全 实验方案的实施要安全可靠,不会对仪器、人身及周围环境造成危害,成功率高。

4. 简约 实验便于操作、读数及数据处理,尽量不要浪费试验资源。

5. 精确 实验的误差应在允许的范围之内。若有多种可行的实验方案,应选择误差较小的方案。

四、试验设计书的书写内容

试验设计书的基本内容如下:

(1) 题目名称。

(2) 小组成员以及小组长。

(3) 相关课题的国内外现状。

(4) 创新点。

(5) 试验方案。

(6) 可行性。

(7) 预期成果。

(8) 试验准备内容。

(9) 试验进程安排,试验结果的数据处理。

(10) 参考文献。

上述内容由学生自行完成,通过答辩修改后付诸实施。

附1　探索性试验选题方法与假说的提出

探索性试验要解决的问题，是探索性试验第一步。学生们是提出问题的主体，教师的作用是引导。教师可以通过自己的科研实践，来引导学生们提出有意义的问题。例如，古代药学家认为腹泻者不宜食用枸杞子，教师进而引出枸杞子是否会影响胃肠运动这个问题。古代药学家认为芦荟适用于外用，不可食用，教师进而引出芦荟是否有毒的问题。古人说黄连可以消渴，教师进而引出黄连是否可以治疗糖尿病的问题。此外，教师也可以介绍以前学生们是如何提出的问题来启发学生们进一步发现问题。例如，上届学生根据高血压患者不宜饮酒这一常识，以及饮酒会导致脸红这一常见现象，提出饮酒是否会升高血压这一问题。爱因斯坦有一句名言："提出一个问题比解决一个问题更重要，因为解决一个问题也许只是一个数学上或实验上的技能而已，而提出新的问题，新的可能性，从新的角度去看旧的问题却需要创造的想像力，而且标志着科学的真正进步。"提出较好"问题"的关键是教师的引导。首先，教师要努力创设情境，启发学生提出问题。例如，教师播放一段上届学生们的试验录像，内容是水杨酸钠导致小白鼠胃肠道充满了气体甚至达到透明的程度，进而激发了学生们的科研兴趣，提出了一些列问题，如水杨酸钠是否有拟肾上腺素作用，是否有抗胆碱作用等。探索性试验的问题也可以由师生按选择归纳法，共同提出来。有时，我们在试验课堂上常常碰到这样的情况：老师创造了一个情境，请学生提出自己感兴趣的问题，于是，各种各样、五花八门的问题都被学生提出来。每一个都研究是不可能的。到底选择哪一个来研究呢？例如，教师拿出一个巨大的蜗牛，学生对动物天生的好奇心，就可以让他们提出成堆的问题，怎么办？教师可以根据学生们的专业需求、实验条件，归纳出一个比较好的研究问题，比如蜗牛的黏液有抗菌作用，是否有可能开发出一种新型的创可贴。总之，无论我们采取何种形式来引导和培养学生提出较好的"问题"，表面上只是教学方式的改变，实际上是要求教师积极创造一种宽松，包容的课堂氛围，使学生能够自由地畅谈自己的想法，在这样的课堂里，学生不怕提出"愚蠢"的问题而招致别人的嘲笑；在这样的课堂里，学生的任何一个问题都会得到重视，因为教师正要努力挖掘出学生头脑中最原始，最真实的想法，充分地利用它们来指导学生。而在这种学生主动探索性试验活动中，教师的作用不仅没被削弱，其主导作用反而加强了，学生对教师的要求也是更高了。

提高学生的创新能力是探索性试验的核心任务。掌握一定的科学方法是提高学生创新能力的关键之一，其中假说就是一种重要的科学方法。假说是指在一定的经验材料的基础上，以一定的科学知识（即科学原理）为依据，对自然界或生物学实验中的可以观察到的现象提出一种尚待通过科学实验检验的推测或猜想。很多重要的科学学说最初都是通过先提假说，然后逐步证实得到的，如萨顿提出"基因位于染色体上"。那么如何训练学生提假说的能力呢？"生物膜的流动镶嵌模型"学说的提出就是一个典型的例子。1895年欧文顿用植物细胞研究细胞膜的通透性。他选取500多种化学物质对植物细胞的通透性进行了上万次的研究，发现：脂溶性分子易透过细胞膜；而非脂溶性分子则难以通过。让学生思考：细胞膜的组成成分是什么？然后，展示欧文顿的假说：欧文顿根据相似相容原理提出，膜是由脂质组成的。教师活动：解释什么是假说。特别提醒学生，假说并不是凭空的猜想或随意的想象，它必须以一定的实验事实为基础。例如，此例中欧文顿用了500多种化学试剂做了上万次的实验，然后才根据实验结果提出假说的。教师提问：欧文顿的假说是否正确呢？20世纪初，科学家将细胞膜从哺乳动物的红细胞中分离出来，发现细胞不但会被溶解脂质的物质溶解，也会被蛋白酶（能专一地分解蛋白质的物质）分解。此化学分析表明：膜的主要成分是脂质和蛋白质。科学家还发现：组成膜的脂质中磷脂含量最多。引导学生回答：这说明欧文顿的假说不完全正确，可见假说的正确与否还需要通过观察和实验进一步验证和完善。这也说明，验证假说的试验也很重要。假说的验证包括文献检索、试验设计、试验准备和试验实施。

附2　探索性试验的设计范例

第一次课：4学时，教师准备芦荟1盆，老白干1瓶，长条紫茄子1个，柿子椒1个，还有芦荟的药

用价值文献资料,"白酒"对心血管疾病影响的资料。学生们提出如下问题:

(1)芦荟能美容吗?

(2)芦荟汁有毒吗?

(3)芦荟可以导致腹泻吗?

(4)芦荟可以减肥吗?

(5)芦荟可以祛皱吗?

(6)饮酒最佳量应该是多少?

(7)饮酒脸红血管扩张,为什么高血压患者要戒掉酒?

(8)啤酒对血压的作用?

(9)低度酒对血压的作用?

(10)紫色茄子降血压吗?

(11)绿色茄子降血压吗?

(12)长条紫茄子和圆形的绿茄子对血压作用有区别吗?

(13)辣椒有辣味,能够升高血压?

(14)柿子椒和尖辣椒对血压影响的区别?

教师介绍了实验条件,最后全体同学排除1、4、5、6四个问题,其他八个问题每个小组一个,进行探索研究。教师讲述了探索性试验的准备工作的重要性,包括文献查阅、动物、药品、试剂、仪器等,布置学生们以小组为单位,课后撰写可行性报告和试验方案,与2周后进行答辩。

第二次课:4学时,试验方案答辩会并进行预备试验。答辩会上,教师和全体同学讨论各个小组的实验方案,提出建议。通过预备试验,课后进一步修改试验方案。1周后,进行正式试验。

第三次课:4学时,正式试验研究。在教师和实验员的协助下,学生们完成探索性试验研究。课后1周内,完成研究报告,然后参加答辩。

第四次课:4学时,研究成果答辩会。教师和全班学生都有提问的机会。课后,教师根据各小组表现打分,评分标准见表9-1。

表 9-1 评分标准

评分项目	评分标准
提出问题与假说	满分100分,问题以小组讨论后提出,组内同学提出者加分,最多不超过5分
可行性方案	满分100分,每个小组写出一个可行性方案和研究方法
试验方案实施与结果	满分100分

(王俊平)

第三篇 科研基础知识

第十章 文献检索

文献检索就是从众多的文献中查找并获取所需文献的过程。"文献检索"和"文献查阅"常常互用。"检"和"查"都有寻求、查找的意思,"索"指索取、获得文献的意思,"阅"指阅读文献,并有分析评价之意,可能文献查阅的意义更宽泛些。

文献检索是研究过程中一个重要步骤,它不仅在研究的准备阶段被运用,而且贯穿于研究的全过程。当研究课题尚未确定时,课题常常是从泛泛地浏览文献、阅读文献开始萌发的;当研究课题初步确定后,研究人员则必须围绕课题内容广泛地收集和查阅有关的文献,以了解前人在这一领域的研究成果。而且在研究实施过程中,在分析研究结果和撰写研究报告时,仍需反复核查文献,分析评价文献,并时刻关注文献资料的进展情况。

查阅文献是进行科学研究的基础,任何研究都是在前人研究成果基础上的创新。通过查阅文献有助于确定研究课题,形成研究假设,制定研究计划;通过查阅文献有助于分析研究结果,撰写研究报告。无论什么研究,它的实施与成果总是同文献资料联系在一起的。掌握文献检索的方法是研究者从事研究的一项基本功。

查阅文献的方法有手工检索和计算机检索。

一、手 工 检 索

手工检索曾经是文献检索的惟一或主要的检索方式,它的许多概念、原理和方法也是计算机检索的基础。对于初学文献检索的人来说,从手工检索开始或许更能理解检索的原理。

手工检索工具及相应文献库可分为两类:参考性工具(辞书、百科全书、年鉴、手册、图录等);检索工具(书目、检索、文摘等)。

不论何种检索工具,检索过程都是利用文献的检索标识找出相关文献的过程。文献检索标识通常包括两种:①外表特征(或自然标识),标题、著者、来源、期卷、页码、年月、类型、文种等项目;②内容特征(或人工标识),主题词、分类号、类目名称、文摘等。上述标识也常用于计算机检索。

常用的题录式生物医学检索工具:

1. 美国 *Index Medicus*(医学索引) 1879 年创刊,是世界上使用频率最高的生物医学检索刊物。其收录范围广、编制简单(只有主题和著者索引)易于查找。出版时间距收录的原始论文发表时间很近,甚至未发表之前已被报道。现一般使用电子版(光盘版 Medline 和网络版 PubMed)。

2. *Science Citation Index* 简称 SCI(科学引文索引),由美国费城科学情报所编辑出版,它的最大特点是提供文献的引用情况,因而能用于评价引文及引文作者的价值。也能用于同行工作或科研动态分析。该索引已有光盘版和网络版。

3.《中文科技资料目录(医药卫生)》和《国外科技资料目录(医药卫生)》 均由中国医学科学院医学信息研究所编辑出版,是目前国内自编的检索国内外医学文献的权威工具。

文摘式生物医学检索工具:此类检索工具带有文摘,能提高检索的准确率,也可作为了解国内外科研动态的途径。常用的有 *Biological Medica Abstracts*（美国生物学文摘）、*Chemical Abstracts*（美国化学文摘）、*Excerpta Medica Abstracts*（荷兰医学文摘）、《中国医学文摘》、《中国药学文摘》、《中国生物学文摘》、《国外医学》等。

二、计算机检索

计算机检索又包括光盘数据库检索和互联网信息检索等。其特点是检索速度快，具有智能化多途径检索，它已成为现阶段文献检索的主要方式。

（一）光盘检索

光盘检索可以单机检索、也可以实现网络共享，供许多用户同时远程检索访问。单机检索系统由微机、光盘驱动器、单机版光盘数据库和相应的检索软件等构成。光盘网络检索系统则需具备一个局域网、具备光盘库服务器或光盘镜像服务器、网络版光盘数据库及检索软件、其他网络应用软件和外围设备。目前国内常用的生命科学方面的数据库：

（1）*Medline* 光盘数据库：是世界上最大和最权威的生物医学数据库，其内容涵盖 *Index Medline* 等三种重要的纸本医学文献检索工具。

（2）*EMBASE*、*Biological Abstracts*、*Chemical Abstracts*、*SCI* 光盘数据库：分别为其纸本检索工具《荷兰医学文摘》、《美国生物学文摘》、美国化学文摘、科学引文索引的电子版。

（3）*Journal Citation Reports*（期刊引文分析）光盘数据库：主要用来查找期刊的影响因子，以对期刊进行评价。

（4）《中国生物医学文献数据库》即 CBMdine 光盘。

（二）互联网生物医学信息检索

1. 互联网资源检索工具 按照检索的方式可分为全文搜索引擎、主题导航器和元搜索引擎。

全文搜索引擎（full text search engine）：是名副其实的搜索引擎，利用计算机程序，根据用户键入的关键词或检索用语，为用户在网上检索信息，用列表提供检索结果，列表各项通过链接方式通向相应的网站或网页。网页可以是普通的 Web 页，也可以是文件的原文本。一般性搜索引擎的搜索范围大，但精确度较低，生物医学信息类的专业搜索引擎用起来可能更方便，但信息量较少。常用的搜索引擎：Google（www. Google. com）是目前互联网上最强大的全文搜索引擎，其数据库收集有 20 多亿网页，Google 具有多种语言版，检索效率也很高。从主页进入其中文界面后，能用中文检索中国内地、台湾、香港及国外网站用中文发布的信息。

其他常见的一般性搜索引擎：Lycos（www. lycos. com）、Alta（www. Altavista. com）、Teoma（www. Teoma. com）、百度（www. baidu. com）等。

常见的生物医学专题搜索引擎：Healthatoz（www. healthatoz. com）、medsite（www. medsite. com）、Medweb（www. medweb. emory. com）、Medengine（www. the medengine. com），其中 Medengine 收集的资源大部分是医学搜索引擎和主题导航器，即它是搜索引擎的引擎。

Yahoo!（www. yahoo. com）：不仅是使用最普遍的主题导航器，也是互联网上最早的检索服务器，其信息量大、信息类别全且划分严格。雅虎中国（gbchinese. yahoo. com）是 Yahoo! 公司为全球中文读者开发的网站，收录全球万维网上中文网站。

主题导航器（search directory）：提供主题目录，目录有多个层次，最低目录给予可链接的相关网站或网页列表，一般列在前面的权威性好。主题导航器是个庞大的数据库，但和专门的数据库不同，它不是文件原文本的数据库，而是网站或网页信息的分类数据库，仅检索本服务器的数据库，而非互联网的检索。

常见的生物医学主题导航器有 Healthweb(www. healthweb. org)。其他常用的一般性主题导航器：About(home. about. com)、新浪（www. sina. com）、搜狐（www. sohu. com）、网易（www. 163. com）。

元搜索引擎(meta search engine)：可将用户输入的检索词同时发给多个搜索引擎，给以列表的结果。如 Surfwax(www. surfwax. com)，可同时利用 Goole、AltaVista、Hotbot、Yahoo 等。

2. 互联网数据库　互联网上有大量的数据库，许多数据库出现简单的直观的 Web 搜索界面，给操作者带来很多方便。网络数据库的数据更新速度比光盘数据库快，适合查找最新的文献信息。

PubMed：由美国国立医学图书馆（NLM）编辑出版，是 NLM 联机检索系统 MEDLARS (Medical Literature Analysis and Retrieval System)中最大的数据库，为广大用户提供 Medline 数据库免费检索服务，收录 40 多种语种的 4000 多种生物医学期刊，数据为每天更新，并提供部分期刊的免费全文。

Science Citaion Index Expanded：美国科学情报所（Institute of Scientific Information，ISI）编辑，是 SCI 的网络版，数据库每周更新，操作简单，从 www. isine. com 进入。

《JRC》Web 版：其功能基本同光盘版，也从 www. isine. com 进入。

《中国期刊全文数据库》(CJFD)：是目前世界上最大的连续动态更新的中国期刊题录数据库，由 www. cnki. net 进入。此外还有维普中文期刊数据库（www. cqvip. com）和万方数据库（www. wanfangdata. com）。

生物医学数据库：中国生物医学文献库（CBM），中国医学科学院信息所研制，收录 1978 年以来的国内文献，含 Medline、中国生物医学文献题录等数据库。由 www. sinomed. ac. cn 进入。

3. 综合性生物网站

生物引擎 http://www. bio-engine. com

中华基因 http://www. chinagenenet. com

生物通 http://www. ebiotrade. com

生物学 http://www. biology. com（英文）

生物世界 http://www. bioworld. com（英文）

生物空间 http://www. biospace. com（英文）

生物在线 http://www. bio. com（英文）

医学生物世界 http://www. sciencekomm. at(英文)

三、检索工具和数据库的选择

检索工具和数据库成千上万，其选择主要取决于你的特定的检索目的。检索目的可概括为以下两种：

1. 围绕某个主题的全面检索　这是文献检索的主要内容。如科研选题、规划和开发决策、文献综述的写作等。这些工作特别强调新颖性，因此检索的主要对象为一次文献，主要为期刊论文。为了达到新颖，需要对以往的文献有较全面的了解，防止不必要的漏检。任何一个文献库都不可能囊括所有的文献，实际上将一些不可靠的文献摒弃于数据库之外，反而会避免糟粕和节省时间，故应选择可信度高、收集文献较全的文献数据库。必要时可综合使用多个检索工具和文献数据库。当对某个专题不甚清楚时，可利用手工、光盘检索工具和网上的主题导航器，或去某些网站，通过几个类别去查找，必要时需不断选择调整。作为起端可选择一些直观的如基于 Web、多媒体或中文的检索工具和数据库，通过查找并阅读有关的综述或评论、进展、动态，对国人来说可能先使用中文检索工具和数据库更合适。通过以上途径有助于明了和缩小专题的性质,进入第二阶段,即在搜索引擎或数据库输入合适的专用词语,以求更加专业化和全面的搜寻。不论任何人,综合使用不同的检索手段和数据库可能有助于达到目的。

2. 知识性查询 通常指的是对一些专题相关知识的了解,如一些数据、名词、事实的查询,信息服务部门所藏期刊、数码、书目等的查询,期刊影响因子的查询、文献被引用的情况等,通常利用的是事实型和数据型数据库如字(词典)、指南、手册、百科全书、教科书、各种图表库等。在第一种检索目的有时也需要了解某些事实和数据等。

(倪月秋)

参 考 文 献

胡还忠.2005.医学机能实验学教程.北京:科学出版社

张晓.2006.医学机能实验学.北京:科学出版社

朱启文,赵润英.2009.机能实验学.西安:第四军医大学出版社

第十一章 医学生物学科研究思维方法与创新

为了迎接新世纪的挑战，一名合格的医学科学工作者，要学习并掌握医学生物学科学研究思维方法，努力创新，不断探索。

一、医学生物学研究的基本程序

一个具体的医学生物学研究过程应包括以下几个方面：选择研究主题；收集研究资料；提出研究的理论假设；根据理论假设预测实验结果，并设计一个高度可控的实验来证实假设的正确性；根据实验事实、实验结果撰写研究论文。还需要明确的是，科学研究的目的是造福社会，要对研究对象的基本状况和变化过程进行全面描述，并找出其中的因果关系，其研究结果要服务于社会。下面，就医学科学研究方法及创新能力的培养方法简单介绍如下。

（一）科研选题

选题就是确定研究的内容、研究的方向、研究的目标，是具有战略意义的问题，是每项科研工作的起点和关键。爱因斯坦和费尔德在《物理学的进化》一书中指出："提出一个问题往往比解决一个问题更重要。"科学研究的实践表明，选题恰当与否，对科学研究工作的效果大小，成功与失败，起着决定性的作用。科研选题的基本要求：

1. 科研选题具有科学性 医学科学研究的任务是揭示疾病发生发展的客观规律，探求客观真理，科研选题要做到有根有据，不能主观臆造、凭空想象。这是由科学研究的任务所决定的。科学性的基础是真实性，即取材确凿可靠，客观真实，方法严谨，经得起推敲。因此，在建立医学科研假说进行选题时，必须切实地从客观实际出发，通过查询国内外资料，以充分有力的理论为依据，结合个人的经验体会及工作特点进行选题。同时，还要进行严格的、细致的、反复的推敲，才能使选题具有科学性，具有生命力，才能获得预期的成果。

2. 选题应具备创新性 创新性原则，即价值原则。就是指选题要有新颖性、先进性，有所发明、有所发现，其学术水平应有所提高，以推动某一学科向前发展。创新是医学科研课题得以成立的基本条件和价值所在，在理论研究上，要求发现新规律、创立新理论、提出新问题、解决新问题，在技术研究上，要求运用新原理，发明新技术、新方法。

3. 选题应具备可行性 选题必须具备可行性，也就是说必须具备一定的条件，有一定的研究基础。可行性原则体现了科学研究的"条件原则"。一个课题的选择，必须从研究者的主、客观条件出发，选择有利于展开的题目。如果一个课题不具备必要的条件，无论社会如何需要、如何先进、如何科学，没有实现的可能，课题也是徒劳，选题等于零。

4. 选题应具备实用性 实用性原则是指选题要面向实际，着眼于社会的需要，讲求社会效益，这是选题的首要和基本原则。具体来说，就是科研要注意解决实际工作中经常遇到的，影响劳动成果的难题，这就需要研究工作者从所从事专业的实际情况出发，结合自己的业务专长，利用现代科学技术和手段，去挖掘和开拓客观上急需解决的问题。

科研选题的基本方法包括前瞻性选题、回顾性选题，都要依据上述原则来选题。

（二）收集资料

根据选题来收集相关疾病的病因、发病机制、诊断和防治资料，要保证资料的真实性、随机性。

（三）提出假设

科学研究的真正目的在于探索未知，形成理论，而提出等待回答的问题及假设是研究的基础，也是一个重要环节，决定了研究的方向和研究的水平。

（四）实验设计

1. 研究材料的选择　确定理论假设之后，需要选择合理的研究材料作为研究对象。由于生物物种以及生物个体的高度差异性，在选择过程中要考虑到随机性、可行性、能否进行对照、是否具备可重复性。

2. 实验条件的可控性　一个理想的科学实验应当是每个实验条都是高度可控的，这种可控性体现在每个实验条件应该可以用理论预测和计算它的强度，强度的误差是可以被估计的。只有高度可控的实验条件才能保证实验结果的可重复性，使得实验结果误差减小。

3. 实验技术的可行性　再有意义的研究课题，如果没有相应的研究条件，则是无法执行实验研究的。

4. 实验过程的简洁性　在进行实验设计时，尽量减少步骤，保证实验条件的高度可控性，一个实验过程越复杂，所涉及的方法和步骤就越多，不可预测的因素就越多，导致实验结果的离散度越大，重复性就越差，分析就越困难。

5. 明确所要解决的关键性问题　一个研究只能解决一个特定的问题，要明确目标，切忌试图通过你的一个课题解决所有的科学问题。

（五）执行实验

在执行实验之前，要充分完成上述过程，在开始实验前尽量做好充分的准备，将所有实验步骤表格化，标出关键性步骤。在实验过程中认真观察和记录每一个现象和细节，以备结束后的分析研究。

（六）结果分析

1. 数学的应用　生物医学通常采用数理统计的方法处理实验数据，因为原始的实验结果数量庞大，而且高度离散，因此，要借助数学工具对原始数据进行分析和综合。把原始数据用简洁的数学公式表达出来，求得原始数据的平均值、离散度，比较实验组之间的差异，探求实验结果间的关联性，以利于分析实验结果。

2. 统计方法的应用　在医学科学研究中由于存在着高度的复杂性，在不同物种之间、同一物种的不同个体之间、同一个体的不同状态之下等，所以医学生物研究结果往往需要通过统计的方法来代表某一群体的某方面的平均值。

3. 实验结果的外展　因为某些试验技术的限制实验无法达到预想目标，在现有技术的条件下得到的结果可以合理外展。

4. 实验结果的提炼　医学实验不是简单的重复，而是要发现某些表象下面的规律，探索未知，解决问题。要从实验结果中提炼出其背后的规律，解释实验结果，证实实验假设，形成新的理论框架，对今后的实验做出进一步的设想，是一名合格的医学科研工作者应具备的素质。如果出现了非预料的、无法解释的实验结果，要检查其是否具备高度可重现性，是一个新的科学发现还是一个错误的研究结果。

（七）撰写和发表论文

具体内容见第十四章。

二、医学生物学研究的质量控制原则

医学生物学研究的质量控制原则主要应当考虑对照、重复、随机化等问题。

1. 对照原则 正确地设立对照组是科学实验结果可信度的保证。可以采取组间对照、自身对照、配对对照等方式。

2. 随机原则 在实验过程中实验组和对照组的分配不能带有任何的主观因素，要完全客随机，以保证结果的可信度。

3. 重复性原则 只有高度重复的实验结果才具备可信度。

（李玉芳）

第十二章 实验设计

实验设计是根据立题而提出的实验方法和步骤,它是完成课题的实施方案。它包括实验材料和对象、实验的例数和分组、技术路线和观察指标、数据的收集和处理方法等。

一、实验设计的内容

(一) 确定研究目标

(二) 根据研究目的确定研究对象

(三) 根据研究目的提出研究的内容及所需观察的指标

选择观察指标时要注意:

(1) 指标的客观性与重现性。

(2) 指标的合理性、灵敏性。

(3) 选择指标的数目。

(4) 选定的实验方法、仪器设备及环境等。

(四) 统计设计

1. 确定研究对象的数量(样本大小) 样本量的大小直接影响研究结果的可靠性。样本量太小得不到预期结果,样本量太大,耗费人力、物力、财力、时间,甚至不能完成项目。

2. 设立对照组、随机化分组

3. 选择适合的研究方法及统计学方法 统计设计主要体现研究的可重复性、高效性和准确性。减少或排除误差,保证样本的代表性、样本间的可比性,实验结果的准确性,使研究工作通过最小量的消耗,取得最大量的信息,是科研工作可靠性及高效性的有利保证。

4. 制定出完整的原始记录方案

(五) 结果的预测

(六) 组织设计

(1) 进程的安排。

(2) 实验组人员确定和培训。

(3) 经费的预算。

(七) 误差与偏倚的控制

误差是指研究观察结果与真实情况之间的差异,即样本统计量与相应参数之间的差异。

1. 误差的产生与控制

(1) 抽样误差:又称随机误差,是由个体差异所造成。增加样本量,严格按要求进行试验设计。

(2) 过失误差:是研究操作过程中研究者的偶然错误所造成。

(3) 系统误差:研究中由于所用仪器不准或试剂不精而造成。

2. 偏倚的产生与控制 偏倚指在研究或推论过程中所获得的结果系统地偏离真实值。是在研究设计阶段,实施阶段,由于某种或某些因素的影响,使得研究或推论的结果与真实情况存在系统差异,产生原因包括:

(1) 选择偏倚:由于选择研究对象的方法存在问题或缺点而使研究结果偏离真实的情况。

例如,样本不能代表总体;研究入选者与未入选者的某些特征有系统差别;比较组间条件不齐同等。

(2) 信息偏倚(观察偏倚):系指在收集资料过程中,由于各比较组之间测量方法或指标观察的方法不可比而导致研究结果与真实情况的差异。产生的原因主要有研究者主观认识原因,被研究者心理因素的影响,不同时间、地点、场合、不同的人员开展的研究工作可能会产生一些误差,在做临床研究工作中,研究者对被研究者进行暗示。

二、实验设计的三要素

实验设计包括三个基本要素,即实验对象、处理因素、观察指标。

(一) 实验对象的选择

医学研究对象包括人和动物,其中以后者为主。选择合适的实验动物对实验的成功具有重要意义。选择的条件如下:

1. 选择接近于人类而又经济的动物 一般常选择的实验动物为家兔、大鼠、小鼠,有时需用犬、羊、猴。

2. 根据实验要求选择动物的品种和纯度 应以健康和营养良好的纯种动物为佳。

3. 动物年龄、体重、性别一致 选用发育成熟的年幼动物为佳,若性别要求不高,可雌雄混用,但分组时需雌雄搭配。与性别相关的实验,需选择某一种性别的动物。

(二) 处理因素

处理因素是指对实验对象施加的某种外部干预。包括两个方面:一是复制人类疾病的动物模型,观察其发病机制;二是进行治疗,观察药物或其他治疗手段的疗效。

1. 人类疾病动物模型的复制 动物模型包括整体动物、离体器官和组织细胞。复制动物模型时,应遵守以下原则:

(1) 相似性原则:复制的模型尽可能近似人类疾病。

(2) 重复性原则:复制模型的方法要标准化,疾病模型可以重复复制。

(3) 实用性原则:复制的方法尽量经济易行,用中小动物(家兔,大、小鼠)复制出的人类疾病模型虽没有灵长类动物相似性好,但价格便宜,实用性强。

2. 疾病处理和治疗 给予药物治疗和观察治疗效果是医学研究的重要方面。在设计时可分为两类:

(1) 单因素设计:给一种处理因素(如药物),观察处理前后的变化,它便于分析,但花费较大。

(2) 多因素设计:给几种处理因素同时观察,用析因分析法进行设计,能节省经费和时间。

(三) 观察指标

确立实验观察指标是实验研究的一项重要工作。观察指标是反映实验对象在经过处理前后发生生理或病理变化的标志。它包括计数指标(定性指标)和计量指标(定量指标)、主观指标和客观指标。

1. 实验观察指标的分类

(1) 一般性观察指标:这类观察指标是指以机体功能或以某一器官功能为主,可以进行定量、定性分析。包括体温、血压、呼吸、心率、心电图、脑电图、全身一般情况等。

(2) 生物化学及免疫学观察指标

1) 生物化学性观察指标是指利用生物化学方法,检测机体中某些代谢产物、体液因子。包括血液中红、白细胞检测、血尿中肌酐浓度、血浆纤维蛋白原、凝血因子、白介素、K^+、Na^+、Cl^-、

HCO_3^-、pH、$PaCO_2$等约百余种。

2）免疫学观察指标是指利用免疫学抗原抗体具有特异结合的方法，检测机体内特异抗原或抗体的量以及存在的部位，帮助定位。

这一类观察指标中的一项指标只能单一地说明一个问题的实质，多个或若干项的指标综合起来分析一个特定的问题时，其参考价值就十分有意义了。

（3）生物电信号观察指标：基础医学实验研究中，采用各类生物电信号的指标，积极研究疾病时器官的功能、脑神经功能、神经递质效应均有十分重要和不可替代的作用。在医学测量信号中，有心电、肌电、脑电、眼电、视网膜电流、皮肤电、胃电和神经电位等生物电信号的描记有心电图（ECG）、肌电图（EMG）、脑电图（EEG）、眼电图（EOG）、视网膜电流图（ERG）、皮肤电反射（GSR）、胃电图（EGG）等。

（4）形态学观察指标：这类观察指标主要描述器官、细胞的形态改变特征。可以用肉眼大体上观察描述，可以借助显微镜描述微细结构，例如，肉眼观察到的心脏扩张、肺水肿、下肢水肿及肾脏缺血等；显微镜下见到的细胞器的肿胀、细胞核缩小破裂、线粒体破裂、微血管口径、血细胞流态、流速等等。

一般情况下，一项高质量的医学实验研究应包括上述 4 方面的内容。单项观察指标，说明的问题、验证的实验效应不够全面，是很局限的，有必要进一步综合各项指标进行整体分析。

2. 确立观察指标的原则 选择准确、恰当的观察指标，对实验结果进行定性、定量的分析说明，是实验研究工作中不可忽视的大问题，它直接影响实验工作的质量。因此，在确立实验观察指标时应该注意如下的原则。

（1）特异性指标与非特异性指标的结合

1）特异性指标：是某一疾病所特有的表现体征，例如对家兔实施动脉放血，复制失血性休克疾病模型时，动物动脉血压下降是特异性的标志。又如一个"大三阳"的乙肝患者，经过一段时间的护肝和抗乙肝病毒的治疗，转为"小三阳"的体征也是一种特异性的指标。

2）非特异性指标：是指除反应所施加处理因素的效应外，还受到其他相关因素的影响。例如上面提到的，家兔失血性休克，放血可导致血压下降是特异性的标志，但是血压下降程度的不同是非特异性的，即不同体重，不同性别的家兔，在控制放血量为 20ml 时，血压也会处在40mmHg，这就是观察指标的非特异性的特征。

在一组实验中，将特异性指标和非特异性指标有机的结合在一起，全面分析问题是十分重要的原则。

（2）首选客观性较强的指标：客观指标包括体温、心率、血压、血细胞计数等；主观指标包括疼痛、食欲不佳、睡眠不佳、周身不适等。一般情况下，我们对客观指标可以进行定性，定量测量，而给予准确评价；主观指标却受主观意识和心理因素多方面的影响，不宜也很难可观的给予衡量和验证。因此，实验中首选客观性较强的观察指标。

（3）指标的科学性与可行性的结合：依据试验目的确定观察指标，其观察指标必须具有科学性，必须可以反映所施加处理后的真实效应，有利于我们通过实验研究更为准确地认识事物的真实本质。如果不切实际的，盲目地追求"高、新、精、尖"，是不可取的，也是无法实现的。例如，在临床研究中，用 X 线检测就能达到目的的，就不应该选用 CT 检测，这也是一条基本的原则。

三、实验设计的三原则

实现实验设计的科学性，除了合理安排实验对象、处理因素和观察指标外，还必须遵循使用设计的三个原则：

（一）对照原则

设置对照是为了使观察指标通过对比发现其特异变化。

1. 分实验组和对照组 对照组与实验组具有同等重要的意义。因为在实验中难免有非处理因素干扰造成的误差，如动物个体差异、实验环境的作用等。对照组应选择同一种属和性别，体重相近的动物，在同一实验环境下实验。根据实验目的的不同，可选择多种对照形式：

（1）空白对照：亦称正常对照，即对照组不加任何处理因素。如观察某一降压药的作用时，实验组动物给降压药，对照组动物不给降压药。

（2）自身对照：对照与实验均在同一受试动物身上进行。如用药前后的对比、先用 A 药后用 B 药的对比。

（3）相互对照：亦称组间对照，即不专门设立对照组，而是几个实验组之间相互对照。如用几种药物治疗同一疾病，对比这几种药物的效果。

（4）标准对照：不设立对照组，实验结果与标准值或正常值进行对比。如果是药物疗效的观察，已知有效地阳性药物可作为标准对照组。

2. 具有可比性 在比较的各组之间，除了处理因素不同外，其他非处理因素尽量保持相同，从而根据处理与不处理之间的差异，了解处理因素带来的特殊效应。

（二）随机化原则

实验对象分组以及确定实验对象的实验顺序时要进行随机处理，即将样本应用随机分组的方法分配到试验组或对照组中，接受相应的处理，以使实验对象分配至各实验组或对照组时，它们的机会是均等的。

通过随机化，一是尽量使抽取的样本能够代表总体，减少抽样误差；二是使各组样本的条件尽量一致，消除或减小组间人为的误差，从而使处理因素产生的效应更加客观，便于得出正确的实验结果。例如，观察某种抗休克新药对失血性休克的治疗效果，实验组和对照组均复制同一程度的失血性休克模型，然后实验组给抗休克新药，对照组给等量生理盐水。如果动物的分配不是随机进行，把营养状态好和体格健壮的动物放在实验组，把营养和体格不好的动物放在对照组，最后得到的阳性结果并不能真正反映药物的疗效，很可能是动物体格差异所致。

随机化的方法很多，如抽签法、随机数字表法、随机分组表法，具体可参阅《医学统计学》。

（三）重复原则

重复是保证科学研究结果可靠性的重要措施。重复有两个重要的作用：一是可以估计抽样误差的大小，因为抽样误差（即标准误）大小与重复次数成反比。二是可以保证实验的可重复性（即再现性）。实验需重复的次数（即实验样本的大小），对于动物实验而言（至实验动物的数量）取决于实验的性质、内容及实验资料的离散度。一般而言，计量资料的样本数每组不少于 5 例，以 10～20 例为好。计数资料的样本数则需每组不少于 30 例。

（张丽艳　隋　璐）

第十三章　实验结果统计学处理

第一节　实验结果统计学处理的意义

一、目的和意义

医学机能学实验的目的是研究某一因素(或条件)对机体的影响。通常采用的方法是设立对照组,对有和无某一因素(或条件)的两种情况进行比较,或多种情况间进行比较。对照实验可在同一个体内进行(如治疗前后的比较);也可在群体的组间进行(如设立对照组)。实验组和对照组所得的结果,一方面由于受到实验动物本身的功能状况及环境条件等多方面因素的影响,实验数据不可能完全相同;另一方面可能是由于所研究的某一因素(或条件)起作用所导致的实验数据的不同,要想判定所研究的实验因素是否有作用,必须经过统计学处理。在医学机能学实验中,正确选择和应用统计学方法,不仅可以排除实验中环境等非实验因素的影响,提高实验效率,还可以获得准确的数据和科学的结论。

二、实验数据的收集

在实验研究过程中,采用科学严密的实验观察方法,客观、准确、全面地收集实验资料,是科学研究实施阶段的主要环节。因此必须从实验药品、实验动物、实验操作和观察指标选择等方面严格控制实验误差,以保证所得结论的可靠性。在实验教学过程中,要使学生努力养成认真观察、及时记录的科学作风和良好科研习惯。

一般在实验设计时,就要拟定好实验记录的内容与格式,在实验研究过程中逐一填写,防止遗漏。对在实验设计时没有想到,而在实验研究过程中出现的各种异常现象,要及时做好详细记录。总之,不要让实验研究过程中的任何信息轻易漏掉。

一项完整的实验记录,一般应包括以下内容:

1. 实验的名称

2. 实验样本的条件　包括动物的种类、品系、体重、性别、健康状况、饲养条件、标记、编号等。

3. 实验药物与试剂的情况　包括药物的来源、批号、纯度、剂型、配制方法、浓度、给药剂量、给药途径与速度、用药时间等。

4. 实验仪器设备情况　包括仪器型号、生产厂家、仪器性能。

5. 实验环境的情况　包括实验日期、时辰、室温、湿度、光照等。

6. 实验的方法、步骤和进展的详细记录

7. 实验结果　各项观察指标的详细记录。

8. 实验的参与者

三、实验结果的整理

实验结束后应对原始记录及时进行整理和分析。凡属计量资料,均应以恰当的单位和准确的数值定量地表示,不能笼统提示,必要时应做统计处理,以保证结论的可靠性,同时尽可能将有关数据列成表格或绘制统计图,使主要结果有重点地表达出来,以便阅读、比较和分析。

凡有曲线记录的实验,包括心电图和脑电图,应及时在曲线图上标注说明,包括实验题目、实验动物的种类、性别、体重、给药剂量和其他实验条件等。对较长的曲线记录,可选取典型变化的区段剪贴保存。这里需要注意的是必须以绝对客观的态度来进行裁剪工作,不论预期内的结果或预期外的结果,均应一律留样。

照片资料除注明各种实验信息外,还应标明照片的缩放倍数。

第二节　统计学中的几个基本概念

一、总体和样本

总体是根据研究目的确定的同质观察单位的全体,或者说,是同质的所有观察单位某项观察值(变量值)的集合。例如,欲研究山东省 2002 年 7 岁健康男孩的身高,那么山东省 2002 年全体 7 岁健康男孩的身高值构成一个总体。它的同质基础是同地区、同年份、同性别、同为健康儿童。总体又分为有限总体(finite population)和无限总体(infinite population)。有限总体是指在某特定的时间与空间范围内,同质研究对象的所有观察单位的某变量值的个数为有限个,如上例。无限总体是抽象的,无时间和空间的限制,观察单位数是无限的;如研究碘盐对缺碘性甲状腺病的防治效果,该总体的同质基础是缺碘性甲状腺病患者,同用碘盐防治;该总体应包括已使用和设想使用碘盐防治的所有缺碘性甲状腺病患者,没有时间和空间范围的限制,因而观察单位数无限,该总体为无限总体。

在实际工作中,所要研究的总体无论是有限的还是无限的,通常都是采用抽样研究。样本是按照随机化原则,从总体中抽取的有代表性的部分观察单位的某变量值的集合。如从上例的有限总体(山东省 2002 年 7 岁健康男孩)中,按照随机化原则抽取 100 名 7 岁健康男孩,他们的身高值即为样本。从总体中抽取样本的过程为抽样。抽样研究的目的是用样本信息推断总体特征。

统计学好比是总体与样本间的桥梁,能帮助人们设计与实施如何从总体中科学地抽取样本,使样本中的观察单位数(亦称样本含量)恰当,信息丰富,代表性好;能帮助人们挖掘样本中的信息,推断总体的规律性。

二、误　　差

误差是指实验测量值(包括间接测量值)与真值之差,误差可分为三类:

1. 系统误差　系统误差是由于测量仪器不准、标准试剂未经校正、实验人员的习惯和偏向等因素所引起的误差。这类误差在一系列测量中,大小和符号不变或有固定的规律,经过精确的校正可以消除。

2. 随机测量误差　随机测量误差是由一些不易控制的因素引起,如测量值的波动、实验人员熟练程度及感官误差、外界条件的变动、肉眼观察欠准确等一系列问题,这类误差在一系列测量中的数值和符号是不确定的,而且是不可避免的,但应努力做到仪器性能及操作方法的稳定性,使其控制在一定的允许范围内,必要时可做统计处理。

3. 抽样误差　由于总体中的个体间往往存在着差异,随机抽取的样本仅是总体中的一部分个体,因而由样本得到的指标(统计量)往往与总体指标(参数)间存在着差异,这种由抽样所造成的样本的统计量与总体参数间的差异,称为抽样误差。根据资料的性质和指标种类的不同,抽样误差有多种,例如,①从某地 7 岁男童中随机抽取 110 名,测得平均身高为 119.95cm,该样本均数不一定等于该地 7 岁男童身高的总体均数,这种样本均数与总体均数间的差别,称为均数的抽样误差。②某县为血吸虫病流行区,从该县人群中随机抽取 400 人,测得的血吸虫感染人数为 60 人,感染率为 15%,该样本率不一定等于该地人群的总体感染率,此为样本率与总体率之间的差别,称为率的抽样误差。此外,样本方差和相应的总体方差也存在抽样误差,后面介绍的相关系数和回归系数也有抽样误差的问题。在抽样研究中抽样误差是不可避免的,但抽样误差的大小可用标准误来衡量。

三、概率和显著性检验

(一) 概率

医学研究的现象,大多数是随机现象,对随机现象进行实验或观察称为随机试验。随机试验的各种可能结果的集合称为随机事件。例如,用相同治疗方案治疗一批某病的患者,治疗转归可能为治愈、好转、无效、死亡四种结果,对于一个刚入院的患者,治疗后究竟发生哪一种结果是不确定的,可能发生的每一种结果都是一个随机事件。

概率是描述随机事件发生的可能性大小的数值,常用 P 表示。随机事件概率的大小在 0 与 1 之间,常用小数或百分数表示。P 越接近 1,表示某事件发生的可能性越大;P 越接近 0,表示某事件发生的可能性越小。$P=1$ 表示事件必然发生,$P=0$ 表示事件不可能发生,它们是确定性的,不是随机事件,但可以把它们看成随机事件的特例。

若随机事件 A 的概率 $P(A) \leqslant \alpha$,习惯上,当 $\alpha = 0.05$ 时,就称 A 为小概率事件。其统计学意义是小概率事件在一次随机试验中不可能发生。例如,某都市大街上疾驶的汽车撞伤行人的事件的发生概率为 1/10000,但大街上仍有行人,这是因为"被撞"事件是小概率事件,所以行人认为自己上街这"一次试验"中不会发生"被撞"事件。统计分析的许多结论,都是根据概率大小得出来的。

(二) 显著性检验

显著性检验又称假设检验,是用来判断样本与样本,样本与总体的差异是由抽样误差引起还是由本质差别造成的一种统计推断方法。假设检验的基本思想是小概率反证法思想。小概率思想是指小概率事件($P \leqslant 0.05$ 或 $P \leqslant 0.01$)在一次试验中基本上不会发生。反证法思想是先提出假设(检验假设 H_0),再用适当的统计方法确定假设成立的可能性大小,如可能性小,则认为假设不成立,若可能性大,则还不能认为假设不成立。

【例】 某医生在某山区随机测量了 25 名健康成年男子的脉搏,平均次数为 74.2 次/分,标准差为 6.5 次/分,但是根据大量调查可知,一般健康成年男子的平均脉搏次数为 72 次/分,问该山区男子脉搏数与一般男子是否不同?

很明显,造成这两个均数之间的差别有两种可能性:一种可能是由于抽样误差所致。因为,即使是从同一个健康的成年男子总体中,再抽取一个 25 人的样本,其平均脉搏次数也不一定正好等于 72 次/分;另一种可能是由于环境条件的影响,山区成年男子的脉搏数确实不同于一般。如何做出判断? 统计学上是通过显著性检验来回答这个问题。

可以先假定该山区所有男子脉搏数组成一个总体,其总体均数和标准差均为未知数,不妨分别以 μ、σ 表示。如果我们假设该山区男子的脉搏数与一般地区的男子相同,即属于同一总体,$\mu = 72$,所测量的 25 名男子的平均脉搏数(样本均数)之所以不恰好等于 72 次/分,是由于抽样误差所致。如果上述假设(无效假设)成立的可能性小($P \leqslant 0.05$),我们就拒绝它,认为该山区男子的脉搏数确实不同于一般,否则,就接受上述假设。显著性检验就是根据这种思维方法建立起来的。

显著性检验包括单侧检验和双侧检验两种情况,当根据专业知识已知两总体的参数中甲肯定不会小于乙,或甲肯定不会大于乙时,可考虑用单侧检验,否则,宜用双侧检验。其一般步骤如下:

1. 建立假设,确定检验水准 一般显著性检验中的检验假设 H_0（或称为零假设、无效假设),假设样本来自同一总体,即其总体参数相等。除建立无效假设 H_0 外,还需建立备择假设 H_1,作为拒绝检验假设时的备选假设,检验水准为拒绝检验假设时犯第一类错误的概率,一般选 $\alpha = 0.05$ 为检验水准。

2. 选择检验方法,计算统计量 根据资料类型不同和研究目的不同,应选择不同的统计量。如本例为量反应资料,目的在于比较样本均数(74.2 次/分)与总体均数(72 次/分)的差别,可选 t 值作为统计量,并用适当的方法计算 t 值。

3. 确定 P 值,做出推断结论 算出统计量后,通常查阅相应的统计表来确定这 P 值,以 P 值与检验水准 α 比较,若 $P \leqslant \alpha$,则拒绝 H_0,接受 H_1;若 $P > \alpha$,则不拒绝 H_0。

四、标　准　差

(一)标准差的意义

对一组观察值进行分析时,不仅要计算平均数,反映其平均水平,还要用一些指标反映其变异程度的大小。只有把平均水平指标和变异度指标结合起来才能全面反映资料的分布特征。常用的变异指标有全距、方差、标准差,其中标准差是最常用的指标。

1. 全距(range,简记为 R) 亦称极差,是指一组观察值中最大值与最小值之差,它反映了个体差异的范围。全距大,说明变异度大,数据比较分散;反之,全距小,说明变异度小,数据比较集中。用全距描述变异度的大小,虽然计算简单,但它只考虑最大值与最小值,没有考虑其他观察值,因而表达不够全面。

2. 方差(variance) 为了全面考虑每一个观察值,克服全距的缺点,需计算总体中每个观察值 X 与总体均数 μ 的差值 $(X-\mu)$,称之为离均差。由于 $\sum(X-\mu) = 0$,不能反映变异度的大小,而用离均差平方和 $\sum(X-\mu)^2$ 反映,同时还应考虑观察值个数 N 的影响,故用式(13.1)即总体方差 σ^2 表示。

$$\sigma^2 = \frac{\sum(X-\mu)^2}{N} \tag{13.1}$$

在实际工作中,总体均数 μ 往往是未知的,所以只能用样本均数 $\overline{X}$ 作为总体均数 μ 的估计值,即用 $\sum(X-\overline{X})^2$ 代替 $\sum(X-\mu)^2$,用样本例数 n 代替 N,但再按式(13.1)计算的结果总是比实际 σ^2 小,英国统计学家 W. S. Gosset 提出用 $n-1$ 代替 n 来校正,得到样本方差 S^2,其计算公式为

$$S^2 = \frac{\sum(X-\overline{X})^2}{n-1} \tag{13.2}$$

式中:$n-1$ 称为自由度(degree of freedom)。

3. 标准差(standard deviation) 方差的度量单位是原度量单位的平方,为了用原单位表示,所以又把将方差开方,这就是标准差。标准差大,表示观察值的变异度大;反之,标准差小,表示观察值的变异度小。样本标准差的计算公式为

$$S = \sqrt{\frac{\sum(X-\overline{X})^2}{n-1}} \tag{13.3}$$

又可写为
$$S = \sqrt{\frac{\sum X^2 - \frac{(\sum X)^2}{n}}{n-1}} \tag{13.4}$$

(二)标准差的计算

【例】 有 8 名健康成人的空腹胆固醇测定值(mol/L)分别为 5.61、3.96、3.67、4.99、4.24、5.06、5.20、4.79,求其标准差。

根据公式(13.4),需先求出 $\sum X$ 及 $\sum X^2$ 后代入公式:

$$\sum X = 5.61 + 3.96 + 3.67 + 4.99 + 4.24 + 5.06 + 5.2 + 4.79 = 37.52$$

$$\sum X^2 = 5.61^2 + 3.96^2 + 3.67^2 + 4.99^2 + 4.24^2 + 5.06^2 + 5.20^2 + 4.79^2 = 179.09$$

$$S = \sqrt{\frac{\sum X^2 - \frac{(\sum X)^2}{n}}{n-1}} = \sqrt{\frac{179.09 - \frac{37.52^2}{8}}{8-1}} = 0.67$$

(三)标准差的应用

1. 表示观察值分布的离散程度 两组观察值在单位相同,均数相近的条件下,标准差较大,说明观察值间的变异程度较大,即观察值围绕均数的分布较离散,均数的代表性较差;反之,标准差较小,表明观察值间的变异程度较小,观察值围绕均数的分布较集中,均数的代表性较好。

2. 用标准差计算变异系数 变异系数(coefficient of variation,简记为 CV);常用于比较度量单位不同或均数相差悬殊的两组或多组资料的变异度。

其公式为

$$CV = \frac{S}{\overline{X}} \times 100\% \tag{13.5}$$

CV 可用小数或百分数表示,是一种相对离散度。CV 越小,表示数据的变异度越小,均数的代表性越好。

3. 标准差与均数结合 可以描述资料的分布情况,此外还可用于估计参考值范围和计算标准误。

五、正 态 分 布

(一)正态分布的概念和特征

1. 正态分布的概念 图 13-1(1)是根据一组男童的身高数据所绘制的频数分布图,可以看出,高峰位于中央,左右两侧大致对称。我们设想,如果观察例数逐渐增多,组段不断分细,直方图顶端的连线就会逐渐形成一条高峰位于中央(均数所在处),两侧逐渐降低且左右对称,不与横轴相交的光滑曲线图 13-1(3)。这条曲线称为频数曲线或频率曲线,近似于数学上的正态分布(normal distribution)。由于频率的总和为 100% 或 1,故该曲线下横轴上的面积为 100% 或 1。

正态分布又称 Gauss 分布(Gaussian distribution)分布,是以均数为中心左右完全对称的频数分布。

为了应用方便,常对正态分布变量 X 作变量变换。

$$u = \frac{X-\mu}{\sigma} \tag{13.6}$$

该变换使原来的正态分布转化为均数为 0,标准差为 1 的正态分布,即标准正态分布(standard normal distribution),亦称 u 分布。u 被称为标准正态变量或标准正态离差(standard normal deviate)。

2. 正态分布的特征

(1) 正态曲线(normal curve)在横轴上方均数处最高。

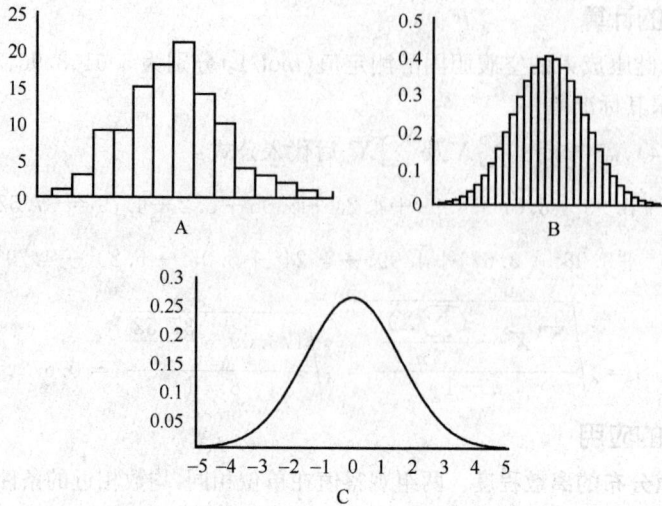

图 13-1　频数分布逐渐接近正态分布示意图

（2）正态分布以均数为中心，左右对称。

（3）正态分布有两个参数，即均数 μ 和标准差 σ。μ 是位置参数，当 σ 固定不变时，μ 越大，曲线沿横轴越向右移动；反之，μ 越小，则曲线沿横轴越向左移动。σ 是形态参数，当 μ 固定不变时，σ 越大，曲线越平阔；σ 越小，曲线越尖峭。通常用 $N(\mu,\sigma^2)$ 表示均数为 μ，方差为 σ^2 的正态分布。用 $N(0,1)$ 表示标准正态分布。

（4）正态曲线下面积的分布有一定规律：实际工作中，常需要了解正态曲线下横轴上某一区间的面积占总面积的百分数，以便估计该区间的例数占总例数的百分数（频数分布）或观察值落在该区间的概率。正态曲线下一定区间的面积可以通过查表求得。

正态分布曲线下有三个区间的面积应用较多，应熟记：①标准正态分布区间 $(-1,1)$ 或正态分布区间 $(\mu-1\sigma,\mu+1\sigma)$ 的面积占总面积的 68.27%；②标准正态分布区间 $(-1.96,1.96)$ 或正态分布区间 $(\mu-1.96\sigma,\mu+1.96\sigma)$ 的面积占总面积的 95%；③标准正态分布区间 $(-2.58,2.58)$ 或正态分布区间 $(\mu-2.58\sigma,\mu+2.58\sigma)$ 的面积占总面积的 99%，如图 13-2 所示。

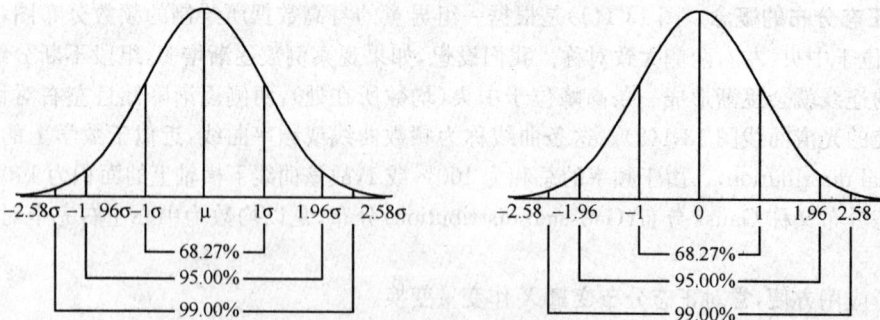

图 13-2　正态曲线与标准正态曲线的面积分布

（二）正态分布的应用

某些医学现象，比如人群的身高、红细胞数、血红蛋白量、胆固醇以及实验中的随机误差等服从正态或近似正态分布；有些资料虽为偏态分布，但经数据变换后可成为正态或近似正态分布，仍可按正态分布规律处理。

1. 估计正态分布资料的频数分布　对于正态或近似正态分布的资料,已知均数和标准差,就可对其频数分布做出概约估计。

【例】　某地1993年抽样调查了100名18岁男大学生身高(cm),其均数$\overline{X}=172.70$cm,标准差$s=4.01$cm,估计该地18岁男大学生身高在168cm以下者占该地18岁男大学生总数的百分数。分别求$\overline{X}\pm1S$、$\overline{X}\pm1.96S$、$\overline{X}\pm2.58S$范围内18岁男大学生占该地18岁男大学生总数的实际百分数,并与理论百分数比较。

本例,μ、σ未知但样本含量n较大,按式(13.6)用样本均数$\overline{X}$和标准差S分别代替μ和σ,求得u值,$u=(168-172.70)/4.01=-1.17$。查标准正态曲线下的面积表(详见统计学专著),在表的左侧找到-1.1,表的上方找到0.07,两者相交处为$0.1210=12.10\%$。该地18岁男大学生身高在168cm以下者,约占总数12.10%。其他计算结果见表13-1。

表13-1　100名18岁男大学生身高的实际分布与理论分布

$\overline{X}\pm s$	身高范围(cm)	实际分布		理论分布(%)
		人数	比例(%)	
$\overline{X}\pm1s$	168.69~176.71	67	67.00	68.27
$\overline{X}\pm1.96s$	164.84~180.56	95	95.00	95.00
$\overline{X}\pm2.58s$	162.35~183.05	99	99.00	99.00

2. 制定医学参考值范围　亦称医学正常值范围。它是指包括绝大多数正常人的解剖、生理、生化等指标的波动范围。制定正常值范围时,首先要确定一批样本含量足够大的"正常人",所谓"正常人"不是指没有任何疾病的人,而是指排除了影响所研究指标的疾病和有关因素的同质人群;其次需根据研究目的和使用要求选定适当的百分界值,如80%、90%、95%和99%,常用95%;根据指标的实际用途确定单侧或双侧界值,如白细胞计数过高过低皆属不正常需确定双侧界值,又如肝功中转氨酶过高属不正常须确定单侧上界,肺活量过低属不正常须确定单侧下界。另外,还要根据资料的分布特点,选用恰当的计算方法。

【例】　某地调查200名正常成年女性红细胞数得均值为4.18×10^{12}/L,标准差为0.29×10^{12}/L,试估计该地正常成年女性的红细胞数95%参考值范围。

因为正常成年女性红细胞数近似服从正态分布,可以直接用正态分布法求参考值范围,又因该指标过高、过低均属异常,故取双侧。该地正常成年女性红细胞数95%参考值范围为

下限:$\overline{X}-1.96S=4.18\times10^{12}$/L$-1.96\times0.29\times10^{12}$/L$=3.61\times10^{12}$/L

上限:$\overline{X}+1.96S=4.18\times10^{12}$/L$+1.96\times0.29\times10^{12}$/L$=4.75\times10^{12}$/L

3. 实验中的测量误差,一般也服从正态分布　利用这一点,可以准确地进行误差分析和质量控制。

4. 正态分布是许多统计方法的理论基础　如t分布、F分布、x^2分布都是在正态分布的基础上推导出来的,u检验也是以正态分布为基础的。此外,t分布、二项分布、Poisson分布的极限为正态分布,在一定条件下,可以按正态分布原理来处理。

第三节　医学机能学常用的统计学方法

机能学实验的资料按其性质可分为两大类:

1. 量反应资料　是指药效强度可用数字或量的分级表示。如以体重、血压、心率、尿量等作为指标所得资料,均属量反应资料。故量反应资料又称为计量资料。

2. 质反应资料　机体对药物的反应是以某特定指标出现或不出现为准,因此又称"有或无"

反应。如死亡与存活、有效与无效、惊厥与未惊厥等。这类指标的大小是以一组受试者正性反应(或负性反应)出现的个数或百分率表示。故质反应资料又称为计数资料。

资料类型不同,采用的统计学方法也不一样,所以应根据资料的类型正确选择合适的统计学方法进行分析。

一、量反应资料的统计学方法

(一)量反应资料指标

1. 平均数　是一类描述量反应资料的平均水平或中心位置的统计指标,在医学领域中常用的指标有算数均数、几何均数及中位数。

(1)算术均数(arithmetic mean):简称为均数,常用 $\overline{X}$ 表示样本均数,μ 表示总体均数。适用于对称分布和正态分布资料。其公式为

$$\overline{X} = \frac{\sum X}{n} = \frac{X_1 + X_2 + \cdots + X_n}{n} \tag{13.7}$$

式中:希腊字母 Σ(读作 sigma)表示求和;X_1,X_2,$\cdots$,X_n 为各观察值;n 为样本含量,即观察值的个数。

(2)几何均数(geometric mean):用 G 表示,适用于①对数正态分布,即数据经过对数变换后呈正态分布的资料;②等比级数资料,即观察值之间呈倍数或近似倍数变化的资料。如医学实践中的抗体滴度、平均效价等。其计算方法为

$$G = \sqrt[n]{X_1 X_2 \cdots X_n} \tag{13.8}$$

或

$$G = \lg^{-1}\left(\frac{\lg X_1 + \lg X_2 + \cdots + \lg X_n}{n}\right) = \lg^{-1}\left(\frac{\sum \lg X}{n}\right) \tag{13.9}$$

注意:计算几何均数时观察值中不能有 0,因为 0 不能取对数;一组观察值中不能同时有正、负值。

【例】　有 7 份血清的抗体效价分别为 $1:2$、$1:4$、$1:8$、$1:16$、$1:32$、$1:64$、$1:128$,求其平均抗体效价。

$$G = \lg^{-1}\left(\frac{\sum \lg X}{n}\right) = \lg^{-1}\left(\frac{\lg 2 + \lg 4 + \lg 8 + \lg 16 + \lg 32 + \lg 64 + \lg 128}{7}\right) = 16$$

故 7 份血清的平均抗体效价为 $1:16$。

(3)中位数(median):用符号 M 表示,中位数是把一组观察值,按从小到大顺序排列,位置居中的数值(n 为奇数)或位置居中的两个数值的均值(n 为偶数)。中位数可用于描述①偏态分布(对数正态分布除外);②频数分布的一端或两端无确切数据的资料;③总体分布不清楚的资料。

当 n 较小时,可直接由原始数据求中位数:将观察值由小到大排列,按式(13.10)或式(13.11)计算。

$$M = X_{(n+1)/2} \quad (n \text{ 为奇数时}) \tag{13.10}$$

$$M = (X_{n/2} + X_{n/2+1})/2 \quad (n \text{ 为偶数时}) \tag{13.11}$$

式中下标 $n/2$、$n/2+1$、$n+1/2$ 为有序数列的位次。$X_{(\frac{n+1}{2})}$、$X_{(\frac{n}{2})}$、$X_{(\frac{n}{2}+1)}$ 为相应位次的观察值。

【例】　有 7 名正常人的血压(舒张压),测定值(mmHg)为 72、75、76、82、77、81、86,求其中位数。

首先,将观测值由小到大排列:72、75、76、77、81、82、86。

本例,n 为奇数,按式(13.10),得

$$M = X_{(n+1)/2} = X_{(7+1)/2} = X_4 = 77 \text{ (mmHg)}$$

若又观察了一个人的血压,为 87(mmHg),此时 $M=$?

此时,n 为偶数,按式(13.11),得

$$M = (X_{n/2} + X_{n/2+1})/2 = (X_4 + X_5)/2 = (77+81) = 79 \text{ (mmHg)}$$

2. 标准差（S, standard deviation） 标准差用于描述正态分布计量资料的离散趋势,表示数据间变异程度的常用指标(详见本章第二节)。

3. 标准误（$S_{\bar{x}}$, standard error） 标准误表示抽样误差的大小。标准误小,说明抽样误差较小,样本均数与总体均数较接近,用样本均数代表总体均数的可靠性大;反之,标准误越大,表示用样本均数代表总体均数的可靠性越差。

$$S_{\bar{x}} = \frac{S}{\sqrt{n}} \tag{13.12}$$

标准差和标准误不同,前者表示各个测量值的离散程度,而后者则说明样本均数的抽样误差,即样本均数对总体均数的离散程度,所以标准误也称为样本均数的标准差。

4. 总体均数的可信区间 从某实验所得部分动物实测值推算总体(全部动物)均数可能所在的范围。

95%可信区间： $\bar{X} \pm t_{0.05,\nu} \times S/\sqrt{n}$

99%可信区间： $\bar{X} \pm t_{0.01,\nu} \times S/\sqrt{n}$

根据自由度（$\nu = n-1$）查 t 值表,查出 $t_{0.05,\nu}$ 及 $t_{0.01,\nu}$ 值后再按公式计算,其中95%可信区间最为常用。

（二）量反应资料的显著性检验

t 检验和方差分析是量反应资料常用的显著性检验方法。实际应用中,应熟悉每种检验方法的用途和适用条件等,根据资料的类型和分析目的正确选择。

1. t 检验 t 检验（t-test）,它是以 t 分布为基础的假设检验方法,通常用于两均数的比较。t 检验的应用条件:要求样本来自正态分布总体,两样本均数比较时,还要求所来自的总体方差齐同。

（1）配对资料的 t 检验:配对设计是为了控制某些非处理因素对实验结果的影响。适用于同一实验对象用药前后的比较,也可用于实验对象(同窝、同种)按年龄、体重和性别等进行配对后随机分为实验组和对照组,对每对动物的观察值的差值进行显著性检验,该检验的效率较高。

对配对设计的资料进行分析,一般用配对 t 检验（paired t-test）,其检验假设:差值的总体均数为 0。计算统计量的公式为

$$t = \frac{\bar{d}}{\frac{S_d}{\sqrt{n}}} \tag{13.13}$$

$$\nu = n-1$$

式中:$\bar{d}$ 为差值的均数;S_d 为差值的标准差;n 为对子数。

【例】 将大白鼠按照同窝、同性别和体重接近的原则配成 8 对,每对中两只大白鼠随机确定一只进食正常饲料,另一只进食缺乏维生素 E 饲料,一段时间以后,测量两组大白鼠的肝中维生素 A 的含量如表 13-2,问食物中维生素 E 的缺乏能否影响大白鼠肝中维生素 A 的含量?

表 13-2 两种饲料喂养大白鼠肝中维生素 A 的含量

对子号(1)	正常饲料(2)	缺乏维生素 E 饲料(3)	差值 d (4)	d^2 (5)
1	3350	2450	1100	1210000
2	2000	2400	-400	160000
3	3000	1800	1200	1440000
4	3950	3200	750	562500
5	3800	3250	550	302500
6	3750	2700	1050	1102500
7	3450	2500	950	902500
8	3050	1750	1300	1690000
合计	—	—	6500	7370000

计算得

$$\bar{d} = \frac{\sum d}{n} = \frac{6500}{8} = 812.5$$

$$S_d = \sqrt{\frac{\sum d^2 - \frac{(\sum d)^2}{n}}{n-1}} = \sqrt{\frac{7370000 - \frac{(6500)^2}{8}}{8-1}} = 546.25$$

H_0:两种饲料喂养的大白鼠肝中维生素含量相等,即 $\mu_d = 0$

H_1:两种饲料喂养的大白鼠肝中维生素含量不等,即 $\mu_d \neq 0$

$\alpha = 0.05$

$$t = \frac{\bar{d} - 0}{\frac{S_d}{\sqrt{n}}} = \frac{812.5}{546.25/\sqrt{8}} = 4.207$$

$\nu = n - 1 = 8 - 1 = 7$

查 t 值表,双侧 $t_{0.01,7} = 3.499$,得 $P < 0.01$,按 $\alpha = 0.05$ 水准,拒绝 H_0,接受 H_1,故可认为两组大白鼠肝中维生素 A 的含量不等,即维生素 E 缺乏对大白鼠肝中维生素 A 含量有影响。

(2)成组设计的两样本均数的比较:适用于完全随机设计的两样本均数的比较。目的是推断两样本分别代表的总体均数是否相等,两组样本含量可以相同,亦可以不同。该方法要求样本服从正态分布,并且两样本所来自的总体方差相等。如果资料满足上述要求,样本含量小时,用下式计算 t 统计量:

$$t = \frac{\overline{X}_1 - \overline{X}_2}{S_{\bar{x}_1 - \bar{x}_2}} = \frac{\overline{X}_1 - \overline{X}_2}{\sqrt{S_c^2 \left(\frac{1}{n_1} + \frac{1}{n_2}\right)}} = \frac{\overline{X}_1 - \overline{X}_2}{\sqrt{\frac{(n_1-1)S_1^2 + (n_2-1)S_2^2}{n_1 + n_2 - 2}\left(\frac{1}{n_1} + \frac{1}{n_2}\right)}} \tag{13.14}$$

$v = n_1 + n_2 - 2$

式中,$\overline{X}_1$ 和 $\overline{X}_2$ 分别为两样本的均数;$s_{\bar{x}_1 - \bar{x}_2}$ 为两样本均数之差的标准误,s_c^2 为两样本的合并方差(combined estimate variance)。

以算得的统计量 t,根据自由度 ν 和检验水准 α 查 t 界值表得 $t_{\alpha,\nu}$,若 $|t| < t_{\alpha,\nu}$,则 $P > \alpha$,不拒绝 H_0,差异无统计学意义;若 $|t| \geqslant t_{\alpha,\nu}$,则 $P \leqslant \alpha$,拒绝 H_0,接受 H_1,差异有统计学意义。

【例】 某医生测得 18 例慢性支气管炎患者及 16 例健康人的尿 17 酮类固醇排出量(mg/dl),慢性支气管炎患者的均数为 4.454mg/dl,标准差为 1.324mg/dl,健康人的均数为 5.299mg/dl,标准差为 1.382mg/dl。试问两组均数有无不同。

本例检验过程如下：

$H_0 : \mu_1 = \mu_2$，即总体均数相等

$H_1 : \mu_1 \neq \mu_2$，即总体均数不相等

$\alpha = 0.05$

$n_1 = 18, \overline{X}_1 = 4.454 \text{mg/dl}, S_1 = 1.324 \text{mg/dl}$

$n_2 = 16, \overline{X}_2 = 5.299 \text{mg/dl}, S_2 = 1.382 \text{mg/dl}$

$$t = \cfrac{\overline{X}_1 - \overline{X}_2}{\sqrt{\cfrac{(n_1-1)s_1^2 + (n_2-1)s_2^2}{n_1+n_2-2}\left(\cfrac{1}{n_1}+\cfrac{1}{n_2}\right)}} = \cfrac{4.454 - 5.299}{\sqrt{\cfrac{1.324^2(18-1)+1.382^2(16-1)}{18+16-2}\left(\cfrac{1}{18}+\cfrac{1}{16}\right)}} = -1.82v$$

$= n_1 + n_2 - 2 = 18 + 16 - 2 = 32$

查 t 界值表可知，$t_{0.05,32} = 2.037$，$|t| = 1.82 < 2.037$，故 $P > 0.05$，按 $\alpha = 0.05$ 水准，不拒绝 H_0，尚不能认为慢性支气管炎患者尿 17 酮类固醇的排出量与健康人不同。

2. 方差分析 方差分析（analysis of variance）主要用于多个样本均数间的比较，是一种很常用的统计检验方法。这里以完全随机设计分组资料的方差为例说明。样本均数间的差异可能由两种原因造成：抽样误差（个体间差异）的影响和不同处理的作用。如果处理不发生作用（即各样本均数来自同一总体），则组间均方（$MS_{组间}$，表示组间变异的程度）与组内均方（$MS_{组内}$，表示组内变异的程度）之比（F 值）接近 1。如 F 值远大于 1，超过方差分析用的 F 值表中 $F_{0.05(\nu_1,\nu_2)}$ 的值，则有统计学意义，说明各种处理作用不同（如处理是不同的药物，则不同的药物或不同的剂量作用不同）。下面是方差分析的基本步骤。

（1）求 F 值，作方差分析

1）计算各组的 $\sum_i X_{ij}$、$\sum_i X_{ij}^2$、n_i、$\overline{X}$ 以及根据所有的观察值计算 $\sum X$、$\sum X^2$、N、$\overline{X}$。

2）求 F 值：计算公式见表 13-3。

表 13-3 完全随机设计分组资料的方差分析计算公式

变异来源	离均差平方和，SS	自由度	均方，MS	F 值
总变异	$\sum X^2 - C^*$	$N-1$		
组间变异	$\sum_i \dfrac{\left(\sum_j X_{ij}\right)^2}{n_i} - C$	$k-1$	$SS_{组间}/k-1$	$MS_{组间}/MS_{组内}$
组内变异	$SS_{总} - SS_{组间}$	$N-k$	$SS_{组内}/N-k$	

$* C = (\sum X)^2 / N$，k 为组数

3）根据计算的 F 值及 $F_{0.05(\nu_1,\nu_2)}$、$F_{0.01(\nu_1,\nu_2)}$ 界值，确定 P 值，判断各组间差异及是否有无统计学意义。

（2）各组均数间的两两比较：如果方差分析 $P \leqslant 0.05$，则可用 q 检验进行多组均数的两两比较：

1）将各组样本均数由大至小排序。

2）求两组比较的 q 值：

$$q = \cfrac{\overline{X}_A - \overline{X}_B}{\sqrt{\cfrac{MS_{组内}}{2}\left(\cfrac{1}{n_A}+\cfrac{1}{n_B}\right)}} \tag{13.15}$$

3）从 q 值表中查出 $q_{0.05(v,a)}$ 及 $q_{0.01(v,a)}$ 的值（v 为组内自由度，a 为排序后两对比组间的组数），判断 P 值及有无统计学意义。

二、质反应资料的统计学方法

（一）质反应资料指标

1. 率（p）　如以 n、X 分别代表样本例数及阳性例数，则

阳性率 $p=\dfrac{X}{n}$，阴性率 $q=1-p$

2. 率的标准误（S_p）　率的标准误反映率的抽样误差的大小。

$$S_p=\sqrt{\frac{pq}{n}}$$

（13.16）

3. 总体率的可信区间　当 np 与 $n(1-p)$ 均大于 5 时，样本率 p 近似正态分布，这时可以利用正态分布理论来估计总体率的可信区间。

总体率 95% 可信区间：$p\pm1.96S_p$，总体率 99% 可信区间：$p\pm2.58S_p$。

（二）质反应资料的显著性检验

χ^2 检验（chi-square test 或称卡方检验）是用途非常广泛的一种假设检验方法。这里仅介绍用于两个或两个以上的率（或构成比）的比较和配对资料的比较方法。

1. 四格表资料的 χ^2 检验（两个样本率比较）

（1）χ^2 检验的基本思想：χ^2 检验需要计算统计量 χ^2 值，基本公式为

$$\chi^2=\sum\frac{(A-T)^2}{T}$$

（13.17）

$v=$（行数-1）（列数-1）

式中 A 为实际频数，T 为理论频数，它是根据无效假设计算得到的。

理论频数 T 的计算公式：

$$T_{RC}=\frac{n_R\cdot n_C}{n}$$

（13.18）

式中 T_{RC} 为第 R 行（row）第 C 列（column）的理论频数，n_R 为相应行的合计，n_c 为相应列的合计，n 为总例数。

由公式（13.17）可以看出，χ^2 值反映了实际频数与理论频数的吻合程度，其中 $\dfrac{(A-T)^2}{T}$ 反映了某个格子实际频数与理论频数的吻合程度。若检验假设 H_0 成立，实际频数与理论频数的差值会小，则 χ^2 值也会小；反之，若检验假设 H_0 不成立，实际频数与理论频数的差值会大，则 χ^2 值也会大。χ^2 值的大小还取决于 $\dfrac{(A-T)^2}{T}$ 个数的多少（严格地说是自由度 v 的大小）。由于各 $\dfrac{(A-T)^2}{T}$ 皆是正值，故自由度 v 愈大，χ^2 值也会愈大；所以只有考虑了自由度 v 的影响，χ^2 值才能正确地反映实际频数 A 和理论频数 T 的吻合程度。χ^2 检验时，要根据自由度 v 查 χ^2 界值表。当 $\chi^2\geqslant\chi^2_{a,v}$ 时，$P\leqslant\alpha$，拒绝 H_0，接受 H_1；当 $\chi^2<\chi^2_{a,v}$ 时，$P>\alpha$，尚没有理由拒绝 H_0。

（2）四格表资料 χ^2 专用公式：完全随机设计的两个独立样本率的比较，可以整理成表 13-4 形式。

表 13-4　两个样本率资料的四格表形式

分组	阳性数	阴性数	合计	阳性率
甲组	a	b	$a+b$	$a/(a+b)$
乙组	c	d	$c+d$	$c/(c+d)$
合计	$a+c$	$b+d$	n	$(a+c)/n$

表中 a、b、c、d 为整个表的基本数据,其余数据均可由这 4 个数据计算出来,该资料称为四格表资料(fourfold table)。对于四格表资料除用式(13.17)计算 χ^2 值外,还可以直接用四格表专用公式(13.19)计算 χ^2 值。

$$\chi^2=\frac{(ad-bc)^2\cdot n}{(a+b)(c+d)(a+c)(b+d)} \tag{13.19}$$

(3) 四格表资料 χ^2 检验的校正公式:当自由度为 1 的四格表资料,理论数较小时,需做连续性校正。所以在分析四格表资料时,需根据不同情况做不同处理。

1) 当 $n\geqslant40$,且所有 $T\geqslant5$ 时,用上述的 χ^2 检验的基本公式(13.17)或四格表专用公式(13.19)。

2) 当 $n\geqslant40$ 时,如果有某个格子出现 $1\leqslant T<5$ 时,需用四格表 χ^2 检验的校正公式(13.20)或(13.21)。

$$\chi^2=\Sigma\frac{(|A-T|-0.5)^2}{T} \tag{13.20}$$

$$\chi^2=\frac{(|ad-bc|-\frac{n}{2})^2 n}{(a+b)(c+d)(a+c)(b+d)} \tag{13.21}$$

3) 若 $n<40$,或 $T<1$ 时,不能用 χ^2 检验,需用四个表的确切概率法(参阅统计学专著)。

【例】　某医师研究用兰芩口服液与银黄口服液治疗慢性咽炎疗效有无差别,将病情相似的 80 名患者随机分成两组,分别用两种药物治疗,结果见下表,问两种药物的有效率是否相同(表 13-5)?

本例的检验过程如下:

H_0:两药的有效率相同,即 $\pi_1=\pi_2$

H_1:两药的有效率相同,即 $\pi_1\neq\pi_2$

$\alpha=0.05$

表 13-5　慢性咽炎两种药物疗效比较

药物	疗效		合计
	有效	无效	
兰芩口服液	41(36.56)	4(8.44)	45
银黄口服液	24(28.44)	11(6.56)	35
合计	65	15	80

因为所有 $T>5$,且 $n>40$,故计算

$$\chi^2=\frac{(ad-bc)^2 n}{(a+b)(c+d)(a+c)(b+d)}=\frac{(41\times11-4\times24)^2\times80}{45\times35\times65\times15}=6.56$$

确定 P 值:因为 $\chi^2=6.56>\chi^2_{0.05,1}=3.84$,故 $P<0.05$。可以认为,兰芩口服液和银黄口服液的总体有效率不同。

表 13-6　配对四格表形式

甲处理	乙处理		合计
	+	-	
+	a	b	$a+b$
-	c	d	$c+d$
合计	$a+c$	$b+d$	n

2. 配对四格表资料的 χ^2 检验　同一受试对象实验前后比较、同一样本用两种方法检验以及配对的两个受试对象接受两种不同处理等资料,可按配对资料进行处理,配对质反应资料一般可整理为表 13-6 形式。

若比较两种处理之间有无差别,应作配对资料的差别 χ^2 检验。这时无效假设为两种处理阳

性率相同,即总体 $B=C$。配对资料的差别 χ^2 检验公式为

$$\chi^2 = \frac{(|b-c|-1)^2}{b+c}, \nu=1 \tag{13.22}$$

表 13-7　两种培养基上白喉杆菌的生长情况

甲培养基	乙培养基		合计
	阳性	阴性	
阳性	22	18	40
阴性	2	14	16
合计	24	32	56

公式分子中的 1 为连续性校正数,若 $b+c>$ 40 时可省去。

【例】 设有 56 份咽喉涂抹标本,把每份标本一分为二,依同样的条件分别接种于甲、乙两种白喉杆菌培养基上,观察白喉杆菌的生长情况,结果如(表 13-7)。试问两种培养基上白喉杆菌的生长率有无差别?

H_0:两种培养基上白喉杆菌生长的阳性率相等,即 $B=C$

H_1:两种培养基上白喉杆菌生长的阳性率不相等,即 $B \neq C$

$\alpha=0.05$

已知 $b=18, c=2, b+c<40$,需校正

故 $\chi^2 = \frac{(|b-c|-1)^2}{b+c} = \frac{(|18-2|-1)^2}{18+2} = \frac{225}{20} = 11.25$

查 χ^2 界值表,得 $P<0.01$,按 $\alpha=0.05$ 水准,拒绝 H_0,接受 H_1,差别有统计学意义。可认为两种培养基上白喉杆菌的生长率不同。

3. 行×列表资料的 χ^2 检验　多个样本率和构成比资料,其基本数据均可整理成 R 行 C 列,称为 $R \times C$ 表,又称行×列表,χ^2 检验目的是推断其总体率或构成比是否不同,除用基本公式 (13.17) 外,用行×列表专用公式 (13.23) 计算更为简便。

$$\chi^2 = n\left(\sum \frac{A^2}{n_R n_C} - 1\right) \tag{13.23}$$

【例】 某医师研究物理疗法、药物治疗和外用膏药三种疗法治疗周围性面神经麻痹的疗效,资料见表 13-8。问三种疗法的有效率有无差别?

表 13-8　三种疗法有效率的比较

疗法	有效	无效	合计	有效率(%)	疗法	有效	无效	合计	有效率(%)
物理疗法组	199	7	206	96.60	外用膏药组	118	26	144	81.94
药物治疗组	164	18	182	90.11	合计	481	51	532	90.41

$H_0: \pi_1=\pi_2=\pi_3$,即三种疗法治疗周围性面神经麻痹的有效率相同

H_1:三种疗法治疗周围性面神经麻痹的有效率不全相同

$\alpha=0.05$

按公式 (13.23) 计算 χ^2 值,得

$$\chi^2 = 532\left(\frac{199^2}{206 \times 481} + \frac{7^2}{206 \times 51} + \cdots + \frac{26^2}{144 \times 51} - 1\right) = 21.04$$

$\nu = (3-1)(2-1) = 2$

查 χ^2 界值表,得 $P<0.005$。按 $\alpha=0.05$ 检验水准拒绝 H_0,接受 H_1,可以认为三种疗法治疗周围性面神经麻痹的有效率不全相同。

行×列表的 χ^2 检验在应用时应注意:一般认为不宜有 1/5 以上格子的理论频数小于 5,或有 1 个格子的理论频数小于 1,否则将导致分析的偏性;多个样本率(或构成比)比较的 χ^2 检验,若结论为拒绝无效假设,只能认为各总体率(或总体构成比)之间总的来说不同,但不能说明它

们彼此之间都不同,或某两者之间有差别。

三、直线回归与相关

在医学研究中常要分析两个变量间的关系,如年龄与血压、体温与脉搏、药物剂量与动物死亡率等,回归与相关就是研究这种关系的统计方法。这里只介绍回归与相关中最简单、最基本的两个变量间呈直线关系的分析方法。

(一) 直线回归

直线回归(linear regression)是用直线回归方程表示两个变量间依存关系的统计分析方法,属双变量分析的范畴。两个变量之间有数量关系,但又非一一对应的函数关系,被称作回归关系,例如年龄和身高、身高和体重的关系。直线回归分析的主要任务是找出最适合的直线回归方程,以确定一条最接近于各实测点的直线,描述两个变量之间的回归关系。

直线回归分析中两个变量的地位不同,其中一个变量是依赖另一个变量而变化的,因此分别称为因变量(dependent variable)和自变量(independent variable),习惯上分别用 Y 和 X 来表示。

1. 直线回归方程及其求法　直线回归方程的一般表达式为

$$\hat{Y} = a + bX \tag{13.24}$$

式中 b 为样本回归系数(coefficient of regression),即回归直线的斜率,表示当 X 变化一个单位时,因变量 Y 平均变动 b 个单位;a 为截距(intercept),即回归直线或其延长线与 Y 轴交点的纵坐标。截距 a 和斜率 b 的估计通常采用最小二乘法原则,即保证各实测点到回归直线的纵向距离的平方和 $\sum (Y - \hat{Y})^2$ 最小。根据最小二乘法原则导出 b 和 a 的计算公式:

$$b = \frac{\sum (X - \overline{X})(Y - \overline{Y})}{\sum (X - \overline{X})^2} = \frac{l_{XY}}{l_{XX}} \tag{13.25}$$

式中 l_{XY} 为 X, Y 的离均差积和,l_{XX} 为 X 的离均差平方和。

$$l_{XX} = \sum X^2 - \frac{(\sum X)^2}{n} \tag{13.26}$$

$$l_{XY} = \sum XY - \frac{(\sum X)(\sum Y)}{n} \tag{13.27}$$

$$a = \overline{Y} - b\overline{X} \tag{13.28}$$

2. 样本回归系数的假设检验　回归系数的检验亦即回归关系的检验,又称回归方程的检验,其目的是检验求得的回归方程在总体中是否成立,即是否样本代表的总体也有直线回归关系。我们知道即使总体回归系数 β 为零,由于抽样误差的原因,其样本回归系数 b 也不一定为零,因此,需作 β 是否为零的假设检验,检验方法可用 t 检验。其基本思想是利用样本回归系数 b 与总体均数回归系数 β 进行比较来判断回归方程是否成立。实际应用中因为回归系数 b 的检验过程较为复杂,而相关系数 r 的检验过程简单并与之等价,故一般用相关系数 r 的检验来代替回归系数 b 的检验。

统计量 t 的计算公式为

$$t = \frac{b - 0}{S_b}, \nu = n - 2 \tag{13.29}$$

$$S_b = \frac{S_{Y \cdot X}}{\sqrt{l_{XX}}} \tag{13.30}$$

$$S_{Y.X} = \sqrt{\frac{\sum(Y-\hat{Y})^2}{n-2}} \tag{13.31}$$

$$\sum(Y-\hat{Y})^2 = \sum(Y-\overline{Y})^2 - \frac{[\sum(X-\overline{X})(Y-\overline{Y})]^2}{\sum(X-\overline{X})^2} \tag{13.32}$$

式中,S_b 为样本回归系数的标准误;$S_{Y.X}$ 为剩余标准差(residual standard deviation),它是指扣除了 X 对 Y 的线性影响后 Y 的变异,可用以说明估计值 $\hat{Y}$ 的精确性。$S_{Y.X}$ 越小,表示回归方程的估计精度越高。

【例】 某医生研究儿童体重与心脏横径的关系,测得 13 名 8 岁正常男童的体重与心脏横径,数据见表 13-9。试作回归分析。

直线回归分析的步骤如下:

(1) 以体重作为自变量,心脏横径作为因变量,作散点图(图 13-3),发现呈直线趋势,可拟合直线回归方程。

表 13-9 13 名 8 岁健康男童体重与心脏横径的关系

编号	体重(kg),X	心脏横径(cm),Y	编号	体重(kg),X	心脏横径(cm),Y
1	25.5	9.2	8	23.5	9.4
2	19.5	7.8	9	26.5	9.7
3	24.0	9.4	10	23.5	8.8
4	20.5	8.6	11	22.0	8.5
5	25.0	9.0	12	20.0	8.2
6	22.0	8.8	13	28.0	9.9
7	21.5	9.0			

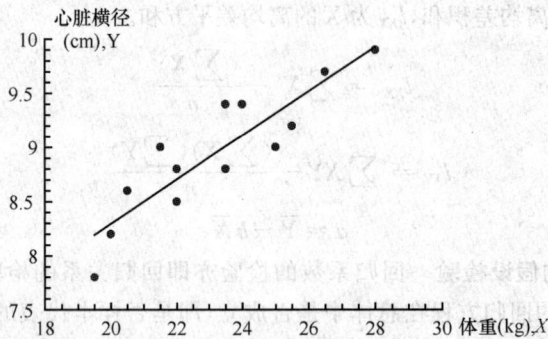

图 13-3 13 名 8 岁健康男童体重与心脏横径的关系

(2) 求回归方程

本例 $n=13$, $\sum X = 301.5$, $\sum X^2 = 7072.75$

$\sum Y = 116.3$, $\sum Y^2 = 1044.63$, $\sum XY = 2713.65$

$\overline{X} = 23.19$, $\overline{Y} = 8.95$

$$l_{XX} = \sum X^2 - \frac{(\sum X)^2}{n} = 7072.75 - \frac{301.5^2}{13} = 80.2692$$

$$l_{YY} = \sum Y^2 - \frac{(\sum Y)^2}{n} = 1044.63 - \frac{116.3^2}{13} = 4.1923$$

$$l_{XY} = \sum XY - \frac{(\sum X)(\sum Y)}{n} = 2713.65 - \frac{301.5 \times 116.3}{13} = 16.3846$$

故 $b = \dfrac{l_{XY}}{l_{XX}} = \dfrac{16.3846}{80.2692} = 0.2041$，$a = \overline{Y} - b\overline{X} = 8.95 - 0.2041 \times 23.19 = 4.2121$

回归方程为：$\hat{Y} = 4.2121 + 0.2041X$。

（3）回归方程的检验

H_0：总体回归系数 $\beta = 0$，即 8 岁男童心脏横径与体重之间不存在直线关系

H_1：总体回归系数 $\beta \neq 0$，即 8 岁男童心脏横径与体重之间存在直线关系

$\alpha = 0.05$

$$S_{Y.X} = \sqrt{\frac{\sum(Y - \hat{Y})^2}{n-2}} = 0.2776, \quad S_b = \frac{S_{Y.X}}{\sqrt{l_{XX}}} = \frac{0.2776}{\sqrt{80.2692}} = 0.03098$$

$$t = \frac{b}{S_b} = \frac{0.2041}{0.03098} = 6.59 \qquad \nu = 13 - 2 = 11$$

按 $\nu = 11$ 查 t 界值表，得 $P < 0.01$，按 $\alpha = 0.05$ 水准拒绝 H_0，接受 H_1，认为 8 岁健康男童心脏横径与体重之间存在直线关系。

（4）直线回归方程的图示：为了进行直观分析或实际需要，可在坐标轴上任意取相距较远且易读的两个 X 值，根据所求直线回归方程算得对应 $\hat{Y}$ 值，如上例取 $X_1 = 20.0$，$X_2 = 25.0$，代入回归方程 $\hat{Y} = 4.2121 + 0.2041X$，求得 $\hat{Y}_1 = 8.2945$，$\hat{Y}_2 = 9.3151$。在图上确定（20.0，8.2945）和（25.0，9.3151）两个点，连接上述两点就可得到回归方程的图示（图 13-3）。应注意的是，连出的回归直线不应超过 X 的实测值范围；所绘回归直线必然通过 $(\overline{X}, \overline{Y})$；将直线的左端延长与纵轴交点的纵坐标必等于截距 a，据此可判断所绘图形是否正确。

（二）直线相关

直线相关分析是描述两变量间是否有直线关系以及直线关系的方向和密切程度的分析方法。直线回归分析方法是描述两变量间数量关系的统计方法。实际工作中有时并不要求由 X 估计 Y（或者先不考虑这个问题）而关心的是两个变量间是否有相关关系，如有相关关系，那么它们之间的关系是正相关（positive correlation），还是负相关（negative correlation）以及相关程度（degree of relationship）如何，这就是直线相关分析的任务。

直线相关（linear correlation）又称简单相关（simple correlation），用于双变量正态分布（bivariate normal distribution）资料，一般说来，两个变量都是随机变动的，不分主次，处于同等地位。两变量间的直线相关关系用相关系数 r（correlation coefficient）描述。直线相关的性质可由散点图（图 13-4）直观地说明。

图 13-4A，散点呈椭圆形分布，两变量 X、Y 变化趋势是同向的，称为正相关；反之，图 13-4B 中的 X、Y 间呈反向变化，称为负相关；图 13-4C 中的散点在一条直线上、且 X、Y 是同向变化，称为完全正相关；反之，图 13-4D 中的 X、Y 呈反向变化，称为完全负相关；图 13-4E～H，两变量间毫无联系或可能存在一定程度的曲线联系而没有直线相关关系，称为零相关。正相关或负相关并不一定表示一个变量的改变是另一个变量变化的原因，有可能同受另一个因素的影响。

1. 相关系数的意义及计算　相关系数又称积差相关系数（coefficient of product-moment correlation），用 r 表示样本相关系数，ρ 表示总体相关系数。它是说明有直线关系的两变量间，相关关系的密切程度和相关方向的统计指标。计算公式为

$$r = \frac{\sum (X - \overline{X})(Y - \overline{Y})}{\sqrt{\sum (X - \overline{X})^2 \sum (Y - \overline{Y})^2}} = \frac{l_{XY}}{\sqrt{l_{XX} l_{YY}}} \tag{13.33}$$

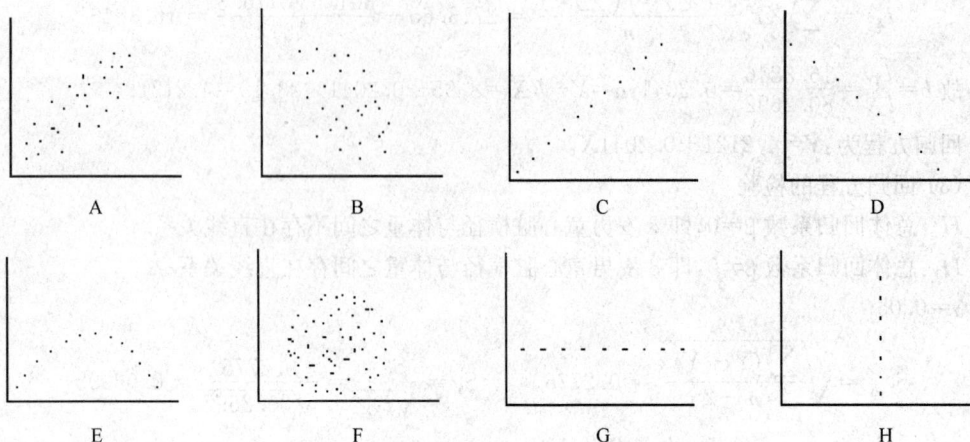

图 13-4　直线相关示意图

A. $0 < r < 1$；B. $-1 < r < 0$；C. $r = 1$；D. $r = -1$；E. $r = 0$；F. $r = 0$；G. $r = 0$；H. $r = 0$

相关系数没有单位，其值为 $-1 \leqslant r \leqslant 1$。当两变量呈同向变化时，$0 \leqslant r \leqslant 1$，为正相关；两变量呈反向变化，$-1 \leqslant r \leqslant 0$，为负相关；$r = 0$ 为零相关，表示无直线相关关系；两变量呈同向或反向变化且点子分布在一条直线上，$|r| = 1$ 为完全相关。完全相关属相关分析中的特例，由于医学研究中影响因素众多，个体变异不可避免，很少呈现完全相关。

【例】　根据上例资料，试计算 8 岁健康男孩体重与心脏横径的相关系数。

由上例已算得，$l_{XX} = 80.2692$，$l_{YY} = 4.1923$，$l_{XY} = 16.3846$

$$r = \frac{16.3846}{\sqrt{80.2692 \times 4.1923}} = 0.8932$$

2. 相关系数的假设检验　本例求得的相关系数 $r = 0.8932$ 是一个样本指标，它只是总体相关系数 ρ 的估计值，必然有抽样误差。也就是说，如果男孩体重（X）和心脏横径（Y）没有关系，即从 $\rho = 0$ 的总体中随机抽样，由于抽样误差的影响，可能样本的相关系数 r 值不一定等于零（本例 $r = 0.8932$）。故当计算出 r 值后，接着应做 $\rho = 0$ 的假设检验，只有当检验接受了总体相关系数 $\rho \neq 0$ 的假设之后，才能下结论说两变量 X、Y 之间确有直线相关关系。检验方法可用 t 检验，计算公式如下

$$t = \frac{r - 0}{S_r} = \frac{r}{\sqrt{\dfrac{1 - r^2}{n - 2}}}, \quad \nu = n - 2 \tag{13.34}$$

式中：分母 s_r 为相关系数 r 的标准误

求得 t 值后，查 t 界值表，确定概率 P 值。

【例】　根据上例求得的 r 值，检验 8 岁健康男孩体重与心脏横径之间是否有直线相关关系。

$H_0: \rho = 0$，$H_1: \rho \neq 0$，$\alpha = 0.05$

已知　$n = 8$，$r = 0.8932$

$$t = \frac{0.8932}{\sqrt{\dfrac{1 - 0.8932^2}{13 - 2}}} = 6.587, \quad \nu = 13 - 2 = 11$$

查 t 界值表，得 $P < 0.001$，按 $\alpha = 0.05$ 水准拒绝 H_0，接受 H_1，故可以认为 8 岁健康男孩的体

重与心脏横径之间有直线相关关系。

第四节　统计表与统计图的制作

统计表和统计图是统计描述的重要方法。医学科学研究资料经过整理和计算各种统计指标后,所得结果除了用适当的文字说明外,常将统计资料及其指标以表格列出(称为统计表,statistical table),或将统计资料形象化,利用点的位置、线断的升降、直条的长短或面积的大小等形式直观表示事物间的数量关系(称为统计图,statistical graph)。统计表与统计图可以代替冗长的文字叙述,便于分析和比较。

一、统计表的制作

(一) 统计表的结构与要求

1. 统计表的结构　统计表由标题、标目、线条和数字构成。如下表所示:

表号	标题	
横标目名称	纵标目	合　计
横标目	数　字	
合计		

2. 编制要求

(1) 标题:要能概括表的内容,写于表的上端中央,左侧加表号,必要时应注明时间、地点。

(2) 标目:有横标目和纵标目,分别说明表格每行和每列数字的含义。横标目列在表的左侧,一般用来表示表中被研究事物的主要标志;纵标目列在表的上端,一般用来说明横标目的各个统计指标的内容。

标目内容一般应按顺序从小到大排列,不同时期的资料可按年份、月份先后排列,有助于说明其规律性。

(3) 线条:线条不宜过多,除上面的顶线,下面的底线,以及纵标目下面与合计上面的横线外,一般省去表内的线条。其他竖线和斜线一概省去。

(4) 数字:以阿拉伯数字表示。表内的数字必须正确,小数的位数应一致并对齐,暂缺与无数字分别以"…"、"—"表示,为"0"者记作"0",不应有空项。为方便核实与分析,表一般应有合计。

(5) 备注:一般不列入表内。必要说明者可标"※"号,写在表的下面。

(二) 统计表的种类

通常按分组标志多少分为简单表与组合表。

1. 简单表(simple table)　只按一个标志分组为简单表,如表 13-10,只按地区一个标志分组,可比较不同地区的评分。

2. 组合表(combinative table)　按两个或两个以上标志分组的为组合表,如表 13-11,按地区和性别两个分组标志分组,可比较不同地区、不同性别的评分。

表 13-10　2001 年某省不同地区的卫生系统反应性评分比较

地　区	调查人数	评分均值
省会城市	333	703.63
一般城市	152	507.15
县及乡村	971	679.06
合计	1456	666.73

表 13-11　2001 年某省不同地区、不同性别的卫生系统反应性评分比较

地区	男		女	
	调查人数	评分均值	调查人数	评分均值
省会城市	217	706.60	116	698.07
一般城市	100	517.15	52	487.92
县及乡村	371	669.88	600	684.74
合计	688	659.26	768	673.43

二、统计图的制作

医学领域中常用的统计图有条图、百分条图、圆图、线图、直方图与散点图等。制图的基本要求：

(1) 根据资料的性质和分析目的选用合适的图形。

(2) 标题应说明资料的内容、时间和地点，一般位于图的下方。

(3) 图的纵、横轴应注明标目及对应单位，尺度应等距或具有规律性，横轴尺度自左而右、纵轴尺度自下而上，数量由小到大。纵横坐标长度的比例一般以 5：7 为宜。

(4) 比较、说明不同事物时，可用不同颜色或线条表示，并常附图例说明，但不宜过多。

各种统计图的适用条件与绘制要点不完全相同，分别说明如下：

(一) 直条图

直条图(bar graph)用等宽直条的长短表示相互独立各指标的数值大小，一般有单式与复式两种。制图要求：一般以横轴为基线，表示各个类别，纵轴表示其数值大小，必须从 0 开始，否则会改变各对比组之间的关系。直条的排列按由高到低的顺序或按自然顺序，各直条宽度应相等，各直条之间的间隔也应相等，其宽度与直条的宽度相等或为直条宽度的一半。复式直条图每组包括两个或两个以上直条，直条所表示的类别应用图例说明，同一组的直条间不留空隙。如图 13-5，是根据表 13-11 绘制的复式直条图。

(二) 圆图和百分比条图

1. 圆图(pie graph)　适用于百分构成比资料，表示事物各组成部分所占的比重或构成。以圆形的总面积代表 100%，把面积按比例分成若干部分，以角度大小来表示各部分所占的比重 (图 13-6)。

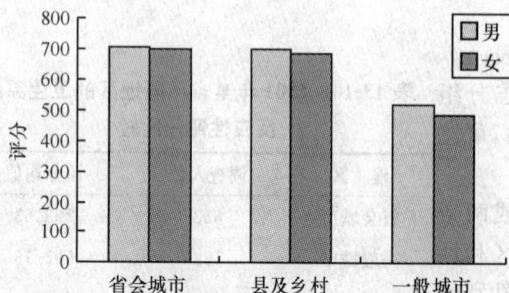

图 13-5　2001 年某省不同地区、性别的卫生系统反应性评分比较

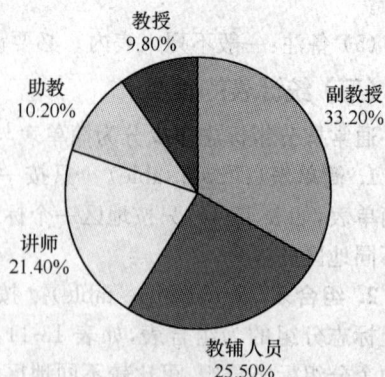

图 13-6　2001 年某医科大学公共卫生学院专业技术人员构成

制图要求：以圆形的 360°为 100%，1%相当于 3.6°，将各部分百分比分别乘以 3.6°即为各构成部分应占的圆心角度数，然后从圆的 12 点钟位置开始开始由大到小按顺时针方向依次绘制，其他项放最后。

2. 百分条图（percent bar chart）　的意义及适用资料与圆图相同，也是用于表示事物各组成部分所占的比重或构成。不同的是表现形式不一样，百分条图是以直条总长度作为 100%，将整个直条分成若干个部分，各部分按大小顺序排列，标出百分比，用不同的颜色或图案区分，直条中各段表示事物各组成部分的构成情况（图 13-7）。

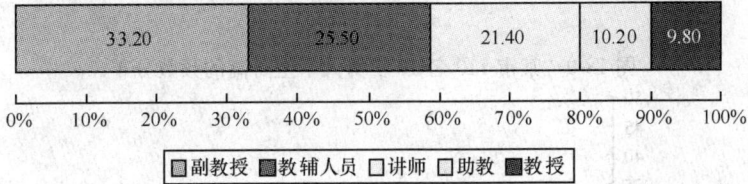

图 13-7　2001 年某医科大学公共卫生学院专业技术人员构成

（三）线图

线图（line graph）适用于连续性资料，以线段的升降来表示某事物在时间上的发展变化或表示一事物随另一事物而变化的趋势。普通线图的纵轴和横轴均为算术尺度，纵轴表示某指标（如发病率、死亡率等），横轴常表示时间、年龄或某现象的变化，相邻两点用直线连接。图 13-8 反映了 1950～1966 年结核病和伤寒的死亡率随时间变化均呈下降趋势。

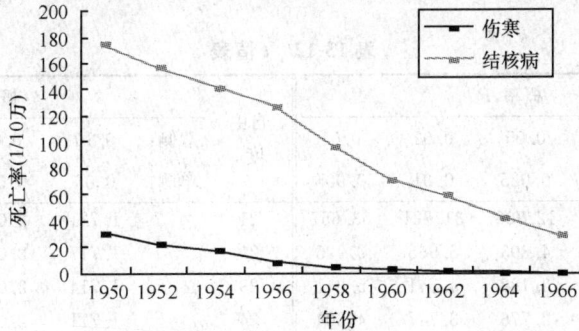

图 13-8　某地 1950～1966 年伤寒与结核病死亡率

（四）直方图

直方图（histogram）用于表达连续性资料的频数分布。以不同直方形面积代表各组频数的多少，各直方形面积与各组的频数成正比关系。直方图的横轴表示连续变量，直方的宽度代表组距；纵轴表示被观察现象的频数（或频率），纵轴尺度必须从"0"开始。直方图与直条图在形态上相似，但直方图的各直条间不留间隔。例如，图 13-9 表示某市 110 名 18 岁男大学生身高的频数分布情况，横轴表示各个身高组段，纵轴表示各个身高组段的人数。

（五）散点图

散点图（scatter diagram）以直角坐标上点的密集程度和趋势来表示两个变量间的关系（图 13-10）。根据点的散布情况，推测两种事物或现象有无相关关系，故常在对资料进行相关分析之前使用。通常横轴代表自变量，纵轴代表应变量。

t 值表和 x^2 值表见表 13-12，表 13-13。

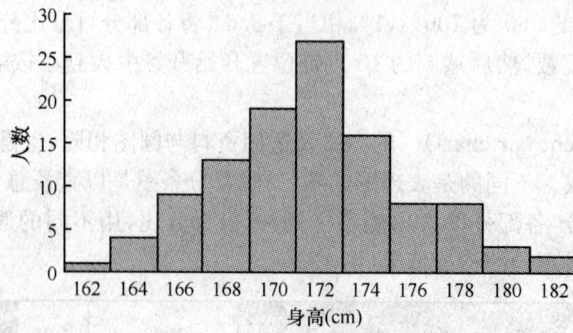

图 13-9 某市 110 名 18 岁男大学生身高的频数分布

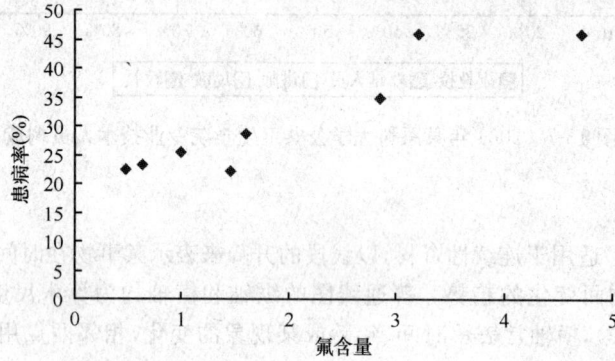

图 13-10 某地区饮水氟含量与氟骨症患症患病率散点图

表 13-12 t 值表

自由度ν	概率,P				自由度ν	概率,P			
	双侧: 0.10	0.05	0.02	0.01		双侧: 0.10	0.05	0.02	0.01
	单侧: 0.05	0.025	0.01	0.005		单侧: 0.05	0.025	0.01	0.005
1	6.314	12.706	31.821	63.657	21	1.721	2.080	2.518	2.831
2	2.920	4.303	6.965	9.925	22	1.717	2.074	2.508	2.819
3	2.353	3.182	4.541	5.841	23	1.714	2.069	2.500	2.807
4	2.132	2.776	3.747	4.604	24	1.711	2.064	2.492	2.797
5	2.015	2.571	3.365	4.032	25	1.708	2.060	2.485	2.787
6	1.943	2.447	3.143	3.707	26	1.706	2.056	2.479	2.779
7	1.895	2.365	2.998	3.499	27	1.703	2.052	2.473	2.771
8	1.860	2.306	2.896	3.355	28	1.701	2.048	2.467	2.763
9	1.833	2.262	2.821	3.250	29	1.699	2.045	2.462	2.756
10	1.812	2.228	2.764	3.169	30	1.697	2.042	2.457	2.750
11	1.796	2.201	2.718	3.106	40	1.685	2.021	2.423	2.704
12	1.782	2.179	2.681	3.055	50	1.676	2.009	2.403	2.678
13	1.771	2.160	2.650	3.012	60	1.671	2.000	2.390	2.660
14	1.761	2.145	2.624	2.977	70	1.667	1.994	2.381	2.648
15	1.753	2.131	2.602	2.947	80	1.664	1.990	2.374	2.639
16	1.746	2.120	2.583	2.921	90	1.662	1.987	2.368	2.632
17	1.740	2.110	2.567	2.898	100	1.660	1.984	2.364	2.626
18	1.734	2.101	2.552	2.878	200	1.653	1.972	2.345	2.601
19	1.729	2.093	2.539	2.861	500	1.648	1.965	2.334	2.586
20	1.725	2.086	2.528	2.845	∞	1.645	1.960	2.326	2.576

表 13-13　χ^2 值表

自由度 ν	概率: P								
	0.90	0.75	0.50	0.25	0.10	0.05	0.025	0.01	0.005
1	0.02	0.10	0.45	1.32	2.71	3.84	5.02	6.63	7.88
2	0.21	0.58	1.39	2.77	4.61	5.99	7.38	9.21	10.60
3	0.58	1.21	2.37	4.11	6.25	7.81	9.35	11.34	12.84
4	1.06	1.92	3.36	5.39	7.78	9.49	11.14	13.28	14.86
5	1.61	2.67	4.35	6.63	9.24	11.07	12.83	15.09	16.75
6	2.20	3.45	5.35	7.84	10.64	12.59	14.45	16.81	18.55
7	2.83	4.25	6.35	9.04	12.02	14.07	16.01	18.48	20.28
8	3.40	5.07	7.34	10.22	13.36	15.51	17.53	20.09	21.96
9	4.17	5.90	8.34	11.39	14.68	16.92	19.02	21.67	23.59
10	4.87	6.74	9.34	12.55	15.99	18.31	20.48	23.21	25.19
11	5.58	7.58	10.34	13.70	17.28	19.68	21.92	24.72	26.76
12	6.30	8.44	11.34	14.85	18.55	21.03	23.34	26.22	28.30
13	7.04	9.30	12.34	15.98	19.81	22.36	24.74	27.69	29.82
14	7.79	10.17	13.34	17.12	21.06	23.68	26.12	29.14	31.32
15	8.55	11.04	14.34	18.25	22.31	25.00	27.49	30.58	32.8
16	9.31	11.91	15.34	19.37	23.54	26.3	28.85	32.00	34.27
17	10.09	12.79	16.34	20.49	24.77	27.59	30.19	33.41	35.72
18	10.86	13.68	17.34	21.60	25.99	28.87	31.53	34.81	37.16
19	11.65	14.56	18.34	22.72	27.20	30.14	32.85	36.19	38.58
20	12.44	15.45	19.34	23.83	28.41	31.41	34.17	37.57	40.00
21	13.24	16.34	20.34	24.93	29.62	32.67	35.48	38.93	41.40
22	14.04	17.24	21.34	26.04	30.81	33.92	36.78	40.29	42.80
23	14.85	18.14	22.34	27.14	32.01	35.17	38.08	41.64	44.18
24	15.66	19.04	23.34	28.24	33.20	36.42	39.36	42.98	45.56
25	16.47	19.94	24.34	29.34	34.38	37.65	40.65	44.31	46.93
26	17.29	20.84	25.34	30.43	35.56	38.89	41.92	45.64	48.29
27	18.11	21.75	26.34	31.53	36.74	40.11	43.19	46.96	49.64
28	18.94	22.66	27.34	32.62	37.92	41.34	44.46	48.28	50.99
29	19.77	23.57	28.34	33.71	39.09	42.56	45.72	49.59	52.34
30	20.60	24.48	29.34	34.80	40.26	43.77	46.98	50.89	53.67
40	29.05	33.66	39.34	45.62	51.80	55.76	59.34	63.69	66.77
50	37.69	42.94	49.33	56.33	63.17	67.50	71.42	76.15	79.49
60	46.46	52.29	59.33	66.98	74.40	79.08	83.30	88.38	91.95
70	55.33	61.70	69.33	77.58	85.53	90.53	95.02	100.42	104.22
80	64.28	71.14	79.33	88.13	96.58	101.88	106.63	112.33	116.32
90	73.29	80.62	89.33	98.64	107.56	113.14	118.14	124.12	128.30
100	82.36	90.13	99.33	109.14	118.50	124.34	129.56	135.81	140.17

参 考 文 献

倪宗瓒. 2003. 医学统计学. 北京:高等教育出版社

傅华. 2004. 预防医学. 第 4 版. 北京:人民卫生出版社

方积乾. 2008. 卫生统计学. 第 6 版. 北京:人民卫生出版社

Jan W. Kuzma. 1998. Basic Statistics for the Health Sciences. 3rd. California:Mayfield Publishing Company

（潘秀丹）

第十四章 机能学实验研究论文的撰写

科技论文是公布研究成果、交流学术信息、启迪学术思想、发挥社会效益的主要形式。科学成果的首创权,多以公开发表的学术论文和书籍为依据,一般新闻报道不能得到正式的承认。论文的价值所在,首要的是科学性和创新性。科学性就是要尊重客观事实,论文所论述的内容具有科学可信性,结果是能够重复的。创新性要求论文所揭示的事物现象、属性、特点及事物运动时所遵循的规律,或者这些规律的运用必须是前所未见的、首创的或部分首创的,必须有所发现,有所发明,有所创造,有所前进。

论文写作有很大的灵活性和技巧性,同样的研究资料和研究成果,可因写作水平的不同,得出质量相差悬殊的研究论文。因此,论文写作是科研基本功的重要环节,不仅需要善于学习、匠心设计,还要遵守期刊标准化和规范化的有关规定。在写作技巧方面,还应当有可读性,能提出问题,有新见解。文章应该有自己的特色,观点鲜明,重点突出,有一定的理论深度。现将论文各主要部分的写作要点和应注意的问题简述如下。

一、论文写作的一般方法

(一) 整理资料

机能学实验研究论文是以作者自己设计和实施的实验中获得的材料为依据写出的研究论文。

实验中得到的记录结果为原始资料。写作之前要对原始材料进行去粗取精、去伪存真的精加工,通过分析提炼,保留那些能说明论点的例证材料;把公式、数据、图表等整理成可发表的形式。原始资料包括计量资料(如血压值、心率数、瞳孔大小、体温变化、生化测定数据和作用时间等)、计数资料(如阳性反应或阴性反应数、死亡或存活数等)、描述曲线、心电图、脑电图、照片和现象的文字记录等。凡属计量资料和计数资料,均应以恰当的单位和准确的数值定量地表示,不能笼统提示,必要时应做统计处理,以保证结论有较大的可靠性。尽可能以表格表示精确复杂的材料;以图形表示直观、连续的结果;以文字说明有关条件和结果概要,使主要结果有重点地表达出来,以便阅读、比较和分析。

(二) 制定提纲

在写作之前制定提纲可以帮助我们树立全局观念,从整体出发,去检验每一个部分所占的地位,所起的作用,相互间是否有逻辑联系,每部分所占的篇幅与其在全局中的地位和作用是否相称,各个部分之间的比例是否恰当和谐。树立全篇论文的基本骨架,明确层次和重点,简明具体,一目了然。

(三) 论文格式

文题
作者
摘要
关键词
前言
材料和方法
结果
讨论及结论
参考文献

二、具体内容的写作

(一) 题目

题目是论文内容的高度概括,能反映处理因素、实验对象和实验效应三要素。确切、简洁、醒目的文题,可以提示和吸引读者。精妙的文题可以起"画龙点睛"的作用。

写作注意事项:

(1) 题名尽量简单明了,不应很长,一般不宜超过 20 个汉字。

(2) 一般情况下,题目中应包括文章的主要关键词。

(3) 避免使用不常见的缩略语、字符、代号和公式等。

(4) 得到研究基金支持的课题论文,应注明资金来源。

(二) 摘要与关键词

1. 摘要

(1) 摘要的一般格式:①摘要有目的、方法、结果和结论四要素;②摘要以提供文献内容梗概为目的,不加评论和补充解释,简明确切地记述文献重要内容。科研论文的摘要绝大多数属于报道性摘要(信息摘要);③一般中文摘要 200～300 字,外文摘要 250 个左右实词。

(2) 写作注意事项:①客观、如实地反映文章的内容;着重反映文章的新内容、结论和要强调的观点;②众所周知的专用术语,尽量用简称或缩写,不常用的术语第一时间出现用全称或注释,以后出现时用缩写;③要用第三人称的写法。

2. 关键词 关键词又称为主题词,通常是从题目和摘要中提炼出来的,能反映文献特征内容,通用性比较强的能揭示文章核心信息的词语,便于读者检索文献。中文期刊在标注的关键词前注明为[关键词],外文注明为[Key Words],也有笼统地注明为主题词或[Subject Terms]。

(三) 前言(引言)

前言又称引言、导言或序言,前言是提出"准备研究什么"。

1. 前言的主要内容

(1) 回顾有关的历史背景:概述本领域已经取得的成绩和尚存在的不足。

(2) 准备研究解决的问题。

(3) 阐述研究方法和选定这种特定方法的理由。

(4) 阐述研究的意义。

2. 写作注意事项

(1) 所占篇幅不宜过大,不要把介绍历史和现状变成"文献综述"。

(2) 不要介绍人所共知的普通专业知识,或教科书上的材料。

(3) 不要赘述与本论文关系不大的内容。

(4) 不要自我评价,忌用"首创"、"未见报道"、"国内外领先"、"填补了空白"等词语。

(四) 材料与方法

这一部分是说明"如何进行研究",让读者知道研究结果是用什么材料和方法做出来的。

1. 材料

(1) 仪器设备:应写明制造厂商、型号、主要性能、精度、出厂日期等。

(2) 药品和试剂:应写明成分、纯度、浓度、剂量、厂商、出厂日期、批号等。

(3) 实验动物:应写明种系、级别、性别、体重、遗传特性、健康情况等。

(4) 尸体材料:应写明性别、年龄、死亡诊断等。

(5) 临床病历:应写明病案有关重要项目。

2. 方法

(1) 常用的、众所周知的研究方法可以从略。

(2) 借鉴他人的有关方法仅说明文献出处即可。

(3) 参阅他人并有所改进的方法应详述改进之处。

(4) 自己创新建立的方法要详尽写明工序过程及操作要点,令其他读者能够按照论文介绍的方法将实验重复出来。"可重复性原则"是检验研究方法是否具有科学性的重要原则。

(五) 结果

"得到什么结果"是全文的中心内容,是作者通过实验或观察所得。结果应简明扼要,通过数据的合理展示,为讨论部分准备提出的创新点、关键点、新见解、新方案提供详实的材料和充分的依据。

1. 结果的表达 要先将观察、实验、调查收集到的原始资料,认真加以剪裁与筛选,数据需经统计学处理,然后通过文字、表格、图形加以表达。

(1) 文字:主要指出结果的概要。阐述的顺序可按重要性大小排列,或先描述主要的实验结果,然后描述次要的,最后描述对照组的结果。对显著变化的结果,要指出变化的特点,如增加或减少、增强或减弱,可重复一些关键性的数据。无显著变化的结果简要说明。

(2) 表格:用来表示精确的数据,表格能使表达内容的逻辑性和准确性增强,表格的题目、内容和注解可说明结果的具体特点。表格的题目应反映表格的内容,包括处理因素、变量名称、实验对象、变化特点。表格一般设计为三线表格,对表格中的内容特点、缩写词、符号、统计结果要在表格下方注释。

(3) 图形:不仅可以使某些内容的描述简洁、清晰,而且具有活跃和美化版面的功能。因此,插图被誉为"形象语言"、"视觉文字",与文字和表格一样是用来表达作者意图的有效工具。图题应简洁明确,具有自明性。函数图通常由物理量及相应符号和单位组成。物理量应以斜体拉丁化字母标注;单位用正体书写的国际通用单位符号标注。标目应与被标注的坐标轴平行,排在坐标轴和标值的外侧。非定量的一两个字母的简单标目,如 x、y 等可直接放在坐标轴顶端和外侧。标值应防止标注过分密集。标值的数字尽可能不超过 3 位数,或小数点后不超过 1 个"0"。说明文字力求简洁准确。物理量和单位按国家规定表示,所选用的名词术语一定要与正文中所使用的相一致。

2. 写作注意事项

(1) 文、表、图三者不能重复表达。

(2) 以往文献已有的内容,一带而过。

(3) 能说明论文创新点和支持新见解的资料应详细介绍。

(六) 讨论与结论

1. 讨论 是科技论文中最灵活多样的部分,是显示作者学术思路和才华的用武之地,但也是较难写好的部分。凡是作者认为有必要讨论的内容,均可在此展开。讨论部分要突出重点,对论文的核心要素,要着力泼墨,赋予重彩,但立论必须严谨,在阐述自己的新发现、新认识时,允许做适当推理,但必须言之有物、言之有据、言之有理。讨论要有明确的目的性,不可面面俱到,主次不分,更不能下笔千言,离题万里。讨论允许评价他人观点、成果,但必须尊重客观事实,以理服人,用友善的态度交换学术见解,也可以将自己的结果、推理罗列出来,不谈更多的评述性语言,让读者去比较、鉴别、分析评断。讨论允许适当地引用其他作者的成果,但目的是为了印证和比较自己的结论,切忌写成与立题无关的"文献综述"。

2. 结论 与目的相呼应。是以实验结果为依据,在讨论的基础上概括、总结具有代表性的实验结果的论点或推论。

结论是整篇文章的最后总结。结论不是科技论文的必要组成部分,主要是回答"研究出什么"。它是以正文中的试验或考察中得到的现象、数据和阐述分析作为依据,由此完整、准确、简洁地指出:①考察或实验得到的结果所揭示的原理及其普遍性。②研究中有无发现例外或本论文尚难以解释和解决的问题。③与先前已经发表过的(包括他人或作者自己)研究工作的异同。④本论文在理论上与实用上的意义与价值。⑤对进一步深入研究本课题的建议。

(七) 参考文献

参考文献是科技论文的一个重要组成部分。它明确地标引他人的学术思想、理论、成果和数据部分,并给出其来源,以体现科学的继承性和对他人劳动的尊重,又表明了科学的严肃性,言之有据,或为了节约篇幅和叙述方便,提供在论文中提及而没有展开的有关内容的详尽文本。否则,前人的成果与作者自己的创造就分不清,就难免有抄袭剽窃之嫌,因而有损于作者的品德,甚至违反版权保护条例。

国家标准 GB7714-87《文后参考文献著录规则》中规定:引用的文献标注方法有两种,即"顺序编码制"和"著作-出版制"。医学期刊多采用顺序编码制。顺序编码制著录格式:

1. 顺序编码制文内编排格式　按引用文献在文内出现的先后顺序编码,将序号置于文内引用处右上角方括号内标记。引文如写出原著者,序号则放在著者姓名的右上角;如未写出著者姓名,序号应放在引文之后。引用多篇文献时,只需将各篇文献的序号在方括号内全部列出,各序号之间用","间隔,如遇连续序号,可标注起止序号,中间加"～"或"一"。略去中间的序号,例如:[1-4]。

2. 文后参考文献表编排格式　在文后参考文献一栏中,各条文献按文内的序号顺序排列。

3. 著录项目

(1) 期刊:序号(序号编码不加括号,也不加"."或"。")文题名．期刊名(中文期刊全名;外文期刊用标准缩写,不加缩写点),年,卷(期):起页～止页

(2) 专著:序号 作者．书名．版次(第一版可不著录)．出版地(多个出版地只注一处):出版者(国外出版单位可用标准缩写,不加缩写点),出版年。起页～止页

(姚　阳)